新编中医临床学科丛书

总主编　秦国政

中医康复学

主　编　赵永康

科　学　出　版　社

北　京

内 容 简 介

本书是"新编中医临床学科丛书"之一,旨在突出中医康复学的特色和优势,提高中医康复的临床、科研和教学水平。本书由总论和各论组成。总论概述中医康复学的基本概念、研究范畴、发展简史、研究进展等。各论重点论述了各类疾病的康复评估、康复治疗、中医传统康复疗法、康复护理、心理干预等。本书旨在突出中医康复特色,充分体现中医康复治疗手段的多样性和简、便、效、廉的特点,同时兼顾现代康复医学的内容,确保了该教材的完整性和实用性。

本书适用于从事中医、中西医结合的临床医生、中医院校学生参考阅读。

图书在版编目(CIP)数据

中医康复学 / 赵永康主编 . —北京:科学出版社,2018.3

(新编中医临床学科丛书 / 秦国政主编)

ISBN 978-7-03-056689-8

Ⅰ.①中⋯ Ⅱ.①赵⋯ Ⅲ.①中医学 – 康复医学 Ⅳ.① R247.9

中国版本图书馆CIP数据核字(2018)第042086号

责任编辑:刘思渺 鲍 燕 曹丽英 / 责任校对:张凤琴
责任印制:李 彤 / 封面设计:北京图阅盛世文化传媒有限公司

科 学 出 版 社 出版

北京东黄城根北街 16 号
邮政编码:100717
http://www.sciencep.com

北京建宏印刷有限公司印刷
科学出版社发行 各地新华书店经销

*

2018年3月第 一 版 开本:720×1000 B5
2025年1月第六次印刷 印张:26 1/4
字数:530 000

定价:78.00元
(如有印装质量问题,我社负责调换)

新编中医临床学科丛书

总编委会

总 主 编 秦国政

副总主编 彭江云　　刘红英　　叶建州　　李　琦
　　　　　　包　可　　温伟波　　赵　荣

编　　委（按姓氏笔画排序）

万启南	王　琦	王春林	王家兰
韦衮政	叶建州	包　可	吉　勤
毕怀梅	刘红英	刘学兰	刘清泉
刘楚玉	汤小虎	李　晓	李　琦
李　仝	李世辉	李兆福	李军祥
李丽琼	李斯文	杨恩品	肖　泓
何　平	何渝煦	余泽云	宋凤丽
张春和	张春艳	张耀圣	陈小宁
陈乔林	陈润花	苗晓玲	林忆平
林亚明	欧阳晓勇	周　靖	周家璇
孟　捷	赵　淳	赵永康	姜丽娟
宫　毅	秦　竹	秦国政	袁卓珺
夏惠明	钱　锐	唐镇江	黄　虹
康　宁	彭江云	童晓云	熊　磊

学术秘书 刘红英　　张春和　　李兆福　　钱　锐
　　　　　　袁卓珺　　童晓云　　王海月

中医康复学
编 委 会

总前言

随着疾病谱的不断变化和医学知识及实践经验的不断积累与增加，医学分科越来越细，专科研究越来越精深。当人类对各类疾病发病学的认知和诊断治疗掌握了一定的规律时，便逐步地将其分门别类来加以研究。人类对疾病的知识掌握得越多，分科也就越细。这不仅是医疗实践和临床医学专科建设的需要，也是医学分科发展之必然。就中医学的发展而言，早期对疾病的治疗是不分科的。从我国周代将中医学分为食医、疾医、疡医等科后，中医学的分科代有发展，目前已经形成科别较全的中医临床体系，如内、外、妇、儿、眼、耳、口、鼻、正骨、皮肤等科，为不同疾病的患者提供了专科诊治方案，诸多学者也对各科疾病进行专门研究，传世之著甚丰。

为顺应中医学分科发展形势的需要和民众对中医诊疗的不同需求，国家中医药管理局于2009年组织专家委员会认真研究后公布了中医药学科建设规划指导目录，该目录将中医药学分为中医基础医学、中医临床医学、针灸推拿学、中药学、民族医学、中西医结合共6个一级学科，其中的中医临床医学共设有中医内科学、中医外科学、中医骨伤科学、中医妇科学、中医男科学、中医儿科学、中医眼科学、中医耳鼻咽喉科学、中医急诊学、中医养生学、中医康复学、中医老年医学、中医护理学、中医全科医学共14个二级学科，同时在以上学科外还设有中医络病学、中医药信息学、中医药工程学、中医心理学、中医传染病学、中医预防医学、中医文化学等7个二级培育学科。在以上二级学科中，又将中医内科学分为中医心病学、中医肝胆病学、中医脾胃病学、中医肺病学、中医肾病学、中医脑病学、中医痹病学、中医内分泌病学、中医肿瘤病学、中医血液病学10个三级学科，在中医外科学下又设有中医皮肤病学、中医肛肠病学、中医疮疡病学3个三级学科。一级学科针灸推拿学分为针灸学、推拿学2个二级学科。自该学科目录公布后，国家组织在全国范围内开展了重点学科建设工作并取得了良好成效，但至今尚未见有以该目录为基础编著的系列丛书。

　　为系统总结各类疾病的研究成果和诊疗经验，加强中医专科建设，提高中医专科学术水平和临床诊疗能力，以云南省中医医院暨云南中医学院第一附属医院专家为主，并邀请北京中医药大学东直门医院和北京中医药大学第三附属医院、北京市中医医院、江苏省中医医院等医院的专家参与，共同编写了这套《新编中医临床学科丛书》。丛书以国家中医药管理局公布的"中医药学科建设规划指导目录"为基础，以中医临床医学二级、三级学科名称为体系，稍做调整后确定编写分册的目录。虽然针灸学、推拿学和中医传染病学在学科目录中分别分属于针灸推拿学一级学科和二级培育学科，但这三个专科均是目前中医医疗机构常设的临床专科，因此也列入该丛书编写目录一并编写。该丛书计有中医心病学、中医肝胆病学、中医脾胃病学、中医肺病学、中医肾病学、中医脑病学、中医风湿病学、中医内分泌代谢病学、中医肿瘤病学、中医血液病学、中医皮肤病学、中医肛肠病学、中医疮疡病学、中医骨伤科学、中医妇科学、中医男科学、中医儿科学、中医眼科学、中医耳鼻咽喉科学、中医急诊学、中医养生学、中医康复学、中医老年病学、中医临床护理学、中医全科医学、中医传染病学、针灸学、推拿学共 28 个分册。

　　丛书各分册分总论和各论进行编写。原则上总论部分包括学科概念与研究范畴、学科学术发展源流、现代研究进展、对脏腑生理的认识、病因病机、诊法与检查、辨病与辨证、治则与治法、药物与方剂、保健与护理等内容；各论部分包括各科常见证候和疾病论治的内容，常见疾病论治从概念、病因病机、辨病、类病辨别、中医论治、西医治疗、预防调护、疗效判定标准等方面加以介绍。中医养生学、中医康复学、中医全科医学、中医传染病学、针灸学、推拿学等分册，则按专科特点与规律进行编写。丛书的编写，强调学术性和临床适用性并举、突出中医特色的同时兼顾西医内容，以期更好地适用于初、中级中医临床、教学工作者和在校中医类各专业本科生、研究生。

　　由于该丛书的编写与出版是首次尝试，为保证质量，编委会成员作了很大努力，有的书稿从编写初稿到分册主编、学术秘书、总主编审稿等环节，反复修改达 15 次。尽管如此，不足之处在所难免，诚望读者提出宝贵修改建议，以便再版时予以修正和提高。

　　该丛书从策划选题到编写、出版，得到了科学出版社中医药分社社长曹丽英博士和分社各位责任编辑的指导，得到各位编委的大力支持，在此一并表示衷心的感谢！

秦国政

2017 年 3 月于昆明

前言

近年来，随着中医临床学科的建设和发展，学科划分越来越细。在最新的国家中医药管理局中医药重点学科建设专家委员会颁布的"中医药学科建设规划指导目录"中，已将中医康复学从中医临床学科独立出来，成为与中医内、外、妇、儿、骨伤等学科并列的中医临床一级学科。为了总结中医康复的新成就、新进展，适应中医临床学科建设与发展的需要，亦为了适应我国康复医学迅速发展的需要，我们编写了这本《中医康复学》。

"康复"一词的内涵，在两千年前我国的医学经典著作——《黄帝内经》中已有记述，如《素问·五常政大论》中说："帝曰：其久病者，有气从不康，病去而瘠，奈何？岐伯曰：……化不可代，时不可违。夫经络以通，血气以从，复其不足，与众齐同，养之和之，静以待时，谨守其气，无使倾移，其形乃彰，生气以长，命曰圣王。故大要曰无代化，无违时，必养必和，待其来复，此之谓也。"言简意赅地说明了康复的含义。以后历代医家不断对康复疗法进行了研究，并且很早就注意应用多种方法包括药物、针灸、推拿、气功、太极拳、食疗等进行治疗，这些疗法都有其显著特点，并引起世界医学界的瞩目。

近30年来，国外康复医学发展甚为迅速，一方面由于人口构成的老化，另一方面由于医学科学的发展，人们生活水准的提高，使一些本来对人体危害比较大的疾病，如心脑血管疾病、高血压甚至肿瘤，其急性期对人的生命威胁已较前减小，因此康复期的治疗显得更为重要。此外，由于各种事故致残明显增加，也给康复医学的发展提出了更高更迫切的要求。

本书汇集目前中医、中西医结合及有关学科对康复疗法之精华，是一本理论与实践相结合的教科书。全书分总论、各论两个部分。总论部分重点介绍中医康复学的概况和发展、基本理论、基本技能，其内容包括中医康复学的概念与研究范畴、中医康复学发展简史及研究进展、中医康复学基础、康复评定及中医康复治疗技术；各论部分重点介绍脑卒中、颅脑损伤、周围神经疾病、颈椎病、腰椎间盘突出等30个常见疾病的康复治疗，以及7个常见并发症的中、西医康复技术。

　　本书的编写尽量处理好继承和发扬的关系,可供从事康复医学专业工作者及医学院校学生使用。由于当今康复医学发展迅速,难免存在一些不足之处,恳切希望各界人士在使用过程中给我们提出宝贵意见,以便我们在再版时修改与补充。

本书编委会

2017 年 7 月

目录

上篇·总论

第一章

中医康复学的概念与研究范畴

中医康复学是中医药学的重要组成部分，历史悠久，内容丰富，具有独特的理论体系和治疗手段。数千年来，中医康复学为我国人民的康复保健事业做出了巨大的贡献。

一、中医康复学的概念

中医康复，是指采用精神调节、合理饮食、体育锻炼、针灸推拿、服用药物及沐浴、娱乐等各种措施，对先天或后天各种因素造成的机体功能衰退或障碍进行恢复，以提高或改善病残者的生命质量。

中医康复学，是在中医理论指导下，研究康复医学的基本理论、医疗方法及其应用的一门学科。具体地说，中医康复学是应用中医学的基本理论、方法及有关技术，使机体功能衰退或障碍者的潜在能力和残存功能得到充分发挥的科学体系，其目标在于减轻或消除因病残带来的心身障碍，以恢复功能，重返社会。其主要服务对象是由于损伤、各种急慢性疾病、老龄化带来的功能障碍及先天发育障碍的残疾者。

中医康复学的科学概念是近年来确立的。中医康复学的医疗实践活动历史悠久，有独特的理论和实践经验，有丰富多彩的康复医疗方法，但由于历史的原因，这些康复的内容大多零星地分散在历代医籍之中，没有形成一门独立的中医学科加以应用，因此也就没有形成中医康复学的科学概念。只是到了 20 世纪 80 年代，由于西方现代康复医学理论、技术和经验的大量引进，以及现代康复医学学科在我国的基本确立，中医学者才开始系统发掘、整理和研究中国传统的康复医学理论、技术和治疗方法，出现了中医康复学这一概念，并形成了一门新兴的综合性学科。因此，可以这样认为，中医康复学植根于具有数千年历史的中医学，使用的是传统中医理论和传统中医学的技术方法，但在其学科形成及发展过程中，则引入和借鉴了现代康复医学的部分理念。因此，中医康复学既不能囿于中医古籍"康复"的固有概念，也不能照搬现代医学康复的概念。

在中医古籍中，"康复"就是恢复健康、返回平安无病的状态。其中"康"即安乐、健康、无病，"复"即恢复、返回。"康复"的这一概念在中医学中使用较早，可以认为在《黄帝内经》中即已具雏形。如《素问·五常政大论》就曾提出对"久病"而"不康"者，应"养而和之……待其来复"。后世明确使用"康复"一词，不乏其人。如宋代"仁宗服药……圣体康复"（《事实类苑》）；明·龚廷贤治疗一老人，使之"康复如初"（《万病回春》）。其中大多都是"恢复健康"之意。如果将中医康复学囿于这种固有的概念，将会造成用中医药学的理论和方法治疗疾病就是中医康复的误解，因此也就失去了中医康复学独立存在的意义，就会严重制约中医康复学科的发展。

现代康复医学是建立在现代科学基础上的一门新兴的医学学科，它以功能障碍为主导，以恢复功能、提高生活质量为目的，主要研究有关功能障碍的预防、评定和治疗等问题。在运用矫形学、义肢学及其他人工装置等偿患者的形体与功能残缺方面占有优势，康复学如果照搬现代医学的康复概念，将无法继承和发扬中医独特的康复理论和康复治疗经验，也无法在中医理论的指导下综合运用中药、针灸、推拿、食疗、气功、导引等简便廉价的康复治疗技术，中医康复学将会逐渐萎缩、蜕变。

总之，中医康复学是门新兴的综合性学科。

二、中医康复学的研究范畴

中医康复学的研究对象主要是中医康复学的理论基础、中医康复医疗的主要方法及常见病残诸证的康复。

中医康复学是中医学的重要组成部分，因此其基本理论仍是以中医整体观念和辨证论治为指导，以精气学说、阴阳五行学说、藏象经络学说、病因病机学说等为基础构建而成的。由于中医康复医疗的对象主要是具有身心功能障碍者，包括病残者、伤残者和各种慢性病患者及年老体弱者，所以中医康复学理论基础还应包括伤病致残的机理研究、功能障碍评价和分类研究、功能恢复和代偿研究，以及康复医疗应遵循的基本原则等。

中医康复医疗的方法是十分丰富的，包括精神疗法、饮食疗法、运动疗法、传统体育疗法、针灸疗法、推拿疗法、药物治疗、沐浴疗法、娱乐疗法等。这些方法各具有一定的运用原则和适应范围，如运动疗法、传统体育疗法等主要以恢复形体功能为主，精神疗法、娱乐疗法主要用于情志病变的康复，针灸、药物等要以辨证为前提，扶正祛邪，标本兼治。这些方法都是在数千年临床实践中总结出来的，是中医康复治疗的基本手段，为临床常见病残诸症选择和确定最佳康复方案提供了保证。

中医康复学的适用对象是常见病残诸证，主要包括以下 3 类人群。

1. 部分急性伤病患者

急性伤病患者有许多类型，其中部分可导致人体功能障碍，如脑卒中可导致半身不遂，脊髓损伤可导致截瘫等。因此，对于这类患者要尽早介入康复治疗。医学研究证明，人体各部分的功能障碍，可以是潜在的，也可以是现存的可以是可逆的、部分的，也可以是不可逆的、完全的。在与疾病的关系上，可独立存在，可共同存在，也可以病后存在。因此，康复治疗开始的时间，也就不应局限在功能障碍出现之后，而应在此之前，亦即在发病之前或在发病过程中，就应采取一定的措施，以防止病残的发生，或把病残降低到最低程度。

总之，在急性伤病患者中，不管功能障碍已经发生或尚未发生，只要存在着导致功能障碍，就是康复医学的对象。康复医学治疗的主要群体包括肢体、器官等损害所引起的各类残疾，如肢体残育残疾、视力残疾、精神残疾、智力残疾、脏器残疾等。据有关统计证明，各类残疾者约占人口总数的 10% 左右，全世界约有 6 亿残疾人。近年来，残疾人的比例还有增加趋势。

2. 部分慢性病患者

这类患者病程进展缓慢，且大多反复发作。久之，常出现功能障碍。而且，随着病情的反复发作和进行性发展，功能障碍一次比一次加重，如类风湿关节炎等。这类疾病大多属于交界性疾病，是中医康复治疗的各类病残群体中较为复杂的一类。对于这类患者，既要控制原发病的继续发展及对机体的进一步损害，又要防止和矫正原发病带来的功能障碍，还要预防原发病的再次发作。

3. 年老体弱者

人类在衰老的过程中，机体器官的功能逐渐衰退，这会严重影响他们的生活质量，因此需要康复医学的帮助。中医的康复措施具有延缓衰老的功效，能提高年老体弱者各组织器官的活力，改善其功能状态。随着社会人口老龄化的出现，这一群体的康复正受到更多的关注。

（赵永康　苏玉杰）

第二章

中医康复学发展简史及研究进展

第一节 中医康复学发展简史

中医传统康复医学是伴随中医学的医疗活动产生并发展起来的。虽然目前还没有发现类似康复医学这一名称的专书，但其基本的康复医学思想和康复治疗方法，已散见于中医学的各种文献中。

早在《黄帝内经》（以下简称《内经》）时期，医学家们根据人类远古时期康复医疗的实践，总结出许多康复医学的理论原则和方法。该书大量记载了有关康复医学的内容，如"治未病"的康复预防观，"杂合以治"的综合康复治疗观，天然药物疗法，精神情志疗法，饮食疗法，针灸、按摩、灸燔、导引、热熨、体育等自然医学的康复治疗法等。该书还对某些先天残疾、后天残疾的发病机理、康复预防和治疗方法做了较详尽的阐述，如胎疾、半身不遂、实证、痹病、厥证等，为后世康复医学的形成和发展奠定了基础。同时，在这一时期还形成了一些专门的康复设施，如齐国宰相管仲就设立了康复机构，专门收容聋哑、偏瘫、肢体运动障碍、精神病、畸形等残疾患者予以康复调治，可以认为，这是我国最早的康复医疗专门设施。

汉晋时期，康复医学有了较大的发展，康复方法和手段不断丰富，记载养生康复内容的书籍也越来越多。如张仲景著《伤寒杂病论》，创立中医辨证论治体系，倡用药物、导引、吐纳、针灸、膏摩等综合治疗方法防治疾病，并记载了虚劳、血痹、消渴、心痛、中风后遗症等病证的具体康复治疗方法，至今对中医临床康复仍有重要的指导意义。长沙马王堆汉墓出土的导引帛画，绘有多种导引方法，并注明其名称和主治病证，是现存最早的导引动作图解。张衡在《温泉赋》中已记载用温泉治病。在这一时期，华佗创立了五禽戏，模仿虎、鹿、熊、猿、鸟五种动物的动态，用以治疗疾病，延年益寿。五禽戏动作简朴，实用性强，既是体育运动，又是气功的康复疗法。它对后世有较大影响，先后传入日本、东南亚诸国、欧美等国家，在世界范围内都有较大的影响。英国著名科学家李约瑟认为，在欧美流行的医疗体操，就是在五禽戏等中国传统保健运动的基础上发展变化而来的。

晋代皇甫谧撰《针灸甲乙经》，集晋代以前针灸疗法之大成，对其基本理论、原则和方法进行了系统的整理，大大丰富了针灸康复的内容。葛洪从道教角度提出胎吸法等，其所著的《肘后备急方》亦记载了较多的实例，以说明药物康复法和饮食康复法的实际应用。此后，陶弘景著《养生延命录》，从气功、导引、吐纳、按摩、饮食、精神卫生等方面，来讨论养生与疾病的康复治疗。

南唐是我国封建社会的鼎盛时期，社会安定，经济繁荣，康复医学亦得到迅速发展。如隋代巢元方著《诸病源候论》，列举了很多疾病，如痹病（关节炎）、风痹手足不遂（可能属脑血管意外）及心、肝等疾病，并针对这种病残，采用了200余种导引术势进行康复治疗，同时提出了许多康复治疗中的适应证和禁忌证，是我国古代记载康复医学内容最多的书籍。因此，目前有人认为，《诸病源候论》是我国第一部康复医学专著。唐代孙思邈著《备急千金要方》，专列"食疗"一门，对食疗康复法具有较大贡献，其中"五脏所宜食法"可以认为是最早适用于康复的营养食谱，同时书中还大量收集了针灸、推拿、药熨、熏洗、敷贴等多种外治法，大大丰富了中医康复治疗的手段。王焘撰《外台秘要》，进一步充实和发展了《诸病源候论》的康复内容，对其中部分康复方法给予理论上的阐释，并对某些具体疾病的康复方法做了补充和完善。在此期间，官方还为残疾人专建了"养病坊"，类似现在的康复医院。唐朝太医署还设有按摩专科，配备专人进行按摩、导引等，以帮助患者康复。这些都标志着康复医疗得到进一步的发展。

宋元时期，随着中医学的发展及金元四大家的学术争鸣，中医康复学亦得到较大的发展，中医康复的经验和方法也得到了系统的整理提高和广泛应用，大量的养生、气功、针灸、导引等专著相继问世。如宋代出版的方书《太平圣惠方》中记载了很多可用于康复的方药，要求对中风、虚劳、半身不遂、水肿等病证采用药食结合的康复方法，列有多种药酒、药粥等，对后世中医康复医学的发展具有一定的影响。其后官方出版的《圣济总录》，详细记载了痹病、腰痛、胸痹等病证的康复治疗方法，如针灸、按摩、导引、气功等；赵自化的《四时养颐录》，陈直的《寿亲养老书》，无名医家的《四段锦》《八段锦》《百段锦》《易筋经》等，都记载了大量康复治疗的方法。

明清时期，药物疗法、食疗、药膳等方面发展较快，对于一些需要康复治疗的慢性疾病，如中风、半身不遂、痿病、痹病、消渴、水肿等，已有了系统的康复治疗方法。如张景岳的《景岳全书》、李时珍的《本草纲目》等记载了不少康复方药，特别是王孟英的《随息居饮食谱》、曹庭栋的《老老恒言》等，都大量记载了药粥、药膳的制作和食用方法，对于老年病、慢性病的康复治疗具有重要的意义。沈金鳌著《杂病源流犀烛》，在其卷首即列有"运动规法"，以说明每种疾病的恢复阶段，皆可用导引运动之法。

新中国成立以来，伴随着中医药学的不断挖掘整理及现代康复医学的不断引入，中医在康复医学方面的独特理论和方法得到系统的总结和整理，具有中医特色的康复医疗机构相继建立，中医康复学作为一门独立学科已经逐步形成。

在康复学的教育方面，全国大多数高等中医院校均相继开设了中医康复学课程，多层次、多渠道、多种形式的办学，向学生和医务工作者普及中西医康复医学知识。1991年，《中华人民共和国残疾人保障法》公布实施，其中对培养康复医学专业人才、设置康复医疗机构等，都做了明确的规定。同年，卫生部、民政部、中国残疾人联合会共同制定颁发了《康复医学事业"八五"规划要点》。1992年，卫生部颁布了《康复医学教育方案》，明确了康复医师、康复医疗师的作用。在康复医疗机构的设置方面，我国充分利用中西医结合的优势和特点，相继开设了不同层次的疗养院、康复中心、康复医院，或在综合医院、疗养院中开设了中医康复科。1989年，卫生部颁布了《综合医院分级管理标准》，把在综合医院设置康复医学科作为一项重要内容，并提出了具体的要求。目前，省、自治区、直辖市级的综合医院和高等医学院校附属医院均设置了康复医学科，部分地区还建立了独立的康复中心，如中国康复研究中心等。而从这些康复医疗机构的人员构成方面，均体现了我国中西医结合发展康复医学的重要特色。

第二节　现代中医康复学的研究概况

在康复医学学会组织与学术研究方面，自1983年中国康复医学会成立以来，已先有28个省、自治区、直辖市建立了分会，并相继成立了康复医学教育、中医与中西医结合、康复工程、老年病康复等19个二级专业学会。在学术研究方面，先后出版了《康复医学》、《中国传统康复医学》等专著，创办了《中国康复医学杂志》、《中国脑血管康复医学杂志》、《中国心血管康复医学杂志》等，活跃了我国中西医康复医学的学术气氛，使康复医学理论和临床康复水平不断提高。在国际交流方面，我国多次派遣人员出国进修、考察，参加国际康复医学学术活动。同时世界卫生组织与美国、加拿大、日本、欧洲、澳大利亚、东南亚等国家和香港地区的康复医学专家、教授，也先后来华访问讲学和考察。中山医科大学康复医学教研室与世界卫生组织合作，在广州成立了世界卫生组织康复合作中心。另外，还陆续翻译出版了腊斯克教授主编的《康复医学》，世界卫生组织编写的《在社区训练残疾人》、《国际残疾分类》、《残疾的预防与康复》及日本的《康复白皮书》、《康复技术全书》等。与此同时，中医康复学的理念和实用技术也不断走出国门，越来越引起世界康复医学界的关注。

总之，中医康复学具有悠久的历史和丰富的内容，是整个中医药学中不可分割的重要组成部分。在数千年的历史中，中医康复学为中华民族的繁荣昌盛发挥了巨大的作用。即便在现代康复医学迅速发展的今天，中医的自然药物、针灸、推拿等康复疗法，仍为世界康复医学所瞩目。

第三节　现代康复医学发展概况

现代康复医学产生于 20 世纪 20 年代初期。当时治疗对象主要是残疾儿童、截肢患者及肺结核、精神病患者等。如针对脊髓灰质炎引起的末梢神经性麻痹和肌肉萎缩，制定一些肌力评价和功能障碍的评价标准，创立某些增强肌力的训练方法。这就为康复医学的形成奠定了基础。此后经过两次世界大战，康复医学得到长足的发展，战时为大量伤兵进行康复治疗的实践和经验促进了康复医学的兴起。20 世纪 50 年代以开始，由于医疗条件和经济水平的提高，急性传染病得到有效控制，死亡率大幅度下降；随着人口逐渐趋于老龄化，疾病也逐渐趋于老年化、慢性化。特别是随着交通事故和其他伤害的不断增多，社会上残疾人也相应增加，这种客观需要大大促进了康复医学的发展。从 20 世纪 50 年代开始，在欧美等国家，康复医学就已经成为一门独立的科学，专门的康复医院、大型的康复中心纷纷建立，专业康复人员不断增加，康复医疗水平不断提高，各种用于功能检查和康复治疗器械应运而生，至 1970 年国际康复医学会的成立，标志着康复医学学科的成熟。现代康复医学的发展可大体归纳为 4 个阶段。

1. 萌芽期（1910 年以前）

康复医学的概念尚未形成，但服务于残疾人的康复医学活动包括医学、教育、职业、福利等活动已经开始进行。如 18 世纪欧美就已经开始进行盲、聋儿童特殊教育和职业训练；在古罗马、希腊，就有人采用光、运动、海水等治疗某些骨、关节病变。

2. 形成期（1910~1940 年）

康复医学的概念基本形成并逐渐普及。在康复医学领域内的各学科开始协同工作并形成康复医学的理论体系。如 1917 年，美国在陆军军医总监部下面设立了身体功能重建部的康复部；1920 年成立了专门的康复医学机构；1931 年英国皇家医学会中的电疗分会等合并为物理医学专业 1936 年美国的明尼苏达州大学医学院创立毕业后物理医学专业教育制。在这一时期，用于小儿麻痹后遗症的肌力评估、增强肌力的训练、矫形器疗法等已开始应用。

3. 确立期（1940~1970 年）

康复医学的概念已确立，成为独立的医学学科，教育、职业、社会的康复也已确立，各康复部门的协作纳入正常轨道，国际学术交流开始进行。例如，1947 年美国成立了物理医学与康复学会，并设立了专门医师制度；1960 年国际伤残者康复协会成立，1969 年改称为康复国际，确立了康复医学的概念，加强了国际的交流。

4. 发展期（1970 年以来）

康复医学在各领域得到更全面的发展，交流更加广泛。教育、科研体制不断健全，毕业前后康复医学的教育制度日趋完善，对残疾人的人权问题有了更深刻的认识。例如，1970 年首届世界康复医学大会召开，并决定以后每隔 4 年举行 1 次；联合国于 1971 年发布了精神迟滞者权利宣言；1973 年美国将"职业康复法"改为"康复法"，将康复对象扩大到难以就业的重病者和老年人；1976 年美国残疾儿童全部入学；1979 年日本康复医学会确立康复专科医师及专科康复医师的培养及考核制度；1982 年颁布关于残疾人世界行动纲领，确定 1983~1992 年为联合国残疾人 10 年。残疾人的合法权利日益得到重视。

近 10 多年来，康复医学不断向纵深发展，并逐渐形成了康复医学的一些分支，如骨科康复学、神经康复学、老年病康复学、儿科康复学、肿瘤康复学、精神科康复学等。

第四节 中医康复学与其他学科的关系

一、中医康复学与中医养生学的关系

中医康复学与中医养生学有着许多共同的理论基础，许多养生的方法也是中医康复的常用方法，因此两者常相提并论，如中医报刊中常设养生康复专栏，论著、教材中常有中医养生康复学，部分中医药院校亦设有中医养生康复专业等。就中医康医学专业自身的发展而言，充分借鉴和吸收中医养生学的理论和方法，或通过某些养生的手段预防伤病的发生和发展，从而达到康复预防之目的等都是可取的，也是中医康复学的优势之一，无可非议。然而，中医康复与养生毕竟是两个不同的概念，中医康复学与中医养生学是两个性质不同的学科，不可混为一谈。

养生，古称道生、摄生、养性，即保养生命。中医养生学主要研究人体延缓衰老的原因，探求合理的生活方式，包括顺应自然、调摄精神及饮食、劳逸、起居的调节等，其目的在于防病健身，延缓衰老，其主要服务对象可以是健康人，亦可以是某些慢性病患者，这与中医康复学都有严格的区别。尽管在康复医学中，将康复预防作为一项重要的工作内容，但康复预防毕竟不同于一般的疾病预防，其着眼点仍在于预防残疾的发生及将残疾降到最低限度。由此可见，如果把中医康复学类比为现代医学中的第三医学（即现代康复医学）的话，那么中医养生学则当属于第一医学的范畴，即预防保健医学。

如果将中医康复学与中医养生学混为一谈，至少在现阶段，将会给中医康复学的发展带来许多消极的影响，主要表现为以下 3 个方面。

（1）加重中医康复学的模糊性，影响中医康复学科的形成和发展 中医康复学新兴的综合性学科，其基本概念问题尚有待探讨。如果再将康复与养生混同起来，就会使目前本来即不甚清晰的概念更加模糊，外延更加广泛，更不易确立其内涵，

从而制约中医康复学科的形成与发展。

（2）降低中医康复学在临床上的地位　目前中医康复学刚刚兴起，其在临床上的重要作用尚未引起足够的重视，在全国大部分地区仍停留在自发性的发展阶段，若此时将康复与养生混同起来，就会使患者乃至临床医师产生中医康复学是用于保养而不是治疗、临床可有可无的误解，这就有可能给临床立足未稳的中医康复学带来诸多不良的影响。

（3）削弱中医康复学在国际康复医学中的学术地位，影响中医康复学的现代化进程　我国现代康复医学起步较晚，但发展较快，特别是中医康复学术的加入，已引起世界康复医学界的广泛重视。另一方面，随着中医现代化的不断发展，中医康复学也在积极引进现代康复医学的理论和技术，使之进一步充实和完善，以完成向现代中医康复学的转化。如果在中医康复与养生的概念上模糊不清，或混同起来，将会影响中医康复学与世界康复医学的融合，成为中医康复现代化的羁绊。

二、中医康复学与中医预防学的关系

中医康复学是应用中医学的理论和方法及有关的科学技术，使功能障碍者的潜在能力和残存功能得以充分发挥的科学体系。它与中医预防是不同的两个概念，两者不容易混淆。然而，由于人体的功能障碍可以是现存的，也可以是潜在的，在与疾病的关系上，可独立存在，也可共同存在，也可以病后存在。因此，康复治疗的开始时间也就不应局限在功能障碍出现之后，而应在此之前或发病过程中就应采取一定康复措施，以防止病残的发生，或将病残降到最低程度，因此出现了与预防密切相关的康复预防这一新的概念。

从预防学的角度来看，康复预防既有发病之前的未病先防，又有发病过程中的既病防变，因此康复预防当属中医预防的范畴。但康复预防毕竟不同于一般意义上的疾病预防，其着眼点仍在于预防可导致残疾病变的发生及将残疾降到最低限度。换言之，康复预防所涉及的对象是可导致或加重残疾的疾病预防，不能引起残疾，或不会加重残疾的疾病预防也就不能称之为康复预防。因此可以认为，康复预防实际上是预防与康复相结合的产物，抛开任何一方讨论康复预防都是没有意义的。

三、中医康复学与中医治则治法学的关系

中医治则治法就是中医治疗疾病的原则、法则和方法，既包括中医治疗疾病所必须遵循的原则，又包括治疗某类疾病的立法准则，还包括治疗各类具体病证的具体方法，近年来，有人称其为中医治疗学。治则治法所涉及的范围较广，在一定程度上涵盖了中医康复的部分内容，加之中医康复学是一门新兴的综合应用学科，在基本概念、研究范畴及服务对象等方面还存在较多的不同认识，所以容易造成用中

医药学的理论和方法治疗疾病，以促使患者恢复健康就是中医康复的误解。例如，近 10 多年来出版的中医康复学专著、教材，其中大多把中医内科杂病、外科病、老年病、小儿科病、妇科杂病等中医药所涉及的治疗范围归属于中医康复学的范畴，在具体疾病上，不仅一般的慢性病残，就连食少、多汗、喜睡、肌肤甲错、便秘、腹泻、遗精、阴痒等亦列为中医康复的病种范畴，其根本原因就在于混淆了中医康复与中医治疗的基本概念。

　　这种混淆对中医康复学的发展是极其不利的。它不仅使中医康复学失去了自身的优势和特色，同时也失去了独立存在的意义和价值，严重制约了中医康复学的发展，延缓了中医康复学走向世界的进程。事实上，中医康复和中医治疗虽然在理论、原则和方法手段上都有许多的共同点，但两者毕竟是不同的概念，在研究内容和范畴上都有明显的区别。中医康复学是应用中医学的基本理论、方法及有关的科学技术，使机体功能衰退或障碍者的潜在能力和残存功能得到充分发挥的科学体系，其目标在于减轻或消除因病残带来的身心障碍，以恢复功能，重返社会。中医康复学始终关注的是残疾和功能恢复或代偿，因此，其主要服务对象是由于损伤，以及各种急慢性疾病与老龄化带来的功能障碍和先天发育障碍的残疾者。其所坚持的基本原则是整体康复、辨证康复、功能康复，以及社区化、家庭化康复和康复预防。中医治则治法是研究治疗疾病的原则、法则和方法，虽然这些治疗对于减轻或消除因疾病带来的身心障碍具有重要影响，而且也同样使用于中医康复，但中医治则治法所关注的是现存状态下疾病的治疗问题，无法也不可能涵盖中医康复的全部内容，特别是中医康复预防、残缺功能的代偿或补偿等内容。

（赵永康　苏玉杰）

第三章

中医康复学基础

    中医康复学是中医学的重要组成部分，因此其基本理论仍是以中医整体观念和辨证论治为指导，以精气学说、阴阳五行学说、藏象经络学说、病因病机学说等为基础构建而成的。由于中医康复医疗的对象主要是具有身心功能障碍者，包括病残者、伤残者和各种慢性病患者及年老体弱者，所以中医康复学理论基础还应包括伤病致残的机理研究、功能障碍评价和分类研究、功能恢复和代偿研究，以及康复医疗应遵循的基本原则等。由于精气学说、阴阳五行学说、藏象经络学说、病因病机学说等均已在其他学科中介绍，故本章不再赘述。

第一节　中医康复学的理论基础

一、中医康复学的生理学基础

1. 人体是以五脏为中心的整体

    人体是由五脏六腑、气血津液、经络、形体官窍、四肢百骸等组织器官构成的有机整体。虽然各脏腑器官分别具有不同的结构和功能，但它们之间都是互相联系、互相配合、相互作用的，共同维持着人体的生命活动。在生理上，人体以五脏为中心，通过经络系统的作用，络属六腑，联系五体官窍，构成心、肝、脾、肺、肾五大生理系统。因此，各个形体官窍实际上都是人体整体结构的一部分；各个脏腑形体官窍的功能，实际上也是整体功能的一部分。

    这种以五脏为中心的整体思想对中医临床康复具有重要的指导作用。它要求中医康复者在临床诊治过程中，必须从整体观念出发，在充分考虑人体自身的统一性、完整性上，确立康复治疗方案，选择康复治疗措施。也就是说，任何外在局部组织器官的功能，都不能单从局部治疗，而应着眼于整体，着眼于内在脏腑组织的功能失调。例如，肌萎缩表现为肢体软弱无力、筋脉弛缓不收、肌肉瘦削枯萎，但病机却在内在脏腑，涉及脾、胃、肝、肾等多个脏腑的功能失调，或肝肾不足，或瘀血内阻，或脾胃虚弱；年老者表现出来的大多是外在器官的功能不足，或运动迟缓，或视觉、听觉障碍，但根源却是脏腑亏虚，其中大多为肾精不足或脾虚血亏。

2. 人体是形与神密切结合的统一体

形，指形体；神，指人的精神、意识和思维活动。形与神是人体生命运动的两大基本要素，形与神的相互统一是生命存在的保证。在整个生命过程中，形与神是互根互用，不可分离的。形是神的依附之处，神不能离开形体而单独存在，有形才能有神；神是形的生命体现，对形体乃至整个生命活动起着主宰作用。形体健全，是精神活动正常的基本保证；乐观舒畅的精神状态又是形体强健的必要条件。中医康复医疗的对象主要是具有身心功能障碍者。实践证明，形体结构残损或功能障碍者，大多伴有精神情志方面的异常。例如，肢体残疾者常有自卑感，对生活缺乏信心，表现为精神萎靡不振、闷闷不乐甚者悲观厌世。而这些不良情绪和精神状态又直接影响康复治疗方案的顺利实施，甚至可能加重因形体结构残损而导致的功能障碍。因此中医康复学始终坚持形神一体观，形神共调，全面康复。

3. 人体是体与用协调统一的有机体

体，指形体结构，包括五脏六腑、五官九窍、五体等组织器官，以及构成这些组织器官并维持其功能活动的物质基础；用，指功用，即功能活动，包括肢体运动、语言、视觉、听觉、呼吸等功能。形体结构的完整为功能活动奠定了基础，正常的运动等功能活动又促进形体结构的发育和健全。因此在临床康复中，必须注意体与用的协调统一。例如，一定程度的肌肉活动，是维持肌肉的正常体积，保持正常肌力和耐力的必要条件，若因外伤、疾病等原因使肢体过度安静，可导致废用综合征，表现为局部肌肉萎缩、肌力和耐力下降等。再者，人体的各种功能活动都是以体内物质为基础的，没有物质的运动，就无以产生功能活动。而功能活动一方面消耗着物质和能量，另一方面促进着物质的新陈代谢，有助于物质的摄入和能量的贮存。

4. 人体与自然、社会环境密切相关

人生存在自然界中，必然受自然界各种变化的影响，从而产生各种适应性改变。例如，一年有春夏秋冬四季变迁，人之生理也因之发生不同的变化。一般地说，夏季天气炎热，气血运行较快，脉洪，汗多尿少；冬季天气寒冷，气血运行迟缓，脉沉，汗少尿多。自然环境的变化对人体病理也有重要的影响，如季节性多发病和时令性流行病等。临床可见，关节疼痛的病证多在秋冬季节或阴雨天加重。地域方位差异，对人体生理病理亦有较大的影响。人依赖自然界的清气、阳光、雨露、动物、植物等而生存，不同的地域有不同气候和物产特点，因此，不同地域的人群均有不同的体质特点和发病特点。习惯上所说的"水土不服"，就是由于地域环境的改变，机体暂时不能适应所致。人生活在复杂多变的社会环境中，其社会地位、经济状况、人际关系等不断发生变化，因而人体的各种生理活动和病理变化必然受到社会环境的影响。一般地说，社会环境良好，人际关系融洽，可使人精神振奋，有利于身心健康和疾病的康复；反之，社会环境不良，人际关系紧张，可使人精神压抑、恐惧，

危害身心健康，或使某些原有的疾病加重。临床可见，因家庭纠纷、亲人亡故、失业破产等常使冠心病、高血压、肿瘤患者的病情加重或恶化。

二、中医康复学的残疾学基础

中医康复医疗的主要对象是残疾人，即先天或后天各种因素造成的机体功能衰退或障碍状态。其根本目的在于使残疾人受损或丧失的功能得到最大程度的恢复或代偿。因此必须弄清与残疾有关的基本理论问题。

1. 残疾的概念

残疾是人体身心障碍的总称。具体地说，残疾是指因外伤、疾病、发育缺陷或精神因素等造成的身心功能障碍，以致不同程度地丧失正常生活、工作和学习能力的一种状态。残疾不同于疾病，但又与疾病密切相关。残疾可独立存在，也可与疾病共同存在，还可以病后存在。既有疾病稳定后遗留下的残疾，如小儿麻痹、脑卒中、截肢等，也有与疾病同时存在的残疾，如类风湿关节炎、肌肉营养不良症等。特别在慢性病、老年病越来越多的今天，疾病与残疾的关系更加密切。

残疾多种多样，所表现出来的功能障碍亦各有特点。有部分的，也有完全的；有可逆的，也有不可逆的。但从康复学的角度来看，残疾人一般均具有不同程度的生活和工作的潜力，经过康复医疗或提供某些康复服务，可以使这些潜力得到充分发挥，使残疾人的生活和工作能力得到一定程度的改善。

残疾对身心整体具有重要影响。任何局部器官的功能障碍，均常同时涉及智力、语言及心理等各个方面。残疾人常有自卑感，在社会上亦常受到不平等待遇。因此，必须关注残疾人身心整体的康复。

残疾的发生具有一定程度的可预测性。例如，脑出血初期的患者处于瘫痪状态，可根据患者的年龄、发病部位及其他条件，预测康复结束后的瘫痪恢复状况、步行能力及日常生活的自理程度。目前，这种预测已达到很高的精确度，这对于临床康复具有重要的实用价值。

2. 残疾的病因病机

致残的原因很多，外伤、疾病、发育缺陷或精神因素等均可造成残疾。

（1）外感发病：外感六淫之邪，阻滞经脉，或某些疫病之气侵袭人体，均可发病致残。如类风湿关节炎、脊髓灰质炎、乙型脑炎等。

（2）七情发病：七情过激可导致气机逆乱，引起形体和精神活动的异常。如部分脑卒中常因大怒所诱发；大惊卒恐可引起精神错乱。

（3）劳逸过度：过度安逸引起的废用综合征；劳力太过造成肌肉筋骨等形体的损伤，出现肢体肿痛、功能受限等。

（4）痰饮、瘀血：痰瘀所致的中风后遗症；痰迷心窍导致的精神障碍。

（5）外伤：交通事故、烧伤、运动损伤等引起的肢体伤残，或颅脑外伤、脊髓损伤等。

（6）先天疾病：孕期疾病、遗传、先天发育不良、产伤等原因导致的肢体残疾或精神障碍等。如先天性畸形、先天性肢体缺如、精神发育迟滞等。

（7）老年病、慢性病：年老体弱、脏器功能衰退可引发运动功能障碍。慢性病反复发作，不断耗损人体精气血津液，可导致全身机能减退等，如脑血管病、肿瘤、腰椎病、颈椎病等。

（8）其他：药物中毒、营养不良等均可导致身心功能障碍，如某些物质缺乏可以引起智力发育迟缓或骨骼畸形。

3.残疾的恢复和功能代偿

中医康复医疗的大量实践证明，人体各部分的功能障碍，大部分是可逆的。即通过正确地、坚持不懈地康复治疗，大多都能得到一定程度的恢复和代偿。残疾恢复和代偿的程度受多种因素的影响，其中除了原发病因的性质及对组织器官损伤的程度、损伤的部位等因素外，还与下列因素有关。

（1）年龄因素：年龄对功能恢复和代偿均有较大的影响。中医学认为，老年人脏腑气血渐衰，营卫枯涩，生机减退，生理性衰老与老年病掺杂，因此年龄愈大，恢复愈差。其中对肢体运动，特别是对步行能力恢复的影响尤为显著。

（2）体质因素：素体强壮，脏腑机能旺盛，气血充足，功能容易恢复；素体衰弱，脏腑机能减退，气血不足，功能恢复较差。若既往具有一定程度的功能障碍，如患有类风湿关节炎、关节畸形及神经肌肉等病变者，再发生中风偏瘫，其运动功能的恢复较差；复发脑卒中的运动功能恢复率明显低于初发病例。

（3）康复开始时间：康复治疗开始的时间越早越好。疾病初期，病情轻浅，正气未衰，功能障碍尚未发生，或程度较轻，易于治疗和康复。若不及时诊治，病邪由浅入深，正气日渐耗损，病情愈加复杂和重笃，则难以治疗和康复。所以，早期介入康复治疗是减轻功能障碍和残疾恢复的关键。例如，中风偏瘫的致残率极高，其康复治疗开始时间越早，恢复好转率越高。特别是下肢早期适当的针灸、推拿和康复运动训练，对于运动功能的恢复具有重要的意义。反之，若贻误康复的最佳时期，常发生废用综合征，出现关节的挛缩、畸形等。

（4）并发其他内科杂病：如伴有高血压、冠心病、肺部感染等，常导致训练中止，并可引起某些继发性功能障碍，因此恢复较差。

（5）恢复欲望：对于运动功能的恢复具有重要影响。有些患者虽然具有恢复步行及独立生活的可能性，但如果没有恢复的欲望，不配合医师的康复治疗，不愿意或不积极参与学习和训练，常很难达到预期的目的。对于这类患者，常需要与心理治疗师协同治疗。

另外，语言能力、认知能力、听觉能力、视觉能力等对运动功能的康复亦有重要影响。

第二节　中医康复的基本原则

康复原则是临床康复治疗所必须遵循的准则，对康复实践具有根本性指导意义的，是临床所必须遵循的准绳。中医康复学作为中医学的重要内容之一，其基本原则也是在朴素的唯物论和辩证法思想的指导下，经过长期的生活与医疗实践确立的。因此可以说，康复原则也是中医基本学术思想在康复学上的体现。

一、整体康复原则

康复的所有技术和方法，都必须是从整体观念出发，在充分考虑人体自身的统一性、完整性，以及与自然界、社会环境密切相关的基础上，制定的康复治疗措施。整体原则要求人们顺应自然，适应社会，形神共养，全面调治，整体康复。整体康复原则是中医康复学的重要特点，也是中医整体观念在中医康复学中的具体体现。

1. 顺应和利用自然环境

人与自然息息相关。自然界存在着人类赖以生存的基本条件，人体的一切生理病理变化均直接或间接地受到自然界变化的影响。因此，能动地适应自然法则和利用自然界提供的某些条件来促进康复，是整体康复原则的重要内容之一。

（1）顺应和利用自然气候的变化：自然界气候变化对人体康复有着重要的影响，康复必须注意顺应和利用自然气候的变化。在一年中，随着四时阴阳的升降变迁，形成了春温、夏热、秋凉、冬寒的气候变化，并同时伴随着生长化收藏的物候变化，因面人体脏腑功能、气血运行、精神活动等亦随之做出适应性调节。如《灵枢·五癃津液别》说："天暑衣厚则腠理开，故汗出……天寒则腠理闭，气湿不行，水下留于膀胱，则为溺与气。"《素问·阴阳应象大论》也说："天有四时五行，以生寒暑燥湿风，人有五脏化五气，以生喜怒悲忧恐。"因此，人体的康复也要顺从四时气候变化的规律，来调整脏腑气血，摄养精神，以适应自然界的变迁，保持体内外阴阳的相对平衡协调，达到疾病康复的目的。《素问·四气调神大论》说："春夏养阳，秋冬养阴""春三月……夜卧早起，广步于庭""夏三月……夜卧早起，无厌于日""秋三月……早卧早起，与鸡俱兴""冬三月……早卧晚起，必待日光。"明确指出必须重视顺应四时阴阳的变化。在临床康复治疗中，充分利用四时气候的变化能提高康复疗效。某些冬季易发的慢性疾病，如慢性支气管炎等，可借夏季阳旺之势，运用温热药以助其阳、祛其寒；夏季易发的慢性疾病，如阴虚阳亢之眩晕病证，可在冬季时令闭藏之际，给予滋阴柔肝药物以培植人体真阴。预培阴阳，事半功倍，体现了顺应自然、利用自然的康复治疗原则。

（2）利用自然环境和地域条件：合理利用自然环境和地域条件，可促进人体疾病的康复。自然界为人类生存提供了必要的条件，如阳光、空气、泉水、高山、河流、森林、花草等，这些每时每刻都与人体进行着物质、能量和信息的交换，影响着人体的生命活动。充分地、合理地利用大自然赋予的资源，可促进人体身心健康。只要运用得当，像温泉疗法、日光疗法、泥土疗法、森林疗法等传统康复疗法，其效能要远远超过现有的医学手段，能弥补人类技术领域在医学方面的不足。例如，顽固不愈的风湿性关节炎，炎夏时节去吐鲁番进行沙疗，常能从根本上治愈，其效果远远超过多种现代医疗康复手段。类似的自然疗法，在现代慢性病残、生活习惯日益增多，人们普遍追求回归自然的今天，越来越显示其重要的实用价值。

2. 适应和改造社会环境

我们所处的社会环境，为人们康复活动提供了基本的背景，也给康复活动提供了必要的条件和帮助。社会环境，除了社会制度、经济发展、文化氛围等以外，还包括个人在社会中的地位、职业、经济状况、文化程度、语言行为、与亲友或同事间的人际关系等。社会环境不同，会对人体生理病理产生不同的影响，直接影响着疾病康复的效果。因此，进行疾病康复活动时，要能动地适应社会环境的变化，在力所能及的情况下主动地改造社会，以促进康复。

首先，个人在社会中的状况发生改变，可直接影响其精神活动，产生喜怒哀乐等情志变化，导致机体发生生理变化。如《素问·疏五过论》说："暴乐暴苦，始乐后苦，皆伤精气，精气竭绝，形体毁沮。"康复学要求人们注意精神因素对机体的影响，提倡淡泊名利、知足常乐，始终保持一个良好的精神状态。同时要求医师在诊治疾病时，注意了解患者社会地位高低的变化、经济状况贫富的变迁、个人欲望的满足度，以及人际关系变化等社会因素的影响。正如《素问·疏五过论》所说："圣人之治病也……从容人事，以明经道，贵贱贫富，各异品理。"

再者，社会能为康复提供的条件和帮助，直接影响着人群和个体的康复。在经济发达地区，除了设有专门的康复机构和设施外，还具有较完善的社区康复服务，人们可随时接受针灸、推拿、气功、理疗，以及现代保健、康复医疗服务。而在经济欠发达地区，康复医疗机构较少，缺乏必要的设备及技术人才，人们很难得到正确的康复指导和较好的康复治疗。因此，要积极能动地改造社会环境，让社会为康复提供良好条件和优质服务。

此外，在社会的发展过程中，人们的社会行为和社会观念也在不断地产生变化，不少社会活动给健康带来了负面影响。例如，为了发展经济，不惜以牺牲环境为代价；为了追求享乐，不惜以改变良好的生活方式为代价，甚至违反社会道德和法律制度。因此，传播和推广环境保护理念，倡导正确的人生观、道德观、消费观等，是主动改造社会环境，促进康复事业发展的必须行为，是整体康复原则的重要内容。

3. 形神兼顾，全面康复

人体是一个以五脏为中心的协调统一体。脏腑之间、经络之间、脏腑经络与肢体之间都存在着生理功能与结构上的多种联系，任何一个组织器官都不是孤立存在的。与之相应，人体各部分在病理上也会相互影响，任何一个组织器官的病变都与脏腑、气血、阴阳的盛衰有关。人体又是一个"形""神"相互为用、相互制约的统一体。健全的形体是精力充沛的物质保证，乐观舒畅的精神状态又是形体强健的必要条件。在病理情况下，形伤可以引起神志失常，神志失常亦可损伤形体。因此，康复必须充分考虑各脏腑组织之间的相互联系，注意调整形体与精神之间的关系，全面调治，整体康复。

（1）坚持形神共治："治形"，是摄养脏腑、气血津液、肢体、五官九窍等有形结构。形乃神之宅，只有形体完备，才能产生正常的精神活动。"形体不蔽"，则"精神不散"。明代医家张景岳著《治形论》，反复强调养形的重要性，明确指出"善养生者，可不先养此形以为神明之宅；善治病者，可不先治此形以为兴复之基乎？"五脏是形体功能活动的中心，所以形体摄养要首先注意保养脏腑之精气，协调脏腑之功能。其中，心为"五脏六腑之大主，精神之所舍"，调养脏腑又必须以养心为首务。再者，精气是构成人之形体的基本物质，是立命之本，是化生神的物质基础。因此，要"形与神俱"，就必须注意精气的摄养。"治神"，主要是安定情志、调摄精神。中医学认为，人的精神情志变化是人体生理活动的重要组成部分，正常情况下，是机体对外界各种刺激因素的"应答性反应"。它不仅体现了生命过程中正常的心理和精神活动，而且是增强体质、抵抗疾病、延年益寿等目标的重要"入口"。如果情志波动过于剧烈或持续过久，超过了生理的调节范围，每易伤及五脏，或影响人体的气机，导致多种疾病的发生。所以中医康复学十分重视精神摄养，要求人的精神状态保持安定清宁，心境坦然，名利不追求，喜怒不妄发；减少不良精神刺激和过度的情志波动，保持心情舒畅，精神愉快，这样则气机调和，血脉通畅，正气充沛，形体康健。总之，形乃神之宅，神乃形之用，故养神可以保形，保形亦可以摄神，两者相互支持，密不可分。

（2）注重整体功能：要坚持以五脏为中心的整体康复原则，其中要特别注意形体与精神康复相互统一。中医学认为，一切病残不外两个方面，或重在损伤形体，或重在损伤精神；就发病先后而言，或由精神伤及形体，或由形体伤及精神。因此，无论何种病残，除了形体上的损伤外，常伴有不同程度、不同形式的心理变化。一般而言，患者早期大多表现为紧张、忧愁、焦虑、恐惧或愤怒，急于治愈疾病；当病残一旦形成，确认自己将成为社会及家庭负担时，又往往产生悲观、绝望、厌世等心理反应。这些不良情绪，必然会加重病情，影响功能的恢复。因此，中医康复学特别重视精神与形体康复的统一。

例如，风湿性疾病是一种慢性、反复发作性疾病。由于长期、反复的病痛折磨，病情又进行性发展，功能障碍一次比一次加重。同时，在多次门诊、住院和康复治疗中，患者常能从其他重症患者的身上推测出自己可能出现的结局，因此，会逐渐对各种治疗丧失信心，出现焦虑、烦躁情绪，对自己残存的功能自我评价过低。病情逐渐加重，又会导致社会地位下降，经济收入减少，更加摧残了患者的自信，使之陷于悲观失望，出现孤独感、隔离感、遗弃感、自卑感，甚至悲观厌世而产生自杀的想法。这些不良心态，给康复治疗带来极为不利的影响。因此，对风湿病残者的康复治疗，不仅需要一般医疗上的救治，更需要心理方面的帮助。有人提出，对风湿病患者来说，不论是在急性炎症期，还是在病情稳定期，不管是在医院或在康复中心治疗，抑或在家庭疗养，均应把心理康复治疗放在重要位置。

二、辨证康复原则

辨证康复原则就是根据中医辨证论治的基本特点，在充分考虑时间、地域及个体体质差异的基础上，确立的康复治疗的总原则。它要求康复必须与临床辨证结合起来。辨证是确定康复总体方案、选择具体方法的根本前提和依据，只有辨证结果正确，才能确定正确的法则和方法，才能提高康复的效果。辨证原则是中医康复学的重要特点，也是中医学辨证论治思想在中医康复学中的具体体现。

1. 体质异同，辨质康复

在正常人群中，不同的个体在形质、功能和心理等方面都存在着各自的特殊性，即所谓体质差异。体质不同，就应采取不同的康复方法。

"体质"的定义，学术界尚未完全统一，比较公认的是，人类体质是人群及人群中的个体在这遗传的基础上，在环境的影响下，在其生长、发育和衰老的过程中形成的机能、结构与代谢上相对稳定的特殊状态。并认为这种特殊状态往往决定着对某些致病因子的易感性以及产生病变类型的倾向性。因此，选择性地利用中医康复方法，改善或弥补体质上的某些偏颇或缺陷，对于增进健康、延缓衰老都具有十分重要的意义。

中医学对于体质问题的研究已有数千年的历史，早在《内经》中就有阴阳二十五人和五态之人的体质分类。而中医的康复方法也很多，贯穿于衣食住行各个方面。在实际应用中，无论哪种方法，都应兼顾体质特征，如饮食康复，应针对人群不同的体质类型"辨质论食"，阴伤者润之，阳虚者温之，气虚者提之，血虚者补之，湿重者利之，血瘀者化之，偏颇者调之，虚甚者强之。

再如，在精神康复方面也要根据不同个体的体质特点进行辨证治疗。气郁体质者，大多精神抑郁不振，多愁善感，孤僻内向，应注意情感上的疏导；阳虚体质者，大多精神萎靡，神情冷漠，喜静少动，胆小易惊，自卑，缺乏勇气，应以鼓励、树立其信心。正如明代汪绮石在《理虚元鉴》中所说："荡佚者，惕之以生死；偏僻者，正之以道义；执著者，引之以洒脱。"

2. 病证结合，辨证康复

"病"，即疾病，是指有特定的发病原因、发病形式、病机、发展规律和转归的一种完整的生命过程，如中风、消渴、感冒等。"证"，即证候，是指在疾病发展过程中某一阶段的病理概括，它包括病因、病位、病性及邪正盛衰变化，故证候能够揭示病变的机理和发展趋势，是中医学确定治法、处方遣药的依据。中医康复学既重视辨病，更重视辨证，主张辨病与辨证相结合。这是因为辨病可以从总体上把握疾病的发展过程及预后、转归，以确定总体上的康复治疗方案和最终目标；辨证则是在辨病明确的基础上，对疾病现阶段病变本质的把握，并以此确定现阶段的康复治疗方法。

就康复治疗的实质而言，中医康复不是注重于病的异同，而是证的异同。中医"同病异治"、"异病同治"的治则，对康复而言，更能体现出治疗上的优势（参阅《中医基础理论》《中医诊断学》的有关内容）。同为中风偏瘫，反映成"证"，就有肝肾亏虚和脾虚痰湿的不同，在康复治疗时，前者应补益肝肾、疏通经络，后者则当健脾化痰、疏通经络。而中风偏瘫与痹病关节疼痛，则是两种不同的疾病，但在康复阶段都可以出现肝肾亏虚证，因此可以用同样的康复方法。

应该说明，康复辨证原则中的"病证结合"不能局限于辨中医的病，还要辨清西医的病。一般而言，疾病进入中医康复阶段，西医辨病大多已经明确，故临床应在辨病明确的基础上进行辨证，以制定更完善的治疗方案，选择正确的康复治疗方法。具体地说，在充分了解其特定发生原因、发病机理、治疗经过及发展转归的基础上进行辨证，制订康复计划，确定治疗方案，将会更好地取得患者以及家属的合作，避免人力、物力上的浪费，并能最大限度地减少失误，取得更为满意的康复治疗效果。

3. 杂合以治，疗养兼顾

"杂合以治"，即要求康复的措施要以辨证论治为基础，针对不同的体质和病情，采取综合性的康复手段。

当前，人的平均寿命不断延长，年老体衰，易患慢性病、老年病，老年人的功能障碍会逐年加重，整个社会的发病状况也日渐趋于慢性化、老年化，病情趋于多样化、复杂化，常表现为多因素致病、多病理改变、多层次受累、多功能改变，因而大多需要疗养兼顾，这就越来越显示出中医学"杂合以治"的优势。

（1）"杂合以治"有利于整体康复人是一个有机的整体，康复的对象也不应该是局部器官和肢体，而应是整个人体。生理功能减退、慢性病残、老年病残患者多属疑难杂证，且往往同时患有多种疾病。因此，单一的康复方法多难以奏效。而"杂合以治"从整体观念出发，充分注意病残者的整体状态，运用综合性康复治疗手段，可形神兼顾，标本同治。

（2）"杂合以治"更切合个体实际状态。中医辨证论治原则非常注重个体差异，要求因人、因病制宜。康复的对象往往个体差异较大，如体质的强弱、肥瘦、生活经历的变迁、精神状态等均有不同。因此，固定而单一的方法多难以奏效。"杂合以治"可充分注意因地理环境、气候条件、风俗、饮食习惯等所形成的个体差异，集"五方之法"，分别选用药物、针砭、艾灸、导引、按摩等疗法，"杂"中选优，针对性强，最能切合病残者的实际。

（3）"杂合以治"最便于疗与养的结合康复的对象大多以精气神不足、脏气衰弱、阴阳俱虚为其特征。养护的周期长，获效慢。因此，必须注意疗与养的结合。"杂合以治"可集疗与养于一体，许多方法都具有"有病治病，无病健身"的综合功效，如健身、药物、药膳、太极拳、保健气功等，都能发挥人体的自我调节能力和自我修复能力，将自疗与医疗有机地结合起来，是家庭化、社区化康复的理想手段。

总之，康复医学必须以辨证论治为基础，从整体观念出发，疗养兼顾，"杂合以治"，"各得其所"。

三、功能原则

功能原则，就是以加强或恢复脏腑组织功能，加强或恢复生活和职业能力为目标的康复原则。

康复医学的目的在于减轻或消除因病残带来的身心障碍，最大限度地恢复受损功能，发掘潜在功能，利用残存功能，补偿缺损功能，以恢复生活和职业能力。可见，功能原则是中医康复学的重要原则之一

1. 维护或恢复脏腑组织功能

人体是一个以五脏为中心的完整统一的整体，任何外在组织器官的生理功能都是整体功能的组成部分；任何外在组织器官的功能失常，也都是内在脏腑功能失调的外在表现。因此，维护或调整脏腑功能，使其保持或恢复正常的生理活动，是中医康复学的首要任务。例如，中风后遗症之偏瘫，表现为肢体瘫痪，但病机却在脏腑，多由肝肾阴亏、肝阳上亢，或气虚血瘀，或脾虚痰阻所致；小儿五迟五软，表现出来的都是外在器官的功能不足，根源却是脏腑亏虚，多为肾精不足或脾虚血亏。可见，任何局部组织器官的功能失常，都不能单从局部治疗，而应着眼于整体，着眼于内在脏腑组织的功能失调。

2. 增强或恢复生活及职业能力

康复医学的最终目标，在于减轻或消除病残者功能上的缺陷，帮助患者在其身体条件许可的范围内，最大限度地利用和强化残存的功能（包括经过训练而恢复的部分功能），以提高日常生活和劳动能力，重返社会。因此，功能恢复并不是单指器官组织生理水平上的恢复，而是个体生活能力、家庭生活能力、社会生活能力和职业工作能力等综合能力的恢复。综合能力的恢复需要综合性的康复措施，除辨证康复治疗外，还要进行生理、心理、智能、体力、运动技巧等方面的功能训练，如衣、食、住、行及个人卫生等基本动作和技巧训练，以及职业工作所必需的体力、技能、智能及心理等方面的训练等。

在进行功能训练时，要坚持因人制宜的原则。对青少年要重视学习能力、职业工作能力和参与社会生活能力的训练；老年人则应进行日常生活能力的训练。对体力劳动者，重在肌力、肌肉耐力和关节活动能力的训练；脑力劳动者，则重在判断

力、理解力、记忆力等智能方面的训练；对下肢瘫痪者，要加强上肢功能的训练；偏瘫者，要加强健侧肢体功能的训练。这些代偿性和适应性措施，可以使患者灵活利用和强化残存的能力，充分参与社会生活。

3. 功能补偿

功能补偿的原则只适用于康复领域。当患者身体组织结构或功能出现重度缺损，严重影响日常生活能力和职业工作能力，这些缺损既不可能通过训练恢复，又不可能由其他残存能力代偿时，则需要功能补偿。常用的补偿方法有装配和使用义肢、矫形器、轮椅、手杖和生活辅助器等。

中医传统的康复医学，对于可逆的功能障碍的治疗具有较大的优势，但对不可逆的、完全的功能障碍进行功能补偿，则缺乏必要的技术和手段；而对于民间普遍运用的生活辅助器，如手杖、支撑凳之类，又没有给以足够的重视，更没有深入研究，当然也谈不上将其纳入自己的医学领域之中。这是中医康复技术方面的严重缺陷，有必要通过中西医结合或其他方式，来填补这一空白。

四、社区化、家庭化原则

康复服务社区化、家庭化是中医康复学的优势之一，同时也是人类养生保健、疾病康复所追求的发展趋势。

中医康复的对象则以慢性病残、老年病为主，康复期较长，疗效缓慢，很难在医院或专门的康复机构完成全部的康复治疗和训练计划，因此特别需要社区及家庭的康复服务加以善后。而且，中医康复手段亦多为取源自然的疗法，如天然药物、饮食、针灸、推拿、气功疗法及一些特定的运动锻炼方法等，不需要复杂的设备，不受场地和器材条件限制，便于长期坚持，最适合在社区或家庭内施行。中医康复的社区化、家庭化具有以下优点。

1. 能充分利用社区及家庭人力资源

一般而言，家庭是慢性病残者康复的最佳场所，也是最终场所。充分利用家庭资源，取得家庭的支持，能为伤残者功能恢复提供最佳环境。中医康复技术可以最大限度地利用社区、家庭的人力和物力资源，在专业医师的指导下，继续实施在专门康复医疗机构没有完成的康复治疗或训练计划。

2. 能大量节省社会和家庭医疗费用

康复社区化、家庭化，是以家庭或家庭附近的服务设施为主要场所，参与人员是康复对象本身，或经过培训的家庭成员、社区工作人员，减少了人工费、交通费、住院费及其他的间接费用。同时，让家庭人员来帮助病伤残者进行康复治疗，更直接减少了医疗费用。

3. 有利于增强康复的效果

在社区或家庭进行康复活动，面对的都是熟人熟事熟环境，心理、生理都可以保持在最放松、最舒适的状态，所以康复的效果更佳；而病残者在医疗机构经过康复治疗后，如果得不到继续康复医疗，其原有的疗效则大多难以巩固，社区化、家庭化康复可以帮助他们继续接受康复治疗，因此可以巩固和提高康复效果。

4. 能缓解保健和康复机构不足的矛盾

目前，我国需要提供康复服务的功能障碍者已超过2亿，而康复医疗服务的现状远远不能满足最基本的要求。特别是专门机构的匮乏及医疗卫生资源的不合理配置，致使大部分人群得不到最基本的康复医学服务。中医康复学的社区化、家庭化，可以大大缓解供需矛盾。

5. 有利于功能障碍者早期适应社会

康复医疗的最终目的是让伤残者回归家庭，重返社会。伤残者在接受社区或家庭康复服务的过程中，能较多地接触亲友、其他伤残者和正常人群，能尽早熟悉并参与家庭生活和社会活动，这对于早期适应社会，进而回归社会具有重要意义。

五、康复预防原则

中医康复预防原则，是在中医理论的指导下，从预防观点出发，通过研究人类健康与病残发生、发展和预后的规律，探索并采取积极有效的综合措施，以预防病残的发生，或将病残减低到最低程度的系统理论。康复预防不同于一般意义上的疾病预防，其着眼点在于预防可导致残疾病变的发生及将残获降低到最低限度。与导致残疾无关的疾病预防不应称为康复预防。

人体各部分的功能障碍，可以是潜在的，也可以是现存的；可以是可逆的、部分的，也可以是不可逆的、完全的。在与疾病的关系上，可独立存在，可同时存在，也可以病后存在。因此，廉复治疗开始的时间，也不应局限于功能障碍出现之后，而应在此之前，亦即在发病之前或发病过程中，就应采取一定的措施，以防止病残的发生，或把病残降低到最低。康复预防是中医康复的重要原则之一。坚持这一原则，不仅可以有效地预防某些病残的发生，而且可以通过早期康复诊断和康复治疗，以防止病残的恶化和再次致残。

1. 预防先天胎病致残

先天残疾古称"胎病"。中医胎教学说认为，孕妇的精神、情志活动对胎儿具有重要的影响，若有大惊卒恐等剧烈的情志刺激，可导致胎儿精神上的残疾。因此，要求孕妇谨守礼仪，尽量减少各种不良的精神刺激。同时，古人还认为，在恶劣环境、情绪不良或酒后受孕，常导致胎儿精神或形体上的残疾。其中特别强调"男女同姓，其生不蕃"，这对于优生优育、防止先天残疾均有十分重要的意义。

2. 防止后天因病致残

对于易致残疾病的预防是防止后天残疾发生的关键。对此，中医学提出许多防病残于未然的理论和措施。例如，脑血管意外的致残率甚高，后遗偏瘫是现代康复医学的主要对象之一。为了预防中风所致的残疾，古人总结出中风的先兆症状，提出在先兆出现时要及时采取预防性措施。如《针灸大成》说："一论中风，但未中风时，一二月前，或三四个月前，不时足胫上发酸重麻，良久方解，此将中风之候也。便宜急灸三里、绝骨四处各三壮。"医学实践证实，早期治疗高血压、动脉硬化、高脂血症、糖尿病等，对于防止脑血管意外引起的残疾有重要意义。

当致残疾病、损伤发生后，要及时采取预防性康复措施，以防止残疾的发生，或将残疾、限制在最低程度。例如，脑卒中发病早期，在不影响临床抢救的前提下，应尽早介入预防性康复措施。如保持正确体位，经常进行体位变换，可以有效地防止肌肉弛缓或痉挛带来的特异性病理模式，防止因长时间安静卧床引起的继发性功能障碍，最大限度地保持各关节的活动范围，并为将来积极主动地训练做好准备。

3. 防止残势发展及再次致残

当残疾发生后，要积极采取康复措施，限制残疾的发展和残势的恶化，尽量避免发生永久性的或严重的残疾。同时，还要防止疾病的再次复发，以免再次致残。对此，中医积累了较多的经验，提出许多指导性原则和具体措施，如"热病"患者要防止"食复"、"劳复"；中风偏瘫患者要防止"复中"；骨痹患者要防止"复感于邪，内舍于肾"的残势蔓延和恶化，以避免"尻以代踵，脊以代头"等重度残疾的发生等。

总之，防重于治。当病残尚未发生之前，要采取一定的措施，防止病残的发生；病残发之后，要早期诊断，并尽早介入康复措施，以防止病残的恶化、蔓延和再次发生。

（赵永康　苏玉杰）

第四章

康 复 评 定

第一节　康复评定技术

康复评定即功能障碍评定，是对病伤残者功能障碍进行客观、准确、量化地评定和分级、通过康复评定估计功能障碍的发展、转归和预后，判定功能恢复的潜力，制定康复治疗方案。康复评定是制定康复计划的前提和基础，贯穿于康复治疗的全过程。

中医康复学的康复评定是在整体、辨证、功能、预防康复观的指导下，运用四诊评定方法与现代康复医学评定方法相结合，对病伤残者的功能障碍进行全面、系统的综合评定。主要内容包括整体功能评定（通过四诊评定法对病伤残者的总体状态进行评定）、躯体功能评定（如关节活动度、肌肉力量、感觉、协调与平衡等功能的评定）、言语功能评定（如失语症、构音障碍等功能的评定）、精神心理功能评定（如情绪、心理、精神等状态的评定）和社会功能评定（如社会生活能力、生活质量和就业能力等评定）五大方面。通过综合评定，明确患者的残损程度，采取相应的康复措施，并在康复过程之中和其最终阶段评定康复效果。

中医康复评定具有以下几方面特点：①康复评定主要是针对病伤残者的总体状态和全身或局部功能障碍（功能障碍的原因、性质、部位、范围、程度、发展、转归和预后）进行；②评定方法多样化、标准化、定量化；③由康复治疗小组各成员参与评定；④评定是多次进行，分为初期、中期和后期评定；⑤康复治疗始于评定，止于评定。

中医康复评定分为初期、中期和后期的评定：①初期评定，对于初入院的患者，在康复治疗实施前进行。其目的是了解患者功能障碍的程度和康复潜力，确定近期康复目标和方案。②中期评定，在康复治疗实施中进行。其目的是评定患者通过康复治疗后的功能状况，评价康复疗效，调整康复治疗计划。中期评定可进行多次。③后期评定，在康复治疗结束前或出院前进行。其目的是评定患者的功能状况，评价康复效果，提出返回家庭和社会后的康复治疗建议。

中医康复评定的目的包括：①明确患者的功能障碍和拟定治疗目标；②检验治疗效果并拟定进一步的治疗方案；③比较多种治疗方案之间的优劣；④进行投资－效益的分析；⑤进行预后评估。在实施中医康复评定时，任何评定方案必须达到可信、有效、灵敏、统一的基本要求，以求评定结果客观、公正，具有很强的临床参考性。

中医康复评定的实施还必须注意，评定方案的选择要全面性与针对性相结合；评定的方式（询问、观察、填表、测验）要适当及通过多种方式对患者进行长期评定等。

第二节　四诊评定

一、问诊

问诊的主要目的是对康复对象进行病史调查。康复医疗病史的重点是调查患者的残疾情况、生活自理能力以及工作能力等。对康复患者的问诊应根据康复完整病历的要求去进行，康复患者完整病历的特点应包括残疾情况的描述。

（1）主诉应包括主要症状、功能障碍的部位及程度。

（2）现病史除详细记录主诉病情的发展过程外，应包括发病前机体功能状态情况，按时间顺序记叙症状发生的先后和产生功能障碍的时间过程。

（3）既往史除记录以往一般的病史情况外，还应重点记录与现在病情，特别是与功能障碍有关的病史，并注意患者对以往疾病压力的反应。因为既往的外伤、疾病或手术等，可能给患者留下后遗症，也可能被现在疾病重新激发或合并发作等。

（4）家族、心理社会史主要收集有关患者所处的家庭、社会环境的信息，包括民族习惯、婚姻状况、近期经济来源、家庭关系能否提供足够的精神上和经济上的支持及家庭居住条件等，从而确定社会因素对患者的影响。同时注意患者以前的社会适应能力，以利于预测患者对当前残疾的应付情况等，还应详细调查患者是否有家族遗传病史。

（5）个人史应包括患者的文化程度、职业特长、技能类型、学习工作经历、生病前后的职业及身体条件能否胜任本职工作等情况。

（6）业余爱好了解患者的业余爱好，确定其适宜参加的各种业余文体活动。这些对于康复患者非常重要。

二、望诊

中医康复评定中的望诊与一般情况下的望诊有所区别，其重点是望眼神、肢体、畸形、关节活动等情况。

（1）望眼神：目光明亮、两眼灵活有神，是正气较为充沛、脏腑功能逐渐恢复正常的表现；目光晦暗无神、精神不振，则提示脏腑虚弱，正气不足；反应迟钝，目光呆滞，多是精神障碍的表现。

（2）望肢体：包括身高、肢体发育是否对称、肌肉有无萎缩、身体姿势是否正常及肢体是否残缺等情况。

（3）望畸形：包括肢体的长短有无差别，周径的大小是否对称，是否有脊柱侧弯、斜颈鸡胸、驼背、关节内翻或外翻等情况。

（4）望关节活动：重点观察各关节活动是否对称，各关节活动范围是否正常，运动时相互之间的调情况及有无异常步态等。

三、切诊

切诊除切脉以外，还包括切按经脉、腧穴，触摸或按压残损部位、脏器或肿块，以帮助了解患者的病变特征。

（1）皮肤冷热：肢体残端皮肤发热为局部有瘀、热，皮肤发冷为有失血或气血供应不足。

（2）肌肉张力：观察是否有肌力减退、肌张力降低或增高等。肌力评定必须与健侧对比。

（3）摩擦感：在骨折及关节病变患者中，由于骨折端摩擦或关节面不平滑，常可触及摩擦感。

（4）压痛：应重点检查疼痛的部位、范围、性质、持续时间等。

（5）肿胀或肿块：注意其形状、部位、深浅、软硬、光滑度、活动度及有无波动等。

四、闻诊

除嗅气味以外，重点是听声音，包括患者能否发音、语音的高低、语言的流畅度和逻辑性、呼吸的声音正常与否，还有体内脏器，如心脏器官发出的声音及骨关节的摩擦音等，可依此来判断患者正气的强弱、脏腑功能的盛衰等状况。

（苏玉杰　徐发绍）

第五章

中医康复治疗技术

一、针灸疗法

针灸康复法是在中医基础理论和经络学说的指导下，利用针刺疗法和灸法来达到治疗疾病促进身心康复的方法。

（一）治疗作用

以中医基础理论和经络学说为基础，通过针刺和灸法对一定腧穴部位进行适当刺激，以激发经络气血运行，疏通经络，调整脏腑，宣行气血，从而达到治疗疾病，促进身心康复的目的。其中针刺疗法是通过提插捻转等补泻手法，利用不同的针具对经络腧穴予以适当的刺激，以调整脏腑、补虚泻实；而灸法是利用艾绒等对一定的腧穴部位进行温热刺激以起到培元固本、祛风散寒、温通经脉的作用。

（二）治疗方法

1.针刺疗法

（1）体针：又称毫针疗法，是以毫针为针刺工具，通过在人体经络上的腧穴施以一定的操作方法，以通调营卫气血，调整经络脏腑功能来治疗相关疾病的一种方法。临床上应用范围极为广泛，可用于多种疾病的康复。如慢性阻塞性肺疾患、高血压、糖尿病、胃下垂、偏瘫、面瘫、痿病、痹病、颈椎病、小儿脑瘫、头痛、腰痛等疾病的康复均可采用毫针疗法。

（2）头针：又称头皮针疗法、颅针疗法，是根据大脑皮层的功能定位理论，在头皮划分出皮层功能相应的刺激区，在有关刺激区进行持续快速捻针以治疗疾病的方法。头针主要用于脑源性疾病的康复，如中风偏瘫、面瘫、小儿脑瘫、失语、眩晕、舞蹈病、震颤麻痹综合征、痴呆等各种神经系统的疾病。此外，头针还可用于腰腿痛、肩周炎、三叉神经痛，以及某些内脏疾患，如高血压、慢性阻塞性肺疾患等疾病的康复。

（3）水针：又称穴位注射，是将中西药物或组织液等液体注入人体有关穴位或部位以治疗疾病的方法。水针既有针刺的机械作用，又有药物的药理作用。本法适用于体表各部位的疼痛，包括神经、肌肉、关节等各组织器官疾病所引起的疼痛，某些炎症和感染及其他原因引起的功能障碍，如面瘫、头痛、胃痛、急性腰扭伤、颈椎病等疾病的康复均可用水针疗法。

（4）电针：是指针刺得气后，在针柄上通以微量电流以加强刺激，从而达到治疗目的的一种疗法。对急性病可加强刺激以缓急；对慢性病可进行轻而持续时间长的刺激以提高疗效。临床上本法通常用于中风后遗症、三叉神经痛、神经损伤、肩周炎及某些疼痛病证的康复治疗。

（5）磁针：是磁场疗法和针灸相结合的新方法，指用不同的针具将外磁场作用于穴位中的一种方法，使一定的磁场量通过穴位作用于经络来调整人体气血和脏腑功能。本法具有镇痛、消肿、消炎、降压、止泻等作用，可用于各种急慢性疼痛性疾病、关节炎、扭挫伤、高血压及各种运动系统疾病的康复治疗。

（6）三棱针：是通过三棱针刺络放血，达到通经活络、开窍泄热、消肿止痛目的的一种针刺方法。本法常用于痛证及实热证的治疗，如急性腰扭伤、痹病、痿病、偏瘫、失语等病证的康复。

（7）埋针：是以特制的小型针具固定于腧穴的皮内或皮下，进行较长时间埋藏的一种方法。本法具有调整阴阳、疏通经络、行气活血的作用，可用于某些慢性疾病或顽固性疾病的康复，如面肌痉挛、慢性腰肌劳损等。

（8）皮肤针：指用针浅刺人体皮肤的一定部位以疏通经络、调节脏腑虚实达到治疗疾病目的的一种疗法。本法常用于头痛、偏瘫、面瘫、痿病、高血压、慢性阻塞性肺疾患等患者的康复治疗。

（9）耳针：是用针或其他方法刺激耳穴来治疗疾病促进康复的一种方法。多用于偏瘫、面瘫、失语、高血压、头痛、眩晕、慢性阻塞性肺疾患、糖尿病、慢性胆囊炎等疾病的康复治疗。

此外，还有面针、眼针、鼻针、手针、腕踝针、舌针、足针、激光针、微波针等，在康复治疗当中起到一定的作用。

2. 灸法

借助灸的热力及药物作用，通过经络传导给人体以温热刺激，达到温通经脉、祛风散寒、回阳固脱的目的。《灵枢·官能》曰："针所不为，灸之所宜。"灸法分为艾炷灸、艾卷灸和温针灸，常用的是温针灸。临床上本法多用于躯体冷痛、肢体麻木、脘腹隐痛、便溏泄泻等虚寒性疾病的康复治疗。

3. 拔罐法

拔罐法是以火罐为工具，利用燃烧排出其中空气造成负压，使火罐吸附在患部，产生温热刺激并造成瘀血现象的一种方法。其作用在于行气活血、消肿止痛、祛风散寒除湿，多用于疼痛性疾患及风湿痹痛等病证，如头痛、颈椎病、肩周炎、急性腰扭伤、类风湿关节炎、偏瘫、面瘫、腰痛等疾病的康复治疗均可用拔罐法。

二、推拿疗法

推拿疗法是在中医基础理论和经络学说的指导下，通过手、肘或辅助器械等在人体体表一定部位施以各种手法，达到治疗疾病、促进康复的一种治疗手法。

（一）治疗作用

推拿疗法是借助手掌、手指或其他辅助器械在人体体表施以各种手法，刺激体表反射区或穴位，通过经络传导，起到调整脏腑功能、调和气血、化瘀消肿、解痉止痛、舒筋活络、理筋整复的作用。例如，点按脾俞、胃俞穴可缓解胃肠痉挛、止痛，并可健脾和胃，起到保健之功效。按、摩、推、攘、**滚**等手法又可使局部皮温升高，加强血液循环，从而达到舒筋活络、活血祛瘀的目的。采用揉法和点按三阴交、解溪、太冲等穴位的方法起到活血化瘀、消肿止痛的作用，可治疗踝关节扭伤。

（二）治疗原则

1. 扶正祛邪

"虚者补之，实者泻之"，在推拿的过程中通过补虚泻实等手法调整脏腑阴阳、调和气血，提高机体的抵抗力，从而起到祛除病邪、促进康复的目的。

2. 治病求本

"治病必求于本"，疾病的临床表现多种多样，必须从复杂多变的现象中抓住疾病的本质，方可确立正确的治疗方法，达到祛病除邪的目的。

3. 三因制宜

治疗疾病时要根据患者的体质、年龄、季节及气候等制定相应的治疗方法。如踩跷法不宜于体质虚弱的患者；春夏季节不适宜用摩擦类手法。

（三）治疗方法

1. 攘法

攘法适用于肩部、腰背及四肢等肌肉丰厚的部位，具有祛风散寒、通经活络、活血止痛、缓解痉挛等作用，治疗疼痛、肢体麻木瘫痪、肌肤不仁、软组织损伤等引起的运动功能障碍。

2. 一指禅推法

一指禅推法适用于全身各部穴位，具有活血通络、行气止痛、调和营卫、缓解痉挛、健脾和胃、调节脏腑功能的作用，常用于颈椎病、肌肉痉挛、麻木不仁、头痛、失眠、高血压、胃脘痛等。

3. 揉法

揉法适用于全身各部,具有消积导滞、活血化瘀、消肿止痛、舒筋和络等作用,适用于头痛、眩晕及外伤引起的红肿疼痛等。

4. 摩法

摩法常用于胸腹、胁肋部,其作用是急摩为泻、缓摩为补,可理气和中、消积导滞、活血祛瘀、解除痉挛、松解粘连,用于外伤肿痛等。

5. 擦法

擦法具有柔和温热的特点,适用于全身各部位,其作用是宽胸理气、健脾和胃、舒筋活络、消肿止痛、祛风散寒等,用于胸闷、胃肠疾患、腰背疼痛、风湿痹痛及软组织损伤等。

6. 推法

推法适用于全身各部位,其作用是理筋活络、消肿止痛、宽胸理气、镇静安神,治疗肩背痛、腰腿痛、肢体麻木、胸胁胀痛、胸闷不舒、头痛、失眠等病证。

7. 搓法

搓法常用于腰背、胸胁或四肢部,以上肢最为常用。其作用是疏经通络、散结开郁、调和气血,用于肩背痛、腰背痛、肌肤麻木、胸胁胀痛等。

8. 抹法

抹法常用于头面部及颈项部,具有开窍醒神、镇静明目、宽胸理气、通络止痛之功,适用于高血压、头痛、眩晕、面瘫、胸胁胀痛等。

9. 抖法

抖法具有舒筋活络、调和气血、滑利关节、消除疲劳的作用,可用于四肢麻木瘫痪、四肢肌肉痉挛疼痛、肩周炎等。

10. 振法

振法多用于脘腹部,具有理气和中、祛瘀消积、解痉止痛的作用,适用于消化不良、胃肠功能紊乱等胃肠疾患及肌肉痉挛疼痛等。

11. 按法

按法具有理气和中、开通闭塞、活血止痛的作用,适用于胃脘痛、腰背痛、头痛、眩晕及风湿痹痛、肢体麻木等。

12. 拿法

拿法多用于颈项部、肩部及四肢部,具有活血通络、祛风散寒、缓解痉挛等作用,适用于颈椎病、肩周炎、肌肉痉挛疼痛、关节疼痛等。

13. 摇法

摇法具有滑利关节、松解粘连等作用,适用于肩周炎、颈椎病、落枕、四肢关节不利引起的关节僵硬等。

14. 拍法

拍法常用于四肢、腰背部及下肢,具有舒筋活络、调和气血、解痉止痛的作用;

适用于四肢麻木不仁、偏瘫、腰背疼痛、风湿痹痛及肌肉痉挛等。

15. 捏法

捏法具有舒筋和络、行气活血、镇静明目的作用，适用于肌肉痉挛疼痛、头痛、眩晕等病证。

16. 踩跷法

踩跷法其作用是舒筋活血、滑利关节，适应于腰椎间盘突出症、腰背部肌肉劳损、肩背疼痛、肢体麻木等。本法刺激量大，应用时必须谨慎，体质虚弱或有脊椎病变者禁用。

17. 点法

点法具有活血止痛、开通闭塞、调整脏腑功能的作用，临床上应根据患者的体质、病情虚实施以此法，可用于肢体瘫痪、脘腹疼痛、腰腿痛等。

18. 捻法

捻法常用于四肢小关节，具有缓解痉挛、消肿止痛、疏利关节的作用，适用于四肢末梢麻木、小关节扭伤及肿痛等。

19. 扫散法

扫散法具有醒神开窍、镇静安神、祛风止痛等作用，适用于头痛、眩晕、伤风感冒、失眠、高血压等病证。

除上述方法外，还有插法、掐法、拔伸法、弹筋法、背法、扳法、击法、叩法、勾法、梳法等多种推拿手法，可根据不同的病证，施以不同的治疗手法。此外，还有小儿推拿。小儿推拿不同于成人推拿，应根据小儿的生理、病理特点施以适当的推拿手法，常用手法有推法、清法、退法、运法、拿法、揉法、摩法、捏法等。小儿肌肤娇嫩、腠理疏松、形气未充，因此在操作过程中手法要轻柔和缓、均匀持久、切忌用力过大过猛。在推拿的过程中可加用润滑剂，防止皮肤受损。小儿推拿可用于小儿腹泻、疳积、小儿麻痹后遗症、遗尿、五迟五软、支气管哮喘等病证。

（四）注意事项

1. 推拿强度

应根据患者的年龄、体质、病证虚实及耐受能力，选择合适的推拿方法及强度，方能取得良好的效果。一般情况下，推拿手法应先轻柔缓和，再逐渐用力，并持续一段时间后再减轻力度。

2. 推拿顺序

推拿肢体时，一般由远端开始，逐渐向近端移动；推拿躯干部位，一般由症状部位的外周开始，逐渐移向患处。

3. 禁忌证

局部皮肤及软组织或关节感染、开放性伤口、急性传染病、严重感染、血液病、恶性肿瘤等疾病的患者禁用，妊娠期妇女腹部和腰骶部慎用。

三、中药疗法

中药疗法是以辨证康复观为指导，运用中药方剂，减轻和消除患者身体和精神情志的功能障碍，促进其身心康复的方法。本法是根据中药的性味、功能特性及方剂的配伍组成进行调治，达到补益虚损、化痰祛瘀，协调脏腑经络功能，从而促进患者康复的方法。

中药疗法的使用要遵循中医辨证论治的指导原则，做到辨证施药。康复对象的病理特点是以虚为多，并常兼有痰瘀郁阻，因此药物内治法应在补益法的前提下，适当配合疏通祛邪法。治疗时还应结合患者精神情志的特点，注意形神兼顾。由于患者病程长，为方便长期服用，可将煎剂制成丸、散、膏剂。中药疗法的治疗途径有内治法和外治法两方面，可根据疾病的性质、部位、药物作用趋向等方面的不同情况，分别采用内服法、外治法及两者相结合的给药形式。

（一）中药内服

中药内服是根据中药的性味、归经等理论和方剂的配伍组成原则，在辨证的基础上，针对康复对象的病理特点，选用相应的方药。常用的内治法可归纳为补虚、调理两种。

1. 补虚

补虚适用于形神受损、正气不足的患者，采用中药内服方法，达到康复形神功能的效果。

（1）补气法：用于气虚所致的身体虚弱、脏腑功能低下的康复患者。常用的补气法有：①健脾益胃，用于脾胃虚弱者的康复，常用方剂有四君子汤、参苓白术散等；②补中升阳，用于脾胃损伤、中气不足、升举无力、气虚下陷者，方用补中益气汤补脾益气、升阳举陷；③补气固脱，用于久病重病、元气大亏、阴津外泄者，方用生脉散益气补虚、生津敛阴。

（2）养血法：用于久病气血生化不足，或失血过多而致血虚患者的康复。常用的养血法有：①养血安神，用于阴血耗伤、心神失养、神志不宁者，方用酸枣仁汤养心安神、清热除烦；②养心健脾，用于心血耗伤、脾气亏虚者，常用方剂有归脾汤、人参归脾丸等。

（3）补阳法：用于阳气不足的患者，其中以心、脾、肾三脏阳虚最为多见。常用的补阳法有：①温补肾阳，用于肾阳亏虚、命门火衰的年老体弱者，常用方剂为右归丸、金匮肾气丸等；②温补脾阳，用于脾胃阳气亏虚者，常用方剂为理中汤、小建中汤等；③温补心阳，用于久病而致的心阳不足者，常用方剂如桂枝甘草汤、炙甘草汤等。

（4）滋阴法：用于阴虚者的康复。阴虚则阳亢，多出现虚热，治疗时，滋阴法多与清热药同时应用。常用的滋阴法有：①滋养肺胃，用于外感温热病初愈、肺胃阴液大伤、正气未复而余邪未尽者，以竹叶石膏汤为代表方；②滋养肝肾，用于热病初愈、肝肾阴伤者，常用方剂有加减复脉汤等；③滋阴补肾，用于肾阴亏虚者，常用方剂有六味地黄丸等，如出现肝肾阴虚、虚火上炎，则选用大补阴丸、知柏地黄丸；④养阴增液、润肠通便，用于年老体衰、气阴两虚的便秘、腹胀等，常用方剂有增液汤等。

2.调理

调理适用于虚实夹杂而出现气郁、血瘀、痰阻，引起经络气血不通、脏腑功能失调者。

（1）行气导滞：用于气机郁滞者，治疗应行气开郁、导滞降逆。具体方法：①行气开郁、健脾消食，用于肝郁犯脾、运化失健者，治疗应行气解郁，以越鞠丸为代表方剂；②疏肝理气、和胃止痛，用于肝气不舒、肝胃不和者，代表方剂有木香顺气丸等；③行气化痰、通阳散结，用于胸阳不振、痰湿阻滞、气机不畅者，代表方剂有瓜蒌薤白白酒汤。

（2）活血化瘀：广泛应用于老年心血管疾病及其后遗症患者，常用的治法有：①行气活血化瘀，用于胸中气机受阻、瘀血阻滞，治疗以血府逐瘀汤为代表方剂；②益气补血化瘀，常用于中风后遗症气虚血瘀者的康复，常用方剂有补阳还五汤、黄芪桂枝五物汤等；③温经活血化瘀，适用于寒凝血瘀证患者的康复，常用的方剂有温经汤等。

（3）化痰平喘：用于咳嗽气喘、痰多胸闷的患者，治疗时需辨标本虚实。咳痰喘症状明显时，选用止咳化痰平喘药物；病情缓解，咳痰喘症状不明显时，宜调补脾、肺、肾，增强体质。常用治法有：①温化痰湿、止咳平喘，用于寒痰阻肺者，应温化痰湿、宣肺降气、止咳平喘，代表方剂为杏苏二陈汤；②滋肾润肺、化痰止咳，用于肺肾阴虚、虚火上炎者，常用方剂为百合固金汤等。

（二）中药外用

中药外用是针对患者的病情，选择具有康复作用的中药，经过一定的炮制加工后，对患者全身和局部的病位给予敷、贴、熏、洗等不同方法的治疗，使药物经皮肤毛窍吸收进入体内，达到疏通经络、调和气血的康复作用。中药外用可和传统、现代物理疗法相结合，综合多种理化作用，增强治疗效果。常用的外治法有以下几种。

1.熏蒸疗法

熏蒸疗法是利用中药煎煮后所产生的温热药气熏蒸患者身体，以达到康复治疗目的的方法。本法通过温热和药气的共同作用，起到调和气血、散寒通络、祛风止痒的目的，广泛应用于风湿痹痛、跌打损伤、皮肤疾患等。目前已有专用中药熏蒸仪器。

2.膏药疗法

膏药是将药物特殊加工后的一种膏脂状物,涂于布或纸等裱褙材料上,常温下呈固态,35~37℃时溶化,能粘贴于病位皮肤或一定穴位上,起到局部或全身的治疗作用。现代的膏药制法有多种,如软膏、橡皮膏等。所用的膏方大都取法于内治法的汤、丸、散方。用于康复治疗的膏药分为两类。

(1)改善形体功能的膏药:这类膏药具有祛风除湿、温经通络、活血化瘀、消肿止痛、续骨疗伤等作用,用于风湿病、伤病、病残的功能改善。主治风湿痹痛的膏药,有狗皮膏、万应膏、麝香追风膏等;主治跌打损伤的有损伤膏、跌打风湿膏等;骨折恢复期,选用接骨续筋膏、坚骨壮筋膏等。

(2)调理脏腑功能的膏药:这类膏药具有补益五脏,调补阴阳气血的功能。如温中膏,能温补中焦脾胃;补肺膏,能滋阴降火,治疗肺阴虚燥咳;养心安神膏,能补养心血、安神定志;十全大补膏,主治一切虚损疾患。

3.烫洗疗法

烫洗疗法是选配某些中草药制成煎剂,趁热浴洗患部或全身,以达到康复治疗目的的方法。常用的烫洗方有以下两类。

(1)祛风湿止痛类:主要用于风湿关节病、寒湿腰痛等。如防风根汤,用于风寒湿痹;乌附麻辛甘姜汤,用于风寒湿腰痛。

(2)活血疗伤类:主要用于软组织损伤所致肿胀疼痛,骨折或关节脱位后期筋肉拘挛、关节僵硬。如散瘀和伤汤,用于跌打损伤疼痛;化坚汤,用于病程较长的局部软组织粘连、筋膜增厚等。

烫洗时,药液温度控制在40~60℃,以患者能够耐受,不致烫伤为度。凡有皮肤破损者,不宜应用本法。

4.熨敷疗法

将热物在病患部位慢慢地来回移动以熨之为热熨法;将热物贴敷于患处,固定不移为热敷法。常用的熨敷法有以下四类。

(1)水熨敷:用热水袋盛热水熨敷,或用毛巾浸热水后敷于患处。本法适用于四肢的痿痹、脘腹疼痛、寒湿腰痛等。

(2)盐熨敷:将炒热的食盐500~1000g,装入布袋中,把口扎好,熨敷于患处。本法适用于脘腹胀痛、小便不通、脚气等病证。

(3)蚕沙熨敷:将蚕沙蒸热布包,熨敷患处。本法适用于瘫痪、痿证等。

(4)葱熨敷:取新鲜大葱白500g,捣烂炒热,用布包熨患处或脐、腹等部位。本法适用于癃闭等证。

四、情志疗法

情志疗法,又称为精神康复法,古称"意疗"、"心疗",是指康复工作者在整体观念的指导下，通过制订康复计划，运用语言、表情、姿势、行为等手段，影响心身功能障碍患者的感受、认识、情绪和行为，改善异常情志反应，消除致病的情志因素，达到形神调和，促使心身功能康复的一类方法。

（一）治疗作用

1. 改善异常情志反应

当躯体遭遇功能障碍时，会产生相应的精神情绪改变，集中体现在对功能障碍的态度上，其反应的程度与功能障碍的性质和程度有关，也与患者的人格类型和行为特点相关，还与周围的环境和社会因素相关。常见的异常情志反应包括抑郁、焦虑、愤怒、否认、依赖等，这些情志改变根据患者的具体情况，会以单一或间夹的形式出现。异常情志反应一方面提示功能障碍所导致的后果，另一方面在体内的蓄积又会妨碍疾病的康复，甚至加重病情，导致新的功能障碍。因此，改善异常情志反应，不仅能够促进原有功能障碍的康复，而且能够预防出现新的功能障碍，是情志疗法的重要作用之一。

2. 消除致病精神因素

情志疗法通过制定具体可行的康复计划，运用语言、表情、姿势、行为等手段，累积对机体的良性刺激，提高患者的心理风险抵御能力，来消除致病的精神因素。正如"心病还需心药医"的道理，从根源上解除了患者的精神负担，帮助患者真正从功能障碍的心理阴影中走出来。这也是情志疗法的重要作用之一。

（二）治疗原则

1. 形神同治，以神为主

中医强调形神统一是生命存在的重要保证。形乃神之宅，神乃形之制，无形则神无以生，无神则形无以化，形质神用，神可御形，两者相辅相成，不可分离。各种疾病所致的功能障碍，不外乎重伤于形，由形及神；或重伤于神，由神及形，且两者往往互为影响，成为康复的壁垒。《养生论》提出"修性以保神，安心以全身"才能"体气平和"。同时，由于神为形之主，所谓"得神者昌，失神者亡"，强调了精神对形体健康的影响。而且，神是情志疗法的主要着眼点和切入点，所以情志疗法必须形神同治，以神为主，充分把握和处理形神的对立统一关系，由神及形，才能更好地促进心身功能康复。故形神同治，以神为主是情志疗法的重要原则之一。

2. 医患共参，以患为主

心身疾病的诊治过程，是医患双方共同参与的多方位，多角度的交往探讨过程。在这个过程中，患者的中心地位不容动摇。诊治成功与否，很大程度上取决于患者对医者的态度和配合程度。故情志疗法尤为重视和谐良好的医患关系的建立。医者良好的医德、精湛的医技、优秀的沟通技巧都是取得患者信任的重要因素。以患者为中心，苦患者之苦，急患者之急，医患共参，以患为主，不仅是情志疗法的主要诊疗模式，而且也是其重要原则之一。

3. 内外兼修，以外为主

功能障碍是机体内外因作用的结果。情志疗法认为心理、社会、文化等因素引起的情绪、认知和行为是导致功能障碍的外因，人格类型和行为特征是内因。《灵枢·阴阳二十五人》根据人体阴阳之气的不同，将人性差异分为太阴、少阴、太阳、少阳、阴阳和平五种类型，每一类又推演为五种类型，25种类型的人格特征从个性特点、行为特点和体质状况要求进行具体对症的治疗。同时，由于外因是触发疾病的主要因素，也是治疗疾病的重要环节，所以去除致病外因，改善外因作用效果，从而影响内因，改善功能障碍。内外兼修，以外为主，充分重视和改善外因环境是情志疗法的一个重要原则。

4. 防治结合，以防为主

广而言之，情志疗法不仅仅存在于功能障碍阶段，而且贯穿于人的整个一生中。从平时的摄生调神，到出现功能障碍时全面干预，直到重新享受健康积极人生的过程中，患者的精神世界不断地丰富、成长，从而揭示了情志疗法在预防和治疗中的循序渐进的角色演进。只有加强预防，提高心理抵御风险的能力，在出现问题和障碍时，才能从容前行。同时，防治结合，以防为主也是"不治已病治未病"思想在情志疗法领域的体现。

（三）治疗方法

1. 情志相胜法

情志相胜法是中医独特的情志康复方法。它是根据《内经》的五脏情志相胜理论，即悲胜怒、恐胜喜、怒胜思、喜胜忧、思胜恐，有目的地通过语言或非语言的多种手段，激起患者的某些情志活动，以达到纠正其异常的情志活动，减轻和消除某些躯体症状，或促使某些情志病证痊愈的目的。金元时期张子和将《内经》的情志相胜理论阐发完善，并广泛应用于临床实践，留下了许多医案佳话。正如《儒门事亲》所言："悲可以治怒，以怆恻苦楚之言感之；喜可以治悲，以谑浪亵狎之言娱之；恐可以治喜，以恐惧死亡之言怖之；怒可以治思，以污辱欺罔之言触之；思可以治恐，以虑彼志此之言夺之。"

2. 说理开导法

说理开导法指通过劝说、指导、安慰、保证等手段来疏泄情感，消除患者的焦虑、紧张、恐惧等心理障碍，提供精神支持的一种方法。《灵枢·师传》强调："人之情，莫不恶死而喜生，告之以其败，语之以其善，导之以其所便，开之以其所苦，虽有无道之人，恶有不听者乎？"从另一个侧面说明说理开导法的精神安慰作用极其重要。在临床实践的过程中，医者除了要斟酌遣词造句，注重语气外，还要注意自己的表情、态度、姿势和动作，增加患者对医者的信任，加强与患者的沟通与交流。

3. 移精变气法

移精变气法是我国古代一种祝由形式的情志疗法。《素问·移精变气论》曰：
"古之治病，惟其移精变气，可祝由而已。"王冰注曰："移谓易，变谓改变皆使邪不
伤正，精神复强而内守也。"祝由疗法可由一定权威性的人物，通过讲述患者发病的
缘由，指导纠正不良的精神状态；亦可通过行为、舞蹈等形式来转移患者的注意力，
调畅气机，达到精神内守。本法主要适用于因惊惧迷惑所致的精神障碍。

4. 暗示疗法

《素问·调经论》指出："刺微奈何？岐伯曰：按摩勿释，出针视之曰，我将深
之，适人必革，精气自伏，邪气散乱，无所休息，气泄腠理，真气乃相得"。这是暗
示疗法的较早记载。按性质分，有积极暗示和消极暗示。在医疗实践中实施的是积
极暗示，尽量避免消极暗示，以利于功能的改善和疾病的痊愈。按施行者言，分自
我暗示和他人暗示。在临床实践中，他人暗示占据主要地位，包括医师之情和旁人
之情。在面对患者时，医师施术要注意自己的语言、表情、姿势和行为，还要照顾
到患者周围的人文环境和社会环境是否恰当，最大限度地为患者创造康复的条件，
通过他暗示调动患者的自我暗示来寻求内心的平衡。

5. 娱乐疗法

娱乐疗法是将心身功能康复置于人的正常活动中，充分利用人体的自我康复能
力达到形神调和的目的的治疗方法。所谓"七情之为病也，看花解闷，听曲消愁，
有胜于服药者也"。娱乐疗法的内容包括音乐、歌咏、戏剧、琴棋书画、放风筝、钓
鱼等。音乐、歌咏的作用主要由曲调的节奏、旋律等因素来决定。所谓"长歌以舒
怀"，节奏鲜明的音乐能使人振奋，优美柔和的旋律给人安宁，低缓沉重的曲调让人
肃静。戏剧、琴棋书画可畅心怀、益情智，不仅促进精神康复，而且加强肢体康复。
放风筝、钓鱼均为寓静于动，动静结合的调养身心之法。选择娱乐疗法除了要适合
病情需要外，还要重视个人的兴趣培养，才会取得较好的疗效。

（四）注意事项

1. 选择正确的情志疗法

选择正确的情志疗法是进行精神康复的首要前提。其中，整体观念是选择正确
方法的指导思想。人体是一个有机整体，人体与自然环境及社会环境有着密切的关
系。只有顺应自然，适应社会，整体调治，才能"既治病，又见人"，达到形神统
一。而辨证论治是选择正确的情志疗法的有力保证。制订康复计划，必须根据不同
的病理阶段采取相应的手段和方法，才能使其与临床实际达到统一，取得满意的康
复效果。

2. 注重建立良好的医患关系

良好的医患关系是进行情志康复成功与否的关键。如前面所述，情志疗法中的
医患共参，以患为主的诊疗模式决定了在临床实践中必须以互信为基础，才能为康

复计划的成功实施提供有利的环境。

五、饮食疗法

饮食是人体营养的主要来源，是维持人的生命及其活动的必要条件。饮食疗法，是指有针对性地选择食品的品种，调节饮食的质量，以促进人体身心康复的方法。

（一）治疗作用

"医食同源"，饮食应用于康复医疗可谓历史久远，源远流长。唐代孙思邈在《备急千金要方·食治》中说："夫为医者，当须先洞晓病源，知其所犯，以食治之，食疗不愈，然后命药。""食能排邪而安脏腑，悦神爽志以资血气。"饮食不仅可以提供人体生命活动所需要的精微物质，营养机体，而且可以调和阴阳、协调脏腑、通畅气血、扶正祛邪。康复医疗中，利用食物自身的四气、五味、归经及升降浮沉等特性，根据各人不同的体质或不同的病情，选取有相应保健作用或治疗作用的食物，通过合理的烹调加工，成为具有一定的色、香、味、形的食品，供患者食用。饮食可以根据患者个人的习惯和口味加以选择和加工，因此可增进患者的食欲，利于患者康复。

（二）治疗原则

1. 辨证施食

辨证施食是饮食疗法的根本原则，贯穿于整个康复过程中。它以所辨的"证"为前提和依据，按不同"证"的需要分别配制不同的饮食，是中医辨证施治在饮食疗法中的具体应用。如脾胃虚寒所致的脘腹隐痛可将糯米与大枣、胡桃仁煮粥食用，以健脾和胃、散寒止痛；若外感风寒表证，见畏寒、鼻塞、流涕、全身酸痛、头痛等表现，可选用生姜、葱白、红糖等食品煎汤热服，以发汗解表散寒；阴虚有热者可将冰糖、银耳、百合等煮汤服用以滋阴清热。

2. 辨病施食

辨病施食是以辨证施食为前提，根据病证的不同而选用不同的饮食。如心悸怔忡的患者，可选用猪心加补益气血之品一同烹饪服用；虚寒咳喘可经常食用姜汁杏仁猪肺汤；肝血虚引起的视力减退、夜盲可选用菠菜猪肝汤；阳虚水泛者可将猪肾与核桃肉同炖食用，以理肾气、利膀胱。故古代就有"以形补形，以脏补脏"之说，即是这一原则的具体应用。

3. 三因制宜

三因制宜，即因人、因地、因时制宜。因人的性别、年龄、禀赋强弱及性格类型等差异，其饮食忌宜有所不同。不同体形的人，其饮食忌宜也有差异。体胖者多痰多湿，宜多食清利化痰之品；体瘦者多有阴虚、津亏血少，宜多吃滋阴生津的食品。我国地域辽阔，各地自然条件、饮食习惯亦有不同，在饮食疗法中，应采用相应的饮食。饮食疗法还应随四季气候的变化而相应地改变。如春季为万物生发之始，阳气发越，不宜过食辛辣发散之物，以免助阳外泄；冬季万物收藏，天寒地冻，应多食温热御寒之品。

此外，饮食疗法中，不可偏嗜五味中的某一味或某几味，日久，可导致脏腑功能失调，正气受损，不利于机体康复，甚至可导致病情加重。故《素问·藏气法时论》中曾提出："五谷为养，五果为助，五畜为益，五菜为充，气味合而服之，以补精益气。"

（三）治疗方法

1. 补益正气类

本类饮食方能补益人体气血阴阳之不足，有抗衰、益寿的作用，适用于久病体虚、正气亏损者。补气的有黄芪粥、糯米大枣莲子粥、人参酒、茯苓酒等；补血的有红枣黑木耳汤、当归黄芪鸡、乌发蜜膏、龙眼羹、花生炖猪蹄、地黄酒等；补阴的有补肾鳖肉汤、清蒸甲鱼、天门冬膏、红烧龟肉、乌鸡酒；补阳的有冬虫夏草鸭、苁蓉羊肉粥、白羊肾羹、海马酒、对虾酒等。

2. 健脾和胃类

本类饮食方能充养后天之本，气血生化之源，适用于脾胃虚弱者。如珠玉二宝粥、山药粥、栗子粥、荔枝粥、八珍糕、鲫鱼羹、益脾饼等。

3. 养心健脑类

本类饮食方有养心安神，健脑益智之效，适用于夜寐不安、健忘等。如甘麦大枣汤、桂圆莲子粥、玉灵膏、磁石粥、核桃仁粥、玫瑰花烤羊心、黄酒核桃泥汤等。

4. 生津止渴类

本类饮食方有清热除烦、滋阴润燥、生津止渴之效，多适用于消渴病患者的康复。如猪胰汤、苦瓜蚌肉汤、五汁饮、清蒸茶鲫鱼等。

5. 化湿利水，蠲痹止痛类

本类饮食方有化湿利水、通淋泄浊、祛湿行气止痛之效。其中化湿利水、通淋泄浊适用于水湿泛溢之证，如鲤鱼汤、泥鳅炖豆腐等；祛湿行气止痛主要适用于风寒湿痹、关节不利者，如防风粥，木瓜汤、五加皮酒、薏苡仁酒等。

6. 行气活血类

本类饮食方有行气活血、化瘀通络之效，适用于心血瘀阻之胸痹，中风后遗症等的康复。如桃红粥、山楂粥、桃仁墨鱼、薤白粥、丹参酒、红花酒等。

7. 平肝息风类

本类饮食方有平肝潜阳息风之效，适用于肝阳上亢者。如菊花粥、夏枯草煲猪肉、葵花子汁、鲜芹菜汁、荷叶粥等。

8. 止咳，祛痰，平喘类

本类饮食方有宣肺止咳、祛痰、降气平喘之效。如川贝酿梨、姜汁杏仁猪肺汤、燕窝汤、银耳羹、五味子汤、枇杷叶粥等。

9. 温肾固涩类

本类饮食方有温肾、收敛固涩之效，适用于肾虚失藏、精关不固的康复。如芡实粉粥、山萸肉粥、金樱子粥、炒黄面等。

10. 润燥通便，导滞除满类

本类饮食方有润肠通便，消食导滞，开郁除满之效。如菠菜粥、釜底抽薪蜜、五香槟榔、硝菔通结汤等。

六、传统体育疗法

传统体育疗法，是功能障碍者运用肢体运动、呼吸、意念等手段，起到调身、调息、调神的作用，促进身心功能康复的方法。传统体育运动，古称"导引"，用于康复治疗有着悠久的历史。东汉末年名医华佗根据"流水不腐，户枢不蠹"的道理，总结前人的理论而创立了五禽戏，用于防病治病、延年益寿。明代医家张景岳注《内经》时指出："导引，谓摇筋骨，动肢节以行气血也……病在肢节，故用此法。"

（一）治疗作用

1. 恢复肢体功能

传统体育疗法通过患肢或全身的功能锻炼，达到疏通经络、调和气血、强筋健骨，推动周身的血液循环、加强骨骼和肌肉的营养的作用，这正是"气血流通便是补"的道理。同时，运动可以增加滑液的分泌，改善软骨功能，并牵伸挛缩和粘连的组织，维持其正常的形态。因此，恢复肢体功能是传统体育疗法的重要作用之一。

2. 促进功能代偿

疾病所造成的功能障碍，有一些损伤是可逆的，通过康复治疗是可恢复的；还有一些是不可逆的损伤，对此，我们要带病延年，促进功能代偿，重建与疾病相适应的运动模式，维持整个机体的功能发挥。如《石室秘录》所说："始成偏废，久则不仁之症成也。成则双足自然麻木，乘其尚有可动之机，因而活动之。从来足必动而治，血始活。"传统体育疗法可以通过功能代偿的作用减轻功能障碍的程度，最大限度地发挥机体的整体功能。

3. 改善精神状态

当人生遭遇重大的疾病和功能障碍时，往往会产生应激性的心理和情绪改变。这种不良的精神状态不仅是疾病在心理上的反映，反过来又会影响机体的康复。体育可以"移情易性"，运动可以疏调气机，来宣泄不良的情志因素，改善精神内环境；同时，体育疗法的疗效能够以最切实的亲身感受来增强患者的康复信心，更加积极主动地参与到体育康复的过程中。

（二）治疗原则

1. 辨病与辨证相结合

生命在于科学的运动。不同的疾病会造成不同的运动障碍，这要求制订运动处方时，必须充分考虑疾病对传统体育疗法疗效的影响，辨病治疗，才能为功能锻炼设置最安全的选择平台。运动处方的制订不是一成不变的。随着康复计划的实施，康复医师必须根据患者的实施情况，定期评定，针对重点，辨证论治，适时调整运动处方，才能确保传统体育疗法在功能锻炼中的疗效。

2. 循序渐进与持之以恒相结合

传统体育疗法要在康复医师的指导下，按照内容由少到多，程度由易到难，运动量由小到大的顺序，有步骤、分阶段地实施，切不可急于求成，否则欲速而不达。同时，体育康复锻炼并非一朝一夕就可见效，尤其是年老体弱或神经系统的病损，更需要经过一定的时期才能显效。在传统体育疗法的实施过程里，要求康复医师和患者都要行之有素，持之以恒。

3. 三因制宜

三因制宜，即因人、因地、因时制宜。人体是一个有机整体，与自然和社会密切相关。当遭遇功能障碍时，人体会应激性的作出相应反应，以适应疾病后的内外环境。这些反应与功能障碍密切联系，相互制约，相互影响，相互促进。所以传统体育疗法必须从整体着眼，注意全面的体育锻炼才能收到预期的康复疗效。同时，任何疾病所产生的功能障碍与病位的重要程度、病势的缓急及患者的体质等因素密切相关，所以任何一种功能障碍都有其与众不同的个性和特点，需要具体病情具体分析，重点处理患者所面临的最痛苦的功能障碍。

4. 安全与适度相结合

传统体育疗法的实施有一个非常重要的前提，那就是必须进行康复评定以确保治疗的安全性，防止因康复方法不当导致功能障碍加重，甚至引起并发症。安全运动范围的确定主要考察运动时间、代谢当量、耗氧量和主观劳累分级。而且，运动处方一定要注意适度原则，合理安排和调节运动量，使患者在运动中的负荷量与机体在不同病理阶段中所能承受的生理耐受力相适应。若患者运动后稍感疲劳，经休息 5~10 分钟的时间后，精神体力即恢复正常则为适宜运动量；若运动后经休息疲劳感不缓解，甚至出现头痛、头昏、恶心呕吐、烦躁、食欲不振等症状，则为运动过量。所以，在体育康复中要把握安全与适度原则，才能提高康复效果，防止并发症的发生。

5. 引导与参与相结合

传统体育疗法是一种注重自我身心功能锻炼的康复方法，需要在康复医师的指导下，充分发挥患者的积极主动性，才能取得事半功倍的效果。一方面康复医师要加强说服解释工作，让患者认识到体育疗法的意义和作用，增强其改善功能障碍的信心，从而使其积极主动地坚持锻炼；另一方面患者要注意调整心态，面对功能障碍所造成的生活改变展现出内心的成长，不回避，不放弃，加强康复，带病延年，享受有意义的积极人生。

（三）治疗方法

1. 静功

静功是一种运用意识，包括呼吸及相对特定的姿势以实现形体放松、呼吸协调、宁心安神的一大类功法。它能够在疾病的康复初期和功能障碍严重期，使患者心态平和、经络通畅、气血调和，促进对疾病的适应和调控，从而加速康复进程。这类功法对许多慢性疾病和素体虚弱的患者尤为适合。历代的医家及养生家创造并改进了多种具体的静功功法，如放松功、内养功、强壮功等，每一种又有其具体的分类。目前较流行的内养功按照姿势分侧卧式、仰卧式、坐式和站式四种；按呼吸法分吸停呼、吸呼停和吸停吸呼三种；按意守分意守丹田、意守膻中及意守脚趾。

2. 动功

动功是一种主要运用姿势，配合呼吸和意念以实现益气活血，调畅气机，强壮筋骨，枢利关节，协调脏腑，促进形体功能的恢复和代偿的一大类功法。它不仅可以在日常生活中作为养生的一种方法，而且对于许多功能障碍，尤其是肢体功能障碍的康复有十分重要的作用和意义。流传至今的众多功法包括洗髓易筋经、五禽戏、八段锦、太极拳等。这些功法既可整体应用，也可根据患者的具体病情有选择地进行选用。

3. 娱乐保健功

娱乐保健功是一类将传统体育疗法与娱乐的因素结合起来，使康复的过程充满趣味，寓锻炼于玩耍中，充分调动功能障碍者的积极性和主动性，来实现功能康复的功法。如舞蹈，大禹时期就有"大舞"愈病的记载，张子和的《儒门事亲》亦载"治人之忧而心痛者"、"杂舞以治之"。舞蹈通过肢体的活动，能够练形益气，不仅可以保健养生，而且会促进功能恢复和代偿。

当然，临床上，传统体育疗法的应用没有上述的各种功法的泾渭分明，只要达到松静自然、动中求静、静中取动、内外结合、形神统一的目的，就可取得实效。

七、传统物理疗法

（一）热疗

热疗是指利用温热作用，在人体一定部位进行浴、洗、熨、敷等而达到康复治疗目的的一种方法。热疗的应用以《内经》中"寒者热之"为理论依据和指导原则，分别起到温阳散寒、活血通络、引热外散的作用，适用于脏腑虚寒、风寒湿痹、内有郁热等证。

1. 方法

（1）热浴法：是全身或身体局部浸浴在热水盆中，一般适用于筋骨疼痛、失眠、冻疮等。每天1次，每次20~30分钟。

（2）热熨敷法：详见中药疗法之中药外治的熨敷疗法。

2. 注意事项

热疗的温度要适宜，避免烫伤。

（二）冷疗

冷疗是指利用冰雪等物外用，以达到康复治疗目的的一种方法。冷疗依据《内经》中"热者寒之"理论，外用以达清热凉血作用。冷疗方法包括冷浴法和冷敷法。

1. 方法

（1）冷浴法：是用泉水、河水或自来水浸浴全身或身体局部的方法，适用于热郁、热肿等证，并可强身健体。

（2）冷敷法：是用冰块、冰袋等直接敷于患处，适用于胸腹热痛、心烦、局部红肿热痛等。

2. 注意事项

冷敷的时间不宜过长，每次20分钟为宜。

（三）色彩疗法

色彩疗法是五色配五脏情志理论的具体应用，是根据中医五色配五脏情志的理论，让患者目睹各种相应颜色，从而产生影响以促进身心康复的方法。色彩本身通过眼睛直接作用于精神情志，使人产生赏心悦目的感觉，还使人产生相应的联想。此法从患者周围的环境着眼，按需要的颜色布置患者居住的环境，如居室、用具、衣被、窗帘、灯光及康复医院机构的环境等。理论上，色彩疗法主要从两种途径发挥作用，一方面是直接的视觉感受来影响情志变化；另一方面根据约定俗成的定型性联想产生影响。

（1）暖色：有红色、橙色、黄色等，具有温暖、兴奋、驱寒等作用，用于神情淡漠、寡语少言等郁证、癫病、嗜睡、痴呆等。

（2）冷色：有青色、紫色、蓝色、绿色，有清热、镇静、抑制的作用，用于惊恐失眠、烦躁易怒及狂证等。

（3）喜色：有红色、粉红色，使人喜悦，用于悲伤忧虑、情绪低落等。

（4）悲色：有黑色或白色，有制止过喜的作用，用于过喜不休、狂证等。

（5）思色：有黄色、浅蓝色、淡绿色，有利于思维的作用，用于惊恐、思想不集中等。

八、环境疗法

环境疗法是指利用自然环境所提供的条件，如日光、泉水、空气、森林等大自然资源的某些治疗作用，来促进人体身心疾病康复的方法。这类方法简便易行，没有不良反应。

（一）日光疗法

日光疗法是利用日光的生物效应原理，促进疾病康复的方法。现代研究表明，太阳光谱中的各种光线作用于机体会产生各种不同的治疗作用，如紫外线具有杀菌、加速伤口和溃疡面的愈合、刺激血液再生、增强机体免疫力等作用；红外线具有温热效应，能促进血液循环和新陈代谢。

1. 适应证

日光疗法适用于阳虚体弱，寒湿为患所引起的痹病、腰痛、健忘失眠、痿病、小儿佝偻，以及疾病恢复期等。此外，对健康人的养生长寿也有一定的作用。

2. 方法

（1）日照地点：应选择阳光充足、空气清新、污染少的地点，如海滨湖畔、江河岸边、山区林间等。

（2）日照时间：在春、秋两季，以上午8~10时，下午2~4时为宜；夏季日照时间较春、秋两季时间适当缩短，以上午8~10时较合适；冬季以中午11~13时为宜。

（3）日照部位：有局部日光疗法和全身日光疗法两种。局部日光疗法可在日光浴床上遮住不照射的部分，照射患部。全身日光疗法的照射部位、顺序、持续时间应根据患者个人体质、病情、季节而定。

（4）日照设施：包括日光浴床或睡椅、遮阳帽、太阳镜、毛巾、饮料等。头部不可曝晒、久晒，可戴遮阳帽遮盖，眼部也不可让阳光直射，可戴墨镜避光。在日照过程中，应喝水以补充水分。

3. 注意事项

（1）空腹和进食后不宜立即进行日光疗法。

（2）因长时间日光照射对皮肤有害，所以日光疗法的时间不宜过长。

（3）如在进行日光疗法过程中出现头晕、头痛、恶心、心悸、食欲减退、体力下降、皮肤脱屑等不良反应，应暂停。

（二）矿泉浴疗法

矿泉浴是外浴含有一定量的矿物质而具有医疗作用的地下水，以促进人体疾病康复的方法。早在汉代张衡的《温泉赋》就有描述："有疾厉兮，温泉泊焉"现代研究表明，泉水的温度、浮力、压力及所含化学成分综合作用于人体，对许多疾病的康复都有积极作用。

1.适应证

由于各种矿泉的化学成分及含量有所不同，在适宜范围上也有区别。

（1）淡泉浴：其中温泉浴适用于神经、心血管、内分泌等多系统的疾患；微温泉浴对中风后遗症之瘫痪有显著疗效；而热泉浴多用于运动器官、神经系统疾患。

（2）碳酸泉浴：最常用于皮肤病的康复医疗，如慢性湿疹、银屑病等，还可用于早期高血压病、周围血管循环障碍等。

（3）硫化氢泉浴：适用于疥癣、痤疮等多种皮肤病，以及多种慢性关节病变。

（4）氡泉浴：适用于早期高血压、早期动脉硬化、轻度心脏瓣膜病、心肌炎恢复期等。

2.方法

（1）全身浸浴：沐浴时要求浴者安静地仰卧浸泡在浴池内，水面不要超过乳头水平。在全身浸浴时还可进行水下按摩、水中运动等，由于水的浮力作用，对于缓解肌肉紧张，减轻关节疼痛和恢复运动功能有较好作用。

（2）局部浸浴：根据病变部位，浸泡身体局部，如坐浴、足浴和手臂浴。

矿泉浴每次 15~20 分钟，每天 1 次，连续浴疗 2~3 天后，间隔 1 天，20~30 天为 1 个疗程。

3.注意事项

（1）沐浴要适时：空腹时和饱食后均不宜沐浴，一般饭后 1~2 小时入浴较为适宜。每次入浴时间长短，以浴后感觉舒适为准。

（2）水温要适当：一般适宜温度为 38~42℃，但也因泉水中矿物质不同和医疗目的不同而有所区别。如碳酸泉、硫化氢泉温度不能太高，一般在 37~38℃。

（3）浴中防意外：对年老体弱、高血压、低血压患者，矿泉浴时间不宜过长，水温不宜过高。最好先局部浸浴，然后过渡到全身浸浴，以免发生头晕、心悸、恶心等不良反应。

（4）浴后防受凉：浴后应很快擦干全身，并及时穿衣，休息 15~30 分钟后才可离去。浴时若出汗较多，可适量喝些饮料。

（马仲柏　苏玉杰　周　进）

下篇·各论

第六章

脑卒中的康复

脑卒中又称脑血管意外、中风等，是一组由于脑部血液循环阻碍所导致的急性脑血管病。

在正常情况下，脑血管输送血液，为脑神经细胞提供营养物质，以维持脑的正常生理活动。一旦脑血管发生破裂出血或脑血管内血栓形成、血块堵塞等异常变化时，就会造成神经细胞的急性缺血坏死。因其发病急、变化快、来势凶猛，故称"脑卒中"。在中医辨证治过程中，本病多因肝风内动所致，故又称"中风"。

脑卒中急性期（通常指2~3周内）后，约有90%的患者残留不同程度的功能障碍，其中50%以上较为明显，直接影响日常生活。脑卒中引起的功能障碍是多种多样的，其中主要包括运动功能障碍所导致的偏瘫，脑神经麻痹引起的口眼㖞斜、偏盲，自主神经损伤引起的排泄障碍，以及感觉障碍、语言障碍、失认症、精神异常等。

中医学中称之为"偏瘫"，是一侧肢体瘫痪不用，又称"半身不遂""偏枯""偏废"等。轻者仅表现为患侧上下肢软弱无力、活动不灵活，重者则出现完全性瘫痪。部分患者可兼见协调动作失灵、震颤、平衡功能阻碍、肌张力减退，或兼见口眼㖞斜、鼻唇沟浅、同侧偏盲、失语和吞咽困难等。

一、病因病机

偏瘫多为中风后遗症，因此又常称为"中风偏瘫"。中医认为，中风偏瘫患者多因素体亏虚，阴阳失衡，气血逆乱，或素有痰瘀内阻，经脉不利，再加以忧思急怒或饮酒饱食，或房室劳累而诱发。其虚者，多为气虚、阴虚；其实者，多为瘀血、痰浊。现代医学认为，多种急性脑血管病，如脑栓塞、脑出血等均可造成运动神经损伤，引起对侧肢体的半身不遂。因此，在现代医学中，常将偏瘫作为脑血管意外的后遗症之一。由于偏瘫直接影响日常生活能力和职业工作能力，因此针对中风偏瘫发病及所致功能障碍的特点，尽早采取康复治疗措施，对于减轻中风偏瘫的病残程度，提高日常生活能力和职业工作能力具有十分重要的意义。

二、康复辨证

（1）风痰火亢证：半身不遂，口舌㖞斜，言语謇涩或不语，感觉减退或消失，发病突然。头晕目眩，心烦易怒，肢体强急，痰多而黏，舌红，苔黄腻，脉弦滑。

（2）风火上扰证：半身不遂，口舌㖞斜，言语謇涩或不语，感觉减退或消失，病势突变，神志迷蒙。颈项强急，呼吸气粗，便干便秘，尿短赤，舌质红绛，舌苔黄腻而干，脉弦数。

（3）痰热腑实证：半身不遂，口舌㖞斜，言语謇涩或不语，感觉减退或消失。头痛目眩，咳痰或痰多，腹胀便干便秘，舌质红，苔黄腻，脉弦滑或偏瘫侧弦滑而大。

（4）风痰瘀阻证：半身不遂，口舌㖞斜，言语謇涩或不语，感觉减退或消失。头晕目眩，痰多而黏，舌质暗淡，舌苔薄白或白腻，脉弦滑。

（5）痰湿蒙神证：半身不遂，口舌㖞斜，言语謇涩不语，感觉减退或消失，神昏痰鸣。二便自遗，周身湿冷，舌质紫暗，苔白腻，脉沉缓滑。

（6）气虚血瘀证：半身不遂，口舌㖞斜，言语謇涩或不语，感觉减退或消失。面色苍白，气短乏力，自汗出，舌质暗淡，舌苔白腻或有齿痕，脉沉细。

（7）阴虚内动证：半身不遂，口舌㖞斜，言语謇涩或不语，感觉减退或消失。眩晕耳鸣，手足心热，咽干口燥，舌质红瘦，少苔或无苔，脉弦细数。

三、临床表现

在脑卒中发病初期，尽早准确地预测患者将来的恢复情况，是正确设定康复目标，制订最佳康复治疗方案的基础。它不仅可以有效地利用人力、物力资源，而且可以最大程度的取得患者及家属的配合，并可以防止患者自身及家属在时间和经济上的浪费。偏瘫运动功能的康复受多种因素的影响，如偏瘫的发病原因、发病部位，患者的年龄、职业、性格、既往身体状况、并发症、康复开始时间等。

四、临床治疗

（一）脑梗死的治疗原则

1.基本治疗

（1）超早期治疗："时间就是大脑"，力争发病后径直选用最佳治疗方案，挽救缺血半暗带。

（2）个体化治疗：根据患者年龄、缺血性卒中类型、病情严重程度和基础疾病等采取最适当的治疗。

（3）整体化治疗：采取针对性治疗同时，进行支持疗法、对症治疗和早期康复治疗，对脑卒中危险因素及时采取预防性干预。

2.急性期治疗

脑梗死患者一般应在脑卒中单元中接受治疗。

（1）一般治疗：主要为对症治疗，包括维持生命体征和处理并发症。主要有控制血压、吸氧和通气支持、控制血糖、降低颅内压、预防感染、预防应激性溃疡等。

（2）特殊治疗：包括超早期溶栓治疗、抗血小板治疗、抗凝治疗、血管内治疗、细胞保护治疗和外科治疗等。

3.恢复期治疗

不同病情患者脑卒中急性期长短有所不同，通常规定脑卒中发病 2 周后即进入恢复期。对于病情稳定的急性脑卒中患者，应尽可能早期安全启动脑卒中的二级预防。

（1）控制卒中危险因素：控制原发病，如高血压、糖尿病。

（2）抗血小板治疗：非心源性卒中推荐抗血小板治疗。推荐单独应用阿司匹林。

（3）抗凝治疗：大动脉粥样硬化型脑梗死，不推荐抗凝治疗。颅内外（颈动脉和椎动脉）夹层动脉瘤目前一般采用抗凝治疗。

（二）脑出血的治疗原则

脑出血的治疗原则为安静卧床、脱水降颅压、调整血压、防治继续出血、加强护理防治并发症，以挽救生命，降低死亡率、残疾率和减少复发。外科治疗严重脑出血危及患者生命时内科治疗通常无效，外科治疗则有可能挽救生命。

五、康复评定

掌握偏瘫运动功能的恢复过程，对于正确估计阶段性康复疗效，预测运动功能的发展转归等，都具有十分重要的意义。偏瘫最初表现为完全瘫痪状态，接着首先出现的是联合反应和随意收缩，并逐渐出现共同运动。此后，随着病情的恢复，共同运动的支配力减弱，逐步分解为单独运动。最后，完全脱离共同运动的支配，完成各种自由的、随意的运动。国外学者通过长期精细的临床观察，总结出偏瘫恢复过程的一般规律，并根据这一规律，将其整个恢复过程大体到分为 6 个阶段，并以此作为偏瘫患者运动机能恢复的评价基准。

1.弛缓性完全瘫痪期

在偏瘫早期（约数天到 2 周内），患侧上下肢肌肉均呈弛缓状态，完全无收缩能力，不能进行任何的随意运动。

2. 联合反应和随意收编期

联合反应是通过机体左右侧联络引起的反应。早期偏瘫患者在患侧还不能进行随意运动时，如果使健侧肌肉进行较强的运动，可引起患侧的肌肉收缩。在偏瘫恢复过程中，患侧最早出现的运动即是这类联合反应。上肢主要为胸大肌和胸锁乳突肌的上部，下肢主要为髋关节的内收肌群。随意收缩是指患侧肌肉的随意收缩，这种收缩可引起最小限度的随意运动，但不能引起肢体关节的运动。

3. 共同运动期

共同运动是偏瘫患者期望完成某项动作时引发的一种随意运动。由于这种运动只能按照一定的固定模式进行，没有选择性运动，因此称为共同运动。此期上下肢均可随意引发共同运动，并可带动一定的关节运动，且痉挛逐渐加重。

4. 分离度较低的运动

共同运动的支配力逐渐减弱，痉挛亦开始减弱，可进行一些脱离共同运动模式的简单的分离运动。例如，取坐位时，足可在地板上向后滑动，使膝关节屈曲90°以上；上肢向背后移动，手可触及体侧、腰部。

5. 分离度较高的运动

随着共同运动的支配力增强和痉挛的不断减弱，基本脱离共同运动的支配，可逐渐进行较为复杂的、分离度较高的运动。例如，取站立位时，可进行踝关节的背屈运动；肘关节伸展，上肢可侧方上举至90°以上。

6. 随意运动

几乎完全脱离共同运动的支配，痉挛基本消失，可完成各种自由的、随意的运动。同时在运动速度和运动的协调性、技巧性方面亦接近于正常水平。必须说明的是，运动机能究竟可恢复到何种程度与许多因素有关，并非均能恢复到接近正常人的水平。其中，在恢复过程中康复治疗、训练情况起着重要的作用。凡贻误正常的训练时机或错误的训练方法，均可影响运动机能的恢复，造成误用症候群或废用症候群。日本东京大学康复医学科上田敏教授对此进行了长期详细的临床观察，认为中枢性麻痹的患者如果以不正确的方法进行功能训练，会使患者学习到一些异常的运动形式，在恢复过程中进入"歧途"，且难以纠正，有些甚至不可逆转。

六、康复治疗

（一）适应证

脑卒中发生的急性期，患者多表现为一侧上下肢瘫痪，不能随意运动，可伴有口眼㖞斜、语言不利等。此时，要尽早介入康复治疗措施。但是由于发病初期，患者多有脑水肿，并可能伴有昏迷、高热，生命体征，如血压、呼吸、脉搏等尚不稳定，病情还有可能进一步恶化。因此，应以临床抢救为主。虽然尽早介入康复治疗措施对于减轻偏瘫程度具有重要的作用，但总应以不影响临床抢救为前提。在恢复期，患者多表现为一侧上下肢瘫痪，不能随意运动，可伴有肢体强直、拘急，或肌肤麻木、口眼㖞斜、语言謇涩等。此时患者血压、脉搏、呼吸等生命体征已基本稳定，意识清醒，多数患者能够理解医护人员的语言，并能配合康复治疗。因此，应鼓励患者发挥自身的主观能动作用，积极参与康复治疗和功能训练。

（二）禁忌证

（1）病情危重、不稳定，全身处于衰竭状态者。
（2）由各种原因引起的休克患者。
（3）并发感染及高热患者。
（4）同时伴有严重心血管病无法控制者。
（5）剧烈严重的疼痛且情绪紧张不配合治疗者。

（三）急性期的康复治疗

1. 保持正确体位

保持正确体位，是脑卒中偏瘫康复治疗的第一步。正确体位可以防止肌肉弛缓或痉挛带来的特异性病理模式，防止因安静卧床引起的继发性功能障碍，最大限度地保持各关节的活动范围。临床应注意以下几点。

（1）下肢各关节肢位：下肢主要有踝关节、膝关节、髋关节。为了防止踝关节畸形引起的足下垂、髋关节的外旋及膝关节的屈曲畸形，要注意保持踝关节 0°、膝关节微屈约 30° 及髋关节轻度屈曲肢位，并要特别注意防止髋关节的外旋。

（2）腕关节、手指关节肢位：腕关节要保持轻度的背屈位（约 30°），各手指微屈，可让患者握住直径为 5 厘米的圆柱形物，如卷好的毛巾等。

（3）肩关节肢位：肩关节最容易发生疼痛和运动范围受限，因此急性期的良肢位摆放特别重要。肩关节通常最容易发生内收和内旋拘挛，所以要尽可能保持外展、外旋位，可在患侧上肢和躯干之间放置枕头，或取上肢上举位。

2. 定时变换体位

有关研究证明，末梢血液循环阻断 2 小时以上，局部组织即可出现不可逆的病理改变。也就是说，任何一种体位若持续时间过长，都可能引起继发性损伤。因此，原则上应每隔 2 小时就要变换 1 次体位。体位变换应注意：①任何体位及体位变换都要以不影响临床抢救、不造成病情的进一步发展、恶化为前提。②最好每隔 2 小时变换 1 次体位。在特殊情况下亦不应超过 3 小时，否则，压疮开始形成。③意识明显障碍者不能取俯卧位，病情稳定者亦需从短时间开始，逐渐延长。④出现下列症状时，应暂时停止体位变化。血压明显下降，收缩期血压在 100mmHg 以下者；

头部轻度前屈时出现瞳孔散大者；患者瞳孔散大和对光反射消失者；上肢屈曲，下肢伸直，痉挛性强直者；呼吸不规则；呕吐频繁；双侧弛缓性麻痹；频发性全身痉挛；去大脑性强直状态。

3. 运动疗法

运动疗法即通过被动运动，保持关节活动度。肢体的被动运动就是借助治疗者手法进行的运动，主要在四肢进行，用于意识不清，或不能进行自我被动运动者。研究证明，如果关节制动超过 3 周以上，肌肉和关节的疏松结缔组织就会变为致密结缔组织而致关节挛缩变形。中风患者因肢体的高度痉挛，在肢位固定的情况下，2~3 天内即开始继发关节活动受限。而肢位的被动运动可预防关节挛缩引起的活动受限，并可使患者早期体会正确的运动感觉。因此，当严重昏迷、呕吐、发热等危险症状得以改善，病情基本稳定时，应尽早进行被动活动。一般来说，脑梗死患者多数在发病初期仅表现为半身不遂，而没有意识障碍等危险症状，因此发病当天即可开始运动疗法。脑出血患者亦多数在发病后 2~3 天开始。

肢体的被动运动训练应注意：①被动运动要在关节正常活动范围内进行，若患者出现疼痛，不可勉强。②要充分固定活动关节的近端关节，以防止替代运动。③运动要缓慢、柔和，有节律性，使患者充分理解正确的运动方向，以便记忆肌肉收缩的感觉。④对容易引起变形或已有变形的关节要重点运动，因此每个动作每次要重复 5~6 遍，每天 2 次。

（四）恢复期的康复治疗

从急性期到进入恢复期需要的时间，因人、因病的性质和轻重而有较大差异。一般而言，缺血性中风在发病后 1 周、脑部手术后 2~3 周内即进入卧床恢复期。

此期某些运动疗法可降低肌张力，促进神经、肌肉的功能恢复；作业疗法可促进日常生活能力的提高；轮椅、矫形器可补充、强化或替代患者部分功能，可适时选择应用。

1. 运动疗法

（1）肢体的自我被动运动：就是患者利用健侧的力量活动患侧肢体的运动。主要用于意识清醒、能理解治疗师语言、患侧肢体无运动能力者。自我被动运动要注意：①自我被动运动具有一定的局限性，特别是下肢只有部分关节可以进行。②动作要轻柔，活动范围以不引起疼痛为前提。③每个动作每次要重复 5~6 遍，每天 2 次。④每个动作完成后，要注意适当休息，以防止过度疲劳。

（2）肢体的主动运动：就是依靠患侧肢体自身力量进行的运动。这种运动在最初阶段的活动范围可能较小，但效果很好，所以应尽可能鼓励患者进行主动运动。实在不能完成的动作，治疗师可给予最低限度的协助。

（3）床上基本动作训练：床上基本动作主要是指卧床期的翻身动作和卧位移动动作，这是偏瘫患者能够利用的最原始的运动。这些动作在日常生活中是不可缺少的，卧床患者掌握这些动作，会给大小便、更衣、擦洗身体、体位变换等带来较大的方便。同时，对于预防压疮及继发性功能障碍具有重要的意义。①翻身动作：从个体发育学角度来看，翻身是人类最原始的基本运动之一，对脑卒中恢复期的患者，也是最初进行的运动之一。由于锥体束中约有 15% 的纤维不交叉，而是直接支配同侧的躯干肌。因此，躯干肌的瘫痪大多不明显或较轻。这对于翻身运动训练是一个非常有利的条件。每天坚持练习，多数患者均能很快掌握。②移动动作：卧床期的移动动作，主要是利用健侧上下肢及颈部的屈伸运动等，进行向上下或左右方向移动。

（4）起坐与跪立训练：在病情允许的情况下，应让患者尽早进行起坐训练。并随着症状的不断改善及体力的增强，逐步过渡到跪立位训练。起坐与跪立训练的目的，在于进一步强化肌力，打破下肢伸肌共同运动的病理模式，促进神经、肌肉功能的进一步恢复，防止失用性全身机能低下，为将来独立行走打下基础。①起坐训练：在脑卒中最基本的康复治疗中，最早开始进行的就是坐位和坐位耐性训练。一般地说，在发病时如果没有意识障碍，或者仅有极轻微的异常，生命体征安定（占 50% 左右），几乎在发病后 2~3 天开始进行坐位训练。这不仅可以有效地防止肺内感染等并发症，而且可以强化颈部、躯干部和臀部的肌肉，对于未来运动功能的恢复具有重要的意义。重症患者在最初进行坐位练习时，动作要缓慢，要循序渐进。最初可将床头抬高或将靠背调至 30°，让患者靠背坐，下肢伸展，保持水平位。初次时间不要过长，一般以 5 分钟左右为宜，每天 2 次。此后逐渐增大角度并延长坐位时间，一般以每天增加 10°，延长 5 分钟为宜。当患者每次能保持坐位 20 分钟以上时，应鼓励患者利用健手完成饮食动作。随着症状的改善，可通过上肢位置的变换，以进行坐位的稳定和平衡训练。但必须注意的是，由于脑卒中患者姿势血压调节反射机制减弱，在早期坐位训练时，常出现体位性低血压。因此，在进行起坐训练时，要充分注意观察患者的变化，若出现头晕、恶心、呕吐、面色发青、出冷汗等症状，应暂时停止训练。②跪立位训练：可锻炼患者从躯干部到大腿肌肉的功能、平衡机能及患侧负重能力等。另外，以膝关节屈曲位支持体重，可抑制股四头肌、小腿三头肌的痉挛，打破伸肌共同运动模式，提高下肢的分离运动。因此，在抗重力和神经生理学方面都具有重要意义。通过一定时间的训练，稳定性逐渐提高，可再从前后或左右给以适当的力量，以进行平衡功能训练。这不仅对固定肌具有强化作用，而且可以提高反射的技巧。但必须注意的是，跪立位具有一定的难度，仅适用于部分体力及功能较好的患者。凡是伴有心血管系统疾病的老年患者、肥胖患者等大多不适宜这类训练。

（5）站立与步行训练：依靠双下肢站立和步行是人类的基本特征之一，也是独立完成各种日常生活活动的最基本需求。因此，站立和步行训练，对于脑卒中偏瘫患者恢复独立生活、提高生活质量具有十分重要的意义。因此，当坐位平衡功能基本恢复，患侧髋关节及膝关节能主动屈曲，说明该侧肢体已有下床站立、步行的能力，应及时进行站立训练。并随着站立稳定性的提高，逐步过渡到步行训练。①站立位训练：对一般偏瘫患者而言，单纯站立并不十分困难，问题在于坐位与站立位的变换。同时，从临床上看，多数患者在最初站立位时，患侧下肢不敢负重，这就直接影响将来步行功能的恢复。因此，站立位训练的重点在于起坐动作练习及站立位的平衡训练。站立位训练应尽早开始，除部分重症者外，一般应在发病后3周内开始。立位训练可在床边或平行杠内进行，最初一定要有人辅助，以确保安全，并注意指导患者尽可能以患侧下肢支撑体重。②步行训练：当站立基本稳定、患侧能承受负荷时，就应尽早进行步行训练。由于患者长时间没有步行，所以最初进行步行训练时有摔倒的危险。因此，步行训练的前阶段，要在辅助者的适当协助和保护下进行。同时要充分利用平行杠、手杖等，在训练室中完成步行的基本训练，而后逐步过渡到日常生活的实用步行。

（6）上肢的功能训练：上肢的功能恢复与下肢不同。一般而言，在发病后1个月左右，即有50%的患者达到恢复的顶点，以后急剧减少。特别是手功能要恢复到实用的程度，必须远端功能完全恢复，因此恢复能力较差。另外，由于仅用健手就能够完成日常生活中的部分动作，不像下肢那样仅用健侧不能行走，所以常忽略上肢的功能训练。实际上，在脑卒中患者的恢复期，如能以正确的方法坚持功能训练，亦能取得较好的效果。这对于完善日常生活动作，提高生活质量具有重要的意义。

脑卒中偏瘫患者上肢的功能障碍，常表现为肩关节的外展、前屈、外旋的运动受限及挛缩和疼痛；肘、腕关节的伸展受限；掌指关节的伸展位、拇指的内收位挛缩等。这些均可在发病初期通过关节活动度的训练加以预防。在恢复期，充分利用模具推拉训练及积木、各种插件的抓握等作业疗法的训练，既可进一步维持和扩大各上肢关节的活动范围，又可抑制异常的病理运动模式，促进分离运动的早日完成。

2. 作业疗法

作业疗法的开始时间一般稍晚于运动疗法，轻症患者亦可同时进行。偏瘫患者的作业疗法内容很多，包括日常生活运动的训练、技巧训练、自助具使用训练、精神心理的改善、痴呆的预防等，其中重点是日常生活运动训练。

日常生活运动训练，主要包括饮食、穿衣、洗漱、如厕、个人卫生等各种基本运动和技巧的训练。就正常人而言，这些活动是极其普通的，不需要任何努力即可以完成。但对于偏瘫患者，却常成为极难完成的高难运动。这些动作训练，贯穿于从翻身训练开始到技巧训练的全过程。它不仅限于患侧肢体的机能恢复，而是整体的机能改善。因此，涉及利用必要的生活辅助器械及对周围环境的适应等。另外，由于患者的年龄、性别、职业、家庭环境，以及本人在家庭中所占有的地位不同，日常生活活动的训练内容亦有所差异。例如，对青壮年患者的日常生活动作训练，应以能独立参与社会活动为目标；而老年人则是以能在家庭内独立生活为目标。当然，其训练目标亦受障碍程度的影响。

3. 轮椅、矫形器疗法

（1）轮椅的移乘及使用：轮椅是中风偏瘫患者非常重要的代步工具。正确、适时地使用轮椅，可帮助患者尽早脱离病床，以进行必要的户外活动，而且便于接受各种检查和治疗，提高患者对独立生活的自信心；对于部分不能恢复独立步行的患者，轮椅即成为必需的交通和移动工具，是日常生活中不可缺少的重要组成部分。因此，选择适宜的轮椅，并指导患者熟练掌握轮椅的移乘及使用方法是十分必要的。这不仅可以使患者最大限度地实现生活自理和参与社会活动，并有助于心理上的恢复和平衡。训练内容主要包括从床（椅）向轮椅的移动、从轮椅向床（椅）的移动及轮椅的驱动。

（2）矫形器的使用：矫形器是为了减轻四肢、躯干的功能障碍所使用的矫形辅助装置，具有预防和矫正畸形、保护病变组织、弥补或代偿某些失去的机能的作用。脑卒中偏瘫患者主要使用下肢矫形器，可有效地预防下肢的挛缩畸形，特别是踝关节的畸形，使站立行走稳定，步态接近于正常。

另外，在站立位和步行训练过程中，要适时选用各类手杖。这对于提高训练质量，乃至提高日常生活能力都具有重要的意义。

（五）中医传统康复治疗

1. 中药疗法

（1）风痰火亢：治宜平肝泻火通络。方选天麻钩藤饮，药用天麻、钩藤、石决明、山栀子、黄芩、川牛膝、杜仲、益母草、桑寄生、夜交藤、朱茯神等。

（2）风火上扰：治宜清热息风、开窍醒神。方选羚羊角汤合天麻钩藤饮加减，药用羚羊角、柴胡、升麻、甘草、天麻、钩藤、石决明、山栀子、黄芩、川牛膝、杜仲、益母草、桑寄生、夜交藤、朱茯神等。

（3）风痰瘀阻：治宜活血祛瘀、化痰通络。方选化痰通络汤加减，药用法半夏、橘红、枳壳、川芎、红花、远志、石菖蒲、茯神、党参、丹参、炙甘草等。

（4）痰热腑实：治宜化痰通腑。方选星蒌承气汤，药用胆南星、全瓜蒌、生大黄、芒硝等。

（5）痰湿蒙神：治宜温阳化痰、醒神开窍。方选涤痰汤加减，药用茯苓、人参、甘草、陈皮、橘红、胆南星、半夏、竹茹、枳实、万菖蒲等。

（6）气虚血瘀：治宜益气活血。方选补阳还五汤，药用黄芪、当归尾、赤芍、地龙（去土）、川芎、红花、桃仁等。

（7）阴虚风动治宜育阴息风。方选镇肝熄风汤加减，药用怀牛膝、生赭石、生龙骨、生牡蛎、生龟板、生杭芍、玄参、天冬、川楝子、生麦芽、茵陈、甘草等。

2. 针灸治疗

（1）急性期：在脑卒中发病的急性期（通常指发病后的1~3周以内），应尽早介入康复治疗措施。此期康复治疗的重点在于协助治疗原发病，防止病情恶化，预防继发性功能障碍。

针灸疗法：中经络者，如以半身不遂、头晕头痛、耳鸣腰酸为主，可取风池、肝俞、肾俞、太溪、阳陵泉穴；如以半身不遂、痰多胸闷、便干等为主，可选风池、风府、大椎、肺俞、天突、中府、丰隆、曲池、足三里、肾俞、膻中、天枢、三阴交穴。每次取 3~5 穴，交替使用。中脏腑者，应首先开窍醒神，可取十二井穴放血，人中穴大幅度捻转提插，待患者稍微神清后，可取百会、内关、外关、风池、太冲、足三里、合谷穴。若出现脱证，可急刺人中穴醒神，同时用温阳灸于百会、神阙、中极、关元、气海穴；神清后用补法针刺足三里、太溪、膻中、中脘、内关穴，留针 20 分钟。每次取 3~5 穴，交替使用。

（2）恢复期：从急性期到进入恢复期需要的时间，因人、因病的性质和轻重而有较大差异。一般而言，缺血性中风在发病后 1 周、脑部手术后 2~3 周内即进入卧床恢复期。此期康复治疗的重点在于补虚、祛瘀、化痰，其主要康复方法为针灸、推拿等。①针灸疗法：上肢取肩髃、曲池、外关、合谷、天泉、少海、内关穴；下肢取环跳、风市、阳陵泉、足三里、悬钟、三阴交、解溪、昆仑穴。每次取 3~5 穴，交替使用。②头针：可取顶颞后斜线，取患肢对侧；耳针疗法可取神门、脑干、枕、颞区、肝、肾，或用王不留行籽贴敷，每 3 天换 1 次，辨证取穴。

3. 推拿疗法

推拿按摩可疏通经脉，缓解肢体痉挛，改善局部血液循环，预防压疮，促进患肢功能恢复。推拿的取穴，可参照针灸取穴进行，手法要平稳，由轻而重，以不引起肌肉痉挛为宜。随着病情的逐渐恢复，可让患者自我按摩。推拿可结合运动疗法同时进行。

4. 其他疗法

偏瘫的恢复期较长，且常伴有语言、心理等方面的功能障碍。因此，往往需要多种康复疗法综合应用，如语言疗法、心理疗法、饮食疗法、气功疗法、沐浴疗法和职业训练等，临证应结合患者的具体情况选择应用。

七、心理干预

抑郁脑卒中后抑郁的发生率为 30%~60%，大多抑郁患者常哭泣、悲伤、沉默寡言，几天感到厌倦或乏力，失眠或睡眠过多，注意力和判断能力降低，自我封闭和产生自卑感，严重者有自杀念头。心理康复治疗，采用个别治疗和集体治疗两种方法，治疗时要有患者的家庭成员、朋友或同事等社会成员的参与，使患者身心放松，解除其内心的痛苦。

八、康复护理

1. 饮食指导

（1）风痰火亢证：宜进食清内热化痰湿的食物，如绿豆，莲子等。

（2）风火上扰证：宜进食甘凉的食物，如梨、芹菜等。

（3）痰热腑实证：宜进食清热化痰的食物，如萝卜、冬瓜等。

（4）风痰阻络证：宜进食祛风化痰开窍的食品，山楂、荸荠、黄瓜。食疗方：鱼头汤。忌食羊肉、牛肉、狗肉等。

（5）痰湿蒙神证：宜进食偏温性食物，如南瓜，糯米粥等。

（6）气虚血瘀证：宜进食益气活血的食物，如山楂。食疗方：大枣滋补粥（大枣、枸杞、瘦猪肉）。

（7）阴虚内动证：宜进食养阴清热的食物，如百合莲子薏仁粥等。

2. 情志调理

（1）语言疏导法：运用语言，鼓励病友间多沟通、多交流；鼓励家属多陪伴患者。家庭的温暖是疏导患者情志法重要方法。

（2）移情易志法：通过戏娱、音乐等手段或设法培养患者某种兴趣、爱好，以分散患者注意力，调节其心境情志，使之有闲情逸致。

（3）五行相胜法：在情志调护中，要善于运用《内经》情志治疗中的五行制约法则，即"怒伤肝，悲胜怒""喜伤心，恐胜喜""思伤脾，怒胜思""忧伤肺，喜胜忧""恐伤肾，思胜恐"。同时，要注意掌握情绪刺激的程度，避免刺激过度带来新的身心问题。

3. 生活护理

病室宜安静、整洁，光线柔和，避免噪声、强光等一切不良刺激。指导患者起居有常，慎避外邪，保持大便通畅，养成定时排便的习惯。注意安全，防止呛咳、窒息、跌倒、坠床、压疮、烫伤等意外。做好健康教育，增强患者及家属的防范意识。

九、预后

1. 病变的部位、范围

脑出血比脑梗死病情重，内囊出血较内囊外出血严重，大、中分支出血较小分支、皮质分支出血严重。大脑后动脉受损引起视觉障碍，椎－基底动脉受损可有共济失调，预后差。

2. 神经系统症状的轻与重

轻度与中等度瘫痪无感觉或视觉障碍，无痴呆或抑郁，预后较好；严重瘫痪，严重感觉与视野缺损，较重痴呆与抑郁，预后差。

3. 是否早期进行有规律的功能训练

患病后，一旦生命体征稳定（意识清楚，血压、呼吸、心理平稳），无严重合并症，即可进行康复训练。具体时间是脑梗死在病后2天，脑出血在病后1周左右，总之康复训练越早，预后越好。

4. 功能恢复与康复时机

有关功能恢复在病后3个月内，特别是最初几周内恢复最快。因此，要在3个月内采取有效的康复措施，患者的功能恢复效果最好，并可防止废用综合征的发生，预后好。3个月以后因挛缩、肌萎缩、关节功能障碍等使其恢复变慢，预后差。

5. 有无内脏并发症的发生

如合并消化道出血、心肌梗死、心律失常、肺水肿、心力衰竭、肾功能衰竭者，预后差，病死率高。

6. 意识障碍的程度

意识障碍的程度与病死率成正比。有抽搐或去大脑强直、脑干受损重、呼吸不规则等，预后差，病死率高。

对脑卒中患者进行早期、正规、系统的康复治疗，可减轻痉挛，改善躯体运动功能及日常生活活动能力，减轻残损和残疾的程度，提高生存质量，约90%患者可恢复步行能力、生活自理能力，有些患者还能恢复工作能力。目前临床上应用的运动疗法多为Bobath、Brunnstrom和PNF等方法，循证医学证明运动再学习方案优于这些传统方法。20世纪90年代，神经科学取得了巨大的进展，其中以强制性使用运动疗法发展最快，它是从动物实验到临床应用，具有可靠的神经科学基础，是以功能性为导向，以指向性任务为原则，以密集型训练为基础的一种新兴方法。大量的、重复的和密集的练习乃是强制性使用运动疗法重要的治疗原则，行为再塑的技巧训练是强制性使用运动疗法练习的核心内容。在应用传统康复治疗方法的基础上结合运动再学习、强迫性使用运动疗法及运动想象疗法，将使脑卒中患者功能障碍得到最大的改善。

十、健康教育

（1）调摄情志、建立信心，起居有常、不妄作劳，戒烟酒、慎避外邪。

（2）注意安全，防止呛咳、窒息、跌倒、坠床、压疮、烫伤、走失等意外发生。

（罗　云　王宏友　王姿懿）

第七章

颅脑损伤的康复

颅脑损伤包括头皮损伤、颅骨损伤和脑损伤。虽然在大多数情况下各部位同时受伤，但受伤程度不同，临床处理也不同。颅脑损伤占全身损伤的10%~15%，而且死亡率高、并发症多、后遗症严重。在临床上可分为闭合性和开放性两大类，头皮、颅骨和脑膜皆损伤，颅腔与外界通连者称开放性颅脑损伤。颅底骨折虽是闭合伤，但因有脑脊液漏应视为开放性。在本节中仅对脑震荡、脑挫裂伤、颅内血肿及脑外伤后综合征进行论述，在几种疾病根据临床上的表现不同，分别属于中医学"昏迷""头痛"等范畴。在中医文献中虽无颅脑损伤的病名，但对本病的症状和治疗早有描述和记载。

一、病因病机

颅脑损伤发病的原因，一般多因外伤碰撞、脉络瘀阻、气血运行不畅、髓海失养而致，以瘀血为主。其病位在髓海，但与心、肝、脾胃等脏腑有密切关系。其病机为头部受外伤后，髓海脉络受损而瘀血内生，以致闭塞清窍，影响脾胃气机升降。如日久不愈，不仅瘀血阻络、痰浊内生、痰瘀互结而病邪更痼，而且导致心肝血脉不畅，心肝失却营血荣养而呈现正虚之象。

二、康复辨证

患者在外伤后，以瘀血内阻为主，表现为标实之证。日久则致痰瘀互结，阻于髓海脉络，同时可伤及心、肝、脾胃等而出现心脾两虚、心血不足、虚实夹杂等证。因而应注意辨别标实和本虚的侧重，并区别瘀血是否夹痰浊、气郁及累及的脏腑部位等。

1. 辨证要点

（1）头痛：如头痛部位局限而固定，呈针刺样，痛势持续而较剧者，多属瘀血阻络。头沉重，昏胀而痛者，多属痰瘀互结而阻络。头痛隐隐，其势细绵者，则往往属瘀血未去而气血不足。

（2）头晕：如头晕而伴有固定、持续的头部刺痛者，多属瘀血阻络。头晕而昏胀，伴恶心呕吐、苔白腻者，多属痰瘀互结。头晕而有空虚感，稍劳作后则加重，伴心悸失眠、气短懒言、舌淡、脉细弱者，多属心脾两虚、气血不足。

2. 常见证型

（1）瘀血阻络：头痛部位固定不移、痛势如针刺、舌质紫或有瘀斑、脉涩。

（2）痰瘀互结：头痛头晕、昏蒙重着、胸脘胀满、恶心呕吐、苔白腻、脉滑。

（3）心脾两虚：头痛绵绵、时发眩晕、劳累则加剧、面色无华、心悸失眠、神倦食少、舌质淡、脉细弱。

三、临床表现

1. 脑震荡

单纯脑震荡有短暂的意识丧失，一般不超过 6~12 小时，无明显结构上的变化，没有永久性的脑损伤，也不遗留神经功能障碍，患者几天后可恢复正常的活动。脑震荡后遗症有头痛、头晕、疲劳、轻度恶心、呕吐等，并有逆行性遗忘，神经系统检查无阳性

2. 脑挫裂伤

脑组织挫伤常伴有擦伤和压伤，但脑组织的连续性并未破坏。伤后立即发生意识丧失，昏迷时间可为数小时、数天、数周、数月不等。同时伴有神经系统阳性体征。额叶、颞叶的挫伤可能由于脑在不平的骨面上移动所致。神经功能障碍的发生率和死亡率均比脑震荡高。脑撕裂伤有神经结构的损伤，其死亡率可高达 50%；后遗神经功能障碍，如运动功能、认知和语言障碍等。

3. 颅内血肿

颅内血肿是一种较为常见的致命的继发性损伤，依部位不同分为硬膜外出血、硬膜下血肿、脑内出血和动静脉瘤。症状和体征在伤后一段时间内逐渐出现，病程进行性发展。未经处理的病例几乎 100% 死亡。即使经过处理的患者死亡率也非常高。

四、临床治疗

1. 头皮血肿

血肿较小者可加压包扎，待其自行吸收；若血肿较大，则应在严格皮肤准备和消毒下穿刺抽吸，然后在加压包扎。经反复穿刺加压包扎血肿仍不能缩小者，需注意有无凝血障碍或其他原因。对已有感染的血肿，需切开引流。

2. 头皮裂伤

需尽早实施清创缝合，及时伤后已达 24 小时，只要无明显感染征象，仍可彻底

清创，一期缝合，术后予抗生素。

3. 头皮撕脱伤

伤后失血较多，易发生休克，应及时处理。

4. 颅盖骨折

线形骨折无须处理。凹陷骨折一般认为：①凹陷深度＞1cm；②位于重要功能区；③骨折片刺入脑内；④骨折引起瘫痪、失语等功能障碍或局限性癫痫者，应手术治疗。

5. 颅底骨折

颅底骨折如果为闭合性，骨折本身无特殊处理。若脑膜同时撕裂引起脑脊液漏、颅内积气，或伴有颅神经损伤、血管损伤，则应按具体情况分别处理。

6. 脑震荡

无须特殊治疗，一般卧床休息5~7天，酌情应用镇静、镇痛药物，做好解释工作。

7. 脑挫裂伤

（1）严密观察病情：脑挫裂伤患者早期病情变化较大，应密切观察意识、瞳孔、生命体征和肢体活动变化，必要时应做颅内压监护并及时复查CT。

（2）一般处理：①体位：如果患者意识清楚，可抬高床头15°~30°，以利于颅内静脉回流。对于昏迷患者宜取侧卧位或侧俯卧位，以免涎液或呕吐物误吸。②保持呼吸道通畅：对于昏迷患者需及时清除呼吸道分泌物。短期内不能清醒者，应早做气管切开。呼吸减弱潮气量不足的患者，宜用呼吸机辅助呼吸。定期做呼吸道分泌物病原学检查及药敏试验，选择有效抗生素，防治呼吸道感染。③营养支持：早期可采用静脉营养，如胃肠道功能恢复，予胃肠内营养。个别长期昏迷者，可考虑行胃造瘘术。④躁动和癫痫的处理：对于躁动不安的患者应查明原因，如疼痛、尿潴留、颅内压增高、体位不适、缺氧、休克等，并做相应处理。应特别警惕躁动可能为脑疝发生前的表现，癫痫发作可进一步加重脑缺氧，控制不力可危及生命，需联用多种抗痫药控制。⑤高热：根据原因分别处理，中枢性高热可取冬眠低温疗法。⑥脑保护、促苏醒和功能恢复治疗：如巴比妥类药物、神经节甙酯、盐酸纳洛酮能量合剂等药物及高压氧治疗，对部分患者的苏醒和功能恢复可能有助。

（3）防治脑水肿或脑肿胀。

（4）手术治疗：下列情况应考虑手术治疗。①继发性脑水肿严重，脱水治疗无效，病情日趋恶化；②颅内血肿清除后，颅内压无明显缓解，脑挫伤区继续膨出，除外颅内其他部位血肿；③脑挫裂伤或血肿清除术后，伤情一度好转，以后又恶化出现脑疝。

8. 急性硬膜外血肿

原则伤一经确诊即应手术。如伤后无明显意识障碍，病情稳定，CT示血肿量＜30ml，中线结构移位＜1.0cm者，可在密切观察病情的前提下、采用非手术治疗。

9. 急性和亚急性硬膜下血肿的治疗原则

治疗原则与硬膜外血肿相仿。

10. 开放性颅脑损伤

（1）防治休克：开放性颅脑损伤因创伤部位出血过多而造成的失血性休克比较常见。因此，控制出血，补充血容量，纠正休克比较重要。

（2）插入颅腔的致伤物的处理：对于插入颅腔的致伤物，不可贸然撼动或拔出，以免引起突然的颅内大出血。对于致伤物可能伤及颅内重要结构的应有所预测并做好充分的准备的情况下，才可在术中将致伤物小心取出。

（3）保护突出的脑组织。

（4）清创术：开放性颅脑损伤应争取在 6~8 小时内实施清创术，在无明显污染并应用抗生素的前提下，早期清创的时间可延长到 72 小时。

11. 脑脊液鼻瘘和耳瘘

（1）清醒者宜取头高位，借颅内压降低或脑的重力压闭瘘口以减少或阻止脑脊液外流，促进瘘口处粘连和愈合。注意鼻腔和外耳道清洁，但不可堵塞或冲洗。避免擤鼻、咳嗽、屏气和打喷嚏，以防逆行感染或颅内积气。适当应用乙酰唑胺，以减少脑脊液分泌。一般不做腰椎穿刺，但必要时也可施行，并置管引流脑脊液，应用抗生素。

（2）手术治疗指征：瘘液持续 4 周以上不愈，迟发或复发脑脊液瘘，并有鼻腔或鼻旁窦慢性炎症，有感染或已经有过感染的脑脊液瘘，应考虑实施修补术。

12. 视神经损伤

（1）对于严重受损或者已经离断的视神经，无论采取何种方法，均无效。若部分损伤或继发性损害，可给予神经营养药和血管扩张剂，必要时可行血液稀释疗法，静脉滴注低分子右旋糖酐和丹参注射液，以改善微循环。

（2）视神经减压术适用于：①视力部分损失，并逐渐加重；②视力损害因血肿或骨片压迫，或视神经水肿所致。手术争取在伤后 1 周内进行。

13. 尿崩症

垂体后叶素 5~10U，皮下或肌内注射，每天 1~3 次。待尿量控制后，以双氢克尿噻替代，25~50mg，每天 2~3 次，也可用醋酸去氨加压素片，0.1~0.2mg，口服。

五、康复评定

1. 格拉斯哥量表评分

格拉斯哥量表（表 7-1）评分提供了 5 种不同结果：①死亡；②植物状态，即无意识，有心跳和呼吸、吸吮、呵欠等局部运动反应；③严重残疾，即有意识，但认知、言语和躯体运动有严重残疾，24 小时均需他人照料；④中度残疾，即有认知、行为、性格障碍，有轻偏瘫、共济失调、言语困难等残疾，但在日常生活、家庭与社会活动中尚能呈勉强独立的状态；⑤恢复良好，能重新进入正常社交生活，并能恢复工作，但可有各种轻的后遗症。

表 7-1　格拉斯哥昏迷量表

检查项目	患者反应	评分（分）
睁眼反应	任何刺激不睁眼	1
	疼痛刺激时睁眼	2
	语言刺激时睁眼	3
	自己睁眼	4
言语反应	无语言	1
	难以理解	2
	能理解，不连贯	3
	对话含糊	4
	正常	5
非偏瘫侧运动反应	对任何疼痛无运动反应	1
	痛刺激时有伸展反应	2
	痛刺激时有屈曲反应	3
	痛刺激时有逃避反应	4
	痛刺激时能拨开医师的手	5
	正常（执行指令）	6

注：总分 15 分，8 分或以下为昏迷，是重度颅脑损伤，9~12 分为中度损伤，13~15 分为轻度损伤。

2. 盖尔维斯顿定向力及记忆遗忘检查（GOAT）

这是评定伤后遗忘（PTA）的客观可靠的方法。患者回答不正确时按规定扣分，总分 100 分，将 100 分减去总扣分为得分。75~100 分为正常，66~74 分为边缘，< 66 分为异常。

GOAT 检查的内容：①你叫什么名字？（2 分）你的生日是什么时候？（4 分）你现在哪里？（4 分）。②你现在在什么地方？城市名（5 分）医院名（5 分）。③你是哪一天入院的？（5 分）你是怎样到医院的？（5 分）。④受伤后你记得的第一件事是什么？（5 分）你能详细描述伤后记得的第一件事吗？（5 分）如时间、地点、伴随情况等。⑤你能描述事故发生前的最后一件事吗？（5 分）你能详述伤前记住的第一件事吗？（5 分）。⑥现在是几点？几分？（最高 5 分，与当时时间差半小时扣 1 分）。⑦今天是星期几？（最高 5 分，相差一天扣一分）。⑧今天是几号？（最高 5 分，相差一天扣一分）。⑨现在是几月份？（最高 15 分，相差一个月扣 5 分）。⑩今年是公元多少年？（最高 30 分，相差一年扣 10 分）。

3. 其他评估的指标

（1）体感诱发电位检查，对预后具有相当敏感性和特异性（73%~95%）。如异常诱发电位愈少，在3个月内愈能取得较好恢复，如明显出现诱发电位异常，虽进行了康复治疗，最大恢复时间仍可能延长至12个月。

（2）瞳孔有无反射也可作为预后指标，如有瞳孔反射者50%可达到良好恢复至中度残疾，无瞳孔反射者则只有4%的概率。

（3）冰水灌注昏迷患者耳内，如无前庭－眼反射，常表明有严重脑干功能失常，其死亡率可高达85%~95%。

（4）患者年龄小于20岁，如有颅内血肿，则有加重预后不良的可能。

（5）在颅脑外伤后早期检测磷酸肌酸激酶，常能够反映脑组织破坏的水平，高血糖和低甲状腺激素均与预后呈负相关。

（6）很多研究表明，儿童和年轻人的预后比成年人好，即使有深度和长时间昏迷，也较少有肢体和神经行为的后遗症，且活动和认知功能恢复也较快，但5岁以下或65岁以上则死亡率较高。上述各种指标并非绝对，有时尽管看来是永久认知和运动障碍，仍有可能在解决某一特殊功能障碍后获得新的技能。

六、康复治疗

颅脑损伤的康复治疗颅脑损伤后急性期患者采取的是综合性治疗措施，无论手术与否，非手术治疗不可缺少，非手术治疗中，除了药物治疗外，康复治疗也发挥了重要的作用。

（一）适应证

（1）脑震荡患者。

（2）脑挫裂伤及颅内有小血肿，病情稳定无急剧恶化趋势者。

（3）颅内血肿手术清除术及减压术后恢复期的患者。

（4）重型颅脑损伤中持续性植物状态经处理后，生命体征稳定者。

（5）颅脑损伤后伴有精神障碍者。

（6）颅脑损伤后造成临床表现头痛、头晕者。

（7）颅脑损伤后遗症临床表现有失眠、多梦、记忆力减退者。

（8）颅脑损伤后遗症临床表现有厌食、呕吐、消化系统症状者。

（二）禁忌证

（1）病情危重、不稳定，全身处于衰竭状态者。

（2）由各种原因引起的休克患者。

（3）伴有明显颅内高压症、有呼吸障碍的患者。

（4）并发感染、高热患者。

（5）颅底骨折伴脑脊液外漏者。

（6）同时伴有严重心血管病无法控制者。

（三）急性期的康复治疗

此期的康复治疗目标：防治各种并发症；提高觉醒能力；促进创伤后的行为障碍改善；促进功能恢复等。此期康复治疗包括一般康复处理，综合促醒治疗，创伤后行为恢复过程中的治疗等。

（1）药物治疗及营养支持治疗。

（2）早期床上良姿位：头的位置不宜过低以利于颅内静脉血回流，防止肢体痉挛的出现。良姿位按神经系统疾病的原侧进行摆放。

（3）促醒治疗：严重的颅脑损伤患者会出现不同程度的意识障碍，除临床上应用药物改善脑细胞代谢，调整脑血流量，促进神经细胞恢复外，还可给予各种感觉刺激帮助患者恢复。常用的方法有以下几种。①听觉刺激：a.定期播放患者病前较熟悉的音乐；b.亲属定期于患者谈话。②视觉刺激：在患者头上放置五彩灯，通过不断变化的彩光刺激视网膜、大脑皮层。③肢体运动觉及皮肤觉刺激：肢体体位摆放、被动活动各关节、刺激肌肉及各种方法刺激皮肤。④穴位刺激：常用头皮针刺激运动区、感觉区等，以及一些体针对相应穴位的刺激，有助于解除大脑皮层的抑制状态，起到开窍醒脑的作用。

（4）运动治疗：维持关节活动度、刺激肌肉维持肌张力，预防关节挛缩、肌肉萎缩。治疗技术可应用神经肌肉促通法等。

（5）物理因子疗法：低中频电刺激疗法、生物电子反馈等。中度及重度的颅脑损伤患者不管其意识状态如何，在急性卧床期，上述的一般康复治疗措施均适合，并不会因此导致病情加重。不仅如此，这些治疗措施还有助于预防肢体关节挛缩、压疮、肺部感染、尿路感染、静脉血栓等并发症的发生，也有助于促进功能障碍的恢复。

（四）恢复期康复治疗

颅脑损伤的急性期过后，生命体征已稳定1~2周后，可以认为病情已稳定，即可开始恢复期康复治疗。颅脑损伤后引起的功能障碍多种多样，因此需要针对患者存在的功能障碍，有计划地，针对性地安排康复治疗。此期的康复治疗目标为最大限度地恢复患者的运动、感觉、认知、语言等功能和生活自理能力，提高其生存质量。

（五）认知障碍的康复治疗

认知是指大脑处理、储存、回忆和应用信息的能力。颅脑损伤的认知障碍主要表现在觉醒和注意障碍、学习和记忆障碍及思维障碍等。可根据其认知功能恢复的不同时期（RLA分级标准），采用相应的治疗策略。

早期（Ⅱ、Ⅲ）：对患者进行躯体感觉方面的刺激，提高觉醒能力，使其能认出环境中的人和物。

中期（Ⅳ、Ⅴ、Ⅵ）：减少患者的定向障碍和言语错乱，进行记忆、注意、思维的专项训练，训练其组织和学习能力。

后期（Ⅶ、Ⅷ）：增强患者在各种环境中的独立和适应能力，提高在中期获得的各种功能的技巧，并应用于日常生活中。

改善患者自知力的康复训练在颅脑损伤（尤其是额叶损伤）的恢复早期，患者常缺乏自知力，否认疾病，拒绝治疗，或即使接受治疗但会确定不现实的目标，使康复治疗变得困难，严重影响治疗的效果。因此，在此阶段应首先恢复患者的自知力，可采用下述的方法。

（1）改善患者对自己缺陷的察觉，如有条件录像可向患者播放一段针对暴露他在一些活动中的缺陷的录像，向他指出哪些是对的，哪些是错的，并逐步将放录像任务交给患者，并要求他在录像带中出现他的错误时停住，由自己述说错误的所在。如无录像条件，可面对镜子活动并在自己的实际活动中指出自己的错误。

（2）改善患者的感知功能，让患者观看一群颅脑损伤患者的集体活动，并让他观察和记录下其中某一患者的错误，和他一起分析错误的特征和原因。

（3）改善患者判断行为是否成功的知觉，选出一些与患者康复目标有关的行为，用录像机分别播放该行为成功和不成功的录像带，和患者一起进行足够详尽的分析，使他认识到行为成功和不成功的特征和原因，并告诉患者克服不正确行为的方法。

（4）改善患者对现存缺陷和远期目标之间差距的认识，具体地详尽地讨论患者的长期目标和期望，拟定一个为了达到这一目标所需技能的、详尽的一览表，和他讨论哪些已掌握而哪些尚不足。

（六）传统康复治疗

本病的康复医疗，在颅脑受伤后较短的时间内，一般以活血通络为主，兼顾正气。如病情久延不愈，则多以补益气血为主，佐以祛瘀活血、化痰通络。在具体方法上，以药物、针灸、推拿疗法为主，配合传统体育疗法、饮食疗法、沐浴疗法及情志疗法。

1. 中药疗法

（1）肝肾阴虚：腰酸腿软，头晕目眩，耳鸣耳聋，盗汗，易激动，月经不调，小便淋漓，舌红少苔，脉沉细数。治宜滋肝益肾。方选杞菊地黄汤，药用枸杞子、菊花、生地黄、山茱萸、山药、泽泻、牡丹皮、白茯苓。若血虚加黄芪、当归；月经量少加当归、益母草；虚数加青蒿、鳖甲。

（2）气滞血瘀：头痛日久不愈，痛有定处，心悸，失眠，急躁易怒，舌红苔白，脉弦。治宜活血通络，理气开窍。方选活血化瘀汤，药用桃仁、红花、当归、生地黄、川芎、赤芍、丹参、陈皮、柴胡、甘草。便秘者加大黄、瓜蒌；伴胸胁疼痛者加青皮。

（3）心脾两虚：心悸怔忡，健忘失眠，多梦易惊，怯热汗多，体倦食少，面色萎黄，舌淡苔薄白，脉细弱。治宜补益气血，健脾养心。方选归脾汤，药用白术、茯苓、黄芪、龙眼肉、酸枣仁、人参、木香、甘草、当归、远志。月经淋漓不止可加山茱萸、五味子；汗多者加浮小麦。

2. 针灸疗法

（1）毫针法

1）选穴风池、百会、水沟、印堂、三阴交穴。百会穴用 30 号毫针从前向后平刺 1.5 寸；风池穴采取左右对刺或向下颌方向针刺；印堂穴由下向上刺入穴内，患者觉头部昏胀沉重感为佳，用平补平泻手法；水沟穴浅刺捻转，以泻法为主；三阴交穴常规针刺，用补法。每天针刺 1 次，每次留针 30 分钟，间隔 10 分钟行针 1 次，10 次为 1 个疗程。

2）选穴百会、四神聪、哑门、膈俞、血海穴。穴位常规消毒，百会穴透四神聪，哑门直刺 1 寸，膈俞、血海常规针刺，针感以患者能耐受为度。得气后百会透四神聪用补法，哑门穴用平补平泻法针刺，血海、膈俞穴用泻法，每天针刺 1 次，每次留针 30 分钟，10 次为 1 个疗程。

3）神门、三阴交、百会、太阳、合谷穴。穴位常规消毒后，将针刺入穴内，达一定深度得气后，施以捻转补法，留针 30 分钟，每天针刺 1 次，10 次为 1 个疗程。

4）肾俞、心俞、肝俞、膈俞、大陵、内关、百会穴。百会穴由前向后平刺，针刺得气后，捻转补法，使患者感头部闷胀沉重；肾俞、心俞、肝俞穴均常规针刺施以补法；膈俞、大陵、内关穴均施以平补平泻法。每天治疗 1 次，每次留针 30 分钟，10 次为 1 个疗程，2 个疗程间休息 3~5 天。

（2）耳针法：选穴取脑点、枕、额、皮质下、神门、交感、肝、肾。选取耳穴 3~5 个。在穴区用火柴棒探压找寻最敏感点作为针刺点。耳郭严密消毒后，用 32 号 1 寸毫针针刺，深度以不透耳郭软骨为宜。中强刺激以患者能忍受为度，留针 30 分钟，留针期间行针 2~3 次。每天治疗 1 次，每次针刺一侧耳朵，双耳轮换针刺，10 次为 1 个疗程，2 个疗程间休息 2~3 天。

3. 穴位注射法

（1）肾俞、心俞、肝俞、风池、足三里、关元、气海穴。用 5ml 一次性注射器抽吸维生素 B_1 注射液 2ml 和维生素 B_{12} 注射液 2ml。每次选用两穴，常规消毒后，快速将注射器针头刺入穴内，达一定深度出现酸麻胀感并回抽无回血时，注入药液 1~1.5ml。每天或隔天治疗 1 次，10 次为 1 个疗程。

（2）血海、膈俞、三阴交、长强、大椎穴。抽取麝香注射液与丹参注射液各 2ml 混于 5ml 注射器中，选取两穴，常规消毒后，将注射器刺入穴内，回抽无回血时，缓慢推入药液，每次每穴注入混合药液 1~1.5ml。每天或隔天治疗 1 次，10 次为 1 个疗程。

4. 电针法

选穴风池、哑门、百会、四神聪穴。风池穴取双侧穴位对刺，哑门穴直刺 0.8~1 寸，四神聪穴由四穴分别向百会透刺，深 0.2 寸。针刺得气后，连接电针治疗仪，疏密波中等强度刺激，留针 10 分钟后取针，每天治疗 1 次，10 次为 1 个疗程，2 个疗程间休息 2 天。

5. 头针法

选取额中线（自发际上 5 分处即神庭穴起，向下刺 1 寸），顶中线（自百会至前顶），顶颞前斜线（自前神聪穴起至悬厘穴的连线），顶颞后斜线（自百会穴至曲鬓穴的连线），顶旁一线（自通天穴起沿经向后刺 1.5 寸），顶旁二线（正营穴沿经向后刺 1.5 寸），颞后线（自率谷穴至曲鬓穴的连线），枕下旁线（枕外隆突下方两侧 2 寸长的垂直线）。用毫针刺入所选穴区，达一定深度后快速捻转，频率为每分钟 150~200 次，或接通脉冲电，频率为 150Hz，留针 20 分钟，每天 1 次，10 次为 1 个疗程。

6. 放血疗法

选取太阳、阿是穴。太阳穴用三棱针点刺，放血 5 ml 左右，病灶区阿是穴用七星针叩刺中等强度刺激，至红润沁血为度，每 10 天治疗 1 次，3 次为 1 个疗程。

7. 皮肤针法

选取大椎、颈夹脊、风池、百会、肝俞、膈俞穴。先叩击百会穴，中弱强度刺激 3~5 分钟，患者头部有轻微胀闷感即可。两侧颈夹脊由上向下循经叩刺，重点叩击风池、大椎两穴，均中强度刺激，至局部皮肤红润充血。背部两侧膀胱经由上向下叩击，肝俞、膈俞穴予以重点强刺激叩击，叩击强度以患者忍受为度，叩至局部沁血后在穴区拔罐吸取瘀血。隔天治疗 1 次，7 次为 1 个疗程，

8. 灸法

选取第 2 掌骨敏感点。沿第 2 掌骨按压寻找敏感点，在敏感点处施以麦粒灸，每次灸 30~50 壮，每周灸治 2 次，5 次为 1 个疗程。

9. 推拿疗法

（1）选取印堂、太阳、头维、百会、风池、大椎、肾俞、心俞、合谷、三阴交穴。患者取坐位，医者点揉印堂穴，横推至两侧太阳、头维穴，扫散双颞，沿头维穴用双手五指向后平推，经头顶至后项，拿风池穴，揉拿颈项，叩大椎穴。沿膀胱经循行路线由上向下推擦，重点一指禅推肾俞、心俞穴。由头顶向项后至背脊轻轻叩击 2~3 次；从肩到肘到腕指渐次按揉，重点点按合谷，酸胀感以患者耐受为度；从膝依次拿捏至踝，重点按揉三阴交穴，每天 1 次，10 次为 1 个疗程。

（2）选取头维、率谷、头窍阴、百会、大椎、肝俞、膈俞、血海、太冲穴。患者取坐位，医者使五指如梳头样，沿头维穴由前向后推至后项大椎穴处，反复 20 次

至患者头部温热、欲睡、闷胀感明显后，重点点按百会、头维、头窍阴、大椎等穴。背部以叩击为主，由上而下力量渐次加重，患者有振动感为佳。一指禅推肝俞、膈俞穴，点揉血海、太冲穴。每穴点揉 3 分钟，每天 1 次，10 次为 1 个疗程。

10.传统体育疗法

（1）气功：可练保健功，早期以静功为主，如坐功、卧功；康复期动静结合，以动功为主，如养气功。擦涌泉穴可起宁神、清肝明目作用，用于颅脑损伤后遗症有头痛、头晕、失眠、腰膝酸软、耳鸣等症者。

（2）八段锦：特别是其中的左右开弓似射雕等式的效果较好，能明显地缓解症状。

（3）太极拳：可以调畅气机、协调阴阳、宁神定志、潜阳降逆，因此用于颅脑损伤后遗症自主神经功能紊乱症。每天坚持练拳 1 小时左右，运动中要特别注意放松和入静，坚持锻炼有利于患者康复。

11.饮食疗法

颅脑损伤患者应以高蛋白和维生素含量丰富的膳食为宜，如肉类、牛奶、鸡蛋、绿叶蔬菜、鲜水果、豆制品等，不宜饮酒，忌辛辣食品。山楂味酸甘，性微温，入肝、脾、胃经，能消食化积、散瘀行滞、扩张血管、降低胆固醇、收缩胆囊，促使胆汁排泄，有促进消化的作用，每天适量食用山楂及其制品（山楂糕、山楂片等），可改善本病纳呆、呕吐症状。另外，经常食用以下药膳能促进本病的康复。

（1）黄酒核桃泥汤：核桃仁 5 个，白糖 50g，放在蒜罐或瓷碗中，用擀面杖捣成泥，再放入锅中，加黄酒 50ml，用小火煮 10 分钟，每天食用 2 次，适用于头痛、头晕等症状的患者。

（2）合欢花粥：干合欢花 30g 或鲜品 50g，粳米 50g，红糖适量，同入沙锅内，加水如常法煮粥，至粥稠，表面有油为度，每次在睡前 1 小时温热顿服。合欢花性味甘平，无毒，入粥香甜，功专安神，适用于健忘失眠，有镇静作用，有利于颅脑损伤后遗症的恢复。

（3）佛手花粥：干佛手花 30g 或鲜品 60g，粳米 50g，加水如常法煮粥，温热顿服，早晚各 1 次，适用于颅脑损伤后遗症有恶心、呕吐、纳呆者。佛手花擅长宣中化浊，具有疏肝和胃作用，对颅脑损伤后遗症患者有促进消化作用。

12.沐浴疗法

（1）矿泉浴：本病适用溴泉浴，因溴元素具有镇静、催眠作用。本病治疗多采用全身浸浴方法，水温在 37~38℃，每次 20~30 分钟，每天 1 次，10~20 次为 1 个疗程。

（2）海水浴：可增强体质，对运动系统疾病、神经系统功能性疾病具有治疗作用。一般上午或晚餐后进行，每天 1 次，每次 60~90 分钟，15~20 天为 1 个疗程，可先做空气浴、日光浴，然后再做海水浴，更有利于本病的康复。

13. 情志疗法

本病患者多因颅脑受伤后有过意识丧失或精神恍惚，并有逆行性，所以常怀有恐惧心理，担心会落下终身后遗症，而这种心理状态又很可能使原有症状加重，甚至出现其他症状。因而，有必要对患者做耐心细致的思想工作，对患者及其家属讲清颅脑损伤后出现的各种症状通过适当的休息和康复医疗是可以治好的，以解除各种错误认识和思想负担。同时要告诉患者不必忧虑、恐惧，情绪不稳定对康复是很不利的，因而应建立信心，采取乐观、积极的态度，配合医务人员，充分发挥主观能动性，这是保证康复医疗取得满意效果的重要环节。教给患者有关调摄情志、控制情绪的方法，尤其是头痛、头晕、失眠等症状较重的患者，应学会一些自我调节的方法，不要整天考虑自己的病情，要多参加一些集体活动，谈话、散步，做到精神和形体能处于一种轻松的状态。让患者参加娱乐活动对于解除精神的忧虑，转移注意力，增强愉快情绪有很大益处，往往能明显地减轻各种症状。例如，观赏或种植花草，欣赏音乐，观看或参加文艺活动，适当参加钓鱼、旅游、书画等。

14. 并发症的防治

（1）抗感染包括局部创面和其后的神经系统感染、压疮、尿路感染和呼吸道感染等。其治疗方法与一般抗感染相同。

（2）疼痛近年来，对引起疼痛的生理研究有了较大的进展，目前对神经递质，如P物质、脑啡肽和内啡肽等的生成、释放和清除的研究，可能有助于解决疼痛的治疗。同时，精神因素对疼痛的原因及治疗作用也受到重视。

现在已有用植入颅内电极刺激法来治疗慢性疼痛。具体方法：将直径约 1mm 的电极植入丘脑核的腹后内或外处、核外侧的内囊后支出、脑室周围的灰质及下后内侧丘脑紧贴第三脑室壁附近的后侧裂处。电流从 0.15~0.3mA 开始，直至 5~7mA，脉冲时间为 100~300ms，可使麻木感从手扩展至整个半身。若电极用不锈钢，则在 9 个月内使其周围电阻从 2000Ω 增高至 5000Ω。如改用铂电极则无此弊病，有效率可达 84%，但对癌症疼痛和神经根疼痛等无效。

七、心理干预

1. 制订护理方案

根据患者的症状及个人状况，对患者进行合理的、个性化的护理方案的制订，从根本上提高护理效果。颅脑外损伤患者可能存在不同程度的机体功能障碍，医护人员应根据患者的具体情况给予必要的支持和帮助，向其介绍可能出现的机体功能障碍类型、原因及应对方法，从而提高其对可能出现的机体功能障碍的认识，使其能更从容地应对一切不良结局，减少患者不良情绪的发生。

2. 建立情感支持

积极、主动地与患者进行有效的沟通与交流，了解患者内心真实想法的同时提高患者对医师的信任度，改善患者的紧张情绪，降低疼痛程度。此外，家属是患者重要的精神支柱，家属的支持可以极大程度地减少患者不良情绪的产生，因此护理观察组人员需积极与患者家属进行沟通和交流，鼓励家属积极参与到患者的护理工作中，教会家属如何有效地帮助患者完成各项康复训练，确保患者积极主动地各项康复训练及日常活动等。

3. 转移患者注意力

颅脑外损伤患者大多存在不同程度的紧张、焦虑情绪患者神经长期紧张，医护人员应教会患者如何进行自身情绪的调整，告知其可以通过听音乐、看电视、阅读、聊天等方式转移注意力，也可以通过闭目深呼吸等方式调节焦虑情绪，医护人员可帮助患者寻找合适有效的方式，从而提高治疗效果的同时降低患者疼痛感并减少不良情绪的发生。

4. 生活起居干预

轻型颅脑损伤患者已发生睡眠障碍，尤其是老年患者，睡眠质量差可致使神经兴奋性增高，患者情绪异常，脑耗氧量增加，脑细胞逐渐水肿，从而加重病情，影响患者机体的自我修复。因此应加强患者的生活干预，嘱其规律生活，定时休息，避免睡前剧烈活动。同时嘱咐患者规律、健康饮食，避免睡前过饱过饥，影响睡眠质量。

八、康复护理

1. 生活起居

（1）居室保持空气新鲜，环境舒适安静，光线柔和，温湿度适宜。

（2）急性期：① 绝对卧床休息，床单位保持整洁，抬高床头 15°~30°，以利于脑部静脉回流，减轻脑水肿和脑肿胀，降低颅内压。②全身各个关节每天 1~2 次的被动活动。③保持肢体良肢位摆放。④定时翻身扣背。⑤保持呼吸道通畅，防止呼吸道感染。

（3）恢复期：①重视坐姿及良姿位的摆放，加强关节活动度的训练。②指导和训练各种日常生活能力，包括穿衣、进食、起居、洗漱等。③进行认知功能训练。

（4）防发生呛咳、窒息、跌倒、坠床、烫伤等意外。

2. 饮食指导

（1）清醒无吞咽困难者宜进食高热量、高蛋白、高维生素、易消化饮食。昏迷或吞咽困难者，根据病情予禁食或鼻饲喂服，以补充水分及富有营养的流质饮食，如米汤、匀浆膳、混合奶等，饮食忌肥甘厚味等生湿助火之品。

（2）肝肾阴虚者：宜进食滋阴填精、滋养肝肾之品，如枸杞子、黑芝麻、黑白木耳等。药膳方：莲子百合煲瘦肉汤。

（3）气滞血瘀者：宜多食有活血行气功效之品，如山楂、丝瓜、大白菜等。食疗方：桃仁粥。少食寒凉之品，以免加重气血郁滞。

（4）心脾两虚者：宜进食益气补虚，健脾养胃的食品，如参苓粥。

3. 情志调护

（1）关心尊重患者，多与患者沟通，了解其心理状态，及时予以心理疏导。

（2）解除患者因突然致病而产生的恐惧、焦虑、悲观情绪，可采用释放、宣泄法，使患者心中的焦躁、痛苦释放出来。

（3）鼓励家属多陪伴患者，亲朋好友多探视，多给予情感支持。

（4）鼓励病友间相互交流治疗体会，提高认知，增强治疗信心。

九、预后

颅脑损伤患者经过临床处理和正规的早期和恢复期的康复治疗后，各种功能已有不同程度改善，大多可回到社区或家庭，但部分患者仍遗留不同程度的功能障碍。

十、健康教育

（1）轻型患者出院后仍需多卧床休息，少会客，安静养伤，鼓励其尽早生活自理。若对伤后"脑外伤综合征"产生顾虑时，应向患者解释，如头痛、眩晕、耳鸣、记忆力减退、失眠等症状可属于功能性，可以逐渐恢复，以使其增强战胜伤病的信心。

（2）中型或重型患者遗留有神经功能残疾、偏瘫、失语者，应指导及鼓励他们进行功能锻炼和语言训练。从简单基本功能训练开始，循序渐进，对不能行走的患者应教其使用各种辅助工具行走，也可定时听音乐或看录像。

（3）对遗留外伤性癫痫者，要做好宣教。如不能单独外出，不宜攀高、骑车、驾车、游泳等，坚持长期服用抗癫痫药。

（4）如有颅骨缺损，出院后要注意减压窗的保护，外出戴安全帽，术后6个月再做颅骨成形术。

（5）如长期昏迷的患者，需做好基础护理，预防各种并发症及注意饮食营养卫生，教会家属协助坚持做好高压氧治疗。

（向效麒　马仲柏）

第八章

脊髓损伤的康复

脊髓损伤是指外界直接或间接因素导致脊髓结构、功能的损害，造成损伤的相应节段出现各种运动、感觉和括约肌功能障碍、肌张力异常及病理反射等相应改变，脊髓损伤的程度和临床表现取决于原发性损伤的部位和性质。

脊髓损伤根据致病因素不同可分为外伤性及非外伤性脊髓损伤两大类。非外伤性脊髓损伤主要是因脊柱、脊髓的病变（肿瘤、结核、畸形等）所引起、约占脊髓损伤的30%。本节论述的为外伤性脊髓损伤，这是一种可导致终生严重残疾的损伤。外伤性脊髓损伤的发病率因各国情况不同而有差别，发达国家比发展中国家发病率高。美国每年每百万人口有20~40例发病，每百万人口有900例患者。中国北京地区的调查资料显示，每年每百万人口有6例左右发病。各国资料统计结果显示脊髓损伤均以青壮年为主，年龄在40岁以下者约占80%、男性多于女性4倍左右。

本病属于中医之"痿病""腰痛""瘫痪"等范畴。其病位在脊柱和脊髓、与肝肾等脏关系尤为密切。在脊髓损伤发生后，应立即采取有效措施进行治疗。经过积极治疗，脊髓功能仍有障碍者，多表现为肝肾不足、经脉为痰瘀所阻滞，肌肉筋骨失却濡养，以致于丧失运动功能。

一、病因病机

本病由于受到直接或间接暴力损伤，导致脑气震荡，髓窍壅塞不通，阳气不能上达于脑，神明失用，而致肢体失司；或血脉损伤，血溢脉外，阻塞髓窍，日久经脉失养而致病。

二、康复辨证

脊髓损伤在康复阶段，病机一般属于本虚标实。在本虚方面，主要表现为肝肾不足而下肢运动功能障碍、二便排泄失常和性功能异常。还可由于患者情志忧郁，活动量减少而导致脾胃运化功能下降，日久可引起下肢肌肉萎缩。在标实方面，主要表现为瘀血和痰浊阻滞经络，特别是阻潜于督脉、本虚与标实互相影响，因而对外伤性脊髓损伤的辨证应首先辨清标本虚实、明确本虚的重点和表实的具体内容。

1. 辨证要点

（1）辨瘫痪程度：脊髓损伤有完全和不完全性之分。脊髓功能完全丧失则表现为完全性瘫痪，检查见受伤脊髓神经所支配的平面以下两侧对称性完全瘫痪。感觉、腱反射、膀胱括约肌、肛门括约肌功能丧失。此种截瘫预后较差，康复难度大。脊髓功能部分丧失则表现为不完全性瘫痪，检查见受伤脊髓神经所支配的平面以下运动、感觉、腱反射、膀胱括约肌、肛门括约肌功能部分丧失。此种截瘫预后较好，康复较易。

（2）辨瘫痪部位：由于损伤的部位不同，截瘫的平面及其临床表现也不一致。颈椎损伤可造成四肢瘫，严重者可因膈肌麻痹导致呼吸麻痹而死亡。双下肢瘫痪提示损伤在胸椎或腰椎，但胸椎节段损伤可有两侧上肢知觉丧失。一般说来，损伤部位越高，瘫痪的部位也越多。

（3）辨临床症状：脊髓损伤患者证型的确立，主要依据其临床表现，因而必须综合运用四诊八纲，从其瘫痪特点及伴见症状来判断不同证型。脊髓损伤患者除肢体运动功能障碍外，还伴有一些其他症状，如排便困难、肢体疼痛、关节肿胀或挛缩、肢体水肿或萎缩、骨质疏松等。同时，还会出现一些并发症或心理障碍，这些在康复过程中均应认真辨查。

2. 常见证型

（1）脾肾阳虚：下肢瘫痪，痿软无力，下利清谷，手足厥逆，脉微欲绝。

（2）肝肾阴虚：下肢瘫痪，痿弱无力，甚至完全不能活动，肌肉瘦削，可伴有大便秘结、小便失禁、阳痿、脉沉细。

（3）痰瘀阻络：下肢瘫痪，拘急难伸，肢体疼痛，关节肿胀，舌质暗红或有瘀斑、瘀点，苔白腻，脉细涩。

三、临床表现

脊髓横贯损伤，临床表现有断面以下所支配的肌肉麻痹，随意运动、感觉和括约肌的功能障碍。脊髓完全性损害或表现为脊髓休克，或表现为完全痉挛性四肢瘫或截瘫，前者为急性发生，后者为逐渐发展形成的；也可表现为脊髓的不完全性横贯性损伤。

1. 脊髓休克

脊髓休克见于急性脊髓横贯性损害。脊髓损伤后，在受损平面以下，立即出现肢体的弛缓性瘫痪，肌张力低下或消失，各种反射均减退或消失，病变水平以下深浅感觉完全丧失，膀胱无张力，尿潴留，大便失禁，呈无张力性（充盈性）尿便失禁。脊髓休克时间通常为3~4天至6~8周，平均为2~4周。

2. 完全性脊髓损伤

脊髓休克过后，损伤平面以下肌张力增高，腱反射亢进，病理反射呈阳性，但各种感觉无恢复，并可早期出现总体反射，即当损伤以下的皮肤或黏膜受到刺激时，出现髋、膝关节屈曲，以及踝关节跖屈、双下肢内收、腹肌收缩、反射性排尿和阴茎勃起等，但运动和各种感觉及括约肌功能无恢复。这种屈曲性截瘫通常是脊髓完全性横贯损伤的指征，而伸直性截瘫出现时为非完全性横贯损伤。

3. 不完全性脊髓损伤

脊髓病变呈完全性横贯损伤者比较少见，更多见者是不完全性横贯损伤，其发生可以是急性的，也可以是慢性的。如为急性病变，其损伤虽然是不完全性的，但在早期其生理功能却处于完全抑制状态，即脊髓休克，故在早期与脊髓完全性横贯损伤有很大区别，必须经过一段时间待脊髓休克逐渐消除后，真正的病灶与体征方可显现出来，其脊髓休克时间通常较完全性损伤要短。如为慢性病变，则无脊髓休克表现，随着病变的发展，脊髓损伤的表现逐渐出现并加重。主要表现：①中央索综合征，由于皮质脊髓束的排列是从中央向外依次为颈、胸、腰、骶，因此中央索损伤时，常出现上肢受累重而下肢受累轻的现象。此类患者多能恢复步行。②前索综合征，特点是运动丧失而轻触觉和本体感觉存在。对此类患者要注意有无痛感，由于痛是由在前角与后柱之间的外侧脊丘束传导的，如痛感存在，常表示该束前方的脊髓仍有功能，运动的恢复有望。③后索综合征，特点是运动功能及痛、轻触觉均保留，但本体感及精细感觉丧失。患者难以正常的步态走路，但预后亦较好。④脊髓半截征，特征是同侧损伤水平下运动能丧失、深感觉消失对侧痛、温觉消失。此类患者恢复往往显著。⑤圆锥综合征，特点是双下肢瘫痪合并无反射性大肠和膀胱，预后亦较好。⑥马尾综合征，特点是下肢不对称性损伤明显，预后亦较好。

四、临床治疗

1. 非手术治疗

伤后 6 小时内是关键时期，24 小时内为急性期，抓住尽早治疗的时机。

（1）药物治疗：甲泼尼龙冲击疗法，每公斤体重 30mg 剂量一次给药，15 分钟静脉注射完毕，休息 45 分钟，在以后 23 小时内以 5.4mg/（kg·h）剂量持续静脉滴注，本法只适用于受伤后 8 小时以内的患者。其作用机制为大剂量甲泼尼龙能阻止类脂化合物的过氧化反应和稳定细胞膜，从而减轻外伤后神经细胞的变性，降低组织水肿，改善脊髓血流量，预防损伤后脊髓缺血进一步加重，促进新陈代谢和预防神经纤维变性。

（2）高压氧治疗：根据动物实验，伤后 2 小时内进行高压氧治疗效果最好，这显然不适合于临床病例。根据实践经验，一般伤后 4~6 小时内应用也可收到良好的效果。高压氧用 0.2MPa 氧压，1.5 小时/次，10 次为 1 个疗程。

（3）其他：自由基清除剂、改善微循环药物、兴奋性氨基酸受体阻滞剂等。

2. 手术治疗

手术只能解除对脊侧的压迫和恢复脊柱的稳定性，目前还无法使损伤的脊髓恢复功能。手术的途径和方式视骨折的类型和致压物的部位而定。手术的指征：①脊柱骨折－脱位有关节突交锁者；②脊柱骨折复位不满意，或仍有脊柱不稳定因素存在者；③影像学显示有碎骨片突入椎管内压迫脊髓者；④截瘫平面不断上升，提示椎管内有活动性出血者。MRI 显示脊髓内有出血者可在脊髓背侧正中切开脊髓至中央沟，清除血块与积液，有利于水肿的消退。手术后的效果术前难以预料，一般而言，手术后截瘫级别可至少提高一级，对于完全性瘫痪而言，提高一级并不能解决多少问题；对于不完全性瘫痪而言，提高一级意味着可能改善生活质量。为此，对于不完全性瘫痪者更应持积极态度，这一原则更适用于陈旧性病例。

五、康复评定

1. 脊髓休克评定

脊髓休克指脊髓受到外力作用后内损伤平面以下的脊髓神经功能完全丧失。休克期结束远端骶反射出现或损伤平面以下出现肌张力升高或病理征出现。

2.ASIA 残损指数

（1）A：完全损伤，骶段 S_4、S_5 无任何运动、感觉功能保留。

（2）B：不完全损伤，脊髓功能损伤平面以下至骶段 S_4、S_5 无运动功能而有感觉的残留。

（3）C：脊髓损伤平面以下，有运动功能保留，但一半以下关键肌在的肌力在 3 级以下。

（4）D：脊髓损伤平面以下，有运动功能保留，且一半以上关键肌肌力均大于或等于 3 级。

（5）E：运动、感觉功能正常。

3. 运动检查

运动检查必查项目为检查身体两侧各自 10 对肌节中的关键肌。检查顺序从上到下，除下面这些肌肉的两侧检查外，还查肛门括约肌，以肛门指检感觉括约肌收缩，评定分级为存在或缺失（即在图上填有或无），这一检查只用于判断是否为完全性损伤（表 8-1）。

表 8-1 运动关键肌及感觉关键点

损伤平面	运动关键肌	感觉关键点
C_2		枕骨粗隆
C_3		锁骨上窝

续表

损伤平面	运动关键肌	感觉关键点
C₄	膈肌	肩锁关节部
C₅	肘伸肌（肱二头肌和肱桡肌）	
C₆	腕伸肌（腕桡侧伸肌长头及短头）	
C₇	肘伸肌（肱三头肌）	
C₈	中指末节指屈肌（指深屈肌）	
T₁	小指外展肌	
T₂		腋窝顶部
T₃		第3肋间隙
T₄		第4肋间隙
T₅		第5肋司隙
T₆		第6肋间隙
T₇		第7肋间隙
T₈		第8肋间隙
T₉		第9肋间隙
T₁₀		第10肋间隙
T₁₁		第11肋间隙
T₁₂		腹股沟韧带中点
L₁		T₁₂~L₂距离的一半（L₂在股前方中点上）
L₂	髋屈肌（髂腰肌）	
L₃	膝伸肌（股四头肌）	
L₄	踝背屈肌（胫前肌）	
L₅	趾长屈肌（拇长伸肌）	
S₁	踝跖屈肌（腓肠肌与比目鱼肌）	
S₂		腘窝中点
S₃		坐骨结节
S₄、S₅		肛周区

注：C_5-屈肘肌（肱二头肌/肱肌）；L_2-屈就肌（髂腰肌）；C_6-伸腕肌（桡侧伸腕长肌和短肌）；L_3-伸膝肌（股四头肌）；C_7-伸肘肌（肱三头肌）；L_4-踝背伸肌（胫前肌）；C_8-中指屈指肌（固有指屈肌）；L_5-长伸趾肌（拇长伸肌）；T_1-小指外展肌（小指外展肌）；S_1-踝跖屈肌（腓肠肌/比目鱼肌）。

六、康复治疗

（一）适应证

当脊髓的急剧损伤发生后，已经过针对性治疗，如脊柱抚慰、固定、手术解除压迫等，又无明显的并发症，如肺炎、尿路感染、肾衰竭、周围循环衰竭、心力衰竭、呼吸衰竭、皮肤肌肉损伤和炎症等，也不妨碍肢体活动的疼痛，但下肢运动功能部分或完全丧失，并有下半身感觉障碍和二便功能失常者。

（二）禁忌证

（1）生命体征不稳定的患者。

（2）神志不清、有认知障碍的患者。

（3）检查不配合者。

（4）传染病活动期。

（三）治疗

1. 脊髓损伤急性期康复治疗

采用床边训练的方法，主要目的是防止失用综合征，为以后康复创造条件，康复训练应视患者病情给予适当强度，防止运动过度，影响病情。

（1）保持良好体位：卧床时保持肢体处于良姿位，防止肢体畸形的发生。

（2）防止压疮：应用气垫床，并根据患者情况定时变换体位

（3）坐起训练：颈段及高胸段者在保护下早期定时训练坐起，从30°开始进行站立训练，从患者可耐受的角度开始，如无不良反应，每天升高10°，每次30~60分钟，每天2次以上，注意不能太疲劳，直至直立达90°。胸段以下者早期即可坐起。

（4）站立训练：患者经过坐起训练后无直立性低血压等不良反应即可考虑用电动起立床进行站立训练。从患者可耐受的角度开始，如无不良反应，逐渐增加角度，每天2~3次，每次20~30分钟，直至直立达90°。

（5）关节被动活动训练：对瘫痪肢体每天应进行2次以上的各关节全范围的被动活动，防止关节挛缩等并发症。

（6）主动运动训练：对残留部分的肌肉进行主动运动训练，可以采取主动助力训练、自身抗重训练、自身对抗训练、沙袋或弹力带抗阻训练等。另外，还可进行呼吸肌力量训练及呼吸功能训练。

（7）物理因子治疗：急性期可改善病损区血液循环及物质代谢，预防压疮等并发症；后期可促进脊髓神经功能恢复。可选用中频电刺激及神经肌肉电刺激治疗瘫痪肢体的肌肉，可加速运动功能的恢复。

（8）其他：中医针灸、按摩推拿等，以促进肢体功能的恢复并防止肌肉萎缩。

2. 脊髓损伤恢复期的康复治疗

至恢复期时，患者遗留各种功能障碍，根据评估结果制订康复计划，除上述急性期康复治疗外，还可选择采用以下治疗。

（1）肌力训练：完全性脊髓损伤患者肌力训练的重点是肩和肩胛骨的肌肉，特

别是背阔肌、内收肌、上肢肌肉、腹肌。不完全性脊髓损伤，需对残留肌肉一并训练。肌力3级及以上的肌肉，可采用主动或主动抗阻运动。肌力2级时可以采用主动助力训练，如悬吊、滑轮训练、助力性生物反馈仪等；肌力1级时主要采用功能性电刺激、被动运动的方式进行训练。肌力训练的目标是使肌力达到3级以上。脊髓损伤患者为了应用轮椅、拐或助行器，在卧床，坐位时均要重视训练肩周肌力，包括上肢支撑力训练、肱三头肌和肱二头肌训练和握力训练。对使用低靠背轮椅者，还需要进行腰背肌的训练。卧位时可采用举重、支撑，坐位时利用支撑架等。

（2）垫上训练：在治疗师指导下进行垫上训练。①翻身训练，适用于不能自主翻身，未掌握翻身动作技巧的患者。②牵伸训练，主要牵伸下肢的腘绳肌、内收肌和跟腱。③垫上移动训练。④四点跪位及移行训练。

（3）坐位训练：可在垫上及治疗床上进行。坐位可分为长坐位（膝关节伸直）和端坐位（膝关节屈曲90°）。坐位训练需要患者能控制躯干。在坐位时，可进行坐位平衡训练、转移训练，日常生活活动能力训练等。

（4）转移训练：转移能力是脊髓损伤患者必须掌握的技能，包括帮助下转移和独立转移。其中帮助转移有3人帮助、2人帮助和1人帮助。转移训练包括床与轮椅之间的转移、轮椅与坐便器及浴缸之间的转移、轮椅与汽车之间的转移、轮椅与地面之间的转移等。

（5）轮椅训练：患者能独立坐起，上肢力量及耐力足够是轮椅操纵的前提。轮椅训练包括向前驱动、向后驱动，左右转训练，前轮翘起行走及旋转训练，上斜坡训练和跨越障碍训练，上楼梯训练及下楼梯训练，越过马路镶边石的训练，过狭窄门廊的训练及安全跌倒和重新坐直的训练。

（6）站立、步行训练：对于躯干肌及下肢有一定肌力的患者，根据其能力进行站立平衡训练及步行训练。

（7）物理因子治疗：①直流电碘离子导入疗法，正极放置于病灶体表投影区，可采用双负极放置于双腿后侧，0.05mA/cm²，每次20~30分钟，1次/天，10次为1个疗程。②局部交变磁场疗法，60mT，15~20分钟，1次/天，7~10次为1个疗程。

（四）传统康复治疗

1. 中药疗法

（1）脾肾阳虚：治宜活血通络，补脾益肾。方选通脉四逆汤加味，药用附子、干姜、甘草、丹参、党参、黄芪、淫羊藿、赤芍、鸡血藤、伸筋草、地龙、牛膝、桃仁、红花、续断。若"吐已下断，汗出而厥，四肢拘急不解，脉微欲绝者"，加猪胆汁。

（2）肝肾阴虚：治宜滋肝益肾，强筋健骨。方选虎潜丸加减，药用龟甲、补骨脂、黄柏、知母、熟地黄、当归、白芍、狗脊、肉桂、牛膝、伸筋草、党参、干姜、炙甘草。若兼有瘀血阻络，可加赤芍、当归尾、桃仁、延胡索等；若大便秘结，可加用麻仁、柏子仁等；若小便癃闭，可加用肉桂、车前子等；若二便失禁，可加用金樱子、乌梅、益智仁等。

（3）痰瘀阻络：治宜化痰逐瘀通络，方选接骨丹加减，药用当归、黄芪、赤芍药、牛膝、肉桂、白芷、紫金皮、川乌、乳香、没药等。

2. 针灸疗法

（1）体针：下肢瘫痪主要取环跳、殷门、阳陵泉、足三里、承山、昆仑、三阴交、解溪、肾俞等穴；上肢瘫痪可取"肩三针"、曲池、外关、阳溪、合谷等穴；此外，可取华佗夹脊穴。针法宜用弱刺激，留针时间较长，还可配合经络走向施加梅花针，每4~5天1次，针后还可加灸。

（2）电针：主穴取损伤平面上下各一对夹脊穴。上肢取曲池、外关、合谷；下肢取环跳、委中、太冲、昆仑、三阴交、阳陵泉。夹脊穴一般针刺时针尖稍向内倾斜，深度达1~1.5寸，针柄连导线，选用疏波，以患者能耐受为度，配穴不通电，亦可于夹脊穴交替通电。每天1次，留针30分钟，6天为1个疗程，休息2~3天，进行下1个疗程。

3. 推拿疗法

选取百会、肝俞、脾俞、肾俞、环跳、风市、阳陵泉、足三里、委中、承山、昆仑、解溪、太冲等穴，用攘法、按法、揉法、拿法、拍法、摇法、抖法。俯卧位，按揉百会5分钟，施攘法于腰背部，按肝俞、脾俞、肾俞、环跳、风市、阳陵泉、足三里、委中、承山、昆仑、解溪、太冲穴，每穴1分钟，拍打背脊部，以皮肤发红为度，施摇法、抖法于下肢。每个疗程为15天，休息3天，进行下一个疗程治疗。

4. 饮食疗法

脊髓损伤患者可选用补益脾肾、强壮筋骨、温通督脉的饮食，多用血肉有情之品，可取动物的脊髓、脊骨煮汤或煮粥，如羊脊骨粥等。还可食用鹿肉、龟肉，或选黄芪煲蟒蛇肉、冰糖炖龟血等药膳。适量饮用十全大补酒、五加皮酒、史国公酒等。

5. 沐浴疗法

较简单的方法是温水浴，即患者全身浸泡于39~45℃的温水中，每次20分钟左右。在水中可做瘫痪肢体的主动和被动活动，并可进行按摩或自我按摩。由于水的浮力作用，瘫痪肢体的活动较为省力。如有条件者，可进行温泉水浴，如一般温泉39~40℃，全身浸泡15~20分钟；食盐泉39~41℃，浸泡20~30分钟；碳酸泉39~40℃，浸泡20~30分钟等。也可全身浴或半身浴交替进行，10~15天为1个疗程。此外还可用番木鳖15g，桃仁15g，红花15g，骨碎补15g，五加皮10g，桂枝10g，细辛3g加水煎液，浸泡瘫痪的下肢，每天1次，每次20~30分钟。除以上介绍的方法外，还可用38~45℃的热沙敷盖患肢。每天1次，每次20~30分钟。

或用"坎离沙疗法"、蚕沙炒热外熨法、酒醋疗法、日光疗法等，均有助于肢体经络的疏通和气血的运行。

6.传统体育疗法

（1）气功：以练卧位放松功为主，即意守小腹，自然深呼吸。同时可把思想集中于瘫痪部位，由上到下反复想象肌肉放松，并闭目默念"松"字。经过一段时间练习后，思想能随意放松和集中，再使思想高度集中，心中默念"动"字，从远端脚趾动起，逐渐向上扩大范围。同时也可配合被动运动。后期可练内养功、站桩功、强壮功等。

（2）运动锻炼：在脊髓损伤后的卧床阶段即可进行创伤锻炼，以上肢和腰背的肌肉锻炼为主，运动量由小到大，由弱到强。脊椎骨折或脱位已愈，可再加起坐、转身等锻炼。上肢锻炼可做高举、平分、屈伸活动。还可做太极拳中运兽、倒卷肱等单式，重复练习。必要时可辅以哑铃、拉簧，或双手握住头上横杆做双臂引体向上。随着上肢肌肉力量的增强，可由上肢活动带动下肢活动。继则可多做坐位练习，顺序为被动坐、靠左、扶坐、自坐，并进而练习坐位的各种运动。腰背肌锻炼可做仰卧抬高腰背或俯卧头背向上仰的锻炼。其他还可做提臀、振腹、全身翻动等训练。由于下肢丧失运动功能，所以下肢一般进行被动活动，除了由医务人员或家属帮助患者下肢屈伸、抬举活动外，也可用器械协助下肢运动，一般每天2次，每次30分钟。

在上述床上锻炼的基础上，接着进行离床锻炼。其中包括练习站立，按扶床站立—靠斜板站立—靠墙站立—扶双杠站立—扶拐站立—扶人站立—独立站立的顺序进行锻炼。锻炼时应由医务人员照顾保护，以防摔倒。同时可进行上下轮椅车的锻炼。在此基础上又可按扶双杠走—扶行走车走—扶双拐走—扶双棍走—扶单棍走—独立行走的顺序锻炼行走功能。在锻炼时也必须有专人保护，防止摔倒。特别注意在膝部和腰部的支持，以防膝软而向前缩屈跌倒。但部分患者必须穿着特殊的支具并扶拐才能行走。以上锻炼一般每天1小时左右，扶拐步行可用"四点步"，即迈左腿出右拐，迈右腿出左拐；也可用"摆动步"，即两拐同时摆前一步，两腿再跟上。

在运动锻炼中要循序渐进，如出现下肢浮肿、皮下出血，可注意卧床时抬高下肢，必要时用弹力绷带加压包扎足部小腿后再锻炼。如发现膝关节肿胀，有积液，可配合外敷药物和适当休息，加服舒筋活血类药物。

此外，可做衣、食、住、行等生活能力的训练，以帮助患肢功能恢复。

七、心理干预

本病患者多数由于突然性的意外损伤，当经过肉体的巨大痛苦后，发现肢体丧失了活动和感觉功能，精神上所受的打击是巨大的。不少患者对未来的生活丧失信心，情绪极度悲观、忧郁、低沉，有的则脾气暴躁，拒绝与医务人员合作。为此，调摄患者的情志十分重要。医务人员应对患者及家属进行深入的思想工作，说明脊髓损伤发生的原因、可能产生的后果，强调本病进行认真、耐心的康复医疗十分必要，使患者及家属认识到只要有信心，充分发挥主观能动性，采用持之以恒的康复医疗方法，就可以最大限度地恢复生活和工作能力。这样使患者放下思想包袱，能积极、主动地配合医务人员接受康复医疗。对部分不善于控制自己情绪，顾虑过重，焦躁不安或极度悲观的患者，在进行心理开导的同时，可指导其学会自我调节，以放松心情。同时要求家庭和社会各方面给予充分的支持，关心患者，避免在精神上的各种不良刺激。此外，还可组织患者进行多种娱乐活动，以调摄精神情志。对尚未恢复的功能，应尽可能采用补偿措施，如用轮椅、支具等，以减轻患者精神思想上的负担和压力，有助于生活能力的恢复。

八、康复护理

1. 生活起居
（1）居室保持空气新鲜，环境舒适安静，光线柔和，温湿度适宜。

（2）卧硬板床休息，垫以棕垫或软垫，保持脊柱平直位。

（3）注意体位摆放，预防压疮，防止关节挛缩和其他意外发生。每1~2小时更换体位一次，由2~3人进行轴向翻身。保持皮肤清洁干燥，避免烫伤、擦伤的皮肤损伤。注意观察患者的皮肤有无压红。

（4）病情允许情况下，尽早进行动能锻炼，针对残存功能进行开发、强化、应用训练。

（5）积极预防并发症，进行肌力维持、强化训练，呼吸功能训练，二便障碍康复训练等。

（6）在早期或脊柱稳定后就开始进行逐步抬高床头的训练，预防直立性低血压。

（7）注意避风保暖。

2. 饮食调理
（1）注意饮食卫生，防止暴饮暴食。多饮水，少食高脂肪高胆固醇和碱性食物，防止结石形成，忌食辛辣生冷食品。

（2）脾肾阳虚者：饮食以活血通络、补脾益肾为主，宜细软、宜消化，营养丰富，多食用鸡蛋、瘦猪肉、牛奶、羊肉、狗肉、大枣、桂圆等补中健胃之品；红花、桃仁、黑豆、丝瓜、陈醋等活血化瘀之品。

（3）肝肾阴虚者：饮食以补阴为主，如枸杞、白芍、巴戟天、动物骨髓等。

（4）痰瘀阻络者：宜进食涤痰开窍、活血通络之品。食疗方：冬瓜排骨汤等。忌食辛辣、燥热、肥腻等生痰助湿之品。

3. 情志调理
（1）关心尊重患者，多与患者沟通，了解其心理状态，及时予以心理疏导。

（2）解除患者因突然致病而产生的恐惧、焦虑、悲观情绪，可采用释放、宣泄法，使患者心中的焦躁、痛苦释放出来。

（3）鼓励家属多陪伴患者，亲朋好友多探视，多给予情感支持。

（4）鼓励病友间相互交流治疗体会，提高认知，增强治疗信心

九、预后

对于完全性脊髓损伤患者，从自理生活角度看，C_7 是个关键点，C_7 基本上能自理，C_7 以下完全能自理；C_7 以上时，C_5、C_6 只能部分自理；C_4 为完全不能自理。从轮椅上能独立的角度看，C_8 是个关键点，C_8 以下均能独立。从步行功能看，$T_3 \sim T_{12}$、$L_1 \sim L_2$、$L_3 \sim L_5$ 分别为治疗性、家庭性、社区性功能性步行的关键点。

如为不完全性损伤则后果要好得多。

十、健康教育

（1）注意饮食调节，制订合理的膳食计划，保证维生素、纤维素、钙及各种营养物质的合理摄入。

（2）教会患者及其家属学会自我护理。

（3）住院期间，培养患者养成良好的卫生习惯，掌握家居环境的要求，出院后要定期复查，防止发生并发症。

（4）指导患者遵医嘱按时准备服药，尤其注意抗痉挛药物停药时应逐渐减量。

（5）指导患者掌握排尿、排便管理方法，学会自己处理二便，高颈髓损伤的患者家属要学会协助他们处理二便问题。

（6）教会家属掌握基本的康复训练知识和技能。

（包永萍　代巧巧）

第九章

小儿脑性瘫痪的康复

　　小儿脑性瘫痪又称脑瘫，是指从小儿出生前到出生后 1 个月内发育时期非进行性脑损伤所致的综合征，主要表现为中枢性运动障碍和姿势异常，同时伴有智力、言语、视听觉等多种障碍。脑瘫患病率为 0.15%~0.5%，约占出生人口的 0.4%，由于该病给患者的生活、工作乃至护理带来诸多不便并将伴随患者一生，因此，治疗问题长期困扰着千千万万个家庭。

　　中医学认为，脑为元神之府。所谓神，从广义上说是人体生命活动的总称，从狭义上说是人体所表现的神志意识、知觉、运动等。《医学衷中参西录·医论》认为"人之元神藏于脑"，说明脑具有掌管精神、意识思维、运动的功能。脑是由髓聚合而成的，《灵枢·海论》曰："脑为髓之海"。而肾主藏精、主骨生髓。肾所藏之精，有先天、后天之分，先天之精受于父母，后天之精由水谷精微所化生。"《灵枢·本神》说："肾者主水，受五脏六腑之精而藏之""肝主藏血，精血同源。"因此，肝肾功能正常与否，精血是否充盈与脑髓的生成和发育有非常密切的关系。同时，由于经络能运行气血，上濡头窍，内灌脏腑，外达四肢百骸。而头部经络集中，诚如《灵枢·邪气藏府病形》所说："十二经脉，三百六十五络，其血气皆上于面而走空窍。"故经络受损影响气血正常运行，或气血不足经络空虚，均可影响脑的发育和功能的正常发挥。特别是直接分布于脑部的经络，如督脉"上至风府，入属于脑，上巅"，足太阳膀胱经"上额交巅，上入络脑"，足厥阴肝经"上出额与督脉会于巅"等，这些经络的作用与脑的功能正常与否有重要的关系。中医儿科学中没有脑性瘫痪这一病名，根据其临床的表现，类似于"五迟""五软"的病证。五迟是指立迟、行迟、发迟、齿迟、语迟。五软是指头项软、口软、手软、脚软，肌肉软，属儿科难治病。

一、病因病机

1. 先天因素

父精不足，母血亏虚，导致胎儿禀赋不足、精血亏损，不能充养脑髓；或其母孕期受惊吓或抑郁悲伤，惊扰胎气以致胎育不良。

2. 后天因素

小儿初生脏气怯弱，护理不当，而生大病，损伤脑髓。

3. 外伤因素

各种原因引起的产时脑部损伤。

二、康复辨证

1. 辨证要点

主要辨别先后天不足的主次。一般而言，先天胎禀不足者有因其父母血气弱而孕，或受胎而其母多疾，或其父母酒色过度、元气虚弱而孕，或年老而复得子，或早产，或有遗传因素等。以头项软，届期不能站立，智力不健等为突出表现。后天失调者，有因喂养不当，杂物乱投，损伤脾胃而致者；有因护理不当，乳食阳光不足而致者；也有因吐泻久病，或慢惊风后，脾气虚而致者。以手足无力，肌肉痿软，毛发稀疏萎黄等为突出表现。

2. 常见证型

（1）肾精不足：四肢瘫痪，痿软不用，发育迟缓，智力低下，囟门迟闭或未闭，抬头、坐起、站立、行走，生齿等较同期正常小儿显著延迟，口软唇弛，易于流涎，咀嚼无力，语言不清，甚者抬头或坐立困难，苔白，脉细微。辨证要点为发育迟缓，智力低下，囟门迟闭，脉细微。

（2）肝肾阴虚：下肢瘫痪，颈项强硬，手足缓慢动作，不能自己，站立时双足拘挛，向内翻转，站立不稳，步履困难，颜面抽掣，言语不清，时见痫证样发作，哭闹易急，心烦少寐，舌红，脉细数。辨证要点为哭闹易急，虚烦少寐，舌红，脉细数。

（3）气血两虚：四肢瘫痪，智力不全，体倦懒言，神情呆滞，不哭不闹，数岁不语，言语欠清晰，发稀萎黄，面色苍白，纳差，大便秘结，脉细弱无力。辨证要点为体倦懒言，发稀萎黄，纳差。

（4）阴津亏虚：肢体瘫痪，肌肉萎缩，口干唇裂，皮肤干燥，面色无华，两目干涩，小便短赤，大便干结，低热，时有盗汗，舌质降，苔光剥或如镜面，脉细数无力。辨证要点为口干唇裂，皮肤干燥，低热盗汗，脉细数。

（5）瘀阻脑络：肢体瘫痪，神情呆钝，发稀易落，颜面紫暗，头颅青筋暴露，或头晕头痛，或耳聋目眩，或言语不利，四肢厥冷，舌质紫暗或有瘀斑、瘀点，脉细涩。辨证要点为颜面紫暗，头颅青筋暴露，舌质紫暗，脉细涩。

（6）痰湿阻窍：四肢瘫痪，言语不清，头晕重如蒙或喉间痰鸣，时伴抽搐或痫证样发作，脘痞呕恶，纳呆，口黏多涎，口渴不欲饮或不多饮，舌苔黄腻，脉滑数。辨证要点为头晕重如蒙，喉间痰鸣，脘痞纳呆。

三、临床表现

脑瘫临床表现多种多样。由于类型、受损部位的不同而表现各异，即使同一患者，在不同年龄阶段表现也不尽相同。早期多表现为：①身体发软及自发运动减少，这是肌张力低下的症状，在1个月时即可见到。如果持续4个月以上，则可诊断为重症脑损伤，智力低下或肌肉系统疾病。②身体发硬，这是肌张力亢进的症状，在1个月时即可见到。如果持续4个月以上，可诊断为脑瘫。③反应迟钝及叫名无反应，这是智力低下的早期表现，一般认为4个月时反应迟钝，6个月时叫名无反应，可诊断为智力低下。④头围异常，头围是脑的形态发育的客观指标，脑损伤儿往往有头围异常。⑤体重增加不良、哺乳无力。⑥固定姿势，往往是由于脑损伤使肌张力异常所致，如角弓反应、蛙位、倒"U"字形姿势等。在生后1个月就可见到。⑦手握拳，如果4个月还不能张开，或拇指内收，尤其是一侧上肢出现，有重要诊断意义。⑧身体扭转。3~4个月婴儿如有身体扭转，往往提示锥体外系损伤。⑨头不稳定，如4个月婴儿俯卧不能抬头或坐位时头不能竖直，往往是脑损伤的重要标志。⑩斜视，3~4个月的婴儿有斜视及眼球运动不良时，可提示有脑损伤的存在。

四、临床治疗

1. 药物治疗

主要有促进脑代谢的脑神经细胞营养药，以利于患儿神经功能的恢复。用于对症治疗的药物，如癫痫发作者可根据不同类型服用恰当的抗癫痫药物；苯海索，氯苯胺丁酸等肌肉松弛药物可降低肌张力等；对于挛缩的肌肉还可以注射A型肉毒毒素。

2. 手术治疗

①经保守治疗无效者可行选择性脊神经后根切断术（selective posterior rhizotomy，SPR）治疗肢体痉挛。其手术机制为选择性切断肌梭传入神经Ia纤维，阻断脊髓反射环路而解除肌肉痉挛，且不再复发，而肌张力的降低并不影响运动功能。手术最佳年龄为2~6岁，以痉挛性脑性瘫痪，肌张力在3级以上，并保持一定的肌力和运动功能为宜。手足徐动型及共济失调型患儿不宜行此手术。此手术对痉挛解除的有效率为96.6%，功能改善率为83.6%。②蛛网膜下腔直接注入氯苯胺丁酸（continuous intrathecal baclofen infusion，CIBI）：治疗痉挛性脑性瘫痪，其机制为氯苯胺丁酸在脊髓灰质细胞突触前与GABA-B受体结合，阻止兴奋性神经递质的释放，减少运动神经的兴奋性冲动释放，抑制脊髓反射，消除肌痉挛。对不宜或不接受SPR手术者可应用CIBI治疗。③对于由于关节挛缩而出现关节不易改变的畸形及肢体痉挛经长期治疗运动能力进展不大者可行肌腱切开、移植或延长等

矫形手术。

五、康复评定

1.评定目的
确定脑瘫发病高危因素的存在，了解患儿发育水平及与年龄相对应的功能水平状态，明确脑瘫的严重程度，从而制定规范化和个体化的康复计划。

2.评定方法
①小儿发育水平测定（表 9-1）主要评定脑瘫患儿的发育水平较正常同龄儿落后的程度；②躯体功能评定：如肌力、肌张力、关节活动度、原始反射或姿势性反射（表 9-2）、平衡反应、协调能力、站立和步行能力（步态）评定；③心理、智力及行为评定；④言语功能评定；⑤感觉、知觉功能评定；⑥日常生活活动能力及功能独立能力的评定。

表 9-1　发育水平的测定

工具	评估
DDST（丹佛发育筛查测验）	政府机关实施的筛选测试，用时 2~15 分钟
PEDS（儿童发育评估）	包括一些问题和一些小的测试特异任务的项目（如 DDST）
ASQ（年龄及阶段问卷）	
CDI（儿童发育调查表）	
Bayley（婴儿神经发育筛查）	评估 3~24 个月高危儿的详尽发育测试
Peabody（运动发育测试）	评估从出生到 83 个月儿童粗大及精细运动的量表
B&Q（Bruininks—Oseretsky）	评估 4.5~14.5 岁儿童运动熟练度的量表

表 9-2　小儿原始反射、姿势性反射和自动反应

内容	时间
原始反射	
交叉性伸肌反射	出生时 ~2 个月
Galant 反射（躯干侧弯反射）	出生时 ~2 个月
Moro 反射（拥抱反射）	出生时 ~6 个月
抓握反射	出生时 ~6 个月
姿势性反射	
紧张性迷路反射	出生时 ~6 个月
非对称性紧张性颈反射	出生 2~4 个月
对称性紧张性颈反射	出生 4~10 个月

续表

内容	时间
自动反应	
放置反应	出生时~2个月
平衡反应	
倾斜反应	出生6个月~终生
坐位平衡反应	出生6个月~终生
立位平衡反应	出生12个月~终生
Landau反应（兰道反射）	出生6~30个月
降落伞反应	出生6个月~终生
自动步行反应	出生时~3个月

六、康复治疗

（一）适应证

各种类型的脑瘫患儿，一旦明确诊断应尽早进行康复治疗。对于痉挛型主要采用神经肌肉促进中的Bobath技术缓解痉挛，同时配合其他抗痉挛治疗。迟缓型主要采用Bobath技术，感觉刺激提高肌张力，配合理疗，逐一支具保护。手足徐动型通过躯干肌平衡和控制训练，提高患者在各种体位下完成作业治疗。

（二）禁忌证

患儿合并其他疾病，生命体征部平稳；患儿有反复癫痫发作时，治疗时应时刻关注患儿状态。

（三）治疗方案

康复治疗应遵循早发现、早确诊、早治疗的原则。任何单一的治疗都是有限的，应采用综合的康复治疗手段，如医学康复中的运动疗法、作业治疗、言语治疗，以及药物、手术等，结合心理康复，教育康复和社会康复，最大限度地降低患儿的残疾程度，提高生活活动能力。治疗中，多采用适合儿童年龄及发育特点、多变化、有趣味、家庭共同参与的方式，提高治疗效果，从而达到预期目的。

1. 物理治疗

（1）运动治疗：指根据运动学、神经生理和神经发育学理论，借助器具或徒手的方法，对脑瘫患儿实施的运动治疗。其目的是改善患儿的运动功能，尽可能使其正常化，提高生活活动能力。近年来，针对小儿脑瘫的运动疗法学说发展较多，包括 Bobath 法、Vojta 法、Temple Fay 法、Ayre 感觉统合治疗、Doman-Delacato 法、Collis 法、Rood 法、PNF 法和运动再学习等。

（2）引导式教育：是 20 世纪 40 年代左右由匈牙利的 Andas Pet 提出的，是一种对脑瘫等神经系统障碍患儿提供的综合的多途径多手段的治疗，其治疗目的是刺激多发残疾患儿的全面发育和恢复。引导式教育更多的是针对患儿本身，而非只关心某一局部问题。它是通过合格的训练人员（又称引导员），根据患儿的活动能力、言语、认知或智力、社会交往及行为、情感等发育状况和问题制定相应的、系统的、相互关联的训练计划，可以是个体单独接受训练，更多的是以小组的形式，采取有节律、有韵律、活动目的性强的训练手法或指令，应用特殊的训练用具，如条床、梯背倚等，使患儿在愉快的训练环境中，积极主动地学会和完成不同阶段目标的功能性技巧性活动，以逐步达到生活活动能力的提高和自理。

2. 言语矫治

脑瘫常发生的言语障碍有两类，即构音障碍和言语发育迟缓。对构音障碍患儿的言语训练包括基本言语运动功能的刺激和促进，改善呼吸，增加画部的活动（如笑、哭）等，以提高患儿的言语功能。对言语发育迟缓的患儿要根据其年龄、训练频率、康复的效果设定短、长期目标，促进发音、使用语言符号、理解语言概念和含义，逐步训练患儿具有语言交往能力。

3. 文体治疗

根据小儿活泼、喜欢嬉戏的特点，通过做游戏、模仿体育竞赛等形式充分调动患儿主动参与的积极性，提高身体的协调性、灵活性、耐力等，以及与人交往、团结协作等言语、行为的能力，在娱乐中促进患儿全面发展。还有一些娱乐活动也是适合的，它取决于现有资源和社会所提供的支持。骑马运动可以作为娱乐项目，同样也可以作为治疗手段。计算机可以提供很多娱乐机会，有严重功能障碍的儿童可以通过互联网与其他人相互交流，相互影响。

4. 矫形器的应用

应用矫形器或其他辅助支具的目的：①保持肢体的功能位；②加强肢体的承重能力；③预防或纠正畸形；④促进运动功能发育，从而提高生活活动能力。踝足矫形器（AFO）可以在行走中帮助控制马蹄足或内翻畸形。带关节的踝足矫形器包括踝关节，可以使足背伸。踝足矫形器可以降低痉挛患儿的异常反射，不能行走的患儿穿戴踝足矫形器可以预防小腿后部肌群的挛缩，并且在站立时提供支持。还有一些支持设备如站立架、俯卧板等可以矫正身体某一部分的不正确体位或姿势，经矫正后而使之同其他身体部位一样，以正确的体位或姿势积极参与到主动活动中。例如，一些下肢痉挛较严重的患儿常表现出双下肢内收畸形，坐、跪或站的基底平而很窄，使之平衡能力较差，可通过短裤型矫形器外展或站立架上训练外展，头、躯干、髋等部位姿势的稳定性就会提高，更易获得功能性技巧。

5.心理康复

身体缺陷和周围环境的影响会使脑瘫患儿心理上有一定的障碍，常表现为自闭、少语、缺乏自信，甚至自我否定，因此心理康复对脑瘫患儿尤为重要。心理康复不仅能帮助他们尽快地树立自信，更能促进他们在躯体功能、认知智力、言语表达等方面的恢复。要针对不同年龄阶段的脑瘫患儿予以不同的心理康复治疗方法。婴儿期，要帮助家长认识孩子的运动障碍，使之多理解，提供更多能满足婴儿需要的条件，发掘婴儿更多的潜能。幼儿期是积极探索的阶段，是运动和智力发育最快、最佳的时期，康复人员和家长应理解在此阶段易出现的不良情绪，如攻击行为、恐惧等，可以提供安全的方式让患儿发泄情绪，多给予抚摸，以温柔的语言传递情感，多做些游戏帮助患儿建立愉快的心情。在学龄前期，孩子有了初步的感知，基本理解简单概念，想象力非常丰富，在此阶段，帮助他们认识自己的身体状况，多与正常儿童交往，扮演不同的角色，摆脱忧虑、恐惧，给予精神上的最大支持。对于形成了较高推理和逻辑思维能力的青少年期，交流和自理非常重要，在这一时期，自我意向、自我价值和性是他们关心的主要问题，否认、愤怒、恐惧和抑郁更加突出，处理和治疗自我否定、帮助建立活动独立、指导就业等是此期的重点。总之，在儿童生长、发育的整个阶段，关注不同时期的心理问题制定对策和治疗计划，使患儿身、心、智全面发展。

6.传统康复

（1）中药疗法

1）肾精不足：治宜填精补髓，益肾健脑。方选左归丸加减，药用熟地黄、山药、枸杞子、茯苓、炙甘草、紫河车、龟甲胶（烊化）、杜仲。面色无华、头晕心悸者，加黄芪、何首乌、阿胶（烊化）；痿软甚者，加秦艽、川牛膝、木瓜；日久累及肾阳亏虚者，加肉苁蓉、鹿角胶。

2）肝肾阴虚：治宜滋补肝肾，潜阳熄风。方选大定风珠加减，药用白芍、阿胶（烊化）、龟甲（先煎）、生地黄、麦冬、五味子、生牡蛎、鳖甲（先煎）、地龙、炙甘草、珍珠母。头晕目眩者，加菟丝子、谷精草、沙苑子；虚烦少寐者，加五味子、远志；面红气粗者，加钩藤（后下）、白蒺藜、石决明；舞动抽搐者，加全蝎、僵蚕、珍珠（研末冲服）。

3）气血两虚：治宜益气补血，健脑养心。方选菖蒲丸加减，药用党参、当归、茯苓、白术、川芎、石菖蒲、远志、熟地黄、五味子、酸枣仁、炙甘草。肢体麻木者，加赤芍、鸡血藤、木瓜；纳差者，加砂仁、焦三仙；恶心呕吐者，加竹茹、姜半夏；经脉迟缓者，加黄芪、牛膝。

4）阴津亏虚：治宜养阴清热，生津润燥。方选增液汤加减，药用玄参、麦冬、生地黄、天花粉、玉竹、丹参、沙参、石斛、党参。阴津亏虚而动风者，加白芍、牡蛎（先煎）、鳖甲（先煎）；津液耗脱者，加人参、生龙牡（先煎）；低热不退者，加龟甲（先煎）、地骨皮；肢体挛缩者，加白芍、全蝎、僵蚕。

5）瘀阻脑络：治宜活血通络，开窍醒脑。方选通窍活血汤加减，药用川芎、桃仁、红花、赤芍、丹参、细辛、生黄芪、天麻、白芷、麝香（研末冲服）、葱白、石菖蒲。手足厥逆者，加桂枝、桑枝、制川乌；喉间有痰声者，加白芥子、全瓜蒌、半夏；手足拘挛，关节畸形者，加全蝎、穿山甲。

6）痰湿阻窍：治宜健脾化湿，去痰醒脑。方选半夏白术天麻汤合黄连温胆汤加减，药用半夏、炒白术、天麻、钩藤（后下）、陈皮、茯苓、白芷、细辛、生姜、枳实、竹茹、黄连、白术、橘络、僵蚕、石菖蒲。脾胃虚弱者，加人参、薏苡仁、砂仁；嗜睡昏蒙者，加安息香（冲服）、苏合香（冲服）；口渴甚，苔黄腻者，重用黄连，加淡竹叶、石斛；痫证发作者，加全蝎、生龙牡各（先煎）、生铁落；心烦不寐者，加川贝母、远志、夜交藤。

（2）针灸疗法

1）体针：主穴百会、大椎、肾俞、涌泉、心俞、脾俞、胃俞、合谷、足三里穴。下肢瘫痪者加环跳、秩边、风市、承扶、委中、伏兔、阴市、解溪、昆仑穴；上肢瘫痪者加"肩三针"、曲池、手三里、外关、后溪穴；抬头困难者加扶突、巨骨、天柱穴；足内翻者加悬钟、昆仑、申脉穴；足外翻者加阴陵泉、三阴交、血海、照海穴；剪刀步态者加风市、阳陵泉及腹股沟穴；语言障碍者加哑门、金津、玉液、廉泉穴；智力障碍者加神门、四神聪、印堂、神庭穴；肾精不足者加关元、太溪穴；肝肾阴虚者加肝俞、曲泉、太冲、阴陵泉穴；气血两虚者加神阙、血海、足三里穴；阴津亏虚加内关、三阴交穴；瘀阻脑络者加风池、风府、血海穴；痰湿阻窍者加丰隆、劳宫穴。

2）头针：主穴为顶中线、顶颞前斜线、顶颞后斜线、顶旁一线、顶旁二线、颞后线。语言不清者加颞前线；痴呆者加额中线；癫痫发作加枕下旁线。局部皮肤常规消毒后，用 26 号或 30 号针快速进针，一手持针体，一手快速持续捻转针柄，持续 2~3 分钟，留针 10 分钟，再重复以上手法，共捻针 3 次，每天 1 次，10 天为 1个疗程。或用多功能治疗仪，中等连续波或疏密波刺激 20 分钟，强度以缓而能接受为度，然后留针 1 小时。上下肢麻木或瘫痪取顶中线、顶颞前斜线、顶颞后斜线、顶旁一线、顶旁二线；语言障碍取顶颞前斜线、颞前线；高血压加顶中线。留针 30分钟，同时配合运动功能训练，本法可刺激大脑皮层，诱发传导感应，由中枢神经发出指令，引发正确的姿势动作。

3）穴位注射：选穴哑门、风池、大椎、肾俞、曲池，手三里、足三里、三阴交、承山穴。运动功能障碍用乙酰谷胺或维生素 B；智力障碍较重者用脑活素或脑组织液。选用 5 号牙科针头，哑门穴向下颌骨方向刺 0.8 寸，大椎穴针稍向上，直刺 1 寸，风池穴向鼻尖方向进针 1 寸，肾俞穴向脊柱方向进针 1 寸，四肢穴常规进针1~1.5 寸，每次选 2~3 穴，交替使用，每穴注射 1~1.5ml，每天 1 次，10 天为 1 个疗程，2 个疗程间休息 3 天。

（3）推拿疗法

1）点穴疗法：主穴风池、肾俞、脾俞、胃俞、肝俞、心俞、合谷、曲池、外关、阳陵泉、阴陵泉、伏兔、足三里、解溪穴。智力不全者加四神聪、百会穴，言语不清加哑门、廉泉、通里穴。均双侧取穴，以点揉、一指禅手法为主，同时须加推督脉，自大椎穴起至尾骨止。

2）肌群按摩：如三角肌、肱二头肌、肱三头肌、股四头肌等，肌张力不正常以揉捏法为主，肌肉萎缩明显者可施加小儿捏脊法。

（4）饮食疗法：婴儿可喂食猪骨汤、山药粥、薏苡仁粥、核桃仁粥、益脾饼、八珍糕、栗子粥等。如患儿过分虚弱，可以食海参粥。此外，可用桑椹、核桃肉、乌枣（去核）各等分，烘干，研细末，每天 3 次，每次 3g，3 个月为 1 个疗程，可重复 2~4 个疗程。还可用猪脑或羊脑等新鲜者 1 具，加少许食盐、葱、姜，蒸熟，不拘多少，常当菜吃。

（5）沐浴疗法

1）日光浴：借天时之阳光，以培补小儿之稚阳，每天 1~2 次，每次数分钟至10 余分钟即可。

2）空气浴：借天时之清气，以补小儿之精气，在不受凉的前提下，可实施空气浴。

3）泉水浴：配以浴中按摩，可使患儿气血通畅。

（6）情志疗法：根据小儿的性情特点，要着重应用母爱疗法。对于在婴儿室、幼儿园的患儿，宜接回母亲身边，使患儿获得充分的母爱，保持良好的心境，以促进正常的生长发育。对患儿不能歧视，不能冷漠，不能嫌弃。要对患儿多说话，即使患儿不会说话，也要养成大人多对小儿说话的习惯。要让患儿多接触外界环境。可将牡丹花、桂花之类的香花放置于小儿卧室内，能怡神养智。若阳气虚弱的患儿，可配合适量声响或色彩以振奋阳气，使患儿活泼，激发生机。

（7）娱乐疗法

1）音乐疗法：宜选用音乐益智的方法，如少儿益智方。3 岁以后还可通过音乐实践开发智力，如唱歌、弹琴等。

2）玩具疗法：多采用色彩鲜明和益智类玩具，如识字钟、益智盒、智力板、积木、车类、飞机类等，由父母或同龄小朋友陪着玩。此外，尚可利用各种玩具恢复手足功能训练，如童车等。应注意玩具多样化，以免久而生厌。有一定活动能力的患儿多参加群体游乐活动，如猜谜、玩皮球、投掷套圈、捉迷藏等游戏，以及歌舞、讲故事等文艺活动。

3）读书疗法：通过读书以开发智力，可常阅读一些图文并茂的儿童书刊，如幼儿读物、儿童画报等。

七、心理干预

身体缺陷和周围环境的影响会使脑瘫患儿心理上有一定的障碍，常表现为自闭、少语、缺乏自信，甚至自我否定，因此心理康复对脑瘫患儿尤为重要。心理康复不仅能帮助他们尽快地树立自信，更能促进他们在躯体功能、认知能力、言语表达等方面的恢复。要针对不同年龄阶段的脑瘫患儿予以不同的心理康复治疗方法。婴儿期，要帮助家长认识孩子的运动障碍，使之多理解，提供更多能满足婴儿需要的条件，发掘婴儿更多的潜能。

幼儿期是积极探索的阶段，是运动和智力发育最快、最佳的时期，康复人员和家长应理解在此阶段易出现的不良情绪，如攻击行为、恐惧等，可以提供安全的方式让患儿发泄情绪，多给予抚摸，以温柔的语言传递情感，多做些游戏帮助患儿建立愉快的心情。在学龄前期，孩子有了初步的感知，基本理解简单概念，想象力非常丰富，在此阶段，帮助他们认识自己的身体状况，多与正常儿童交往，扮演不同的角色，摆脱忧虑、恐惧，给予精神上的最大支持。对于形成了较高推理和逻辑思维能力的青少年期，交流和自理非常重要，在这一时期，自我意向、自我价值和性是他们关心的主要问题，否认、愤怒、恐惧和抑郁更加突出，处理和治疗自我否定、帮助建立活动独立、指导就业等是此期的重点。总之，在儿童生长、发育的整个阶段，关注不同时期的心理问题，制定对策和治疗计划，使儿童身心智全面发展。

八、康复护理

1. 生活起居

（1）居室保持空气新鲜，环境舒适安静，光线柔和，温湿度适宜。

（2）教患儿家长掌握正确的脑瘫儿童的抱姿、睡姿、穿脱衣方法、喂食方法及生活自理能力训练等。

（3）教家长适合儿童年龄合理喂养方法。

（4）根据患儿家长的心理状况，给予有针对性的初步的心理疏导。

（5）加强安全防范，防止患儿在治疗、训练中发生意外伤。

（6）加强日常生活能力的训练，逐渐培养患儿自理能力。

2. 饮食指导

（1）饮食宜清淡、易消化、高蛋白饮食、少量多次进食。

（2）肾精不足者：宜进食补肾养元、填精益髓之品，如养肾强骨的猪蹄筋汤。

（3）肝肾阴虚者：宜进食滋阴填精、滋养肝肾之品，如枸杞子、黑芝麻、黑白木耳等。药膳方：莲子百合煲瘦肉汤。忌辛辣香燥之品。

（4）气血两虚者：宜进食益气养阴的食品，如莲子、大枣、桂圆等。食疗方：桂圆莲子汤，大枣圆肉煲鸡汤等。

（5）阴津亏虚者：进食滋阴填精、滋养肝肾之品，如枸杞子等。药膳方：虫草全鸭汤，忌辛辣香燥之品。

（6）瘀阻脑络者：宜进食活血通络之品，如山楂、白萝卜、木耳等。

（7）痰湿阻窍者：宜进涤痰开窍之品，忌食辛辣、燥热、肥腻等生痰助湿之品。

3. 情志调护

（1）主动加强与患儿的接触和交谈，运用通俗易懂的语言。

（2）对有语言障碍的患儿，要理解对方情感表达的内容和方式，当听不明白时，可以叙述能理解的几种意思给他听，然后让他以点头或摇头示意的方式来确认。

（3）尊重、理解患儿：在为患儿进行各项护理操作和功能训练前，应在取得他们同意后方能为其进行。

（4）关心、尊重患儿家长，多与患者沟通，了解其心理状态，及时予以心理疏导。

九、预后

智力正常的患儿通常预后较好，癫痫频繁发作可致脑缺氧而使智力障碍加重，预后较差。

十、健康教育

（1）向患儿家长介绍脑瘫的一般知识，包括病因、临床表现、治疗方法及预后等。

（2）告知家长患儿日常生活活动训练的内容和方法。

（3）告知家长脑瘫患儿正确的卧床姿势。

（4）告知家长如何正确抱脑瘫患儿。

（5）告知家长预防脑瘫发生的知识和措施包括产前保健、围生期保健和出生后预防。

（李盈盈　李　娟　李玉飞）

第十章

周围神经病的康复

周围神经病，是指原发于周围神经系统的结构和功能损害的疾病。周围神经是指嗅、视神经以外的脑神经和脊神经、自主神经及其神经节。

由于疾病病因、受累范围及病程不同，周围神经病的分类标准的未统一，单一分类方法很难涵盖所有病种。首先可先分为遗传性和获得性，后者按病因又分为营养缺乏和代谢性、中枢性、感染性、免疫相关性、缺血性、副肿瘤性、机械外伤性等；根据其损害的病理改变，可将其分为主质性神经病（病变原发于轴突和神经纤维）和间质性神经病（病变位于神经纤维之间的支持组织）；按照临床病程，可分为急性、亚急性、慢性、复发性和进行性神经病等；按照累及的神经分布形式分为单神经病、多发性单神经病、多发性神经病等；按照症状分为感觉性、运动性、混合性、自主神经性等种类；按照病变的解剖部位分为神经根病、神经丛病和神经干病。

周围神经病有许多特有的症状和体征，感觉障碍主要表现为感觉缺失、感觉异常、疼痛、感觉性共济失调；运动障碍包括运动神经刺激和麻痹症状。刺激症状主要表现为肌束震颤、肌纤维颤搐、痛性痉挛等，而肌力减退或丧失、肌萎缩则属于运动神经麻痹症状。另外，周围神经疾病患者常伴有肌腱反射减弱或消失。自主神经受损常表现为无汗、竖毛障碍及直立性低血压，严重者可出现无泪、无涎、阳痿以及膀胱、直肠功能障碍等。

本病属中医"痿病""痹症"范畴。中医文献中有关痿病的论述相当丰富。《内经》不仅提出了痹之病名，而且对其病因病机、证候分类及转归、预后等均做了较详细的论述。《内经》对痿病论述颇详，阐述了痿症的病因病机、病证分类及治疗原则。

一、病因病机

周围神经病病因复杂，可能与营养代谢、药物及中毒、血管炎、肿瘤、遗传、外伤或机械压迫等原因相关。

中医学认为本病属于中医"脉痹"范畴。脉痹是以正气不足，六淫杂至，侵袭血脉，致血液凝涩、脉道闭阻，而引起的以肢体疼痛、皮肤不仁、皮色暗黑或苍白、脉搏微弱或无脉等为主要特征的一种病证。本病一年四季均可发病，但由于湿热者多发于夏季，由于寒湿或阳虚而致者则好发于冬季。发病年龄以青壮年为多，老年次之，幼小者一般不发病，性别差异不大。脉痹一名，始见于《内经》。继后，《金匮要略》等医籍有血痹的记载。血气痹阻与经脉痹阻相关，故血痹与脉痹类同。后世医籍虽有论及脉痹者，但均未将其正式列为病种，更缺乏病因病机及辨证论治等方面的系统论述。从临床实践看，脉痹作为病种并不少见，故将其列为病种之一。凡以血脉瘀滞为主要病证者，均应属本病。

二、康复辨证

周围神经病变以凉、麻、痛、痿四大主症为临床特点。其主要病机是以气虚、阴虚、阳虚失充为本，以瘀血、痰浊阻络为标，血瘀贯穿于糖尿病周围神经病变的始终。临证当首辨其虚实，虚当辨气虚、阴虚、阳虚之所在；实当辨瘀与痰之所别，但总以虚中夹实最为多见。治疗当在辨证施治、遣方择药前提下，酌情选加化瘀通络之品，取其"以通为补""以通为助"之义。本病除口服、注射等常规的方法外，当灵活选用熏、洗、灸、针刺、推拿等外治法，内外同治，以提高疗效，缩短疗程。

1. 气虚血瘀证

手足麻木，如有蚁行，肢末时痛，多呈刺痛，下肢为主，入夜痛甚，少气懒言，神疲倦怠，腰腿酸软，或面色㿠白，自汗畏风，易于感冒，舌质淡紫，或有紫斑，苔薄白，脉沉涩。

2. 阴虚血瘀证

腿足挛急，酸胀疼痛，肢体麻木，或小腿抽搐，夜间为甚，五心烦热，失眠多梦，腰膝酸软，头晕耳鸣，口干少饮，多有便秘，舌质嫩红或暗红，苔花剥少津，脉细数或细涩。

3. 痰瘀阻络证

麻木不止，常有定处，足如踩棉，肢体困倦，头重如裹，昏蒙不清，体多肥胖，口黏乏味，胸闷纳呆，腹胀不适，大便黏滞，舌质紫暗，舌体胖大有齿痕，苔白厚腻，脉沉滑或沉涩。

4. 肝肾亏虚证

肢体痿软无力，肌肉萎缩，甚者痿废不用，腰膝酸软，骨松齿摇，头晕耳鸣，舌质淡，少苔或无苔，脉沉细无力。

三、临床表现

1. 运动障碍

出现弛缓性瘫痪、肌张力降低、肌肉萎缩。

2. 感觉障碍

表现为感觉减退或消失、感觉过敏，主观有麻木感，自发疼痛等。

3. 反射障碍

肌腱反射减弱或消失。

4. 自主神经功能障碍

皮肤发红或发绀，皮温低，无汗、少汗或多汗，指（趾）甲粗糙变脆等。

四、临床治疗

1. 病因治疗

根据不同病因采用不同方法。如铅中毒应立即脱离中毒环境、阻止毒物继续进入体内，及时应用特殊解毒剂治疗。异烟肼中毒应立即停药，除加大输液量、利尿、通便外，大剂量维生素 B_6 应用具有重要的治疗意义。酒精中毒者，禁酒是治疗的关键，并应用大剂量维生素 B_1 肌内注射。糖尿病患者应调整控制糖尿病的药物用量，严格控制病情发展。结缔组织疾病及变态反应性疾病可应用皮质激素治疗。因营养缺乏及代谢障碍或感染所致者，应积极治疗原发疾病。

2. 一般治疗

急性期应卧床休息，适当增加营养，勤翻身，随时按摩瘫痪肢体，早日做被动或主动锻炼，防止肌肉萎缩。有垂手、垂足时可用夹板或支架固定于功能位置，以防止肢体发生挛缩或畸形。恢复期可用理疗、针灸、按摩及穴位注射等方法，以促进肢体功能恢复。

各种原因引起的周围神经炎，均应早期足量地应用维生素 B_1、维生素 B_2、维生素 B_6、维生素 B_{12} 及维生素 C 等。尚可根据病情选用 ATP、辅酶 A、地巴唑、肌苷等药物。疼痛剧烈患者可选用止痛剂、卡马西平、苯妥英钠或阿米替林。

五、康复评定

1. 运动功能评定

（1）肌力评定：见表 10-1。

表 10-1　肌力评定表

级别	标准
5	能对抗最大阻力，能完成全关节活动范围的运动
4	能对抗阻力，且能完成全范围活动，但阻力达不到 5 级水平
3	能对抗重力，且能完成全范围活动，但不能对抗任何阻力
2	消除重力的影响，能完成全关节活动范围的运动

续表

级别	标准
1	触诊发现有肌肉收缩，但不能引起任何关节活动
0	无任何肌肉收缩

（2）关节活动范围测定。

（3）患肢周径测量：用尺或容积仪测量受累肢体周径，并与健侧肢体相对应的部位比较。

（4）运动功能恢复等级评定：由英国医学研究委员会（BMRC）提出，将神经病变后的运动功能电复情况分为6级，简单易行，是评定运动功能恢复最常用的方法（表10-2）。

表 10-2　周围神经病损后运动功能恢复评定表

恢复等级	评定标准
0级（M_0）	肌肉无收缩
1级（M_1）	近端肌肉可见收缩
2级（M_2）	近端、远端肌肉均可见收缩
3级（M_3）	所有重要肌肉能抗阻力收缩
4级（M_4）	能进行所有运动，包括独立的或协同的运动
5级（M_5）	完全正常

2. 感觉功能评定

周围神经病变后感觉消失区往往较实际损伤小，且感觉消失区边缘存在感觉减退区。感觉功能的评定参见本书评定部分的内容。此外还可以做 Von Frey 单丝压觉试验。周围性神经病变后感觉功能恢复的评定可参考英国医学研究会的分级评定表（表10-3）。

表 10-3　感觉功能恢复评定

恢复等级	评定标准
0级（S_0）	感觉无恢复
1级（S_1）	支配区皮肤深感觉恢复
2级（S_2）	支配区浅感觉和触觉部分恢复
3级（S_3）	皮肤痛觉和触觉恢复且感觉过敏消失
4级（S_4）	感觉达到 S_3 水平外，两点辨别觉部分恢复
5级（S_5）	完全恢复

3. 反射检查

反射检查时需患者充分合作，并进行双侧对比。常用反射有肱二头肌反射、肱三头肌反射、桡骨骨膜反射、膝反射、踝反射等。

4. 自主神经检查

常用发汗试验，包括淀粉碘试验、茚三酮试验。

5. 神经干叩击试验

对神经损伤的诊断和神经再生过程的判断有较大意义。周围性神经病变后，近侧断端可出现再生，再生的神经纤维开始呈枝芽状，无髓鞘，外界的叩击和解压可诱发其分布区疼痛、放射痛和过电感等过敏现象，即 Tinel 征阳性。

6. 日常生活活动能力

评定日常生活能力常用改良 Barthel 指数评定量表（MBI），Kenny 自理评定量表。

7. 电诊断检查

周围性神经病变，电诊断检查具有重要意义，具有诊断和功能评定的价值，常用方法有以下几种。

（1）肌电图检查：对周围性神经病变有重要的评定价值，可判断失神经的范围与程度，以及神经再生的情况。由于神经损伤后的变性、坏死需经过一定时间，失神经表现在伤后 3 周左右才出现，故最好在伤后 3 周进行肌电图检查。

（2）经传导速度测定：是对周围神经病变最有用的检查方法，可以确定传导速度、动作电位幅度和末梢潜伏期。既可用于感觉神经也可用于运动神经的功能评定及确定受损部位。正常情况下，四肢周围神经的传导速度一般为 40~70m/s，神经损伤时，传导速度减慢。

（3）体感诱发电位检查：体感诱发电位（SEP）具有灵敏度高、对病变进行定量估计、对传导通路进行定位测定、重复性好等优点。对常规肌电图难以查出的病变，SEP 可容易做出诊断，如周围神经靠近中枢部位的损伤等。

六、康复治疗

康复治疗的目的是早期防治各种并发症（炎症、水肿等），晚期促进病变神经再生，以促进运动功能和感觉功能的恢复，防止肢体发生挛缩畸形，最终改善患者的日常生活和工作能力，提高生活质量，康复治疗应早期介入，介入越早效果越好。治疗时根据疾病的不同时期进行有针对性的处理。

（一）早期

本病早期一般为发病后 5~10 天。首先要去除病因，减少对神经的损害，预防关节挛缩的发生，为神经再生做好准备。具体措施有以下几种。

1. 受累肢体各关节功能位的保持

应用矫形器、石膏托，甚至毛巾，将受累肢体各关节保持在功能位。如垂腕时将腕关节固定于背伸 20°~30° 的功能位，足下垂时将踝关节固定于背伸 90° 的功能位等。

2. 受累肢体各关节的主、被动运动

由于肿胀、疼痛、不良肢位、肌力不平衡等因素，周围性神经病变后常易出现关节挛缩和畸形，故受累肢体各关节应早期做全范围各轴向的被动运动，每天至少 1~2 次，以保持受累关节正常活动的范围。若受损程度较轻，则进行主动运动。

3. 受累肢体出现肿胀的处理

可采用抬高患肢、弹力绷带包扎、做轻柔的向心性按摩与受累肢体的被动活动、冰敷等措施。水肿与病损后血液循环障碍、组织液渗出增多有关。

4. 物理因子的应用

早期应用超短波、微波、红外线等温热疗法，既有利于改善局部血液循环，促进水肿、炎症吸收，又有利于神经再生，有条件时可用水疗。

5. 受累部位的保护

由于受累肢体的感觉缺失，易继发外伤，应注意保护受累部位，如戴手套、穿袜等。若出现外伤，应选择适当的物理因子进行物理因子治疗，如紫外线治疗，促进伤口早期愈合。

（二）恢复期

早期炎症水肿消退后，即进入恢复期，早期的治疗措施仍可有选择地继续使用。此期的重点是促进神经再生，保持肌肉质量，增强肌力和促进感觉功能恢复。

1. 神经肌肉电刺激疗法

周围神性经病变后，肌肉瘫痪，可采用神经肌肉电刺激疗法以保持肌肉质量，迎接神经再支配。失神经支配后的 1 个月，肌肉萎缩最快，宜及早进行神经肌肉电刺激治疗，失神经后数月仍有必要施用神经肌肉电刺激治疗。通常选用三角形电流进行电刺激，此外还可选用直流电、调制中频、温热等进行治疗。

2. 肌力训练

受累神经支配的肌肉肌力为 0~1 级时，进行被动运动、肌电生物反馈等治疗。受累神经支配的肌肉肌力为 2~3 级时，进行助力运动、主动运动及器械性运动，但应注意运动量不宜过大，以免肌肉疲劳，随着肌力的增强，逐渐减少助力。受累神经支配的肌肉肌力为 3~4 级时，可进行抗阻练习，以争取最大肌力恢复，同时进行速度、耐力、灵敏度、协调性与平衡性的专门训练。

3. 日常生活能力评定训练

在进行肌力训练时应注意结合功能性活动和日常生活活动训练。如上肢练习洗脸、梳头、穿衣、伸手取物等动作，下肢练习踏自行车、踢球动作等。治疗中不断增加训练的难度和时间，以增强身体的灵活性和耐力。

4. 作业治疗

根据功能障碍的部位及程度、肌力及耐力的检测结果，进行有关的作业治疗。上肢周围神性神经病变患者可进行木工、编织、泥塑、打字、修配仪器、套圈、拧螺丝等操作，下肢周围神经损伤患者可进行踏自行车、缝纫机等练习。

5. 感觉训练

先进行触觉训练，选用软物（如橡皮擦）摩擦手指掌侧皮肤，然后是振动觉训练，后期训练涉及对多种物体大小、形状、质地和材料的鉴别，可将一系列不同大小、不同形状。不同质地、不同材料的物体放在布袋中让患者用手触摸辨认，如钥匙、螺钉、回形针、扣子、硬币。橡皮块等，训练的原则是由大物体到小物体，由简单物体到复杂物体，由粗糙质地到纤细质地，由单一一类物体到混合物体。

6. 促进神经再生

可选用神经生长因子、维生素 B_1、维生素 B_6、维生素 B_{12} 等药物，以及超加波、微波、红外线等物理因子治疗，有利于损伤神经的再生。

七、心理干预

心理疗法是一个重要环节，因为许多患者都会有不切实际的期望，担心损伤能恢复，表现急躁、焦虑、忧郁、躁狂等。可采用医学宣教、心理咨询、心理支持疗法、集体治疗、患者示范等方式来消除或减轻患者的心理障碍，发挥其主观能动性，积极配合康复治疗，也可通过作业治疗改善患者心理状态。

八、康复护理

1. 饮食指导

（1）气虚血瘀证：饮食宜进益气活血的食物，如山楂。食疗方：大枣滋补粥。

（2）阴虚血瘀证：饮食宜进行气活血的食物，如生姜、黑大豆等。

（3）痰瘀阻络证：饮食宜进食祛风化痰开窍的食品，如山楂、荸荠、黄瓜。食疗方：鱼头汤。忌食羊肉、牛肉、狗肉等。

（4）肝肾亏虚证：饮食宜进滋养肝肾的食品，如芹菜黄瓜汁、清蒸鱼等。食疗方：百合莲子薏仁粥。

2. 情志调理

（1）语言疏导法：运用语言，鼓励病友间多沟通、多交流。鼓励家属多陪伴患者。家庭的温暖是疏导患者情志的重要方法。

（2）指导患者注意调摄情志，宣平淡静志，避免七情过激和外界不良刺激，不宜用脑过度，避免情绪波动。

（3）劝慰患者正确对待因病程较长造成的体虚、易急躁的情绪变化，帮助患者保持心情愉快，消除因此产生的紧张心理，树立战胜疾病的信心和勇气，以利于疾病的好转或康复。

3. 生活护理

（1）病室宜安静、整洁，光线柔和，避免噪声、强光等一切不良刺激。

（2）指导患者起居有常，慎避外邪。

（3）注意安全，防止发生呛咳、窒息、跌倒、坠床、压疮、烫伤等意外。做好健康教育，增强患者及家属的防范意识。

九、预后

周围神经病种类较多，预后不一，如①吉兰－巴雷综合征：具有自限性，预后较好。瘫痪多在 3 周后开始恢复，多数患者 2 个月至 1 年内恢复正常，约 10% 患者遗留较严重后遗症。吉兰－巴雷综合征病死率约为 5%，主要死于呼吸衰竭、感染、低血压、严重心律失常等并发症。60 岁以上、病情进展迅速、需要辅助呼吸及运动神经波幅降低是预后不良的危险因素。②特发性面神经麻痹：约 80% 患者可在数周或 1~2 个月内恢复，不完全性面瘫 1~2 个月内可恢复或痊愈，完全性面瘫患者一般需 2~8 个月甚至 1 年时间恢复，且常遗留后遗症。1 周内味觉恢复提示预后良好。年轻患者预后好，老年患者伴乳突疼痛或合并糖尿病、高血压、动脉硬化、心肌梗死等预后较差。

十、健康教育

（1）平时注意劳逸结合，饮食有节，精神愉悦，增强体质。

（2）恢复期患者根据病情指导进行合理有效的功能锻炼，增强腰背及腿部肌肉力量锻炼，如飞燕式、拱桥式、游泳等；也可结合太极拳、八段锦、易筋经等传统练功方法，加强腰背及腿部肌肉力量锻炼，增强体质预防复发。

（3）顺应四时气候寒暑变化适时增减衣物，注意腰腿部防寒保暖，预防感冒。

指导正确咳嗽、打喷嚏的方法，注意保护腰部，避免诱发和加重疼痛。若感受温热病邪应立即进行有效的治疗。以防止其传变。

（李兴安　刘丛林　吕朴仙）

第十一章

多发性硬化的康复

多发性硬化是一种免疫介导的中枢神经系统慢性炎性脱髓鞘性疾病。本病最常累及的部位为脑室周围、近皮质、视神经、脊髓、脑干和小脑，其主要临床特点为病灶的空间多发性和时间多发性。多发性硬化高危地区，包括美国北部加拿大冰岛，英国北欧澳洲的塔斯马尼亚岛和新西兰南部。患病率为 40/10 万或更高。赤道国家发病率小于 1/10 万。亚洲和非洲国家发病率较低，约为 5/10 万。我国属于低发病区，与日本相似。

本病属中医"痿病"范畴。痿病是肢体的皮、肉、筋、骨、脉受到外邪侵淫或因五脏内伤而失养引起的，以筋脉迟缓，软弱无力、不能随意运动为特征的一种难治病。《素问·痿论》指出本病的主要病机是"肺热叶焦"，肺燥不能输精于五脏，因而五体失养，肢体痿软。在发病原因上，《素问·痿论》指出了"热伤五脏""思想无穷""焦虑太过""有渐于湿"及远行劳倦、房劳太过等，《素问·生气通天论》又指出："因于湿，首如裹，湿热不攘，大筋𦆀短，小筋弛长，𦆀短为拘，弛长为痿。"认为湿热也是痿病成因之一。在治疗上，《素问·痿论》提出"治痿独取阳明"的基本原则。

一、病因病机

多发性硬化病因和发病机制至今尚未完全明确，近几年的研究提出了自身免疫、病毒感染、遗传倾向、环境因素及个体易感因素综合作用的多因素病因学说。中医学认为多发性硬化属中医的"痿病"范畴，其病因有外感、内伤。病位虽在肌肉筋脉，但关乎五脏，尤以肝肾肺胃最为密切，因肝藏血主筋，肾藏精生髓，津生于胃，肺通调布散津液，故《临证指南医案·痿》强调本病为"肝肾肺胃四经之病"。其病机则为热伤肺津，津液不布；湿热浸淫经络，气血不运；脾胃受损，气血精微生化不足；肝肾亏损，髓枯筋痿。

二、康复辨证

1. 湿热浸淫证

肢体痿软，身体困重，或有发热，口苦咽干，大便秘结，小便短赤不利，虚烦不眠，咳痰黄稠，舌苔黄腻，脉濡数或弦数有力。

2. 湿浊内蕴证

眩晕，头痛，头重如裹，倦怠无力，胸闷，腹胀，口淡食少，呕吐痰涎，言语不利，下肢困重，僵硬无力，步履失调，舌体胖大色淡红，苔白黄腻，脉滑数或沉濡。

3. 瘀阻脉络证

四肢麻木僵硬、痉挛或肢软无力，肢体抽搐作痛，或有明显痛点，唇紫舌暗或见瘀点、瘀斑，脉涩。

4. 气虚血瘀证

头晕，眼花，面色萎黄，气短乏力，走路不稳，心悸，便溏，肢体麻木、束带感或痉挛疼痛，舌质紫暗或有瘀点、瘀斑，苔白，脉细涩或迟涩。

5. 肝肾亏虚证

头晕，耳鸣，视物不清，四肢麻木或挛急，腰膝酸软，步态不稳，五心烦热，两目干涩，少寐健忘，咽干舌燥，舌红，苔少或薄黄，脉细数或细弦。部分患者出现头晕头痛，血压偏高，健忘失眠，五心烦热，口干咽燥，心悸易怒，目眩耳鸣，偶有肢体颤动，舌偏红，苔薄白，脉弦数，属于阴虚阳亢、虚风内动证。

6. 脾肾阳虚证

头晕，耳鸣，言语不利，神倦乏力，走态不稳，记忆力下降，视物昏花或复视，畏寒肢冷，肢麻筋紧，下肢无力，甚至瘫痪，小便频数或失禁，大便稀溏，舌质淡，舌体胖大，苔薄白或白腻，脉沉细。

三、临床表现

1. 年龄和性别

起病年龄多在 20~40 岁，10 岁以下和 50 岁以上患者少见，男女患病之比约为 1 ：2。

2. 起病形式

以亚急性起病多见，急性和隐匿起病仅见于少数病例。

3. 临床特征

绝大多数患者在临床上表现为空间和时间多发性。空间多发性是指病变部位的多发，时间多发性是指缓解—复发的病程。少数病例在整个病程中呈现单病灶征象。单相病程多见于以脊髓征象起病的缓慢进展型多发性硬化和临床少见的病势凶险的急性多发性硬化。

4. 临床症状和体征

由于多发性硬化患者大脑、脑干、小脑、脊髓可同时或相继受累，故其临床症状和体征多种多样。多发性硬化的体征常多于症状，如主诉一侧下肢无力、麻木刺痛的患者，查体时往往可见双侧皮质脊髓束或后索受累的体征。多发性硬化的临床经过及其症状体征的主要特点归纳如下。

（1）肢体无力：最多见，约50%的患者首发症状包括一个或多个肢体无力。运动障碍一般下肢比上肢明显，可为偏瘫、截瘫或四肢瘫，其中以不对称瘫痪最常见。肌腱反射早期正常，以后可发展为亢进，腹壁反射消失，病理反射阳性。

（2）感觉异常：浅感觉障碍表现为肢体、躯干或面部针刺麻木感，异常的肢体发冷、蚁走感、瘙痒感，以及尖锐、烧灼样疼痛及定位不明确的感觉异常。疼痛感可能与脊髓神经根部的脱髓鞘病灶有关，具有显著特征性。亦可有深感觉障碍。

（3）眼部症状：常表现为急性视神经炎或球后视神经炎，多为急性起病的单眼视力下降，有时双眼同时受累。眼底检查早期可见乳盘水肿或正常，以后出现视神经萎缩。约30%的病例有眼肌麻痹及复视。眼球震颤多为水平性或水平加旋转性。病变侵犯内侧纵束引起核间性眼肌麻痹，侵犯脑桥旁正中网状结构脑桥旁正中网状结构导致一个半综合征。

（4）共济失调：30%~40%的患者有不同程度的共济运动障碍，但"三主征"（眼震、意向震颤和吟诗样语言）仅见于部分晚期多发性硬化患者。

（5）发作性症状：是指持续时间短暂，可被特殊因素诱发的感觉或运动异常。发作性的神经功能障碍每次持续数秒至数分钟，频繁、过度换气、焦虑或维持肢体某种姿势可诱发，是多发性硬化特征性的症状之一。强直痉挛、感觉异常、构音障碍、共济失调、癫痫和疼痛不适是较常见的多发性硬化发作性症状。其中，局限于肢体或面部的强直性痉挛，常伴放射性异常疼痛，亦称痛性痉挛，发作时一般无意识丧失和脑电图异常。被动屈颈时会诱导出刺痛感或闪电样感觉，自颈部沿脊柱放散至大腿或足部，称为莱尔米特征，是因屈颈时脊髓局部的牵拉力和压力升高、脱髓鞘的脊髓颈段后索受激惹引起。

（6）精神症状：在多发性硬化患者中较常见，多表现为抑郁、易怒和脾气暴躁，部分患者出现欣快、兴奋，也可表现为淡漠、嗜睡、强哭强笑、反应迟钝、智力低下、重复语言、猜疑和被害妄想等，亦可出现记忆力减退、认知障碍。

（7）其他症状：膀胱功能障碍是多发性硬化患者的主要痛苦之一，包括尿频、尿急、尿潴留、尿失禁，常与脊髓功能障碍合并出现。此外，多发性硬化男性患者还可出现原发性或继发性性功能障碍。多发性硬化尚可伴有周围神经损害和多种其他自身免疫性疾病，如风湿病、类风湿综合征、干燥综合征、重症肌无力等。多发性硬化合并其他自身免疫性疾病是由于机体的免疫调节障碍引起多个靶点受累的结果。

四、临床治疗

西医对多发性硬化的治疗主要是应用肾上腺皮质激素，临床实践也证明对急性发作的患者能很快控制病情发展。但在药物减量或停药后，病情又易反复，促使长期用药而不良反应也将增多和加重；激素治疗并不能影响疾病的全过程，对神经功能恢复也无影响。其他免疫抑制剂控制多发性硬化的复发，要长时间（三年以上）服药，不良反应很大，使多数患者不能坚持用药。

1. 急性期

（1）肾上腺皮质激素治疗：一般认为该治疗对多发性硬化的作用机制主要是以下几点。①非特异性免疫抑制作用；②通过免疫介导机制改变免疫功能；③直接的神经生理作用；④降低受损脊髓中的脂质过氧化物的含量。肾上腺皮质激素有抗炎和免疫调节作用，是多发性硬化急性发作和复发的主要治疗药物。长期应用不能防止复发，且时间越长停药越困难，减量时易复发，而且易造成骨质疏松、股骨头坏死等严重不良反应。①甲基泼尼松龙大剂量短程疗法：500~1000mg/d，静脉滴注3~4天，1个疗程为3~5天，以后以泼尼松口服，1mg/（kg·d），口服11天，以后逐渐减量，直至停服（约1个月）；②泼尼松80~90mg/d，6~10天，以后逐渐减量为60mg/d，共5天；每天40mg，共5天，以后每5天减10mg，共4~6周为1个疗程。

（2）免疫抑制剂：①硫唑嘌呤，据报道能够降低复发率，但有抑制骨髓，白细胞减少，肝脏毒副反应。其用法为2~3mg/（kg·d）；②环磷酰胺，据报道能降低复发率，目前其疗效尚不很肯定，且具有严重不良反应，如脱发、白细胞计数减少、血尿、白血病等。

（3）免疫球蛋白：可增强机体抵抗力，其作用机制是调节免疫系统，促进髓鞘的再生。对于部分多发性硬化急性期患者有效，可使其症状改善。用法为0.4g/（kg·d），连续3~6个月。

（4）β-干扰素（IFN-β）：具有免疫调节作用，可抑制细胞免疫。可降低多发性硬化的恶化率，但其价格昂贵，且有引起注射部位红肿疼痛、肝功损害、贫血等不良反应。用法：IFN-β1α治疗首次发作用22μg或44μg，皮下注射，1~2次/周。确诊的复发缓解型多发性硬化22μg，2~3次/周。IFN-β1b为250μg，隔天皮下注射。

（5）干细胞移植：疗效尚不肯定，且费用昂贵，尚未广泛用于临床。

2. 缓解期

缓解期用药与急性期基本相同：β-干扰素、免疫球蛋白、硫唑嘌呤、环磷酰胺等，临床疗效不确切，并不能有效地抗复发。

五、康复评定

多发性硬化患者神经功能损伤可以使用特定的量表，如 Fugl-Meyer 量表，改良的 Ashworth 痉挛评定量表、Barthel 指数等，社会能力、认知功能及日常生活能力等内容详见有关章节。1985 年 MS 国际联盟协会制定了多发性硬化残疾简易记录（minimal record of disability for MS，MRDMS），为临床较好的 MS 评定量表。Kurtzke 残障状态量表（disability status scale，DSS）已经开始作为评定多发性硬化的标准工具，为增加功能状态评定的敏感性，1983 年的改良残障状态量表（expanded disability status scale，EDSS）把原有的 10 级每级再分为 2 级（表 11-1）。

表 11-1　改良残障状态量表

分值	功能状态（功能系统分级 0~5）
0	神经系统体检正常（所有功能系统 0 级）
1.0	无残障（1 个功能系统最轻体征）
1.5	无残障（1 个以上功能系统最轻体征）
2.0	1 个功能系统（2 级）轻度残障
2.5	1 个以上功能系统（2 级）轻度残障
3.0	1 个功能系统（3 级）中度残障或 3~4 个功系统轻度残障行走正常
3.5	1 个功能系统中度残障和 1~2 个功能系统（2 级）轻度残障，或 2 个功能系统中度残障，或 5 个功能系统轻度残障
4.0	1 个功能系统（4 级）重度残障或合并功能系统分级高于以前水平；无帮助或间歇行走 > 500m
4.5	重度残障并日常生活活动能力受限需帮助，无帮助或间歇行走 < 300m
5.0	1 个功能系统（5 级）重度残障或合并症增加；不能完成日常生活活动且无帮助行走 < 200m
5.5	1 个功能系统（5 级）重度残障或 2 个功能系统（3 级）且无帮助行走 < 100m
6.0	2 个或以上功能系统 > 3 级；重度残障或合并症增加；单侧辅助行走和间歇行走 < 100m
6.5	同 6.0，但需双侧辅助，无间歇行走 < 20m
7.0	2 个功能系统（4 级）重度残障或合并症增加，且行走 < 5m 需依靠轮椅
7.5	有帮助仅行走数步；能短距离驱动轮椅，但不能远行或独立生活一整天
8.0	活动度极小，基本卧床和坐位；能完成部分自我照顾活动
8.5	多功能系统（4 级）重度残障；自我照顾活动有限
9.0	卧床，完全需要帮助，能交流和进食
9.5	完全需要帮助，不能交流和进食
10	死亡

简易残障评分（minimal record of disability，MRD）于 1985 年提出，包括病损残障部位及世界卫生组织残障分级。MRD 源于反映基本病损的 EDSS 和 DSS 还包括反映功能障碍的伤残状态量表（incapacity status scale，ISS）和评定残障的环境状态量表（enviormental status scale，ESS）。每种量表分别有 1~4 和 1~5 分级。功能障碍和残障评定是监测多发性硬化病程自然史的重要基础，正确使用合适的量表对于合理而准确描述疾病状况、回答相关问题是必需的。

六、康复治疗

各种类型的多发性硬化明确诊断后，均可早期介入康复治疗。针对患者的不同功能障碍采取相对应的治疗方法。

本病尚无明确的禁忌症。因此应尽早的进行康复治疗，从预防到恢复和纠正病理生理治疗干预。综合康复应包括能避免和纠正功能障碍的预防和恢复措施。义肢或矫形器可用作代偿技术，功能可能重建的情况下适应策略也能采用。功能障碍形成的原因有多种，治疗也应该是多方面的。如痉挛状态的治疗，可避免来自尿路感染的刺激，减轻体位刺激，伸展运动改善活动度，支具代偿行走功能。多发性硬化累及的多方面问题需多学科途径解决。

1. 关节活动范围的维持

关节活动范围的维持和防止畸形的出现是期康治疗的重点之一，根据患者病情采取主动或被动运动方法。被动运动时选择舒适放松体位，运动顺序由近端到远端，同定肢体近端；动作缓慢柔和平稳有节律，避免冲击性运动和暴力；操作在无痛范围内进行，活动范围逐渐增加，以免损伤；增大关节活动范围的被动活动中可出现酸痛或轻微疼痛，但必须在可耐受范围，不应引起肌肉明显的痉挛或训练后持续疼痛；有感觉障碍的患者注意在适当的范围内活动，防止发生组织损伤；从单关节开始逐渐过渡到多关节；对关节活动已受限，出现挛缩者可应用关节松动技术和牵伸技术；也可利用支具或矫形器使关节维持在理想的活动范围。肌力 3 级以上者可在治疗师引导和辅助下采取主动运动方法，通常每一动作重复 10~30 次，每天 2~3 次，易疲劳者酌情减量。

2. 肌力训练

可以采用抗阻运动和有氧耐力训练，训练的强度、类型和频率应根据患者具体的身体情况来决定。注意肌张力高的患者避免抗阻训练以免诱发痉挛加重。另外，由于患行易疲劳和不耐热，运动期间应适时加入 1~5 分钟的休息，训练环境温度适中，避免使体温升高，

3. 痉挛状态

痉挛状态是多发性硬化的主要症状之一，是上运动神经元损伤后脊髓和脑干反射亢进而导致的肌张力异常增高状态。痉挛状态可以限制患者活动，影响日常生活

和护理，不利于运动疗法进行，伴有疼痛者甚至影响睡眠、情绪和精神心理状态，因此要在综合各方面的基础上选择物理治疗、作业治疗、口服药物或药物注射。

4. 疲乏

疲乏是多发性硬化常见症状之一，据报道 80% ~90% 患者可出现。其特点为缺乏活力，精力不充沛，清晨醒来即感疲乏，可持续一整天。这种疲乏状态可随体力活动、高温度、高湿度而加重，休息后可恢复，认为与脱硫鞘部位的传导障碍有关。治疗上首先应保证患者的睡眠；其次使用冷疗法可能有效，如在冷水池中训练或穿有制冷剂的衣服帽子；最后是药物治疗。

5. 震颤和共济失调

多发性硬化患者因小脑受累而出现震颤和共济失调症状，给步行和日常生活带来极大不便。静止性震颤选用苯海索，每次 2mg，每天 3 次，或左旋多巴 250mg，每天 3 次；意向性震颤用普萘洛尔 10~20mg，每天 3 次。运动疗法是通过增加小脑的传入信息和改善患者肢体近端的稳定性来进行，具体方法有①抗重力位置上的抗重力运动、平衡控制、压缩、交替轻拍；②利用姿势镜进行视觉反馈训练，通过增加感觉信息而促进活动的稳定性；③肢体近端负重 1~3kg，通过加强本体感觉反馈加强躯干和近端的稳定性，降低远端运动的错误；④本体感神经肌肉易化法中的逐渐减少范围的慢逆转技术和节律性稳定技术，可以增强稳定肌的力量，另外，还有辅助器具的使用能改善因震颤和共济失调造成的不便。

6. 感觉障碍和疼痛

半数以上多发性硬化患者出现感觉障碍。浅感觉障碍表现为肢体、躯干或面部针刺麻木感，异常的肢体发冷、蚁走感、瘙痒感，或尖锐、烧灼样疼痛，以及定位不明确的感觉异常，亦可有深感觉障碍。感觉丧失的患者通过感觉刺激治疗，如在体表进行刷、擦、拍打和冷热刺激等，增加肢体的感觉反应；本体感觉丧失的患者通过感觉反馈治疗，或借助视听反馈来改善和补偿感觉的丧失。疼痛或痛程度严重难以耐受时可造成残障而无躯体功能缺损。其治疗方法有辣椒素霜和经皮神经刺激，电刺激治疗痛性痉挛部分有效。

7. 认知功能障碍

认知缺损包括注意力、记忆力、判断力、空间定向力、信息处理速度和智力下降。每个患者认知功能受累程度不同，后果也不同。神经心理学测试结果有助于临床监测和直接指导临床康复，可用于家庭咨询、职业和非职业干预以及用于改善功能、自立性和生活质量康复计划的设计。详尽的认知功能信息有利于康复组成员按患者的需求确定个体化康复方案，也有利于治疗师根据患者的技能和缺陷调整其辅导方法、代偿训练和适应技能。心理学家和社会工作者也能根据神经心理学测试做个体化治疗和支持，例如，认知缺损对患者的社会活动、社交关系、感、自身防护、心理应对均有极大的影响。家庭保健专家和康复护士能利用检测结果确定最优方法和工具用于疾病教育和教授导尿和大便护理等操作方法，代偿措施和认知策略能有效补充个体的不足。

8.膀胱直肠功能障碍

最常见的膀胱功能障碍有尿路感染、尿失禁和尿潴留。它是住院患者的一大难题并使费用增高，肾盂肾炎和结石形成使患者膀胱功能障碍加重而需住院治疗，良好的治疗护理可使发病率和死亡率由50%降至5%，最大的困难是病程发展或早或晚会累及上尿路。膀胱功能障碍可以采取物理治疗、物理因子治疗或配合膀胱功能训练改善功能，必要时采取间歇导尿。对于直肠功能障碍可通过饮食调节、培养定时排习惯等。

9.情感障碍

情感和精神障碍为多发性硬化常见症状，约30%～40%以上的多发性硬化患者早期出现抑郁。75%以上患者在疾病某阶段出现抑郁多发性硬化患者自杀率比正常人群高7.5倍。抑郁症状，如疲劳、睡眠障碍、昏睡及认知缺陷，在多发性硬化同样常见；疲劳可作为引起抑郁的独立因素。上述因素可能导致抑郁的漏诊。脑损害患者抑郁多于脊髓损害，抑郁与神经功能缺损程度相关，也与患者功能能力下降相关；尽早发现抑郁的症状、体征，有利于早期评定、诊断和治疗以减轻抑郁相关的残障。

10.构音障碍、语言障碍、吞咽困难及呼吸困难

因受累部位不同，构音障碍和吞咽困难可单独出现，也可伴随出现。构音障碍是由于与言语有关的肌肉运动缓慢、无力、痉挛、不精确或不协调造成呼吸运动、共鸣、发音和韵律方面的改变，康复过程按呼吸—喉—腭和腭咽区—舌体—舌尖—唇—下颌运动顺序逐一进行治疗和训练。在分析这些结构与言语产生关系的基础上决定治疗从哪一步开始和先后顺序轻、中度构音障碍患者经过唇舌运动训练、发音训练、减慢言语速度、辨音训练、利用视觉途径、克服鼻化音训练、克服费力音训练、克服气息音训练、语调训练、音量训练等，症状会有所改善；重度构音障碍患者可以配合手法加强呼吸和舌唇运动，必要时为患者设计交流板，辅助或补偿其交流功能。

吞咽障碍是由于病变部位累及吞咽运动相关的神经肌肉，造成吞咽过程中如口腔预备期、口腔推动期、咽期和食管期不同时期中相关肌肉肌力减弱、肌肉痉挛、协调困难、运动速度减慢或过度运动，出现呛咳、误吸、气管痉挛、气管阻塞窒息，以及脱水、营养不良，导致患者死亡率增加。因此必须严格临床筛查，及时处理。吞咽障碍的治疗应根据筛查和评定的结果，经过口咽活动度训练、增强吞咽反射训练、声带内收训练、增强喉提升训练、咽收缩训练及体位、头位调整等行为学方法的特殊手法如声门上吞咽、门德尔松氏（Mendelsohn）手法等促进食团的控制和传递。对咽门、软腭、舌后部的热或冷刺激有助于吞咽功能恢复。

针刺、低频电刺激也有助于改善症状，有报道称球囊导管扩张术对环咽肌痉挛引起吞咽障碍者有效，严重吞咽困难不能进食者，需鼻饲或胃造瘘。同时需要加强饮食管理，包括调整进食方式、调整食物性状、心理支持和护理干预等。

11. 日常生活能力

包括进食、如厕、洗漱和穿衣等自理活动，购物和备膳等活动能力也影响功能。需明确上述活动的功能障碍程度，根据患者情况制定力所能及的康复计划，应用省力技术代偿乏力，活动安排简单化，并利用合适的器械，如遥控器、拉链和浴室坐凳。家庭和工作场所评估能改进功能活动，对康复计划做出调整。

12. 传统治疗

（1）湿热浸淫证：治宜清热利湿，活血通络。方选四妙散加减。药用苍术、白术、黄柏、川牛膝、薏苡仁、海风藤、络石藤、鸡血藤、伸筋草、豨莶草、川萆薢、六一散、川芎、全蝎等。

（2）湿浊内蕴证：治宜化湿行气。方选五苓散合三仁汤加减。药用杏仁、生薏苡仁、白蔻仁、茯苓、猪苓、通草、清半夏、白术、陈皮、泽泻、苍术、砂仁等。

（3）瘀阻脉络证：治宜益气通脉，活血通络。方选圣愈汤加减。药用黄芪、党参、熟地黄、当归、白芍、川芎、桃仁、红花、川牛膝等。

（4）气虚血瘀证：治宜益气活血。方选补阳还五汤或黄芪桂枝五物汤加减。药用生黄芪、当归、川芎、桃仁、红花、赤芍、海风藤、络石藤等。

（5）肝肾亏虚证：治宜滋补肝肾。方选左归丸或六味地黄丸加减。药用熟地黄、山萸肉、山药、泽泻、茯苓、女贞子、旱莲草、菟丝子、枸杞子、鹿角胶烊化等。

（6）脾肾阳虚证：治宜温补脾肾。方选金匮肾气丸或地黄饮子加减。药用生熟地、山萸肉、山药、泽泻、茯苓、肉桂、淫羊藿、制附片、丹参等。

七、心理干预

由于多发性硬化而引起脑部病损和患者的残疾，患者难以完成社会和家庭的角色，多表现出抑郁和情感不稳。本病抑郁症的发生率为40%，另外，类固醇类药物、抗痉挛药物也可引起抑郁症。康复医师应与患者建立信任和密切的关系，使患者相信治疗肯定有益；抑郁症患者服用抗抑郁药物如脱甲丙咪嗪等；情绪不稳的多发性硬化患者，服用小剂量的阿米替林效果较好。

八、康复护理

1. 起居护理

起居有常，生活规律，保障充足的睡眠，避免劳累，平时注意锻炼身体，防止病邪的侵袭，做到"正气存内，邪不可干"；节制性欲，避免房劳过度损伤肾中精气。

2. 饮食护理

（1）湿热侵淫：宜进食清热化湿之品，如赤小豆、薏苡仁、冬瓜等。

（2）湿浊内蕴：宜进食健脾益气、清利湿热之品，如山药、莲子、山楂。食疗方：薏仁山药粥。

（3）瘀阻脉络：宜进食活血化瘀、理气通络之品，如莲藕、丝瓜等。

（4）气虚血瘀：宜进食益气活血之品，如山楂。食疗方：大枣滋补粥（大枣、枸杞、瘦猪肉）。

（5）肝肾亏虚：宜进食滋养肝肾之品，如芹菜黄瓜汁、清蒸鱼等。食疗方：百合莲子薏仁粥。

（6）脾胃阳虚：宜进食健脾温阳之品，如狗肉、羊肉、鸡肉、猪肚、韭菜、辣椒、刀豆、肉桂等。

3. 情志护理

护理人员需要加强对患者的心理疏导，多与患者沟通与交流，缓解患者的不良情绪，加强对患者疾病知识的宣教，可以定期组织开展疾病知识讲座，鼓励患者参与，增强其治疗疾病的信心。

九、预后

急性发作后患者至少可部分恢复，但复发的频率和严重程度难以预测。提示预后良好的因素包括女性、高加索人、40 岁以前发病、单病灶起病、临床表现视觉或感觉障碍、最初 2~5 年的低复发率等，出现锥体系或小脑功能障碍提示预后较差。尽管最终可能导致某种程度的功能障碍，但大多数多发性硬化患者预后较乐观，约半数患者发病后 10 年只遗留轻度或中度功能障碍，病后存活期可长达 20~30 年，但少数可于数年内死亡。

十、健康教育

加强锻炼，避免手术、外伤、受寒、分娩等诱发因素，保证足够的营养，增强抵抗力，保障充足的睡眠，避免过度疲劳，高温可阻碍神经传导，要避免用热水浴与其他热疗等。

（李英菁 刘光磊 张艳宇）

第十二章

重症肌无力的康复

重症肌无力是一种神经－肌肉接头传递功能障碍的获得性免疫性疾病，主要由于神经肌肉接头突触后膜上乙酰胆碱受体受损引起。临床主要表现为部分或全身骨骼肌无力和极度疲劳，经休息和胆碱酯酶抑制剂治疗后症状减轻。发病率为（8~20）/10 万，患病率为 50/10 万，我国南方发病率较高。

本病属中医"痿病"范畴。痿病是肢体的皮、肉、筋、骨脉受到外邪侵淫，或因五脏内伤而失养引起的，以筋脉迟缓，软弱无力、不能随意运动为特征的一种难治病。痿之名称，首见于《内经》。《内经》认为，情志内伤外感湿邪，劳倦色欲，都能损伤精气，导致筋脉失养，产生痿病。如《素问·生气通天论》："因于湿，首如裹，湿热不攘，大筋緛短，小筋驰长。緛短为拘，驰长为痿"。轻者肢软无力，重者四肢痿废不用。

一、病因病机

重症肌无力是一种神经－肌肉接头传递功能障碍的获得性自身免疫性疾病。主要由于神经－肌肉接头突触后膜乙酰胆碱受体受损引起。其发病原因分两大类，第一类是先天遗传性，极少见，与自身免疫无关；第二类是自身免疫性疾病，最常见，发病原因尚不明确，普遍认为与感染、药物、环境因素有关。同时重症肌无力患者中有 65%~80% 有胸腺增生，10%~20% 伴发胸腺瘤。

中医认为脾胃亏虚，精微失运脾主运化，胃主受纳，脾胃功能失常，则精微营养运化失司，肌肉筋脉失养而终成痿病。脾肾不足、气阴两虚，则肌肉失养，而致肌痿无力、脾肾两虚、气血化生不足。脾肾阳虚，温运失职，脾阳根于肾阳，一方阳气虚损，则必及另一方，导致全身阳气虚损，温运失职，四肢失煦，疲乏无力。肝肾亏虚，精血不足，肝藏血，肾藏精，血不养筋，则宗筋弛纵而不能耐劳。痿病日久，脉络瘀阻失运，气血亏虚、肌肉筋脉失养致四肢无力，肌肉筋脉失却营养而无力痿弱。久病不愈，经络阻滞，血行障碍，肾气衰微，精气匮乏，气血乏源，心肺失于气血的主宰，脾胃失于运化，肝肾失于精血化生，四肢不得濡润，皮肤空窍失于润泽而出现重症肌无力危象。中医根据该病的临床表现，相当中医的不同病证，如眼睑无力下垂为主则属于中医学中的"睑废"或"胞垂"；看物重影则为"视歧"；抬头无力则属"头倾"；四肢疹软无力则属"痿病"；呼吸困难、肌无力危象则属"大气下陷"等病证。为本虚标实之证。

二、康复辨证

（1）中气不足型：多见于眼肌型及全身肌无力型轻者。

（2）脾肾气阴两虚型：多见于全身无力型及延髓型。

（3）脾肾阳虚型：多见于全身肌无力型。

（4）气血亏虚型：多见于重症肌无力久病患者。

（5）气虚血瘀型：见于全身肌无力型久病者。

三、临床表现

重症肌无力患者发病初期往往感到眼或肢体酸胀不适，或视物模糊，容易疲劳，天气炎热或月经来潮时疲乏加重。随着病情发展，骨骼肌明显疲乏无力，显著特点是肌无力于下午或傍晚劳累后加重，晨起或休息后减轻，此种现象称为"晨轻暮重"。重症肌无力患者全身骨骼肌均可受累，可有如下症状。

（1）眼皮下垂、视力模糊、复视、斜视、眼球转动不灵活。

（2）表情淡漠、苦笑面容、讲话大舌头、构音困难，常伴鼻音。

（3）咀嚼无力、饮水呛咳、吞咽困难。

（4）颈软、抬头困难，转颈、耸肩无力。

（5）抬臂、梳头、上楼梯、下蹲、上车困难。

四、临床治疗

（一）药物治疗

1.胆碱酯酶抑制剂

（1）溴吡斯的明为最常用的药物，成人每次口服60~120mg，每天3~4次。可在进餐前30分钟服用，作用时间为6~8小时。

（2）溴化新斯的明，成人每次口服15~30mg，每天3~4次。可在进餐前30分钟服用，作用时间为3~4小时。

2. 肾上腺皮质激素

可抑制自身免疫反应，适用于各种类型的重症肌无力；其主要通过抑制乙酰胆碱受体抗体的生成，达到治疗效果。肾上腺皮质激素冲击疗法适用于住院患者，尤其是危重症，特别是已经进行气管插管或使用呼吸机者，甲泼尼龙 1000mg，静脉滴注，每天 1 次，连用 3~5 天，随后每天剂量减半，即 500mg、250mg、125mg，继之改为口服泼尼松 50mg；最后，酌情逐渐减量。也可应用地塞米松 10~20mg，静脉滴注，每天 1 次，连用 7~10 天，之后改为口服泼尼松 50mg；并酌情渐渐减量。也可直接口服泼尼松 60~100mg，症状减轻后，酌情逐渐减量。应用激素治疗后，症状明显减轻或消失。依个体差异可酌情减量，直至停止。维持剂量一般在 5~20mg；应用时间依患者病情不同而异，一般在一年以上，个别可长达十余年。特别值得注意：①部分患者在应用大剂量激素冲击治疗的短期内可能出现病情加重，甚至出现肌无力危象。因此，凡应用大剂量激素治疗者必须住院，且做好抢救准备。②口服泼尼松需在早晨顿服。③大剂量和长期应用激素可诱发糖尿病、股骨头坏死、胃溃疡出血、严重的继发感染、库欣综合征等。④上述情况应该告加患者及其家属，以征求理解并同意后方能进行激素治疗。

3. 免疫抑制剂

适用于对肾上腺皮质激素不能应用、不耐受或疗效不佳者。虽然免度抑制剂有一定的不良反应，但用量较小，多数情况下不良反应较为少见；若出现白细胞计数及血小板计数减少、脱发、胃肠道反应、出血性膀胱炎等患者应停药，同时注意肝、肾功能的变化。常用以下药物。

（1）硫唑嘌呤：即依木兰，每次口服 50~100mg，每天 1 次，可长期应用。

（2）环磷酰胺：每次口服 50mg，每天 2~3 次；或 200mg，每周 2~3 次静脉注射，总量为 10~20g；或静脉滴注 1000mg，每 5 天 1 次，连用 10~20 次。

（3）环孢素 A：口服 6mg/（kg·d），12 个月为 1 个疗程。对细胞免疫和体液免疫均有抑制作用，可使乙酰胆碱受体抗体下降。

4. 禁用和慎用的药物

一些药物易加重重症肌无力病情或使其复发，故对本病患者禁用或慎用以下药物：奎宁、吗啡、氨基糖苷类抗生素、新霉素、多黏菌素、巴龙霉素、地西泮、苯巴比妥等镇静剂。

（二）胸腺治疗

主要用于伴有胸腺肿瘤、胸腺增生、药物治疗困难者，但对于 18 岁以下，既没有肿瘤也无严重增生，且病情不严重者，不采用此治疗。70% 的患者胸腺治疗后症状缓解或治愈；但部分患者治疗后，效果仍不佳，甚至加重，因此，还仍须应用药物治疗。胸腺治疗包括胸腺切除和胸腺放射治疗，前者适用于大多数患者，后者主要用于少数不能进行手术或术后复发者。

（三）血浆置换

通过正常人血浆或血浆代用品置换患者血浆，以清除血浆中的乙酰胆碱受体抗体及免疫复合物。该治疗起效快，近期疗效好，但不持久。疗效维持1周至2个月，之后随抗体水平逐渐增高而症状复现。血浆交换量平均每次2升，每周1~2次，连用3~8次，适用于肌无力危象和难治性重症肌无力。

（四）静脉注射人免疫球蛋白

外源性免疫球蛋白可使乙酰胆碱受体抗体的结合功能紊乱而干扰免疫反应，达到治疗效果。因人免疫球蛋白效果好，又无明显不良反应，故人免疫球蛋白目前广泛应用于本病的治疗。具体应用为每次静脉滴注人免疫球蛋白，0.4g/（kg·d），3~5天为1个疗程，可每月重复1个疗程。

（五）危象的处理

一旦发生呼吸肌瘫痪，应立即进行气管插管或切开，应用人工呼吸器辅助呼吸，并依不同类型的危象采用不同处理办法，如肌无力危象者应加大新斯的明用量；胆碱能危象和反拗危象者暂停抗胆脂酶药物的应用，观察一段时间后再恢复应用抗胆碱酯酶药物，同时进行对症治疗。危象是重症肌无力最危急状态，病死率为15.4%~50%。不管何种危象，除了上述特殊处理外，仍须进行以下基本处理：①保持呼吸道通畅，加强排痰，防止发生窒息；②积极控制感染，选用有效、足量和对神经－肌肉接头无阻滞作用的抗生素以控制肺部感染；③肾上腺皮质激素治疗。

五、康复评定

临床绝对评分法（计60分）如下所述。

1. 上睑无力计分

患者平视前方，观察上睑遮挡角膜的水平，以时钟位记录，左、右眼分别计分，共8分。0分：11~1点；1分：10~2点；2分：9~3点；3分：8~4点；4分：7~5点。

2. 上睑疲劳试验

令患者持续睁眼向上方注视，记录诱发出眼睑下垂的时间（秒），眼睑下垂：以上睑遮挡角膜，以9~3点为准，左、右眼分别计分，共8分。0分：＞60；1分：32~60；2分：16~30；3分：6~15；4分≤5。

3. 眼球水平活动受限计分

患者向左、右侧注视，记录外展、内收露白的毫米数，同侧眼外展露白的毫米数与内收露白的毫米数相加，左、右眼分别计分，共8分。0分：外展露白＋内收露白≤2mm，无复视；1分：外展露白＋内收露白≤4mm有复视；2分：＜4mm外展露白＋内收露白≤8mm；3分：≤8mm外展露白＋内收露白≤12mm；4分：外展露白＋内收露白＞12mm。

4. 上肢疲劳试验

两臂侧平举，记录诱发上肢疲劳的时间（秒），左、右分别计分共8分。0分：＞120；1分：61~120；2分：31~60；3分：11~30；4分：0~10。

5. 下肢疲劳试验

患者取仰卧位，双下肢同时屈髋、屈膝各90°。记录诱发出下肢疲劳的时间（秒），左、右分别计分共8分。0分：＞120；1分：61~120；2分：31~60；3分：11~30；4分：0~10。

6. 面肌无力的计分

0分：正常；1分：闭目力稍差，埋睑征不全；2分：闭目力稍差，能勉强合上眼睑，埋睑征消失；3分：闭目不能，鼓腮漏气；4分：噘嘴不能，面具样面容。

7. 咀嚼、吞咽功能的计分

0分：能正常进食；2分：进普食后疲劳，进食时间延长。但不影响每次进食；4分：进普食后疲劳，进食时间延长，已影响每次进食量；6分：不能进普食，只能进半流质；8分：鼻饲管进食。

8. 呼吸机功能的评分

0分正常；2分：轻微活动时气促；4分：平地行走时气短；6分：静坐时气短；8分：人工辅助呼吸。

相对评分法＝治疗前总分－治疗后总分比上治疗前总分。

9. 根据病情严重程度及疾病分型来选择性的检查受累肌肉或者肌群的肌力肌耐力

徒手肌力（MMT）评定；Lovett分级法评定标准；MRC分级标准（表12-1）。

表 12-1　MRC 分级标准

级别	标准
5	能抗最大阻力，完成全关节活动范围的运动
5-	能对抗与5级相同的阻力，但活动范围在50%~100%
4+	在活动的初、中期能对抗的阻力与4级相同，但在末期能对抗5级阻力
4	能对抗阻力，且能完成全范围活动，但阻力达不到5级水平
4-	对抗的阻力与4级相同，但活动范围在50%~100%
3+	情况与3级相仿，但在运动末期能对抗一定的阻力
3	能对抗重力，且能完成全范围活动，但不能抗任何阻力
3-	能对抗重力，但活动范围在50%~100%
2+	能对抗重力，但活动范围在50%以下
2	消除重力的影响，能完成全关节活动范围的运动
2-	消除重力的影响，关节能活动，但活动范围在50%~100%
1	触诊发现有肌肉收缩，但不引起任何关节活动
0	无任何肌肉收缩

10. 受累关节的关节活动度评估

平衡与协调功能评定（三级平衡法，berg 法，Romberg 检查法等）见表 12-2。

表 12-2　平衡功能简易评定法

	平衡测试方法		得分		备注
站立	保持正常舒服的姿势				
	双足并拢				
	单足并拢	左脚		时间：	左脚站立（　　）
		右脚			右脚站立（　　）
	足尖碰足跟直立				
	躯干向前屈，然后直立				
	躯干前屈，然后还原				
行走	足跟碰足尖走				
	直线走				
	侧方行走				
	后退走				
	走圆圈				
	用足跟走				
	用脚尖走				

注：评分标准如下所述。4分：能完成活动；3分：能完成活动，但需较少的躯体接触才能保持平衡；2分：能完成活动，但需较多（中到最大）的躯体接触才能保持平衡；1分：不能完成活动。

11. 步行能力及步态检查

日常生活能力评定（Barthel 指数）。

康复评定适用于重症肌无力患者，生命体征不稳定者禁用。

六、康复治疗

（一）肌力训练

1. 坐位平衡训练

先让重症肌无力患者屈膝依靠背架支持坐在床上，渐渐去除支架，把双腿放在床边，也可在床侧或床头设上围栏、把手或捆上绳索，以助坐起。坐位平衡训练可增强躯干肌肌力和坐位平衡力。

2. 行走训练

刚开始应由他人扶持，逐渐过渡到独自行走，同时注意纠正行走时的动作和正确用力。训练时主动做屈膝动做和踝关节背伸动作，选择较轻而坚韧的拐杖，长短适宜。

3. 使用轮椅训练

协助人员站在轮椅后面，用两手握住轮椅扶手或背，再用足踏住下面的横轴以固定轮椅，轮椅放在重症肌无力患者健侧，上下时要挂上手闸；上去后训练椅上活动，前后动和左右旋转。

（二）关节活动度训练

患者一开始可以在医师的帮助下做关节最大活动范围内活动，逐渐可以自己按照医师的指导方法进行锻炼。

（三）身体协调性训练

研究发现重症肌无力患者进行身体协调性训练对恢复其日常生活功能意义重大。适合重症肌无力患者的身体协调性训练包括：①手脚反向动作，单脚站立，双手摆动与提起脚做方向相反运动；②站蹲撑立，先站立后蹲，然后双手撑地双脚向后蹬直，双脚再收回原地，最后站起。

（四）重症肌无力患者主动运动

1. 患肢主动运动

先做瘫痪肢体假象运动然后，做助力运动进而做主动运动。应当注意运动幅度逐渐增加，不应引起疼痛和损伤，避免过度疲劳而使肢体痉挛加重。并应鼓励肌无力患者，尽量用健肢给患肢做被动运动。

2. 健肢主动运动

要慢尽可能带动患肢一起运动。重症肌无力患者对训练不可操之过急，应循序渐进。对于全身重症肌无力患者来说，康复训练很重要。康复训练可以达到恢复患者的肌力，增加关节活动度及改善身体协调性的作用，使患者不仅能恢复正常肌力还能达到正常生活和功能活动的目的。

（五）传统康复治疗

1. 中药疗法

（1）中气不足型：治宜益气健脾、补中升阳。方选补中益气汤加味。药用黄芪、白术、陈皮、升麻、柴胡、人参、甘草、当归等。

（2）脾肾气阴两虚型：治宜益气健脾、滋肾养阴。方选四君子汤合六味地黄汤加减。药用熟地黄、山萸肉、牡丹皮、泽泻、山药、人参、白术、茯苓、甘草等。

（3）脾肾阳虚型：治宜温补脾肾。方选四君子汤合右归丸加减。药用人参、白术、茯苓、甘草、熟地黄、附子、肉桂、山药、山茱萸、菟丝子、鹿角胶、枸杞子、当归、杜仲等。

（4）气血亏虚型：治宜补气养血。方选十全大补丸加减。药用党参、白术、茯苓、炙甘草、当归、川芎、白芍、熟地黄、黄芪、肉桂等。

（5）气虚血瘀型：治宜益气健脾、活血通络。方选四君子汤合桃红四物汤。药用人参、白术、茯苓、甘草、当归、熟地黄、川芎、白芍、桃仁、红花等。

2. 针灸疗法

（1）体针：要根据辨证取主穴以治其本，根据重症肌无力的部位不同而取局部腧穴为配穴，主穴与局部腧穴相配，主次分明，各得相宜。①热邪燔灼，肺胃津伤：取手太阳经穴为主，主穴为肺俞、列缺、少商、尺泽、太渊穴，毫针刺，用平补平泻法。②湿热浸淫，气血阻滞：取足阳明经穴，主穴为大椎、阴陵泉、解溪、髀关、合谷、曲池穴，毫针刺，用平补平泻法。③脾胃虚弱，精微不运：取背俞穴及足阳明经穴，主穴为脾俞、肺俞、关元、气海、足三里穴，毫针刺，用补法，可加灸。④肝肾亏损，筋骨失养：肾俞、肝俞、太溪、悬钟、三阴交穴，毫针刺，用补法，可加灸。

上肢重症肌无力配穴在肩髃、手三里、外关、内关、合谷等穴中选取2~3穴；下肢重症肌无力可在环跳、伏兔、血海、阳陵泉、悬钟、阴陵泉、三阴交、解溪等穴中选取2~3穴；躯干部配穴在大椎、腰阳关、肾俞（双）、腰眼（双）、气海俞、大肠俞等穴中选取2~3穴，均配合主穴治疗。

吞咽困难、语言低怯者，加廉泉、天突、照海穴；腹肌麻痹者，加天枢、归来穴；足内翻者，加阳陵泉、悬钟、丘墟穴；足外翻者，加阴陵泉、三阴交、太溪穴。

上述的穴位得气后可适当通以脉冲电流，电流强度以患者能耐受为度，通电20~30分钟，每天1次，10次为1个疗程。

（2）灸法：可治痿病，可用艾炷、艾条等按上述辨证选穴施灸，每天1~2次，10次为1个疗程。

（3）穴位注射：是将针刺治疗与药物结合在一起的综合疗法。可根据上述的辨证结合局部取穴法选穴，每次选取3~4个穴位。每穴注入B族维生素等营养神经或复方丹参注射液等活血通脉药物0.5~1ml，隔天1次，10次为1个疗程。

（4）头针：取双侧头皮运动区的上1/5，以2寸毫针顺时针大幅度捻转，当捻针30分钟时患者即有瘫痪肢体出现感觉并能活动的效果，隔天1次，5~7次为1个疗程。

（5）耳针：取穴为肺、胃、大肠、肝、肾、脾、神门相应部位，强刺激，每次选3~4穴，留针10分钟，隔天1次，10次为1个疗程。

（6）梅花针：以手足阳明经为主，太阳经、少阳经辅之。要注意顺经络方向，由内向外，由上向下叩刺。

（7）埋线：上肢取肩髃、臂臑、曲池、手三里穴，下肢取髀关、伏兔、足三里、阳陵泉穴，埋羊肠线，每次选2~3穴，2~3周后，可再次埋线。

3.推拿疗法

推拿具有疏通经脉，濡养经筋的作用。推拿有助于促进病损肌肉群功能的康复，增加血液循环，消除运动后疲劳，缓解肌肉的疼痛、痉挛等。湿热浸淫和肺胃津伤引起者，上肢可自手心向上沿前臂内侧推搓至上臂数十遍以泻其实，再自手背沿前臂外侧推搓至上臂，过肩到颈数十遍以补其虚。然后按其方向和顺序施以拿法、循按、攘法各3~5遍，最后用搓法收功。下肢可自腹股沟沿大腿内侧推搓至小腿内侧到足心数十遍以泻其实，再自腰部向下过臀沿下肢前外侧推搓至足背数十遍以补其虚，按此方向继以拿法、循按、攘法和侧击法各施术3~5遍，最后用搓法收功。脾胃虚弱与肝肾亏损引起者治疗手法同前，但方向相反。

在上述手法治疗的基础上，可配合针对重症肌无力局部的按摩手法。颈肩及上肢重症肌无力者，宜拿、捏、拍打上肢及颈肩部肌肉，点、按、揉天柱、大椎、肩井、曲池、手三里、外关、合谷等穴，摇肩、肘、腕及指间关节；腰部及下肢重症肌无力者，宜拿、捏或按揉、拍打下肢及腰部肌肉，点、按、揉伏兔、足三里、解溪、委中、承山、昆仑等穴，摇髋、膝及踝关节。手法要刚柔并举，拿、循、搓等手法要稳重、有力，点、按、揉穴位时力度要深透，活动关节类摇法动作要轻柔、和缓，切忌暴力。推拿治疗每天1次，10天为1个疗程。

捏脊具有健脾胃、理脏腑、和气血、调阴阳、壮筋骨、强体魄作用，现代医学认为捏脊可以刺激脊神经根，有促进瘫痪恢复的作用。其手法一般取背部督脉、足太阳膀胱经。取穴按经脉循行方向，以逆行为补。足太阳膀胱经取大杼、肺俞等穴从上而下止于关元俞、小肠俞穴；督脉取长强、腰俞穴由下往上直至大椎穴，可每天1次，每次往返20~30遍。

七、心理干预

重症肌无力患者住院时间长，身体不能自控，使他们变得焦躁、容易激动，尤其是在经过了长时间的治疗并没有显著的效果之后，患者可能产生失落、绝望及自我价值感丧失等不良现象。面对这样的情况，应当积极运用心理学理论，加强交流和疏导，通过了解患者的心理活动并予以干预，提高其对于疾病的适应能力。通过有效的沟通技巧让患者将内心的想法表达出来测其不正确的想法予以纠正，多予以健康指导。

八、康复护理

1.起居护理

（1）起居有常，劳逸结合。

（2）避风寒、防感冒，肌无力患者抵抗力较差，伤风感冒不仅会促使疾病复发或加重，还会进一步降低机体对疾病的抵抗力，还应注意各种感染。

（3）饮食要有节，不能过饥或过饱，有规律、有节度，同时各种营养要调配恰当，不能偏食。饮食方面应多食富含高蛋白的食物，如鸡、鸭、鱼、瘦肉、豆腐、黄豆、鸡蛋、植物蛋白、动物蛋白及新鲜蔬菜水果。

2. 饮食护理

（1）中气不足：宜进食益气健脾、补中升阳之品，如进食高蛋白质、高热量、高糖；易消化、吸收的食物，食物加工宜精细，不要过粗糙；多食血肉之品及增加食欲、促进消化的食品，如家禽肉类、蛋、猪肉、猪肚、猪脾、莲子、粳米、甜菜、杨梅等酸味食物。

（2）脾肾气阴两虚：宜进食益气补肾滋阴之品，如山药、桑椹、枸杞、炖服大枣、肉桂等。

（3）脾肾阳虚：宜进食温阳的食物，如肉桂、羊肉等。食疗方：羊骨粥等。

（4）气血亏虚：宜进食益气养阴之品，如莲子、大枣、桂圆等。食疗方：桂圆莲子汤、大枣圆肉煲鸡汤等。

（5）气虚血瘀：宜进食益气活血之品，如山楂。食疗方：大枣滋补粥（大枣、枸杞、瘦猪肉）。

3. 情志护理

护理人员需要加强对患者的心理疏导，多与患者沟通与交流，缓解患者的不良情绪，加强对患者疾病知识的宣教，可以定期组织开展疾病知识讲座，鼓励患者参与，增强其治疗疾病的信心。

九、预后

重症肌无力患者一般预后良好，但危象的死亡率较高。

十、健康教育

（1）合理安排作息时间，起居有常，要劳逸结合。

（2）根据天气变化适度增减衣物，呼吸道疾病流行期间少到公共场所，避免发生呼吸道感染，导致疾病复发或加重。

（3）饮食合理，适量运动，增强体质，但避免劳累，病情较重或长期卧床的患者，要避免压疮的发生。

（4）定期复查，遵医嘱调整药量，外出时随身携带药物及治疗卡，感觉异常或有其他特殊情况时，及时就医。

（许敏燕　何咏芸　杨春丽）

第十三章

遗传性痉挛性截瘫的康复

遗传性痉挛性截瘫是以双下肢进行性肌张力增高、肌无力和剪刀步态为特征的综合征。主要的遗传方式是常染色体显性遗传，而常染色体、隐性遗传和连锁隐性遗传少见，根据临床表现，可分为单纯型和复杂型两类。据统计，遗传性痉挛性截瘫的患病率是 3/10 万，其中约 10% 是复杂型遗传性痉挛性截瘫。

本病属中医"痉病"范畴。痉病是由于风、寒、湿、痰、瘀等组织脉络，心、肝、胃、肠热邪炽盛。或阴虚血少，元气亏损，筋脉失濡，拘急挛缩，甚或热扰神明引起的以颈项强急，口噤戴眼，角弓反张为主要临床表现的急性危重病。《景岳全书·杂证谟》曰："愚谓痉之为病，强直反张病也。其病在经脉，筋脉拘急，所以反张。其病在血液，血液枯燥，所以筋挛"。中医认为痉病是由于风、寒、湿、痰、瘀等组织脉络，心、肝、胃、肠热邪炽盛，或阴虚血少，元气亏损，筋脉失濡，拘急挛缩，甚或邪扰神明引起。

一、病因病机

1. 病因

（1）感受外邪：感受温热毒邪，高热不退，或病后余热燔灼，伤津耗气，皆令"肺热叶焦"，不能输布津液以润泽五脏，遂致四肢筋脉失养，痿弱不用，此即《素问·痿论》"五脏因肺热叶焦，发为痿"之谓也。久处湿地，感冒雨露，湿淫经脉，营卫运行受阻，郁遏生热、湿热阻滞，久则气血运行不利，筋脉肌肉失却濡养而弛纵不收，成为痿病。即《素问·痿论》"有渐于湿，以水为事，若有所留，居处相湿，肌肉濡渍，痹而不仁，发为肉痿"之谓也。

（2）脏腑内伤：饮食不节，过食肥甘，嗜酒成癖，多食辛辣，贪杯饮冷，损伤脾胃，内生湿热，阻碍运化，导致脾运不输，筋脉肌肉失养，发生痿病，或脾胃素虚或久病致虚，中气不足，则受纳、运化功能失常，气血津液生化之源不足，无以濡养筋脉，而产生肢体痿弱不用。七情内伤，或劳役太过，或房室过度，或久病耗损，或先天禀赋不足，致肝肾精血虚耗，导致筋脉失养，亦可发为痿病。

（3）跌仆损伤：跌打损伤，瘀血内阻，络脉不通，筋脉失养，发为痿病。

2.病机

（1）发病：外感温热邪气，肺热津伤及跌仆损伤，瘀阻脉络之痿，发病多急骤；湿热浸淫，脾胃虚弱，肝肾亏虚之痿，起病多缓慢。

（2）病位：痿病病位在筋脉、肌肉，与肺、脾（胃）、肝、肾关系密切。

（3）病性：有虚、实和虚实夹杂之证。但总以脏气虚损为主，也有温热、湿热、痰瘀等实邪为患者。

（4）病势：本病因外感温热邪气，湿热浸淫者，病情发展多由筋脉、肌肉及脏腑；因脏腑内伤、气血津液不足、肢体失养者，病热多由脏腑及筋脉、肌肉。

（5）病机转化：早期以温热、湿热、瘀血实邪为主的多属实证。久则热盛伤津，或瘀血内阻，新血不生，终致阴血耗伤，脾胃虚弱或肝肾不足，从而病性由实转虚，出现虚证。正气成弱，又易感受外邪，或脾胃虚弱，运化失司，痰湿内生，郁而化热，或阴虚无以制阳，虚热内生，或久病入络，络脉瘀阻，或实邪日久伤正，致正虚邪恋，均可形成虚实夹杂之证。病凡由实转虚，由脾（胃）肺及肝肾，为病情逐渐加重。若五脏俱损，出现胸闷气短，发音嘶哑，呼吸及吞咽困难，为脾肺之气将绝之候，病情危重，预后不佳。

二、康复辨证

1.瘀血阻滞

下肢僵硬、乏力，皮肤干燥，色紫面冷，口干目涩，二便不利，食少腹胀，夜寐不安，舌质青紫，苔白、脉沉涩。

2.肝肾阴虚

下肢僵硬、麻木不仁、乏力，渐见上肢僵硬，动作缓慢，腰背酸痛，手足颤动，或见痴呆，消瘦乏力，低热盗汗，五心烦热，头晕目眩，耳鸣如蝉，咽干口燥，小便频急，舌红少苔，脉细数。

3.脾肾阳虚

下肢或四肢僵硬，项背僵直，腰部酸冷，下肢麻木，站立困难，形寒肢冷，形消神疲，手足颤动，精神异常，食少便溏，遗尿，舌淡苔白，脉沉细。

三、临床表现

遗传性痉挛性截瘫为缓慢进展的双下肢痉挛性肌无力，肌张力增高，腱反射活跃亢进，膝、踝阵挛，病理征阳性，呈剪刀样步态等。本病可伴有视神经萎缩、视网膜色素变性、锥体外系症状、小脑性共济失调、感觉障碍、痴呆、精神发育迟滞、耳聋、肌萎缩、自主神经功能障碍等，还可有弓形足畸形。

四、临床治疗

迄今尚无特殊治疗，对症治疗可缓解症状。①左旋多巴胺可缓解强直及其他帕金森症状，氯苯胺丁酸可减轻痉挛，金刚烷胺可改善共济失调，毒扁豆碱或胞磷胆碱可促进乙酰胆碱合成等，共济失调伴肌阵挛可首选氯硝西泮；可试用神经营养药物如腺苷三磷酸、辅酶A、肌酐和B族维生素等；②手术治疗：可行视丘毁损术；③理疗、康复及功能锻炼可有裨益。

五、康复评定

徒手肌力评定（manual muscle testing，MMT）是在特定体位下让患者做标准动作，通过触摸肌腹、观察肌肉克服自身重力或对抗阻力完成动作的能力，从而对患者肌肉主动收缩的能力进行评定。

1. 体位的摆放

每一块肌肉的检查都有其特定的检查体位。体位的摆放原则为肢体运动方向与重力方向相反或采用去除重力的体位，体位要求舒适、稳定。

2. 肌肉的固定

当进行肌力检查时，如果不固定被检查肌肉的起点会出现代偿运动。可以通过被检查者的自身体重、体位的摆放及检查者或器具提供的外力进行固定。

3. 肌力评级的依据

徒手肌力检查法的评级依据以下三个方面。

（1）有无肌肉或肌腱的收缩：通过肉眼观察或触摸感受肌肉或肌腱有无收缩，有收缩但无关节活动为一级肌力，无收缩为零级肌力。

（2）抵抗自身肢体重力完成动作的能力：能克服自身肢体重力的影响完成关节全范围活动为三级肌力。在解除肢体重力的状态下，能完成关节全范围活动，或克服肢体重力的影响，仅能完成关节部分范围活动为二级肌力。

（3）抵抗外加阻力，完成动作的能力：能抵抗最大阻力完成关节全范围活动为五级肌力，能抵抗轻度阻力完成关节全范围活动为四级肌力。可使用徒手肌力评定；lovett分级法评定标准；MRC分级标准进行评定。

4. 肌张力评定

改良Ashworth分级评定标准（表13-1）。

表13-1　改良Ashworth分级评定标准

级别	评定标准
0	无肌张力的增加

续表

级别	评定标准
1	肌张力略微增加，受累部分被动屈伸时，在关节活动范围末端出现突然卡住然后呈现最小的阻力或释放
1+	肌张力轻度增加，表现为被动屈伸时，在关节活动范围后 50% 范围内出现突然卡住，然后均呈现最小阻力
2	肌张力明显增加，通过关节活动范围的大部分时肌张力均明显的增加，但受累部分仍能较容易地被移动
3	肌张力严重增高，被动活动困难
4	僵直，受累部分被动屈伸时呈现僵直状态，不能活动

5. 感觉功能评定

脊髓损伤后感觉功能评定包括感觉检查必查项目是检查身体两侧各自的 28 个皮节的关键点，每个关键点要检查 2 种感觉，即针刺觉和轻触觉，并按 3 个等级分别评定打分：0 表示感觉缺失；1 表示感觉障碍（部分障碍或感觉改变，包括感觉过敏）；2 表示感觉正常；NT 表示无法检查。因此，正常时一侧感觉总分是轻触觉为 56 分，针刺觉为 56 分，两侧总分是 112 分 +112 分 =224 分。

针刺觉检查时常用一次性安全针，轻触觉检查时用棉花。在针刺觉检查时，不能区别钝性和锐性刺激的感觉应评为 0 级。在脊髓损伤的评定中，建议将位置觉和深压觉或深痛觉检查列入选择性检查。检查时建议用缺失、障碍和正常来分级，同时建议每一肢体只查 1 个关节，即左右侧的食指（趾）。

感觉评分每个皮节感觉检查项目有 4 种状况，即右侧针刺觉、右侧轻触觉、左侧针刺觉和左侧轻触觉。把身体每侧的皮区评分相加，即产生 2 个总的感觉评分，即针刺觉评分和轻触觉评分，并用感觉评分表示感觉功能的变化。此外，通过必查项目的检查可以判断神经平面（感觉平面）、部分保留区。

6. 运动功能评定

主要采用代表脊髓有关节段的神经运动功能肌肉的徒手肌力测试法（MMT）进行评定。运动检查必查项目为检查身体两侧各自 10 个肌节中的关键肌，检查顺序为从上而下。上肢包括屈肘、伸腕、伸肘、屈指及小指外展肌群的肌力测试，分别代表 C_5~C_8 及 T_1 节段。两侧分别按 0~5 级评分，得上肢运动分，正常时每侧满分为 50 分，两侧满分 100 分；下肢包括屈髋、伸膝、踝背屈、趾伸及踝跖屈肌力测定，分别代表 L_2~L_5 及 S_1 节段，得下肢运动分，正常时每侧满分为 50 分，两侧满分 100 分；对于无法检查的肌群用 NT 表示。除对以上这些肌肉进行两侧检查外，还要检查肛门括约肌，以肛门指检感觉括约肌收缩情况，评定分级为存在或缺失（即在患者总表上填有或无）。如果肛门括约肌存在自主收缩，则患者的运动损伤为不完全性。运动检查选择项目包括其他肌肉，但并不用来确定运动分数或运动平面。常进行评定的肌肉包括膈肌，通过透视；三角肌；腹肌（Beevor 征）；腘绳肌；髋内收肌。肌力按无、减弱、正常来记录。

7. 神经平面的确定

（1）感觉平面确定：是指感觉平面正常（针刺觉评分和轻触觉评分）的最低脊髓节段。

（2）运动平面确定：由于邻近神经节段对同一肌肉的重叠支配，如果 1 块肌肉肌力在 3 级以上，则该肌节的上一个肌节存在完整的神经支配。在确定运动平面时，相邻的上一个关键肌肌力必定是 5 级，因为预计这块肌肉受 2 个完整的神经节段支配，可判定损伤平面在肌力为 3 级的这一节段。例如，C_7 支配的关键肌无任何活动，C_6 支配的肌肉肌力为 3 级，若 C_5 支配的肌肉肌力为 5 级，那么，该侧的运动平面在 C_6。由于两侧损伤平面也可能不一致，有时须左右分别记录。运动与感觉水平也可能不一致，一般以运动平面为主做记录。

总之，运动平面（最低正常运动平面在身体的两侧可以不同）应根据肌力至少为 3 级的那块关键肌来确定，要求该平面以上的节段支配的关键肌肌力必须是正常的（5 级）。

（3）特殊阶段损伤平面确定对于那些临床应用徒手肌力检查法无法检查的肌节，如 C_1~C_4，T_2~L_1 及 S_2~S_5，运动平面可参考感觉平面来确定。如果这些节段的感觉是正常的，则认为该节段的运动功能正常；如果感觉有损害，则认为运动功能亦有损害。

（4）部分保留带（zpp）：此术语只用于完全损伤，指感觉和运动平面以下一些皮节和肌节保留部分神经支配。保留感觉和（或）运动功能的最低节段即为感觉和运动 ZPP 的范围，应分为 4 个平面分别记录（R 为感觉、L 为感觉、R 为运动和 L 为运动）。①平衡与协调评定：三级平衡法、berg 法评定，指鼻试验，指对指，跟膝胫试验，Romberg 检查法等，见表 12-2。②日常生活能力评定：应用 barthel 指数或改良 barthel 指数、FIM 量表进行评估。

六、康复治疗

（一）适应证

因本疾病引起的身体、功能、社会参与问题均需要康复治疗。

（二）禁忌证

伴有较严重并发症，如炎症急性期，生命体征不稳定者。

目前无特异性治疗可以预防、延缓、逆转 HSP 患者的进行性功能残疾。康复治疗的目标是减少残疾和预防并发症。

（三）运动疗法

肌力训练可提高未受损肌肉的力量，代偿无力肌的肌力，同时减缓肌肉萎缩，尤其是小腿肌。软组织牵伸技术：改善异常肌张力，放松肌肉，减轻挛缩。关节活动度训练：维持正常关节活动范围，减少因肌张力异常造成的关节变形畸形；正确体位的摆放，日常生活活动能力训练；转移训练，步行训练，有氧训练；可改善心血管适应性，提高肌力肌肉耐力，以改善运动功能。

（四）物理因子治疗

低、中频电疗法，缓解肌肉萎缩，镇痛；蜡疗，磁热等热作用缓解肌张力，促进血液循环，超声波治疗：缓解关节挛缩等。

（五）康复工程

矫正肢体畸形，对抗痉挛，改善肢体功能，支持和保护患者，改善 ADL 活动；环境改造和辅助器具的使用，改善和提高患者的自理能力和社会参与，并提高生活质量。

（六）中医传统康复治疗

1. 中药疗法

（1）瘀血阻滞：治宜活血化瘀、舒经通络。方选补阳还五汤加减。药用生黄芪、当归尾、赤芍、地龙、川芎、红花、桃仁等。

（2）肝肾阴虚：治宜滋阴清热，补益肝肾。方选杞菊地黄丸合四物汤加减。药用熟地黄、当归、白芍、川芎、蜈蚣、全蝎、钩藤、伸筋草等。

（3）脾肾阳虚：治宜温补脾胃、强筋壮骨。方选鹿角胶丸或金匮肾气丸、附子理中丸。药用鹿角胶或鹿角霜、熟地黄、人参、当归、牛膝、茯苓、菟丝子、白术、杜仲、狗骨、龟板等。

2. 针灸治疗

（1）火热发痉：取大椎、曲池、合谷、委中、阳陵泉、三阴交、阴陵泉等穴。

（2）气血两虚：取气海、关元、足三里、三阴交、血海、曲池等穴。气海、关元用补法，余穴平补平泻。

（3）金创发痉：取太阳、风池、大椎、曲池、三阴交、八邪、八风、颊车、地仓。太阳以三棱针点刺放血，八邪、八风直刺，平补平泻2分钟即出针，余穴平补平泻。

（4）热盛致痉：取大椎、百会、印堂、人中、少商、合谷、十宣、涌泉、阳陵泉等穴，强刺激。

七、心理干预

心理治疗具有改善或消除遗传性痉挛性截瘫患者忧郁、焦虑和抑郁心理、恐惧的作用。一般采用心理支持、疏导和认知、行为疗法等。要鼓励患者正确认识疾病，树立战胜疾病的信心，积极配合治疗，使患者从心理支持系统中得到帮助，提高日常生活能力，消除心理障碍。

八、康复护理

1. 生活护理

起居有常，生活规律，保障充足的睡眠，避免劳累，平时注意锻炼身体，防止病邪的侵袭，做到"正气存内，邪不可干"；节制性欲，避免房劳过度损伤肾中精气。

2. 饮食指导

（1）湿热侵淫：宜进食清热化湿之品，如赤小豆、薏苡仁、冬瓜等。

（2）湿浊内蕴：宜进食健脾益气，清利湿热之品，如山药、莲子、山楂。食疗方：薏仁山药粥。

（3）瘀阻脉络：宜进食活血化瘀、理气通络的食品，如莲藕、丝瓜等。

（4）气虚血瘀：宜进食益气活血之品，如山楂。食疗方：大枣滋补粥（大枣、枸杞、瘦猪肉）。

（5）肝肾亏虚：宜进食滋养肝肾的食品，如芹菜黄瓜汁、清蒸鱼等。食疗方：百合莲子薏仁粥。

（6）脾胃阳虚：宜进食健脾温阳之品，如狗肉、羊肉、鸡肉、猪肚、韭菜、辣椒、刀豆、肉桂等。

3. 情志调理

护理人员需要加强对患者的心理疏导，多与患者沟通与交流，缓解患者的不良情绪，加强对患者疾病知识的宣教，可以定期组织开展疾病知识讲座，鼓励患者参与，增强其治疗疾病的信心。

九、预后

遗传性痉挛性截瘫，是一种遗传病，没有殊效的治疗方法，因此应将重点放在防备上。避免近亲结婚，做好婚前检查，本病患者尽量不结婚或结婚后不要生养，病程中应加强体育锻炼，防止过早卧床而致功能障碍，本病发展缓慢，要注重康复尽早介入，多学科的综合治疗，预防紧张性、伤害性刺激，以减缓病程进展。

十、健康教育

加强锻炼，避免手术、外伤、受寒、分娩等诱发因素，保证足够的营养，增强抵抗力，保障充足的睡眠，避免过度疲劳，高温可阻碍神经传导，要避免用热水浴与其他热疗等。

（罗　云　吴仕林　张艳宇）

第十四章

雷诺病的康复

雷诺病又称肢端动脉痉挛病，是阵发性肢端小动脉痉挛而引起的局部缺血现象，表现为四肢末端（手指为主）对称性皮肤苍白发干，继之皮肤发红，伴感觉异常（指或趾疼痛），多见于青年女性，寒冷或情绪激动，可诱发。

本病属于中医"痹病"范畴。痹病是由于风、寒、湿、热之邪，经络痹阻，气血运行不畅，导致以肌肉、筋骨、关节酸痛、麻木、重着，或关节肿胀、变形、活动障碍，甚者内舍于五脏为主要表现的病疾。《素问·痹论》指出："风寒湿三气杂至，合而为痹也。其风气胜者为行痹，寒气胜者为痛痹，湿气胜者为着痹也。"

一、病因病机

目前认为雷诺病是肢端小血管对寒冷和应激的过度反应，其病因及发病机制不清，可能与交感神经功能紊乱、血管敏感性因素、血管壁结构因素、遗传因素有关。

中医认为雷诺病是属于中医的痹病范畴。《素问·五藏生成》说："卧出面风吹之，血凝于肤者为痹"。若内伤于忧怒则气逆，六俞不通，气温不行，血蕴里而不散。此病证的发生是由于情感不舒，体虚受寒，营卫失调，阳气不能四达，寒客痹阻和经络不畅所致。本病病因主要与外界气候寒冷、气血失和、脏腑功能失调有关。

1. 气虚血涩

先天禀赋不足，以致脏腑气血生化功能虚衰，气虚难以运血，致血脉流行不畅，络道阻滞，指（趾）肌肤失于气血温煦、濡养而麻木，皮色变苍白，指（趾）端发凉。

2. 脾肾阳虚

素体阳虚，或久病耗气伤阳，或寒邪久踞，或泄泻日久，以致脾肾阳虚，脾阳虚则水谷精微化生无力，难以充养肾阳，肾阳衰则不能上腾温煦脾阳，而致四肢清冷，指（趾）皮色白如蜡状，形寒，每遇外界寒冷而使症状加剧。

3. 气滞血瘀

情绪激动或恼怒恚愤、精神紧张等，使气机逆乱，肝气郁滞，疏泄失司，血行不畅，阳气不能通达四肢，或长期吸姻，或感受外邪，致肢端络脉含氧量降低，寒凝络脉，阳气无力推动血液，气血凝滞，不能温养四末，而成本病。

4. 邪久化热

病情迁延日久，或失治、误治，以至病久侵入络脉，壅踞阻滞，久蕴郁而化热，或过食辛辣炙赙，嗜烟酒，或房劳过度，复遇外邪，以致邪热搏结阻隔经脉，气血瘀塞致肢端局部组织缺血坏死。

二、康复辨证

1. 闭塞型

患者素因脾肾虚损、阳气虚弱，不能达于四肢，未以温煦肌肤，故表现为阳寒征。如患肢喜暖怕凉，遇冷则肢端皮肤变苍白、青紫色，发凉、麻木而胀痛，温暖后皮肤色渐恢复正常，疼痛消失。有的情绪稍激动即可发作。全身症状多有倦怠无力，形寒畏冷等。舌质淡胖，苔薄白，脉沉细或迟。

2. 血瘀型

因寒邪客于经脉，寒凝络阻、气滞血瘀，故出现患肢持续性青紫或紫红、发凉、麻木、胀痛或刺痛，遇冷症状加重。病久者，因肌肤失养，肢端皮肤变薄、发硬如蜡状，指甲变细，指关节强硬不灵活，指甲可畸形。舌质紫暗有瘀点、苔白，脉细或涩。

3. 湿热型

寒凝血瘀郁久化热，湿热蕴结，肢端呈现湿热现象；指部肿胀发红，灼热疼痛或出现局限性表浅溃疡和坏疽，舌红、苔多黄腻，脉弦滑或数。

三、临床表现

（1）本病多发生于青年女性，20~30 岁，男女比例为 1 ：5。本病多于寒冷季节发病，起病隐匿，也可突发，每天发作 3 次以上，每次持续 1 分钟到数小时，可自行缓解。寒冷、情绪变化可诱发，回到温暖环境、温水浴、揉擦和挥动患肢可缓解。症状和体征与血管痉挛的发生频率，持续时间和严重程度相关。

（2）临床主要表现为间歇性肢端血管痉挛，伴有疼痛及感觉异常，典型临床发作可分为三期。

①缺血期：当局部遇冷或情绪激动时，双侧手指或足趾、鼻尖、外耳对称性的从末端开始苍白、变凉、肢端皮温降低，同时皮肤出冷汗，是小动脉痉挛所致。本期常伴有蚁行感、麻木感或疼痛感，常持续数分钟至数小时。②缺氧期：局部缺血期继续，仍有感觉障碍和皮温降低，毛细血管扩张瘀血，肢端青紫，界限清楚，疼痛，持续数小时至数天后消退或转入充血期。③充血期：动脉充血，皮肤温度上升，皮肤潮红，然后恢复正常。部分患者开始即出现青紫而无苍白或苍白后即转为潮红，

也可由苍白或青紫之后即恢复正常。晚期指尖有溃疡或坏疽，肌肉可有轻度萎缩。

（3）大多数患者仅累及手指，不到 1/2 的患者可同时累及足趾，仅累及足趾的患者极少，有些患者可累及鼻尖、外耳、面颊、舌、口唇、胸部及乳头等。疾病早期仅 1~2 个手指受累，后期则多个手指受累及足趾，每次发作不一定累及相同的手指或足趾。

（4）体格检查除指（趾）发凉、手部多汗外，其余正常。桡动脉、尺动脉、足背动脉及胫后动脉搏动均存在。

四、临床治疗

避免寒冷刺激、精神因素、肢端创伤、戒烟、限酒等是本病的主要防治措施。钙离子拮抗剂、扩张血管药物、活血化瘀、通络止痛中药等均可根据病情应用于本病。积极治疗原发病是本病治疗中所不容忽视的。不论雷诺病或雷诺现象，均应禁用血管收缩药物，因其可诱发或加重症状。

五、康复评定

本病由于疼痛、溃疡、坏疽等所致穿衣、进食、步行等日常生活活动能力水平下降。主要采用视觉模拟评分法、McGill 痛觉调查问卷表，以及 FIM、BartheL 指数等评估方法。

（1）视觉模拟评分法（visual analogue scale，VAS）是应用 0~10 十一个数字表示，0 分表示无痛，10 分代表最痛，请根据自身的疼痛程度在 11 个数字中挑选一个数字来代表疼痛程度的一种方法。

（2）McGill 疼痛问卷表（McGill pain questionnaire，MPQ）一种通过患者的言语表达，即问卷的形式，主观的评价疼痛强度的一种方法，它包括 4 类 20 组疼痛描述词，其中 1~10 组为感觉类；11~15 组为情感类；16 组为评价类；17~20 组为混合类。

（3）感觉功能评定：包括浅感觉、深感觉、复合感觉的评定。

（4）徒手肌力检查（MMT）。

（5）关节活动度评定及步态分析和步行能力评定（参照本书康复评定技术相关章节）。

（6）日常生活能力评定，如 FIM 量表，Barthel 指数评定。

六、康复治疗

（一）适应证

因本病引起的身体、功能、社会参与问题均需康复治疗。

（二）禁忌证

皮肤如肢（趾）端溃疡者，电过敏者或感觉功能异常患者；装有心脏起搏器，炎症急性期，恶性肿瘤患者，生命体征不稳定者不可进行康复治疗。

（三）物理因子治疗

采用温热疗法、经皮电刺激疗法（TENS）等物理疗法可以改善血液循环，促进肢体血流，缓解痉挛、疼痛等症状。

1. 温热疗法

①全身温热疗法有药物熏蒸疗法、温泉浴、蒸汽浴等；②局部温热疗法有红外线、蜡疗等。

2. 低中频电疗法

低中频电疗法有经皮电刺激疗法（TENS）、干扰电疗法及中频电疗法、立体干扰电疗法等。

3. 其他

如中药熏洗或外敷等传统的中医疗法；也可以起到改善血液循环、缓解疼痛的作用。

（四）作业治疗

作业疗法以提高 ADL 能力为主。

（五）心理治疗

加强心理支持和保持乐观积极心态。

（六）高压氧

高压氧可以改善血液循环，从而减轻或缓解疼痛等临床症状，控制溃疡、坏疽等身体结构的改变，有利于减少功能障碍的发生。

（七）预防

注意防寒、保暖、防止局部受寒以避免寒冷刺激；保持乐观情绪，避免各种精神因素刺激；戒烟；避免肢端创伤；应尽量避免使用收缩血管药物；加强身体锻炼，促进血液循环及时治疗可以引起血管损伤的各种疾病。

1. 预防可能导致残疾的损伤或疾病

由于系统性硬化病、类风湿关节炎、系统性红斑狼疮等结缔组织病，闭塞性动脉硬化、血栓闭塞性脉管炎等动脉闭塞性疾病，脊髓空洞症、脊髓肿瘤、椎间盘疾病等神经系统疾病，冷凝素增多、冷球蛋白血症、真皮红细胞增多症、巨球蛋白血症、阵发性血红蛋白尿等血液疾病均可伴发雷诺现象，另外职业和环境因素如外伤、职业性创伤等，吸烟和药物因素等，慢性肾衰竭、恶性肿瘤、变异性心绞痛等也可出现雷诺现象，而且本病的病因虽尚无定论，但一般认为多与寒冷刺激、情绪波动、交感神经功能紊乱等有关，因此戒烟、保持良好的心态、避免精神刺激、防寒保暖、避免潮湿环境等都是预防残疾发生的关键，同时避免外伤也应该引起足够重视。

2. 预防残疾的发生

早期诊断、早期干预、早期系统的治疗能够减少本病残疾的发生率。

3. 预防残疾的加重

提高生存质量积极采取早期系统有效地康复措施，可以预防本病功能障碍的加重，从而尽量减轻或避免造成患者的生存质量、交流能力和社会参与能力下降而给社会及家庭带来的负担。

（八）中医传统康复治疗

1. 中药疗法

（1）闭塞型：治宜温阳散寒、活血通脉。方选黄芪桂枝五物汤加减或阳和汤加减。药用黄芪、丹参、桂枝、白芍、当归、地龙、炙甘草、生姜、大枣、附子、地龙、鹿角胶、肉桂等。

（2）血瘀型：治宜散寒通脉，活血通络。方选活血通脉汤加减。药用丹参、赤芍、金银花、鸡血藤、当归、川芎、地龙、红花等。气虚者加黄芪，肾阳不足加淫羊藿，血瘀重者加三棱、莪术。

（3）湿热型：治宜清热利湿、活血化瘀。方选四妙勇安汤加昧。药用金银花、玄参、当归、丹参、赤芍、黄柏、黄芩、连翘、苍术、防己、红花、木通、生甘草等。

2. 针刺疗法

患者取仰卧位，穴位常规消毒。使用 1~1.5 寸毫针，留针 30 分钟。百会、合谷穴常规取穴；外关穴直刺 2~3 分，针尖斜向掌指，使针感传向掌指方向，以有酸胀感为度；足三里穴直刺，施捻转迎随的先补后泻法：顺时针捻针得气后令针感先沿胫骨内缘向阴股方向传导，然后押手按住该穴上方，反方向捻针使针感下行放散至足趾；尺前穴（在尺泽下 1 寸半）针向手指方向斜刺入 2~4 分，有针感向下传为度。除足三里穴外，全部穴位轻度稍提，不要求强刺激。

（1）灸疗：选穴关元、气海、膈俞、脾俞、肾俞穴。患者按需要仰卧或俯卧，用艾条雀啄灸，每穴每次约灸 3 分钟，以皮肤微红为度。

（2）梅花针：针具及治疗部位常规消毒，右手握针柄，用环指和小指将针柄末端固定于手掌小鱼际处，中指拇指挟持针柄，腕力平均叩打患处，要求针与患处成90° 接触，叩打到局部皮肤明显发红，见轻微出血为度。

由于本病病机复杂，医者需按八纲辨证施治，寒热不明显者可用针法加叩刺法，寒症明显者必须加用灸法。本病十分顽固，容易复发，医师要告诫患者注意调摄身体，勿过劳及长期接触冷水，以免诱发。

3.外敷药疗法

（1）硫黄20g，血竭10g，丁香10g，白胡椒6g，研成细末后用醋调成糊状，敷于手足心，每2天换一次。

（2）葱白30g，生姜、桂枝、红花、地肤子各15g，煎汁熏洗患处，每天1次，每次30分钟左右。

（3）苍术、附子、川乌、草乌、生麻黄、甘草、红花各10g，煎水熏洗患处。破溃者不可用。

（4）将等量附子、川乌、丁香、皂矾、白胡椒研成末后装入手套内，套在手指或足趾上。

七、心理干预

寒冷和情绪激动可诱发，故因教育患者预防发作。①保暖不限于手足，注意全身保暖，尽量减少肢体暴露在寒冷中的机会，最好在气候温暖和干燥的环境工作；②避免精神紧张和情绪激动；③避免指（趾）损伤及引起溃疡；④吸烟者应绝对戒烟；⑤有条件时可做理疗，冷、热交替治疗；⑥加强锻炼，提高机体耐寒能力。

八、康复护理

1.生活护理

患者要避免劳累、撞伤、砸伤及冻伤；鞋袜要宽松；要保暖防寒。保持患肢清洁卫生，避免刺激损害皮肤。

2.饮食指导

宜吃具有温经散寒祛湿作用的食物，宜吃温热性食物，宜吃具有扩张血管作用的食物，如葱白，生姜，羊肉和山楂等食物。

3.情志护理

由于血管病的病程长、痛苦大，患者容易失去治疗的信心，所以要多多鼓励患者，树立战胜病魔的信心，要有乐观精神，心情要舒畅，生活要有规律。

九、预后

雷诺病应该避免寒冷刺激、情绪激动、忌烟及药物和手术治疗后，一般预后较好。雷诺现象则取决于原发病的治疗效果和预后，由自身免疫性疾病引起的雷诺现象，一般预后较差。

十、健康教育

加强肢体功能的锻炼：坚持适当的活动，促进下肢血液循环，防止关节的挛缩，肌肉的萎缩；若患血栓性静脉炎，抬高床脚 15cm 局部热敷，压迫刺激腓肠肌，加速回心血量，可减少下肢的肿胀。

（周　进　罗中云　杨春丽）

第十五章

阻塞性睡眠呼吸暂停综合征的康复

阻塞性睡眠呼吸暂停低通气综合征是最常见的睡眠呼吸障碍模式，是指睡眠时上呼吸道反复发生塌陷、阻塞，引起呼吸暂停和通气不足，伴有打鼾、睡眠结构紊乱，频繁发生血氧饱和度下降、白天嗜睡等多器官系统异常病症。睡眠呼吸暂停综合征是指成年人在每晚 7 小时睡眠中，持续 10 秒以上的呼吸暂停发作次数大于 30 次，以及呼吸睡眠暂停低通气指数每小时超过 5 次。呼吸暂停是指胸部运动和口鼻气流暂停 10 秒以上，气流强度低于 50%，氧饱和度下降 4%。正常人在睡眠中也会出现呼吸暂停，但是呼吸暂停一般少于 10 次。此综合征在西方国家报道发病率为 11%~13%，全世界每天约有 3000 人的死亡与阻塞性睡眠、呼吸暂停低通气综合征有关。

本病为中医"鼾症"范畴。其主要症状为睡眠时打鼾且鼾声不规律、呼吸及睡眠节律紊乱，反复出现呼吸暂停及觉醒，或患者自觉憋气，夜尿增多，白天嗜睡明显，晨起头痛、口干、记忆力下降，性格异常等症状。中医对本病尚无系统论述。

一、病因病机

中医学对本病没有专门论述，散见于痰证、多寐、失眠等病症，多因长期饮食不当或久病失治，以致脾肾二脏功能失调，痰浊阻滞，气机不利，上蒙清窍，伤及神志。根据五脏的生理功能和痰瘀关系，认为痰湿和瘀血为主要病理因素，与肺脾肾三脏关系窍，即肺不能布津、脾不能运化、肾不能蒸化水液，以致津液气化失司而形成痰湿，阻于喉间；痰湿日久，形成血瘀，以致痰瘀互结而成。阻塞性睡眠呼吸暂停综合征的主要病机为虚实兼夹，多为本虚标实。虚为肺脾肾气虚或阳虚，实为痰浊、瘀血，本病虚实可相互转化。如肺脾肾气虚致使津认为液气化失司而酿成痰浊，痰浊内壅进一步阻碍肺脾肾的气化；痰浊内生，阻滞气机，血运不畅而致瘀血，终致痰瘀互结。

二、康复辨证

1.肺脾气虚，痰热内壅

眠时有鼾声，鼾声响亮，时断时续，气粗，夜寐不实，晨起口干，咳痰黄而黏，便秘，易汗，乏力。舌质红，舌苔黄或黄腻，脉弦滑数。

2.脾气不足，痰湿内阻

眠时有鼾声，鼾声响亮，时断时续，形体肥胖，晨起口干不明显，胸闷，咳痰白稀，神疲嗜睡，睡不解乏，健忘，脘痞。舌质淡红，边有齿痕，舌苔白或白腻或白滑，脉弦滑或濡缓。

3.肺脾肾虚，痰瘀互结

眠时有鼾声，鼾声响亮，时断时续，夜寐不实，时时鼾醒，口干但不欲饮，晨起头痛，胸闷，面色晦暗，健忘，气短，神倦乏力，腰膝酸软。舌质暗红，或有瘀斑瘀点，舌苔薄润，脉细涩。

4.心肾两虚，阳气不足

眠时有鼾声，鼾声不响，时断时续，夜寐不实，时时憋醒，嗜睡，睡不解乏，面色黧黑，畏寒肢冷，神疲懒言，夜尿频多，健忘，胸闷，腰膝酸软。舌质淡胖，舌苔白滑，脉沉。

三、临床表现

本病最常见的症状是打鼾，并伴有呼吸暂停，鼾声可时高时低，有时可完全中断，严重者可憋醒，醒后出现心慌、气短等。此外还可出现睡眠行为异常，如夜间出现恐惧、周期性肢体抽动、夜游、谵语等。在仔细询问睡眠史时，患者主诉常有睡眠障碍，如频繁的夜间觉醒、睡眠片段、窒息感、夜间排尿次数增多等，但多数患者没有入睡困难。晨起感头昏、白天疲倦、困乏，容易在开会、听课、晚间读书、看报或看电视等时睡觉。多数患者伴有注意力不集中、记忆力减退、易怒、烦躁、性格改变、性功能减退、心悸或心律失常、高血压、肺动脉高压、水肿、红细胞增多、认知功能减退。更严重者合并心力衰竭和其他脑功能减退的症状和体征。

四、临床治疗

阻塞性睡眠呼吸暂停低通气综合征的治疗除戒烟酒，肥胖者减肥和控制饮食外，分为非手术治疗和手术治疗两类。

（一）非手术治疗

1.经鼻持续气管正压呼吸

是目前治疗阻塞性睡眠呼吸暂停低通气综合征最有效的非手术治疗方法，持续正压通气犹如一个上呼吸道的空气扩张器，可以防止吸气时软组织的被动塌陷，并刺激颏舌肌的机械感受器，使气管张力增加。可单独作为一种疗法，也可和外科手术配合使用，但一般患者难以长期坚持。在国外，特别是美国，大部分患者通过持续正压通气治疗，都可以达到满意的治疗效果，而在国内，绝大部分医院，由于认知问题，绝大部分患者的治疗方法还是手术治疗。

2. 各种矫治器

睡眠时戴用专用矫治器可以抬高软腭，牵引舌主动或被动向前，以及下颌前移，达到扩大口咽及下咽部，改善呼吸的目的，是治疗鼾症的主要手段或阻塞性睡眠呼吸暂停低通气综合征非外科治疗的重要辅助手段之一，但对重症患者无效。

3. 吸氧及各种药物治疗

如神经呼吸刺激剂等，也是辅助的治疗方法之一。

（二）手术治疗

手术治疗是治疗阻塞性睡眠呼吸暂停低通气综合征的基本方法，其目的在于减轻和消除气管阻塞，防止气管软组织塌陷。选择何种手术方法要根据气管阻塞部位、严重程度、是否有病态肥胖及全身情况来决定。常用的手术方法有以下几种。

1. 扁桃体、腺样体切除术

仅用于青春期前有扁桃体、腺样体增生所致的儿童患者。

2. 鼻腔手术

由于鼻中隔弯曲、鼻息肉或鼻甲肥大引起鼻气管阻塞者，可行鼻中隔成形术，鼻息肉或鼻甲切除，以减轻症状。

3. 舌成形术

由舌体肥大、巨舌症、舌根后移、舌根扁桃体增大者，可行舌成形术。

4. 腭垂、腭、咽成形术

是切除腭垂过长的软腭后缘和松弛的咽侧壁黏膜，将咽侧壁黏膜向前拉紧缝合，以达到缓解软腭和口咽水平气管阻塞的目的，但不能解除下咽部的气管阻塞，因此一定要选好适应证。

5. 正颌外科

20 世纪 70 年代以来，正颌外科治疗牙颌面畸形的技术日趋成熟，应用正颌外科治疗因颌骨畸形造成的口咽和下咽部气管阻塞的阻塞性睡眠呼吸暂停低通气综合征已成为有效的方法之一。

五、康复评定

（一）身体结构及身体功能

阻塞性睡眠呼吸暂停低通气综合征患者由于睡眠时反复发生上呼吸道塌陷阻塞

而引起呼吸暂停和（或）通气，从而引发一系列的病理生理改变。

1. 低氧及二氧化碳潴留

当呼吸暂停发生后，血中氧分压逐渐降低，二氧化碳分压逐渐上升。不同患者发生呼吸暂停后期缺氧的严重程度不同，这取决于呼吸暂停持续时间的长短、机体耗氧量的大小、呼吸暂停发生前的血氧饱和度水平、患者肺容量的高低、基础疾病等情况。低氧可导致儿茶酚胺增高、红细胞计数升高、血小板活性升高、纤溶活性下降，从而诱发冠心病和脑血栓等。低氧还可以导致肾小球滤过率增加，使夜尿增加，并且能使排尿反射弧受到影响，在儿童患者表现为遗尿，少数的成人阻塞性睡眠呼吸暂停低通气综合征患者也偶有遗尿现象。

2. 睡眠结构紊乱

由于睡眠过程中反复发生呼吸暂停和低通气，Ⅰ期睡眠过程中反复出现微觉醒，造成睡眠结构紊乱，Ⅲ期、Ⅳ期睡眠和 REM 期睡眠明显减少，是患者的睡眠效率下降，从而导致白天嗜睡、乏力、注意力不集中、记忆力减退，长期影响可使患者发生抑郁、烦躁、易怒等性格改变。机体内的许多内分泌激素，如生长激素、雄性激素、儿茶酚胺、心房钠尿肽、胰岛素等的分泌都与睡眠有关，阻塞性睡眠呼吸暂停低通气综合征患者由于睡眠结构紊乱，不可避免地影响这些激素的分泌。

3. 胸腔压力的变化

发生睡眠呼吸暂停时，吸气时胸腔负压明显增加，由于心脏及许多大血管均在胸腔内，因而胸腔内压的剧烈波动会对心血管系统产生巨大的影响，如心脏扩大和血管摆动等，同时由于胸腔高负压的抽吸作用，使胃内容物易反流至食管和（或）咽喉部，引起反流性食管炎、咽喉炎。

另外，阻塞性睡眠呼吸暂停低通气综合征患者往往有很高的血清瘦素水平，瘦素水平升高是一种代偿性反应，而高的瘦素水平可能直接影响到呼吸中枢功能，直接引起呼吸暂停。阻塞性睡眠呼吸暂停低通气综合征患者长期缺氧和睡眠质量下降还可造成机体免疫功能下降。

（二）活动能力

本病日常自理生活无明显影响。

（三）参与能力

严重者可有社交困难、就业困难、经济困难。

六、康复治疗

（一）康复治疗指征

1. 适应证

因各种原因引起的睡眠呼吸疾病而发生上呼吸道塌陷、睡眠中发生呼吸暂停并伴有呼吸中枢神经调节因素障碍等患者。

2. 禁忌证

严重心肺疾病、严重感染急性期等不适宜进行康复治疗的患者。

（二）康复方案

1. 运动疗法

①运动以有氧训练为主，主要用于改善患者的心肺功能，运动方式可以采取慢跑、步行、游泳等一般治疗；②减肥是十分重要的治疗手段之一，对于肥胖者，减轻体重5%~10%就可获得临床症状减轻；③注意体育锻炼经常锻炼不仅有助于减轻体重，还能增强肌肉力量，改善肺功能。但术后的锻炼一定要循序渐进，切不可盲目加大运动量。

2. 物理疗法

一般为电刺激治疗。患者睡眠中行颏下或舌下电刺激，可短时间改善呼吸及睡眠质量，连续刺激两夜后续效应不明显，患者上呼吸道阻力没有变化。胸腔人口水平的膈神经起搏对中枢性呼吸暂停有效。如果只有膈神经的刺激而没有上呼吸道肌肉的激活，则将导致上呼吸道和胸壁向内塌陷，从而引起上呼吸道阻塞和低通气，因而膈肌起搏时气管造口术是需要的。

3. 其他

（1）改变睡眠体位：睡姿由仰卧改成侧卧位，可以减轻呼吸道塌陷，明显减轻呼吸暂停的次数和低血氧的程度。可在睡衣的后背缝上一个小口袋，里面放一些餐叉或高尔夫球等硬物，不使患者仰睡，这是一种传统的很有效的处理方式。

（2）氧气治疗：吸氧在本病治疗中的作用是有限的。尽管吸氧可以通过增加肺内氧气储备而减少呼吸暂停事件期间氧饱和度下降程度，但一般认为它不能消除呼吸暂停。给予高浓度氧曾引起争议，因为即使氧气治疗可以缓解心率过慢或心律不齐和高血压及心功能不全，但也可能以去除患者因低血氧的呼吸刺激而加重阻塞性呼吸停止。对于其他治疗手段都失败的个别患者，动脉血氧饱和度的提高对避免心血管并发症是有好处的。

（3）均衡饮食：降低热量饮食是体重控制的常用方法，可以使体重在短时间内迅速减轻，但是这种方法的长期保持效果较差，容易出现减重后的反弹，所以低热量饮食一般与日常生活习惯修正相结合，已达到减重效果长期保持的目的。应根据患者制订出不同年龄、不同体重的减重计划。平时饮食以清淡为主，并结合适当的体育锻炼。

（4）控制体重：本病是与肥胖相关的一种疾病，肥胖是本病的一个高危因素。因肥胖使颈部脂肪沉积增加，这些沉积将使上呼吸道狭窄，从而发生呼吸暂停。研究表明，病情较轻的患者，在减轻体重后，本病患者的临床症状和客观检查指标都得到改善。所以，术前、术后减体重及正常体重的维持应该作为综合治理中的重要部分。

（5）戒烟酒：本病患者饮酒后鼾声增大，呼吸暂停次数增加，提示乙醇具有加重睡眠呼吸暂停的作用。动物实验和研究表明，乙醇可以通过抑制舌下神经来引发或加重睡眠呼吸紊乱，然而膈神经的兴奋性没有受到影响。膈神经支配膈肌，通过膈肌的收缩使咽腔产生负压，而舌下神经兴奋可促使上呼吸道扩张肌收缩，抵抗负压，避免咽腔塌陷。乙醇的摄入影响这两种力量的平衡，因而可引起上呼吸道的阻塞。乙醇摄入后呼吸暂停时间延长和氧合血红蛋白失饱和更严重，这提示乙醇抑制了大脑对低氧和高碳酸刺激的唤醒反应。吸烟刺激咽部发炎，引起咽部水肿狭窄，加重呼吸道阻塞症状。

（三）中医传统康复治疗

1. 中药疗法

（1）肺脾气虚，痰热内壅：治宜益气化痰，通腑清热。方选六君子汤合小承气汤加减。药用人参、白术、茯苓、半夏、陈皮、炙甘草、大黄、薄荷、杏仁、蝉蜕、甘草、羌活、天麻、当归、赤芍药、防风等。

（2）脾气不足，痰湿内阻：治宜运脾化湿，利气祛痰。方选六君子汤合三子养亲汤加减。药用人参、白术、茯苓、半夏、陈皮、炙甘草、神曲、山楂、麦芽、紫苏子、白芥子、莱菔子等。若湿邪较甚者，可加苍术、泽泻、薏苡仁化湿利湿；若清阳不升者，可加黄芪、升麻、柴胡益气升清。

（3）肺脾肾虚，痰瘀互结：治宜补益阳气，活血化痰。方选四逆加人参汤合血府逐瘀汤加减。药用附子（制）、干姜、炙甘草、人参、桃仁、红花、当归、生地黄、牛膝、川芎、桔梗、赤芍、枳壳、甘草、柴胡等。可加苏子、白芥子、莱菔子化痰利窍。若气虚较甚者，可加黄芪加强补气之力。

（4）心肾两虚，阳气不足：治宜温补心肾，振奋阳气。方选真武汤加减。药用茯苓、芍药、生姜、附子、白术等。若阳虚较甚者，可加人参、干姜、炙甘草加强温补阳气之力；寒湿内停者，可加白豆蔻、石菖蒲化湿通窍。

2. 针刺治疗

（1）主穴：中脘、气海、大横、天枢、梁丘、太溪、廉泉穴。

（2）配穴：根据不同证型取穴。脾虚湿阻型配足三里、阴陵泉、三阴交、公孙穴；痰热内蕴型配丰隆、内庭、合谷穴；肺脾两虚型配关元、足三里、三阴交、照海穴；心肾两虚型配足三里、三阴交穴。

（3）治法：留针30分钟，留针期间每10分钟行针1次，每天1次，10次为1个疗程，连续治疗2~3个疗程。

3. 头针治疗

取运动区、感觉区为穿刺点，沿刺激区在头皮下将针推进3~4cm左右，每次留针约20分钟，每天1次，15次为1个疗程，连续治疗2~3个疗程。

4. 耳穴贴压治疗

（1）取穴：神门、交感、皮质下、肺、脾、肾、垂前。

（2）方法：耳穴部位有酸、疼、胀、热感则穴位准确，每天按压 3~5 次，每次每穴按压 10~20 下，10 天为 1 个疗程，连续 3 个疗程。

七、心理干预

1. 认知干预

通过本病患者相关医学知识教育和相关典型病例的示范作用及认同机制，阻断患者受表层想象的影响，使患者以合理的认知替代不合理认知，进而解除心理障碍、消除心理负担。既要端正患者轻视治疗，认为"打鼾是小病或不是病"的认识，又要消除患者恐惧治疗，使患者对自身的疾病状况有客观的认知，并清楚自己应如何参与及配合医务人员进行治疗及康复活动。

2. 行为支持和针对性治疗

针对患者睡眠质量欠佳的特点，规律治疗时间和内容，尽量保证睡眠环境的舒适、安静，避免因鼾声打扰他人，以及因而产生的愧疚感、焦虑感。向患讲解规律睡眠的重要意义和本病影响睡眠的规律，解除反复觉醒引起的烦躁、焦虑和强迫。建议心理科会诊，必要时可考虑专科医师行专业心理干预治疗。耳鼻咽喉头颈外科专科医师也要了解相关心理学知识，及时发现患者心理状态的改变，给予正确、积极的引导和干预。

3. 家庭和社会配合

已有对本病的介绍也指出其显著的特征是明显的情感、社交问题。本研究也发现本病患者在焦虑、人际敏感和敌意上症状较明显，这提醒我们本病患者非常需要其周围环境给予患者更多的关爱和理解。家庭、社会的支持是长期的、不可或缺的，要求家属在疾病治疗期给予充分的理解和关心，增强患者彻底治愈疾病的信心，并监督提醒患者纠正不良的睡眠习惯，建立良好的依从性。

八、康复护理

1. 生活护理

为患者营造一个安静、舒适的休息环境，指导患者睡眠时采取侧卧位休息，枕头高低适宜，该体位可以防止睡眠过程中舌后坠，减轻上呼吸道塌陷程度，保持呼吸道通畅，有效降低呼吸暂停低通气指数。对此，家属应起到监督作用，协助患者纠正不良睡姿。让患者养成良好的睡眠习惯，睡前用热水泡脚，可以舒缓身心，促进入睡，避免蒙被入睡等。

2.饮食指导

（1）肺脾气虚，痰热内壅：宜进食补益肺气、脾气，清热化痰之品，如牛肉、鱼肉、大麦、百合、枇杷、南瓜等。食疗方：糯米山药粥。

（2）脾气不足，痰湿内阻：宜进食健脾化湿、祛痰之品，如木瓜、白萝卜、大红豆、山药、薏米、牛肉、羊肉、鲢鱼、柠檬、樱桃、栗子等。

（3）肺脾肾虚，痰瘀互结：宜进食补益阳气，活血化瘀之品，如羊肉、狗肉、韭菜、核桃、杏仁、白萝卜等。

（4）心肾两虚，阳气不足：宜进食温补心肾、振奋阳气的食品，如肉桂、羊肉、山药等。

3.情志调理

患者由于夜间睡眠缺氧，导致睡眠结构紊乱，白天出现不同程度的困倦、乏力，夜晚休息不好，影响正常的工作和生活，出现紧张、焦虑和易怒等不良心理。护士应与患者积极交流，了解患者的需求，针对其不同的心理特点，给予心理疏导，消除或降低患者的心理障碍。夜晚鼾声会干扰家人的正常休息，此时也要做好家属工作，多给患者理解和帮助，消除患者的顾虑。最好，让患者遵医嘱进行治疗，提高夜晚睡眠质量，消除疾病带来的不良后果。

九、预后

有证据表明 AHI ≥ 30 次 / 小时与全因死亡率增高相关，尽管大量研究表明，本病是高血压、中风的独立危险因素，与糖尿病、心血管疾病密切相关，但仍需高质量大样本的前瞻性研究进一步证实本病与高血压、中风、心血管事件的因果关系。积极治疗本病对于改善此类疾病的预后有积极意义。

十、健康教育

注意饮食和休息，在身体条件许可的情况下，加强体育锻炼，控制体重，戒烟限酒，坚持持续气管正压通气治疗，定期复查。

（苏玉杰　浦丽娟　向效麒）

第十六章

老年性痴呆的康复

老年痴呆是一种慢性进行性智能衰退的器质性病变，是以认识障碍为主的临床综合征。病发多始于 65 岁以后，患病率逐年增高。其主要病理基础是原发性脑萎缩，导致脑内出现特有的神经元纤维病变，从而在临床表现上以明显的痴呆，高度的记忆障碍，计算力及思维判断力下降，显著的人格、个性改变等为特征。阿尔茨海默病型痴呆和血管性痴呆是老年性痴呆的两大主要类型。

最近一项流行病学调查表明，我国北方地区 65 岁以上的老人中痴呆患病率为 6.9%，与欧洲的 6.4% 及日本的 7% 相近，而阿茨海默病型痴呆的患病率为 0.2%~5.81%。虽然国内报道的患病率差异很大，但随着年龄增高的趋势，与国外文献报道一致。

中医认为人的神志、记忆、性格等由脑所生，痴呆多有髓减脑消、神机失用而致，以呆傻愚笨为主要临床表现，轻者可见神情淡漠、寡言少语、反应迟钝、善忘等；重则表现终日不语，或闭门独居、口中呢喃、言辞颠倒、或忽哭忽笑，或不欲食，数日不知饥饿等，属于中医学的"痴呆""善忘""癫狂"等范畴。

一、病因病机

中医认为老年性痴呆病位主要在脑，与心、肝、脾、肾等功能失调关系密切。病因以内因为主，先天不足，或久病多病，心脾不足，肝肾受损，致气虚血少、肾精亏耗、髓海失充、髓减脑消、神志失养，渐成痴呆；若七情内伤，或久病留邪，致气滞血瘀、痰浊内生、痰瘀痹阻，或影响脑脉运行，或蒙蔽清窍，神机失用，故发痴呆。

西医学对老年性痴呆病因的研究存在各种学说，但尚无确切结论。已知遗传因素在本病的发生中起一定作用。其他诸如衰老过程加速、铝在脑内蓄积、免疫系统进行性衰竭、机体解毒功能减退、及慢性病毒感染等，可能均与本病的发生有关。此外，老年人长期情绪抑郁、离群独居、丧偶、低语言水平、经济拮据、缺乏体力及脑力锻炼等，也易罹患本病，说明心理社会因素可能也是老年性痴呆的诱因。

二、康复辨证

老年性痴呆的基本病机为髓减脑消，神志失养，或痰瘀阻窍，神机失用；证候特征以虚为本，以实为标，临床多见虚实夹杂证。

1.髓海不足证

先天不足，或早衰，肾精匮乏，脑髓空虚，则神志失养而使记忆减退、认知受损；甚则肝肾皆衰，肌肉筋脉失养。症见记忆减退，定向障碍，判断思维能力下降，或计算不能，或理解障碍，反应迟钝，行动迟缓，言语不清，或词不达意，伴腰膝酸软，发枯齿落，头晕目眩，听力减退，尿频，甚者二便失禁，形体衰惫，精神呆滞，舌质淡，脉沉细弱，尺脉尤甚。

2.脾肾两虚证

脾虚气血生化无源，气血不足，脑失所养，神明失用；或久病、劳作伤肾，肾气亏虚，不能气化升清，致脑气虚弱，元神失用，发为痴呆。症见记忆减退，定向不能，判断力差，或失算，重者失认，失用，沉默寡言，口齿含糊，或傻哭傻笑，表情呆板，行动迟缓，伴腰膝酸软，肌肉萎缩，食少纳呆，气短懒言，口涎外溢，或四肢不温，腹痛喜按，肠鸣泄泻，舌质淡，舌体胖，舌苔白，脉沉细弱。

3.气血不足证

脾胃为气血生化之源，年老脾胃功能减退，生化乏源，气血难生；或心气虚衰，心血不足；或久病不愈，耗伤气血，不能充养精髓，致使神明失养。症见记忆减退，注意力涣散，反应迟钝，判断力差，计算不能，伴头晕目眩，心悸少寐，神疲懒言，气短纳呆，喃喃自语，神情恍惚，悲伤欲哭，面色不华，唇甲淡白，舌质淡，有齿痕，苔薄白或白腻，脉细无力。

4.痰浊阻窍证

年老久病，脏腑功能衰退，气血津液运行失常，生瘀生痰，痰瘀互阻，蒙蔽清窍。症见记忆减退，定向障碍，判断力差，反应迟钝，静而少言，或默默不语，或喃喃自语，重者失算，失认，失用，伴口多痰涎，倦怠多寐，脘腹胀满，纳呆食少，舌胖苔白腻，脉多滑。

5.瘀血内阻证

七情所伤，肝郁气滞，气滞血瘀，瘀阻脑络，则神机失用。症见记忆减退，定向障碍，判断力差，反应迟钝，理解障碍，不能和他人交流，或语言迟缓，甚则失语，伴头痛头晕，失眠心悸，或肌肤甲错，肢体麻木，面唇紫暗，舌质暗，边有瘀斑，舌下脉络紫滞，脉沉细涩。

三、临床表现

老年性痴呆的临床表现主要有记忆力减退，并呈进行性加重，反应迟钝，自制力减低，兴趣减少，常固执己见，人格改变常以自我为中心，易发怒，好怀疑。体力和体重渐渐下降，运动徐缓，身躯前倾，无表情，肌张力普遍增高，步态细小，有时出现进行性偏瘫，失语，晚期伴有膀胱直肠功能障碍或全身瘫痪，或头和手部震颤、抽搐。病程数年至数十年不等，初起可有自发缓解，但最终多因继发感染等并发症死亡。具体而言，老年性痴呆的临床表现主要分为精神变化、个性改变及行动异常。

1. 精神变化

主要表现为智能减退，早期症状为记忆减退、易失物品、遗忘事情。同时，理解、判断、计算、识别、语言等智能活动也全面减退。有时不能正确回答自己和家人的姓名及年龄。饮食不知饥饱，外出后找不到家门。缺乏学习能力和思维能力，对环境适应能力差，不能正确判断事物等。

2. 个性改变

如丧失情感，有时以个人为中心，最初多表现为对周围事物淡漠，缺乏兴趣，好唠叨，过分关心自己无关紧要的细节，表现为自私、主观、急躁、固执、易激动，或忧郁、意志薄弱、缺乏信心和创造性。平素多疑，常因小事与他人争执。生活节律改变，部分患者可因感染性疾患、骨折外伤、营养不良、镇静剂过量、水电解质紊乱、突然更换环境等，促发精神症状急剧变化，性格改变。

3. 行动异常

病至后期，动作迟缓，易摔跤与精神性行走不能等。甚至终日卧床不起，生活不能自理，二便失禁，语言困难等。

4. 其他

躯体方面表现为外貌苍老，皮肤干燥多皱，色素沉着，发白齿落，肌肉萎缩，痛觉反应消失，神经系统检查常无明显阳性体征。病程呈进行性发展，平均历时5年可发展至严重痴呆。

四、临床治疗

阿尔茨海默病患者认知功能衰退目前治疗困难，综合治疗和护理有可能减轻病情和延缓发展。

1. 生活护理

生活护理包括使用某些特定的器械等。有效的护理能延长患者的生命及改善患者的生活质量，并能防止摔伤、外出不归等意外的发生。

2. 非药物治疗

非药物治疗包括职业训练、音乐治疗等。

3. 药物治疗

（1）改善认知功能：①胆碱能制剂：目前用于改善认知功能的药物主要是胆碱能制剂，包括乙酰胆碱酯酶抑制剂和选择性胆碱能受体激动剂。乙酰胆碱酯酶抑制剂有代表性的药物有多奈哌齐、利斯的明、石杉碱甲等。②N- 甲基 -D- 门冬氨酸受体拮抗剂：美金刚能够拮抗 N- 甲基 -D- 门冬氨酸受体，具有调节谷氨酸活性的作用，现已用于中晚期阿尔茨海默病患者的治疗。③临床上有时还使用脑代谢赋活剂如吡拉西坦、茴拉西坦和奥拉西坦等。

（2）控制精神症状：很多患者在疾病的某一阶段出现精神症状，如幻觉、妄想、抑郁、焦虑、激越、睡眠紊乱等，可给予抗抑郁药物和抗精神病药物，前者常用选择性 5- 羟色胺再摄取抑制剂，如氟西汀、帕罗西汀、西酞普兰、舍曲林等，后者常用不典型抗精神病药，如利培酮、奥氮平、喹硫平等。这些药物的使用原则：①低剂量起始；②缓慢增量；③增量间隔时间稍长；④尽量使用最小有效剂量；⑤治疗个体化；⑥注意药物间的相互作用。

4. 支持治疗

重度患者自身生活能力严重减退，常导致营养不良、肺部感染、尿路感染、压疮等并发症，应加强支持治疗和对症治疗。

目前，还没有确定的能有效逆转认知缺损的药物，针对阿尔茨海默病发病机制不同靶点的药物开发尚处于试验阶段。

五、康复评定

神经心理学评定是判断老年痴呆的最重要评估手段，可重点了解判断患者认知功能损害的范围、程度。当考虑患有痴呆可能时，使用一系列痴呆筛查量表进行初步筛查、分级评定、精神行为评定及鉴别评定等，常用的有简易精神状态检查（mini-mental state examination, MMSE）、画钟表试验（clock drawing task, CDT）、长谷川痴呆量表（Hastgawa dementia scale, HDS）、认知能力筛查量表（cognitive abilities screening instrument, CASI）、阿尔茨海默病认知功能评价量表（Alzheimer disease assessment scale-cog, ADAS-cog）、韦氏成人智力量表（Weschsler adult intelligence scale revised in China, WAISRC）、临床痴呆评定量表（clinical dementia rating, CDR）；痴呆行为障碍量表（dementia behavior disturbance scale, DBD）、Hachinski 缺血量表（Hachinski ischaemic score, HIS）等多套神经评定量表，实施评估。对早期痴呆患者，这些评测对诊断具有重要的参考价值。绝大部分中、重度患者无法完成这些复杂的心理测试。

（一）痴呆程度筛查评定

1. 简易精神状态检查

由美国 Folstein 等于 1975 年编制，总共 10 题、30 项检查，包括时间定向、地点定向、语言即刻和延迟记忆、注意力和计算能力、短程记忆、物体命名、语言复述、阅读理解、语言理解、言语表达和图形描画视空间能力等内容，量表总分为0~30 分，是国内外应用最广泛的认知筛查量表，具有良好的信度和效度、对痴呆敏感度和特异性较高，对识别正常老人和痴呆有较高的价值。

2. 画钟表试验

画钟表试验"0~4 分法"是一个简单、敏感、易行的认知筛查量表，对痴呆筛查确诊率约为 75%，作为认知筛查工具得到广泛应用。①方法：要求患者画一个表盘面，并把表示时间的数目字标在正确的位置，待患者画一个圆并填完数字后，再命患者画上分时针，把时间指到 9 点 35 分等。②记分：画一个封闭的圆 1 分；数字位置正确 1 分；12 个数字无遗漏 1 分；分时针位置正确 1 分。4 分为认知功能正常，3~0 分为轻、中和重度的认知功能障碍。

（二）记忆功能评定

记忆是指信息在脑内的储存和提取，是人对过去经历过的事物的一种反应，可分为长时记忆、短时记忆和瞬时记忆三种，记忆功能是人脑的基本认知功能之一。在临床上，老年期痴呆患者认知障碍首发表现为记忆功能障碍，记忆力评定是老年期痴呆诊断的重要过程。常使用韦氏记忆量表（Wechsler memory scale，WMS）、MMSE 和波士顿命名测验（Bostonnaming test，BNS）等量表进行评估，其中韦氏记忆量表（WMS）是应用较广的成套记忆测验，共有 10 项分测验，可以对长时记忆、短时记忆和瞬时记忆进行评定，分测验 A~C 测长时记忆，D~I 测短时记忆，J 测瞬时记忆，MQ 表示记忆的总水平。

（三）注意力评定

参照 MMSE 评定量表中的评定内容。

（四）知觉障碍评定

参照 MMSE 评定量表中的评定内容。

（五）日常生活能力评定

临床上常用 FIM 量表，Barthel 指数评定。

六、康复治疗

对患有轻、中度痴呆患者进行综合性康复治疗，将极大地改善患者的认知功能，减轻非认知性神经精神症状，提高其社会生活能力，延缓痴呆的发展。康复治疗对于重度痴呆患者虽有一定的帮助作用，但需要长期坚持训练。

（一）康复治疗指征

1. 适应证

因脑外伤、颅内占位性疾病、脑血管病、正常颅压性脑积水、维生素 B_{12} 缺乏、甲状腺功能减退等急慢性疾病，先天性疾患、遗传疾病以及老年性自然病程所导致的认知功能、非认知性神经精神症状和社会生活能力减退，经 DSM-Ⅳ、NINDS-AIREN、NINCDS-ADRDA 等标准诊断的轻、中度痴呆患者。

2. 禁忌证

严重阿尔茨海默病、额颞叶痴呆、路易体痴呆、严重脑血管病，严重肝、肾、心脏等疾病，极度虚弱、长期卧床、严重骨质疏松、不适宜进行康复治疗等痴呆患者。

（二）运动疗法

老年性痴呆患者，常伴有运动功能障碍，应根据患者运动障碍的类型及程度，选择相应的方法进行运动训练，并配合手法、器械治疗，以预防肌肉萎缩及四肢废用。如散步、慢跑、打球等，能改善智力及生活适应与协调能力，防止孤独及卧床导致关节功能退。

（三）作业疗法

鼓励患者进行各种增进智力的活动，使大脑受到相应的刺激和训练，提高智力，恢复记忆。具体方法可根据患者原有职业、文化素养、兴趣爱好等情况选用。如文化素养较高者，可从事写作、书画、弹琴、雕刻、读书等普通者，宜从事编织、刺绣、打算盘、玩具、积木游戏等；体质较好者，宜适当从事劳动及生活作业，使脑受到训练，提高智力。内容应从简单到复杂，循序渐进，按预定康复计划保质保量完成，持之以恒，方能奏效。

同时，进行认知功能强化训练，通过交谈对话，促进患者回忆往事，思考内容，促进记忆，鼓励老人写备忘录，定时翻看，反复记忆。训练患者分析、判断、推理、计算、语言等能力，以充分调动患者大脑残存功能。

（四）物理疗法

有热疗、冷疗、磁疗、水疗，以及直流电碘离子导入疗法、颅脑超声中频电疗法、高压静电疗法，皆有改善血液循环，促进脑功能康复。

（五）其他疗法

采用温泉或温水浴疗法、高山岩洞疗法、香花或香气疗法、色彩疗法、音乐疗法等可改善血液循环，提高心智，促进脑功能康复。

（六）中医传统康复治疗

1.辨证治疗

（1）髓海不足：治宜填精补髓，健脑益智。方选河车大造丸加减。药用紫河车、龟甲、人参、生地黄、麦冬、天冬、牛膝、杜仲、黄柏。若肾虚症状突出，可合左归丸加减；言语不清者，可加石菖蒲、郁金；尿频或尿失禁者，加山药、益智仁、桑螵蛸；若痰涎多，舌苔白滑，可合二陈汤加减；若见舌暗，或舌边有瘀斑，可加丹参、川芎、桃仁、红花。

（2）脾肾两虚：治宜补肾健脾，益气生精。方选还少丹加减。药用熟地黄、枸杞子、山茱萸、肉苁蓉、巴戟天、小茴香、杜仲、怀牛膝、褚实子、人参、茯苓、山药、大枣、石菖蒲、远志、五味子。若脾肾阳虚者，方用金匮肾气丸加干姜、黄芪、伏龙肝、豆蔻等；如见肌肉萎缩、气短乏力较甚者，可配伍紫河车、阿胶、续断、鸡血藤、首乌、黄芪等；若见舌苔黄腻、纳呆呕逆、中焦蕴有湿热者，宜温胆汤加味，待痰热除，再行补法。

（3）气血不足：治宜益气补血，健脾养心。方用归脾汤或人参养荣汤加减。药用人参、黄芪、当归、酸枣仁、茯苓、白术、远志、熟地黄、五味子、白芍、陈皮等。若见心悸少寐、舌红少苔、脉细数、偏于阴血亏少者，可选用天王补心丹加减；神情恍惚、悲伤欲哭者，可合甘麦大枣汤。

（4）痰浊阻窍：治宜健脾化痰，开窍醒神。方用转呆丹或指迷汤加减。药用党参、白术、半夏、当归、柴胡、石菖蒲、郁金、天麻、远志、神曲、川贝母、五味子、茯苓等。若舌苔变黄、呕吐呃逆、痰浊郁而化热者，可用温胆汤加胆南星；若脾虚生痰者，可用六君子汤加黄芪、胆南星、白芥子等。

（5）瘀血内阻：治宜活血化瘀，醒脑开窍。方用通窍活血汤加减。药用赤芍、川芎、桃仁、红花、石菖蒲、郁金、柴胡、香附、陈皮等。若配丸药应加麝香；若病久出现乏力、倦怠、心悸、多梦等气血亏耗表现者，可加黄芪、党参、当归、阿胶、酸枣仁；瘀久化热见头痛、呕逆者，可加菊花、蔓荆子、竹茹等。

2.中成药

中成药可选用通心络胶囊、复方丹参片、活血通脉片、愈风宁心片等药物治疗。

3. 针灸疗法

（1）头针：取双侧语言区、晕听区等，每天1次，30次为1个疗程。

（2）耳针：取脑、心、肝、肾、皮质下、内分泌、神门、眼区，每天1次，15次为1个疗程。

（3）体针：取哑门、劳宫、足三里、肾俞、心俞、肝俞、大椎、三阴交、太冲、间使、神门等穴位，每次酌情选用3~4穴，每天1次，15次为1个疗程。

（4）水针：75%复方当归注射液取4ml，注射足三里、三阴交、内关、风池等穴位，每次注射2~3穴为宜，隔天1次，穴位可左右交替使用，10次为1个疗程。注射1个疗程后，可休息5~7天，再做下1个疗程的治疗。

（5）艾灸：隔姜灸大椎穴，每次灸3~5壮，隔天1次，10次为1个疗程。

4. 推拿疗法

自我推拿以振心阳、舒心气、安神健脑为主，患者不能自我操作者，由家属或护理人员帮助操作。

（1）抹额：以两手示指屈成弓状，第二节的内侧面紧贴印堂，由眉间向前额两侧抹，约40次。

（2）抹颞：以两手拇指，紧按两侧鬓发处，由前向后往返用力抹，约30次，酸胀为宜。

（3）按揉脑后：以两手拇指紧按风池，用力旋转按揉，随后按揉脑空，约30次，酸胀为宜。

（4）拍击头顶：患者正坐，眼睛睁开前视，牙齿咬紧，用手掌心在囟门处做有节律地拍击动作，约10次，然后头顶热敷。

（5）按揉胸部：以一手中指罗纹面，沿锁骨下、肋骨间隙，由内向外，由上而下，适当用力按揉，以酸胀为宜。

（6）拿胸肌：一手拇指紧贴胸前，示、中两指紧贴腋下，相对用力提拿，一呼一吸，一提一拿，慢慢由里向外松之，约5次。

（7）拍胸：以一手虚掌，五指张开，用掌拍击胸部，约10次。

（8）擦胸：一手大鱼际紧贴胸部体表，往返用力擦，以发热为度，防止破皮。每天早晨做1次，30次为1个疗程。

5. 传统体育疗法

通常选用五禽戏、八段锦、易筋经、太极拳、延年益智功、固精功、强壮功，进行长期锻炼，促进气血流通、增强体质，使脑得所养，利于康复。

七、心理干预

心理治疗很有必要，支持性心理治疗尤其对初期或轻度痴呆患者有很大帮助。

与其信任的医护人员保持良好关系是减轻患者主观痛苦的一个重要方面。当患者仍具有一定自制力时，适当安排其从事力所能及的事情与工作，可以克服其因自知力存在而产生的无用感；同时增加与社会的接触，也可延缓脑机能的衰退。

八、康复护理

1. 起居护理

古代养生家认为，春季应"夜卧早起"；夏季应"夜卧早起"；秋季应"早卧早起"；冬季应"早卧晚起"，以适应四时之气，痴呆患者起居亦应如此。平日应鼓励患者多参加社交活动，避免整天昏睡或沉迷电视。同时应加强照看，避免摔伤或烫伤。定期适度改变家庭环境布置，给患者带来一定感官刺激。

2. 饮食护理

饮食宜清淡、低盐低脂、质软宜消化、高维生素，忌烟酒、浓茶咖啡及辛辣刺激、肥甘厚腻制品。

（1）髓海不足：宜食补肾填精，益髓养神之品。如黑豆、木耳、狗肉、羊肉、腰子、核桃等。食疗方：当归羊肉羹

（2）脾肾两虚：宜食补肾健脾之品。如山药、茯苓、炒薏仁、枸杞、鸽肉等。食疗方：红枣黑豆粥。

（3）痰浊蒙窍：宜食健脾化浊，豁痰开窍之品。如茯苓、酸枣、雪梨、萝卜等。食疗方：山药乌鸡汤。

（4）瘀血内阻：宜食活血化瘀，开窍健脑之品。如当归、大枣、桃子、玫瑰花等。食疗方：萝卜杏仁汤。

3. 心理护理

（1）语言沟通法：有效的沟通可以消除患者的不良认知，使患者建立安全感和信任感，寻找患者感兴趣的话题，引起关注与兴趣，调动他们的思维。在沟通中应注意做到耐心倾听，避免刺激性语言，尊重患者，运用恰当的肢体语言表示同情。

（2）亲情防治法：不嫌弃老人，多陪伴老人，增加亲属、晚辈、朋友的探视与交流，给予老人心理支持。

九、预后

阿尔茨海默病病程为5~10年，少数患者可存活10年或更长的时间，多死于肺部感染、尿路感染及压疮等并发症。现在普遍认为老年性痴呆的病情进展是不可逆的，其进展速度与多种因素有关，且无法预测。老年性痴呆患者的存活时间一般在2~20年，平均7年。本病与衰老一样，随年龄的增长而加重，故康复期相对较长，难收速效。应积极主动地综合运用多种康复疗法，日常锻炼与食疗、药疗相结合，

以恢复或保持记忆力。轻中度患者若长期服药，积极接受康复治疗，部分症状可有改善。重度患者多因继发感染或多脏器衰竭而导致死亡。因此在临床上，当患者出现记忆力、理解力、判断力、计算力、定向力衰退时，在积极施治的同时，应及时介入康复治疗。早期对患者实施康复治疗可最大限度地延缓病情进展。已经定型的老年痴呆很难恢复，只有在生活自理与简单职业训练方面下功夫，以尽量减少家庭和社会的负担为原则。

十、健康教育

（1）根据患者的具体情况，适当让他们做一些简单的家务，使他们的头脑中建立新的条件反射，以维持各种功能。

（2）维持良好的个人卫生习惯，可减少感染的机会。提供安全的环境，防止跌倒、坠床的发生，长期卧床的患者要定时给予翻身、拍背，预防压疮的发生。创造安全的睡眠环境，睡前不宜暴饮暴食和大量饮水，入睡前用温水洗脚。

（赵永康　徐发绍　向效麒）

第十七章

老 年 康 复

随着国民经济及医疗卫生事业的发展，人民健康水平不断提高，人的平均寿命日渐延长，我国已经进入"老年型"国家、由于我国家庭结构的变化，加之老年人存在有衰老问题，慢性病多、残疾率高，往往失去生活自理能力，给患者带来极大痛苦，给家庭和社会带来巨大负担。因此，如何实现健康的老年化，如何减轻由于疾病造成的残疾和由此产生的后果，是许多医学工作者所研究的课题，老年人的保健及康复医疗显得尤为重要。老年康复的主要目的是使老年患者尽可能的功能独立，提高其生活质量，满足他们的家庭和社会生活。老年人康复治疗应从两方面考虑，一方面要采取措施延缓或减轻生理功能的衰退，另一方面要预防、减轻或逆转疾病造成的残疾。

老年康复学是康复医学的重要组成部分，它是应用医学科技和康复工程等手段，与社会康复、职业康复相互配合，改善因伤病致残者的生理和心理的整体功能，达到全面康复，为重返社会创造条件。老年康复学是最大限度地保持老年患者功能水平的医学专业，既是老年医学的一部分，又是康复医学的一部分，或者说是老年医学和康复医学的交叉学科。它是以老年医学和康复医学的理论、思想、方法为导向，从预防、治疗、康复等各个角度上，为提高老年人健康水平、减少因残疾带来的各种不良后果，实施全面的防治计划。

中医对老年康复没有明显的阐述。《内经》有对老年人身体机能描述。《素问·上古天真论》曰："女子七岁，肾气盛，齿更发长。二七，而天癸至，任脉通，太冲脉盛，月事以时下，故有子。三七，肾气平均，故真牙生而长极。四七，筋骨坚，发长极，身体盛壮。五七，阳明脉衰，面始焦，发始堕。六七，三阳脉衰于上，面始焦，发始白。七七，任脉虚，太冲脉衰少，天癸竭，地道不通，故形坏而无子也。丈夫八岁，肾气实，发长齿更。二八，肾气盛，天癸至，精气溢泻，阴阳和，故能有子。三八，肾气平均，筋骨坚强，故真牙生而长极。四八，筋骨隆盛，肌肉满壮。五八，肾气衰，发堕齿槁。六八，阳气衰竭于上，面焦，发鬓颁白。七八，肝气衰，筋不能动，天癸竭，精少，肾脏衰，形体皆极。八八，则齿发去。肾者主水，受五脏六腑之精而藏之，故五脏盛，乃能泻。今五脏皆衰，筋骨解堕，天癸尽矣，故发鬓白，身体重，行步不正，而无子耳。"由于老年人脏腑亏损、气血阴阳虚衰，本病可参考中医"虚劳"范畴。

一、病因病机

（一）病因

1. 先天不足

因虚致病虚劳的形成，虽有种种原因，但患者禀赋薄弱、体质的阴阳偏盛偏衰，在发病中至关重要。父母体虚、胎中失养、阴阳失调、喂养不当等因素为体质不强的主要原因，可使脏腑失健，气血不足，阴阳失调，导致形气薄弱，易于罹患疾病。在人体发育过程中，随着年龄的增长，体内气血阴阳也会发生相应的变化，其抗邪能力及对某些疾病的易感性，也不尽相同。一般说来，青壮年时期，人体气血充实，抗病力强，不易患病，即或发病，治疗也较容易，因此不易形成虚劳，而40岁之后，由于人"阴气自半"、"精气衰少"，脏腑机能减退，邪气易感，病面难愈，易于形成虚劳。

2. 调摄失宜

损伤五脏生活的调摄包括起居、饮食、劳逸、情志、嗜欲等方面，生活调摄失宜，往往是虚劳发病的重要原因。

（1）饮食不节，起居失常饥饱不调，嗜欲偏嗜，营养不良，饮酒过度，均会导致脾胃损伤，影响化生水谷精微，致气血来源不足，脏腑经络失于濡养，日久而成虚劳。在起居方面，没有合理的作息，常易导致形气的损伤，如长期深夜工作，易耗损体阴，或久卧嗜睡亦能损伤神气，引起脏腑不荣、气血亏虚、卫外不固、外邪入侵，渐而成虚损。

（2）烦劳过度，损伤五脏房室不节、早婚多育、手淫等易使肾精亏虚，肾气不足，积微成损，积损成伤，而形成虚劳。七情反常，亦可伤及五脏，如悲忧不解则伤，思虑不解则伤脾，曲运神机则伤心，忿怒不解则伤肝，淫思不解则伤肾。

3. 暴病久病

脏气亏虚暴病致虚，多由邪气过盛，脏气损伤，调摄不周而成。久病致虚，则多属津气暗耗，气血损伤而得。如热病日久耗伤阴血；寒病日久，伤气损阳；瘀结日久，新血不生：或因失血过多，气随血耗。慢性病日久不愈，耗伤精气；或病后失于调理，正气难复，从而导致虚劳。过用金石有毒药物，或过多接触有害物质（如放射线等），使阴精及气血受损者，亦可逐渐发展成为虚劳。另外，因苦寒太过，则损伤脾胃，耗伤阳气；燥热太过，则损耗津液，消灼精血；攻伐太过，则既耗阴津，又损伤阳气。如此失治误治，既延误病情的治疗，又使阴精或阳气受损难复，从而亦可导致虚劳。

总之，虚劳病因有体质因素、生活因素和疾病因素等方面，在发病过程中，往往相互关。

（二）病机

虚劳病证，门类繁多，病机复杂，总括起来，主要表现为五脏气血阴阳的亏损。

1. 发病

本病大多起病缓慢，病程较长，往往合并有多个脏腑功能衰弱。

2. 病位

本病病位在五脏。

3. 病性

病性以本虚为主，主要表现为气血阴阳的亏虚，一般来说，气虚在肺脾，血虚在心肝，阴虚阳虚根于肾。但亦有虚中夹瘀血、痰浊、水饮、邪毒相因为患者。

（1）气虚：若气虚于内，脏腑失养，在上焦可出现心悸喘息、气短懒言等心肺不足之证；在中焦可见泄泻脱肛、中气下陷，甚或阴火上冲、气虚发热等证；在下焦可见肠滑遗尿、滑精失精等气失固摄之证；若气虚于外，尚可见腠理开泄之自汗盗汗等症。由于气可行血、裹血，行水运湿，所以气虚不能统摄阴血，可见吐衄下血，气虚血瘀则见瘀血，若是气虚不能化气行水，则内停痰饮，可形成虚劳夹痰饮证。总之，气是精血津液生化运行之动力来源。气虚之病，虽然主要在脾肺，但五脏均有，上下内外，均可受病。

（2）血虚：血有滋润营养之功，能濡养脏腑、强健筋骨。若血虚于上，清空失养，则多见心悸怔忡、夜不成寐，甚或情志失常；若肝血不足，多见眼目干涩、视物昏花、怵惕善恐，甚或手足摇动、肢颤动风；妇人血虚则见经行量少，甚或经闭不行，日久可成干血劳；如血虚生燥，可引起便秘口渴；大量出血后的烦热，则称为血脱发躁，都是血虚失于濡润的病变。血虚还可生风，常表现眩晕、目睛瞤动、皮肤瘙痒等症状。

（3）阴虚：阴为形质之祖，故一切形质不足统称阴虚。先天之肾精属于阴，若肾阴不足而肺金失润，清肃之津不行，则生阴虚咳嗽，甚或发为肺痿；若是心火不得，肾水承制，则虚火灼阴、心阴亏耗，轻则心悸失据，重则怔忡气短；后天水谷之精微津液均属于阴，若中焦脾胃阴虚，则土失中和之性，纳化失常，症见纳少、腹胀、便干等症；如水谷之精微不足，不能化生气血，则气血日衰，形体消瘦；阴阳互根，互为消长，阴虚则阳亢，而失去正常的平衡关系，阴不敛阳，则生内热，表现为潮热、盗汗、不寐、虚烦等症状，即所谓阴虚生内热，水学则火浮的机理。而阳为阴之主，阴为阳之基，阴虚日久，必损及阳，日久乃成阴阳两虚。

（4）阳虚：人体之津液全赖阳气之温蒸化行，以行濡润、滋养之职，阳虚则脏腑经脉失于温煦，津液聚而成痰，停而成饮，蓄而成水，而为痰饮、浮肿、心悸、眩晕等证候。人体脏腑血脉，四肢百骸，全赖阳气以温煦，才能进行其功能活动。

如阳虚则脏腑之功能不足表现为肠鸣、腹痛、便溏等症状；形体失于温养，则表现出畏寒、肢冷、筋脉挛急等症状；若阳虚阴寒之邪影响血气运行，则又可产生血脉凝涩而生瘀阻。凡此种种，皆阳虚失于温照所致。

4. 病势

病情的发展既可上病及下，亦可下病及上，往往先因某一脏的气、血、阴、阳耗损，渐及他脏，日久则五脏气血阴阳俱损，病情趋于复杂。一般说来，阳气之损始于上，由肺至心再至脾胃，终及肝肾；阴血之损始于下，反其道而行之。但因五脏相关，上下相制，所以不可拘泥。

5. 病机转化

气血阴阳之虚，虽然各有区别，但因阴与血同类，阳与气同源，而阴、阳、气、血之间又可以互相生化，所以在病理上四者紧密相关。一般来说，虚劳起病多见气虚，久则由气及血，致气血两亏。脾肾的虚损是病机转化的关键，此乃因脾胃为后天之本，气血生化之源，肾为先天之本，脏腑阴阳之根。先天的肾气不足，可导致后天脾胃虚弱，而脾胃运化力弱，亦可引起肾精匮乏。肾阳虚衰，可致脾阳不健。脾虚则土不制水，又可引起肾水泛滥。心肝火旺，可下劫肾阴，水不制火，则心肾不交，肾阴耗伤，则水不涵木。肺虚及脾、痰饮水湿内生，阴寒之邪不去，伤及肾阳；阳损及阴，肝肾阴虚，虚风内动，痰浊上扰，蒙闭心窍，病情危笃。

二、康复辨证

（一）辨证要点

1. 辨五脏、气血、阴阳亏虚的不同

老年病的证候虽多，但总不离乎五脏，而五脏之辨，又不外乎气血阴阳。故对老年病的辨证应以气、血、阴、阳为纲，五脏虚候为目。正如《杂病源流犀烛·虚损痨瘵源流》说："五脏虽分，而五脏所藏无非精气，其所以致损者有四：曰气虚、曰血虚、曰阳虚、曰阴虚"，"气血阴阳各有专主，认得真确，方可施治"。一般说来，病情单纯者，病变比较局限，容易辨清其气、血、阴、阳亏虚的属性和病及脏腑的所在。但由于气血同源、阴阳互根、五脏相关，所以各种原因所致的虚损往往互相影响，由一虚渐致两虚，由一脏而累及他脏，使病情趋于复杂和严重，辨证时应加注意。

2. 辨兼夹病证的有无

虚劳一般均有较长的病程，辨证施治时还应注意有无兼夹病证，尤其应注意下述三种情况。

（1）因病致虚、久虚不复者，应辨明原有疾病是否还继续存在。如因热病、寒病或瘀结致虚者，原发疾病是否已经治愈。

（2）有无因虚致实的表现。如因气虚运血无力，形成瘀血；脾气虚不能运化水湿，以致水湿内停等。

（3）是否兼夹外邪。老年之人由于卫外不固，易感外邪为患，且感邪之后不易恢复；治疗用药也与常人感邪有所不同。若有以上兼夹病证，在治疗时应分别轻重缓急，予以兼顾。

（二）治疗原则

对于老年病的治疗，以补益为基本原则。正如《素问·三部九候论》说："虚则补之"。在进行补益的时候，一是必须根据病理属性的不同，分别采取益气、养血、滋阴、温阳的治疗方药；二是要密切结合五脏病位的不同而选方用药，以加强治疗的针对性。

（三）症候分型

1. 气虚

气虚多因先天禀赋不足，或后天失养，或劳伤过度而耗损（"劳则气耗"），或久病不复，或肺脾肾等脏腑功能减退，气的生化不足等所致。其主要表现为疲乏无力、腰膝酸软、语声低懒微言、胸闷气短、精神不振、头晕目眩、失眠健忘、食欲不振、舌淡红、苔薄白、舌边有齿痕、脉细弱等症。

2. 血虚

血虚多因失血过多，思虑过度，或脏腑虚损，不能化生水谷精微所致。其主要表现为面白无华、唇舌淡白、头晕目眩、心悸、失眠、手足发麻、脉细无力等症。

3. 阴虚

阴虚多因阴液不足，不能滋润，不能制阳所致。其主要表现多见低热、手足心热、午后潮热、盗汗、口燥咽干、心烦失眠、头晕耳鸣、舌红少苔，脉细数无力等症。

4. 阳虚

阳虚多因素体阳气虚弱；或外感阴寒之邪，阳气受损；或年老阳衰；或房室过度，损伤肾阳。其主要表现为形寒肢冷、腰膝冷痛、尿清便溏或下利清谷、倦怠乏力、面色㿠白，或小便不利、阳痿早泄、脉弱无力等症。

三、临床表现

（1）患病率高，多重性（一体多病）。

（2）慢性：病程长、恢复慢。

（3）退行性：活动受限。

（4）症状、体征不典型性。

（5）病史采集困难。

（6）并发症多：严重性、致残性。

（7）易发生意识障碍。

（8）精神疾病增加。

（9）具有病理心理学特点。

四、临床治疗

1. 一般处理

如存在营养不良、体力活动下降、睡眠障碍、记忆障碍、便秘，以及精神心理问题和药物成瘾，甚至社会支持及照顾问题等，优先处理这些问题，可以很快就看到干预效果，改善老年人的生活质量。

2. 控制基础疾病

如糖尿病、高血压、冠心病、骨质疏松、慢性阻塞性肺疾病等。详细处理可参考《内科学》等医学专著相关章节。

3. 老年病的合理用药

①严格掌握用药适应证，合理选择药物；②掌握最佳用药剂量；③掌握好最佳用药时间；④提高患者的依（顺）从性；⑤减少药物不良反应、药源性猝死的发生；⑥适当的途径；⑦治疗周期；⑧适当的调治目的；⑨监测不良反应。

4. 预防并发症

①易并发意识障碍、精神症状；②易并发电解质紊乱；③易并发感染；④大小便失禁；⑤易并发血栓、栓塞；⑥出血倾向；⑦易并发多脏器功能衰竭。

五、康复评定

功能评定是老年康复必不可少的成分。和疾病诊断不同，它观察的是功能状态，可以在早期刚与患者接触或者刚出现病损征象时就开始进行，不待明确疾病诊断之后。它记录患者最初的、纵向发展的和最终的功能状态，供做比较，为明确目标、指定计划、评价效果提供确切的依据。它还具有定量的意义。

由于老年人病残的多元性特点，要求综合性的评估和治疗，而且要求统一和标准化，这就产生了综合性老年医学评估（comprehensive geriatric assessment, CGA）的概念。

临床医师常忽略了老年患者在基本日常生活活动中存在的失能状态，在医疗记录中缺少有关功能水平的记载，如身体功能、精神状态、大小便控制、视力步态等。而CGA用标准化评估工具则客观地记载了身体的、认知的、情绪的和功能的状态。这一要求从生物 - 心理 - 社会模式出发，符合康复和ICF的基本概念。

　　CGA 的概念起始于英国，在 1992 年皇家医师协会和老年医学会的报道中用的是标准化评估（standardized assessment scales）一词，后来才用 CGA 名称。如今欧美、日本等许多国家都采用标准化综合评估方法。CGA 结合多学科干预，被认为是近十多年来重要的临床进展，减少了老年人的残疾和长期住院。起初的报道是用于专业的医院比用于其他设施有效，近年来的实践认为用于家庭条件亦有效，有利于及时发现问题。

　　CGA 所用的评估工具，评估功能常用 Barthel 指数（Barthel index）和功能独立性测量（FIM）。Barthel 指数是由美国 Florence Mahoney 和 Dorothy Barthel 等开发的，是美国康复医疗机构常用的评定方法。量表评定简单、信度高、灵敏度好，是目前临床应用最广、研究最多的一种 ADL 能力的评定方法。评定表和评分标准见表表 17-1。

表 17-1　改良 Barthel 指数评定表

项目	评分标准
1. 大便	0= 失禁或昏迷 5= 偶尔失禁（每周＜ 1 次） 10= 能控制
2. 小便	0= 失禁或昏迷或需由他人导尿 5= 偶尔失禁（每 24 小时＜ 1 次，每周＞ 1 次） 10= 能控制
3. 修饰	0= 需帮助 5= 独立洗脸、梳头、刷牙、剃须
4. 如厕	0= 依赖别人 5= 需部分帮助 10= 自理
5. 吃饭	0= 依赖别人 5= 需部分帮助（夹饭、盛饭、切面包） 10= 全面自理
6. 转移（床;轮椅）	0= 完全依赖别人，不能坐 5= 需大量帮助（2 人），能坐 10= 需少量帮助（1 人）或指导 15= 自理
7. 活动（步行）（在病房及其周围，不包括走远路）	0= 不能动 5= 在轮椅上独立行动 10= 需 1 人帮助步行（体力或语言指导） 15= 独立步行（可用辅助器）
8. 穿衣	0= 依赖 5= 需一半帮助 10= 自理（系上纽扣、关、开拉锁和穿鞋）

续表

项目	评分标准
9.上楼梯（上下一段楼梯，用手杖也算 独立）	0= 不能
	5= 需帮助（体力或语言指导）
	10= 自理
10.洗澡	0= 依赖
	5= 自理
总分	
评定者	

近年来在许多场合，Barthel 指数已被 FIM 所代替。FIM 是基于 Barthel 指数的一种有效、敏感，适于老年人的功能评价方法，有 18 项功能活动，按独立性评分分为 1~7 分，涉及自我照顾、大小便控制、移动、运动、交流和社会认知 6 个方面。

在 CGA 中还常用一些特殊的功能评定，如步态与平衡。例如，定时起立行走试验（TUG），让患者从椅子上起立，行走 3 米，转身，走回椅子，坐下。这个方法可信、有效、易于操作，而且与 Berg 平衡量（BBS）和 Barthel 指数的相关性好，能预示患者单独外出安全行走的能力。

认知评定是 CGA 的一个重要部分，常用的有 Folstein 的 MMSE，而画钟表试验则是一种快速、有效的方法，以试验患者实行功能和空间定向能力。评定抑郁症状的有老年抑郁量表（GDS），但伴认知障碍的抑郁患者 Cornell 量表较合适。

为评估医学的并发症和复杂性，可用累积疾病评估量表（cumulative illness rating scale，CIRS）。它评测 13 个身体系统，得出并发症指数和累积疾病分数，适用于身体虚弱的老年人，与其他功能指数（如 FIM 或 BI）结合以判断虚弱的水平。

在老年人口中，基于个体的医疗、社会和功能问题常有多种目标，为评估这些复杂性和个性化的问题可用目标达到量表（GAS），它发明于 20 世纪 60 年代，本来是用于人类服务和精神健康计划的，现在则用于各老年康复机构，比其他标准化方法（如 BI、诺丁汉健康量表、MMSE）更为敏感。

六、康复治疗

（一）康复治疗指征

1.适应证

通常，老年人患病大体有 3 种情况：①基本上只发生在中老年人的，如痴呆、前列腺增生、绝经期后骨质疏松等；②老年人容易发生的，如高血压、冠心病、糖尿病、脑血管病、慢性阻塞性肺病、骨关节病等；③年轻时发生的病残伴随进入老年期者。老年人存在以上情况亦属于本病的康复适应证。另外还有许多并无明显病残，要求健身、防病、防老的，也可以是老年康复的对象。

2. 禁忌证

严重骨质疏松、严重感染、严重脑血管病，严重肝肾心脏等疾病，极度虚弱、不适宜进行康复治疗等老年患者。

（二）康复治疗方案

1. 运动疗法

（1）运动疗法是老年康复治疗的一个很重要的部分，既用于改善功能、治疗疾病，也用于锻炼身体，抗衰老。它的治疗作用是增强心肺功能、提高代谢能力；维持和恢复运动器官的功能；发展代偿功能；提高神经系统的调节、整合能力；调整情绪、增加社会接触；减少某些患病危险因素。

（2）老年人运动疗法的目的在于通过训练改善和增强耐力、肌力、关节活动度、步态、协调与平衡。由于老年人心肺功能的限制，应禁忌极量运动，一般避免等长练习。老年人运动十分强调安全。最方便和有效的、实用的方法是监测运动中的心率，要求应比一般年轻的成人要低。根据报道，对于休息时脉搏≥100次/分或步行后即时≥120次/分者应特别小心，而超过130次/分则提示运动过量，应予中止。

（3）运动方式可以采取慢跑、步行、游泳，以及根据需要设计、编制的体操。一种最基本的有氧训练的耐力运动，是短时间运动与定时休息相结合（或慢跑与步行相结合）交替组成的健身程序。间歇性运动免于疲劳，全身性运动则动员了所有的大肌群，有利于改善全身体力，符合"少而经常（little and often）"的原则，既适用于心脏康复，也有利于老年人的健身锻炼。

（4）身体不活动的影响：因为制动而导致生理功能多种改变，称为失调。老年人由于多种原因，运动倾向于减少，尤其是进入高龄后不运动，发生失调现象更是突出的问题。Spirduso 将 75~120 岁的老年人就其身体功能和活动依次分为 5 个层次。①身体优秀：可从事较费力、危险较高的体育项目及老年奥林匹克运动。②身体良好：可从事中等体力活动、耐力性体育项目、多种业余爱好。③身体独立：从事低能量体力活动（如高尔夫球、驾车）及全部工具性日常生活活动。④身体虚弱：可从事轻家务活动、部分工具性日常生活活动及所有日常生活活动，可能限制在家中。⑤身体依赖：不能从事或者仅能从事某些日常生活活动，需要家庭或住休养所的护理。

失调乃是除疾病之外能导致功能水平下降的又一种状态。失调的功能性后果有重要的临床意义，它可能与老化或者疾病的改变相混淆。例如，股四头肌无力仅是因为失调就可能发展到不能上、下车的依赖程度，和老化或新患疾病无关；又如发生跌倒的多种因素也可以是因失调而发生或者加重。更不用说，缺少运动还被看作是一种重要的危险因素，不仅丧失功能，还可能导致疾病过程（包括心血管病、糖尿病等）的发生。

老年人失调可区分为继发于卧床（如因急性患病）的急性不活动和静坐生活方式导致的慢性不活动。已经充分证明，通过重点加强肌力的和综合的身体训练，失调的不良后果是可能逆转的。不过，慢性活动引起的失调一般较难恢复。

现在对于老年人保持身体活动的心理学研究越来越多。许多老年人不活动是由于心理方面的原因，如自觉衰老和缺乏自信；另一方面，医护人员也更多地关注老年人的运动问题，加强了教育与指导。

生命在于运动。人们普遍相信，增强体力活动是推迟衰老、保持生命活力和身体功能的有效方法，而不活动则加速了一系列生理功能的衰退，出现"失用综合征"。研究表明，由身体不活动导致的和由老化引起的生理功能改变基本上是一致的，而且都可能因恢复和加强身体活动而逆转。因此，衰老表现与其说是因为老化，不如说是因为身体不活动的结果表 17-2。

表 17-2　老化、不活动和运动的生物学功能变化表

功能	老化	不活动	运动
VO_{2max}	↓	↓	↑
心输出量	↓	↓	↑
直立耐受性	↓	↓	↑
身体水分	↓	↓	
血栓形成	↑	↑	↓
血脂	↑	↑	↓
高密度脂蛋白	↑	↑	
去脂体重	↓	↓	
肌力	↓	↓	↑
钙	↓	↓	
糖耐量	↓	↓	↑
EEG 显示频率	↓	↓	↑

据报道，健康的年轻人在卧床 3 周后最大心输出量减少了 26%，最大肺活量减少了 30%，最大氧耗量减少了 30%。

2.作业疗法

老年人活动明显减少，增加老年人的活动参与，能够提高身体素质，改善及减少老年疾病的发生。具体方法可根据患者原有职业、文化素养、兴趣爱好等情况选用。通过日常生活活动能力训练可提高生活质量。

3.物理疗法

水疗、磁疗、光疗、传导热疗法，均有促进血液循环，改善组织营养，促进老年功能康复。

4.中医传统康复治疗

（1）中药疗法

1）气虚：中医辨证肺气虚，宜补益肺气，方选补肺汤。药用人参、黄芪益气补肺，熟地黄、五味子益肾敛肺，紫菀、桑白皮肃肺止咳。无咳嗽者，可去桑白皮、紫菀。自汗较多者，加牡蛎、麻黄根固表敛汗。若气阴两虚而兼见潮热、盗汗者，加鳖甲、地骨皮、秦艽等养阴清热。辨证心气虚，治宜益气养心，方选七福饮。药用人参、白术、炙甘草益气养心，熟地黄、当归滋补阴血，酸枣仁、远志宁心安神。自汗多者，可加黄芪、五味子益气固摄；饮食少思者，加砂仁、茯苓开胃健脾。辨证脾气虚，治宜健脾益气，方选加味四君子汤。药用人参、黄芪、白术、甘草益气健脾，茯苓、白扁豆健脾除湿。胃失和降而兼见胃脘胀满、嗳气呕吐者，加陈皮、半夏和胃理气降逆。食积停滞而见脘闷腹胀、嗳气酸腐、苔腻者，加神曲、麦芽、山楂、鸡内金消食健胃。气虚及阳、脾阳渐虚而兼见腹痛即泻、手足欠温者，加肉桂、炮姜温中散寒。辨证肾气虚，治宜益气补肾，方选大补元煎。药用人参、山药、炙甘草益气固肾，杜仲、山茱萸温补肾气，熟地黄、枸杞子、当归补养精血。神疲乏力甚者，加黄芪益气。尿频较甚及小便失禁者，如菟丝子、五味子、益智仁补肾固摄。脾失健运而兼见大便溏薄者，去熟地黄、当归，加肉豆蔻、补骨脂温补固涩。

2）血虚：中医辨证心血虚，治宜养血宁心，方选养心汤。药用以人参、黄芪、茯苓、五味子、甘草益气生血，当归、川芎、柏子仁、酸枣仁、远志养血宁心，肉桂、半夏曲温中健脾，以助气血之生化。失眠、多梦较甚，可加合欢花、夜交藤养心安神。辨证脾血虚，治宜补脾养血，方选归脾汤。药用人参、黄芪、白术、炙甘草、生姜、大枣甘温补脾益气，当归补血，茯神、酸枣仁、龙眼肉、远志养心安神，木香理气醒脾。本方为补脾与养心并进，益气与养血相融之剂，为治脾血虚及心血虚的常用方剂。辨证肝血虚，治宜补血养肝，方选四物汤。药用熟地黄、当归补血养肝，芍药、川芎和营调血。血虚甚者，加制何首乌、枸杞子、鸡血藤增强补血养肝的作用；胁痛，加丝瓜络、郁金、香附理气通络；目失所养、视物模糊，加楮实子、枸杞子、决明子养肝明目。

3）阴虚：中医辨证肺阴虚治宜养阴润肺，方选沙参麦冬汤，药用沙参、麦冬、玉竹滋养肺阴，天花粉、桑叶、甘草清热润燥。咳嗽甚者，加百部、款冬花肃肺止咳。咯血者，加白及、仙鹤草、小蓟凉血止血；潮热者，加地骨皮、银柴胡、秦艽、鳖甲养阴清热；盗汗者，加牡蛎、浮小麦固表敛汗。辨证心阴虚，治宜滋阴养心，方选天王补心丹。药用生地黄、玄参、麦冬、天冬养阴清热，人参、茯苓、五味子、当归益气养血，丹参、柏子仁、酸枣仁、远志、朱砂养心安神。火热偏盛而见烦躁不安、口舌生疮者，去当归、远志之辛温，加黄连、木通、淡竹叶清心泄火、导热下行。潮热者，加地骨皮、银柴胡、秦艽清退虚热；盗汗者，加牡蛎、浮小麦固表敛汗。辨证脾胃阴虚，治宜养阴和胃，方选益胃汤。药用沙参、麦冬、生地黄、玉竹滋阴养液，冰糖养胃和中。口干唇燥甚者，为津亏较甚，加石斛、花粉滋养胃阴；不思饮食甚者，加麦芽、白扁豆、山药益胃健脾；呃逆者，加刀豆、柿蒂、竹茹扶养胃气、降逆止呃；大便干结者，将原方之冰糖改用蜂蜜，以收润肠通便之效。辨证肝阴虚，治宜滋养肝阴，方选补肝汤。药用地黄、当归、芍药、川芎养血柔肝，木瓜、甘草酸甘化阴，麦冬、酸枣仁滋养肝阴。头痛、眩晕、耳鸣较甚，或筋惕肉瞤者，为风阳内盛，加石决明、菊花、钩藤、刺蒺藜平肝熄风潜阳；目干涩畏光，或视物不明者，加枸杞子、女贞子、草决明养肝明目；急躁易怒、尿赤便秘、舌红脉数者，为肝火亢盛，加龙胆草、黄芩、栀子清肝泻火。辨证肾阴虚，治宜滋补肾阴，方选左归丸。药用熟地黄、龟板胶、枸杞、山药、菟丝子、牛膝滋补肾阴，山茱萸、鹿角胶温补肾气、助阳生阴。遗精者，加牡蛎、金樱子、芡实、莲须固肾涩精；潮热、口干、咽痛、脉数者，为阴虚而火旺，去鹿角胶、山茱萸，加知母、黄柏、地骨皮滋阴泻火。

4）阳虚：中医辨证心阳虚，治宜益气温阳，方选保元汤。药用人参、黄芪益气扶正，肉桂、甘草、生姜温通阳气，共奏益气温阳之效。心胸疼痛者，酌加郁金、川芎、丹参、三七活血定痛；形寒肢冷者，为阳虚较甚，酌加附子、巴戟天、仙茅、淫羊藿、鹿茸温补阳气。辨证脾阳虚，治宜温中健脾，方选附子理中汤。药用党参、白术、甘草益气健脾；附子、干姜温中祛寒。腹中冷痛较甚，为寒凝气滞，可加高良姜、香附或丁香、吴茱萸温中散寒、理气止痛；食后腹胀及呕逆者，为胃寒气逆，加砂仁、半夏、陈皮温中和胃降逆；腹泻较甚者，为阳虚温甚，加肉豆蔻、补骨脂、薏苡仁温补脾肾、涩肠除湿止泻。辨证肾阳虚，治宜温补肾阳，方选右归丸。药用附子、肉桂温补肾阳；杜仲、山茱萸、菟丝子、鹿角胶温补肾气；熟地黄、山药、枸杞、当归补益精血、滋阴以助阳。遗精者，加金樱子、桑螵蛸、莲须，或金锁固精丸以收涩固精；脾虚以致下利清谷者，减去熟地黄、当归等滋腻滑润之晶，加党参、白术、薏苡仁益气健脾、渗湿止泻；命门火衰以致五更泄泻者，合四神丸温脾暖肾、固肠止泻；阳虚水泛以致浮肿、尿少者，加茯苓、泽泻、车前子，或合五苓散利水消肿；肾不纳气而见喘促、短气，动则更甚者，加补骨脂、五味子、蛤蚧补肾纳气。

（2）运动保健：宜选择比较柔和的传统健身项目，如八段锦。在做完全套八段锦动作后，将"两手攀足固肾腰"和"攒拳怒目增力气"各加做1~3遍，避免剧烈运动。还可采用提肛法防止脏器下垂。具体方法为全身放松，注意力集中在会阴肛门部。首先吸气收腹，收缩并提升肛门，停顿2~3秒之后，再缓慢放松呼气，如此反复10~15次。

（3）穴位保健

1）选穴：气海、关元。

2）定位：气海穴位于下腹部，前正中线上，当脐中下 1.5 寸；关元穴位于下腹部，前正中线上，当脐下 3 寸。

3）操作：用掌根着力于穴位，做轻柔缓和的环旋活动，每个穴位按揉 2~3 分钟，每天操作 1~2 次。

还可以采用艾条温和灸，增加温阳益气的作用。点燃艾条或借助温灸盒，对穴位进行温灸，每次 10 分钟。艾条温和灸点燃端要与皮肤保持 2~3 厘米的距离，不要烫伤皮肤。温和灸可每周操作 1 次。

七、心理干预

1. 倾听

倾听是护士接诊老年患者获取疾病信息的首要环节，其价值与作用在于，可有效增强医患之间相互信任；可使老年人畅快倾诉内心的苦恼，使其被压抑的不良情感得到宣泄和疏导，从而获得一种满足感，以及被接受、信任、尊重、理解的良性心理感受，更能使护士深入了解患者的心理活动，准确把握症结所在，所以护理人员必须做到耐心倾听、仔细体会、关切话题、适时反馈、礼貌尊重、积极配合。

2. 交谈

护士在与老年患者交谈时，不仅要注意老年患者的一般生理特点，如：与个别听力不好的老年人交谈时要将说话音量放大，但要注意音速、表情等等，除此之外更要注意老年患者的心理特点，讲究谈话的艺术，注意发挥语言交流的积极作用，使其处于积极的心理状态配合治疗，并明显提高护理水平。

3. 应用肢体语言

这种方式相当于无声语言，也是很重要的方面。如为呕吐患者轻轻拍背，排扶患者下床活动，以及双手久握出院患者的手，以示祝贺等等，这些都有助于护患的感情沟通，增进护患之间的信任和感情距离，自动与你交流，说出自己真实的心理感受，主动配合，增强病愈信心。

4. 调动家属参与

老年人一般都有慢性病，他们对病情估计比较悲观，一般都希望亲人来访，更希望得到家人和医护人员的关心和重视，故护理人员要有意识地告诉家人多来探望，带些老年人喜欢的东西，尽量保证老年人处于心情愉快的状态，必要时和家属共同做心理干预的工作，更好地促进患者病体康复。

八、康复护理

1. 起居护理

指导患者定时起居，不轻易改变生活规律，养成规律的生活习惯，尽可能在每天早餐后排便，适当参加体育锻炼，如每天散步、打太极拳、深呼吸、腹部按摩等。

2.饮食护理

通过有目的地选择饮食，促进对食物的消化和吸收，调节因器官老化造成营养不足或过剩。

（1）选择食物：保持营养的平衡，适当限制热量的摄入；足够的优质蛋白，低脂肪，低糖，低盐，高维生素和适量的含钙、铁食物。

（2）食物加工应细、软、松。既给牙齿咀嚼的机会，又便于消化。

（3）烹调应具有色、香、味，以促进食欲，因为良好的食欲是刺激良好消化的基本因素。同时注意烹调时间和温度的适度，尽量减少维生素的损失。

（4）少食多餐，必要时每天加 2~3 次点心。

（5）增加纤维素，适当多食含纤维素多的食物，可防止便秘的发生。

（6）饮食卫生：把住病从口入关，注意饮食卫生，餐具卫生，不吃烟熏、烧焦、腌制、发霉或过烫的食物，以防疾病和的发生。

3.情志护理

作为一名医护人员，在对老人进行护理时应当多关心他们，给他们讲解疾病的相关知识，指导他们如何配合治疗。

九、预后

老年人随着年龄的增长，各个组织和器官会发生退行性改变，普遍是多系统疾病同时存在，临床症状复杂多变不显著，起病一般缓慢病程迁延，老年病更容易出现并发症或多器官功能衰竭，久卧也容易发生深静脉血栓，严重时栓子脱落引起肺栓塞，老年机体虽可以勉强维持机体内外环境平衡和稳定，但在发病时机体抗病能力弱，恢复能力差使存活率下降。

十、健康教育

保持良好的心态，注意饮食习惯，加强营养，合理膳食，适当的运动，有针对性地制定一项康复计划，自监身体各项变化。

（罗　云　黄　昆　杨春丽）

第十八章

原发性高血压的康复

高血压是一种以体外循环动脉压升高为主要特点，由多种基因遗传、环境及多种危险因素相互作用所致的全身性疾病。高血压可分为原发性高血压和继发性高血压两大类，原发性高血压占高血压的95%以上。继发性高血压约占高血压的不到5%，是指某些确定的疾病和原因引起的血压升高。

西方发达国家高血压患病率都在20%以上。我国人群50年来高血压患病率呈明显上升趋势，距2002年我国调查数据，我国18岁以上成人高血压患病率为18.8%，按人口的数量与结构推算，目前我国约有2亿高血压患者，每10个成年人中就有2位高血压患者。高钠低钾膳食是目前高血压发病的主要危险因素之一，超重和肥胖将成为我国高血压患病率增长的又一重要地危险因素。

本病属中医"眩晕"范畴。眩晕是目眩与头晕的总称。目眩以眼花或眼前发黑，视物模糊为特征；头晕以感觉自身或外界景物旋转，站立不稳为特征。两者常同时并见，故统称眩晕。外感，内伤均可发生眩晕。《灵枢·海论》："脑为髓之海，其输上在于其盖，下在风府……髓海有余，则轻劲多力，自过其度；髓海不足，则脑转耳鸣，胫酸眩冒，目无所见，懈怠安卧。"

一、病因病机

1. 病因

（1）外感风邪：风性善动，主升发向上，风邪外袭，上扰头目，故致眩晕。

（2）七情内伤：忧郁太过，肝失条达，肝郁化火，或恼怒伤肝，肝阳上亢，上扰清空，发为眩晕；忧思太过，伤及脾胃，气血生化乏源，清窍失养，或惊恐伤肾，肾精亏虚，髓海失养，亦可发为眩晕。

（3）饮食不节：膏粱厚味，饥饱无度，过食生冷，均可损伤脾胃，脾失健运，水湿内停，聚而成痰，痰饮水湿上犯清窍，或饮食不节，脾胃日虚，气血生化乏源，清窍失养均可发为眩晕。

（4）劳倦过度：劳倦伤脾，气血不足，或房事不节，肾精亏虚，均可导致清窍失养而发为眩晕。

（5）年迈体衰：肾之精气不足，脾气不充，气血生化不旺，清窍失养可发为眩晕。

（6）久病失血：大病、久病均可伤及气血阴阳，致脑髓失养发为眩晕；失血日久，气血亏虚，无以上充脑髓，易致眩晕。

（7）跌仆坠损：头颅外伤，瘀血停留，脑脉阻滞，发为眩晕。

此外凡外感六淫，内伤七情，饮食不节，劳欲过度，大病之后，亦均可诱发或加重本病。

2.病机

（1）发病：由外感风邪、情志不遂、饮食不节、跌仆坠损所致之眩晕，一般呈急骤发作；而老年体衰、久病或失血、癫痫所致之眩晕，多为缓慢发生，但可显阵发性加剧。

（2）病位：眩晕病位在脑，但与心、肝、脾、肾密切相关，其中又以肝为主。

（3）病性：气血不足、肝肾阴虚为病之本，风、火、痰、瘀为病之标，临床见证往往标本兼见，虚实交错。

（4）病势：总的发病趋势是病初以风、火、痰、瘀实证为主，久则伤肝及脾及肾，最终可致肝脾肾俱虚。

（5）病机转化：眩晕以本虚标实为主。早期一般标实证候多，如肝阳上亢、痰浊中阻、瘀血内阻、外感风邪等；中期由于肾水不足，肝阳上亢，尤其年迈精衰者，往往转化为肾精亏虚证或气血不足之证，病机复杂，病情较重，且常易发生变证、坏证。

二、康复辨证

1.辨证要点

（1）证候特征：以头晕与目眩为主要证候。可突然起病，也有逐渐加重者；可时发时止，发则目眩，甚则眼前发黑，外界景物旋转颠倒不定，或自觉头身动摇，如坐车船，站立不稳，眩晕欲仆或晕眩倒地。

（2）辨病性：凡急性起病，伴有恶寒发热，鼻塞流涕或咳嗽或咽喉红肿，或头身如裹、脉浮等表证者，属外感眩晕，病性属实证。而本病以内伤者居多，内伤眩晕病性多为本虚标实、虚实夹杂之证。若由情志郁勃引起眩晕、面红目赤、口苦者，属肝阳上亢；若由饮食不节起眩冒、腹胀、头重如蒙、时吐痰涎、苔白腻者，病属痰浊；若眩晕伴有遗精滑泄、耳鸣脱发、腰脊酸软者，病性属肾虚；眩晕伴有面色黧黑、口唇色暗、舌质有瘀斑瘀点者，属血瘀；若面色㿠白、神疲气短、劳累后眩晕加剧、舌质胖嫩、边有齿痕者，属气血两虚。

2. 常见证型

（1）肝阳上亢证：眩晕、耳鸣、头目胀痛、面红耳赤、口干、口苦、失眠多梦、烦躁易怒、便秘、溲赤、舌红苔黄、脉弦或数。证机为肝阳风火，上扰清窍。

（2）痰浊中阻证：眩晕、头重如裹、昏蒙、胸闷恶心、呕吐痰涎、纳少多寐、脘腹痞满、舌淡、苔白腻、脉濡滑。证机为痰浊中阻，上蒙清窍，清阳不升。

（3）气血亏虚证：眩晕动则加剧，遇劳加重，头痛隐隐、神疲乏力、面色少华、倦怠懒言、心悸少寐、纳少腹胀，舌淡、苔薄白、脉细弱。证机为气血亏虚，清阳不展，脑失所养。

（4）肾精不足证：眩晕日久不愈、腰膝酸软、少寐多梦、健忘、两目干涩、视力减退，或遗精滑泄、耳鸣齿摇，或颧红咽干、五心烦热，或面色㿠白、形寒肢冷、舌红少苔、脉细数、舌淡嫩、苔白、脉弱，尺脉尤甚。证机为肾精不足，髓海空虚，脑失所养。

（5）瘀血阻络证：眩晕、头痛如刺、痛有定处，精神不振、面色黧黑、耳鸣耳聋、口唇紫暗、健忘、胸闷心悸、舌质紫暗有瘀斑、苔薄白、脉弦涩或细涩。证机为瘀血阻络，气血不畅，脑失所养。

三、临床表现以稳定型心绞痛为例

1. 症状

心绞痛以发作性胸痛为主要临床表现。①部位：胸骨后或心前区；手掌大小，界限不清；可放射到左臂内侧、小指和无名指，或至颈、咽或下颌部。②性质：压迫、闷胀感、紧缩感，个别有烧灼感。③诱因：多由体力活动、情绪激动所激发，寒冷、饱餐、吸烟、心动过速、休克也可诱发。④持续时间和缓解方法：通常 3~5 分钟，一般不超过 15 分钟；休息或含化硝酸甘油后可在几分钟内缓解。

2. 体征

患者常无异常体检发现。胸痛发作时常见心率增快、血压升高；部分患者可出现 S3、S4；疼痛时心尖部可出现暂时性收缩期杂音，是乳头肌缺血、功能失调引起二尖瓣关闭不全所致。

3. 心绞痛分级

根据患者心绞痛发作情况，可用加拿大心血管学会（CCS）进行心绞痛分级。心绞痛的严重程度及其对体力活动的影响：Ⅰ级一般体力活动如步行或上楼不引起心绞痛，但可发生于费力或长时间用力。Ⅱ级体力活动轻度受限，心绞痛发生于快速步行或上楼，餐后步行或上楼，或者在寒冷、顶风逆行、情绪激动时。平地行走两个街区（200~400m），或常速上 3 楼以上的高度能诱发心绞痛。Ⅲ级日常体力活动明显受限，心绞痛可发生于平地行走 1~2 个街区或常速上 3 楼。Ⅳ级任何体力活动或休息时均有心绞痛发作。

4.辅助检查

（1）心电图：是发现心肌缺血和诊断心绞痛最常见的检查方法。静息时心电图可以正常，但不能除外严重的冠心病。最常见的心电图异常是缺血型 ST-T 改变：ST 段压低（水平型或下斜型），T 波低平或倒置；心绞痛发作时的心电图：① ST 段压低 ≥ 1mm 及（或）T 波倒置，发作后可恢复正常；② ST 段抬高、T 波高耸，变异型心绞痛发作后恢复正常。

（2）心电图负荷试验：①方法：运动负荷试验（活动平板；蹬车）；②阳性：R 波为主导联 ST 段呈水平型或下斜型压低 ≥ 0.1mV，持续时间 >2 分钟。

（3）超声心动图：可观察心脏结构、心肌厚度以及心肌收缩状态，稳定型心绞痛患者静息超声心动图多无异常表现，负荷超声心动图可帮助识别心肌缺血的范围和程度。

（4）放射性核素检查：放射性核素心腔造影（mTc）可测定左心室射血分数，显示室壁局部运动障碍。

（5）冠状动脉造影术：是目前诊断冠心病最准确的方法，可准确地反映冠状动脉狭窄的部位、程度和范围；冠状动脉狭窄根据直径变窄百分率分成四级：Ⅰ级：25%~49%；Ⅱ级：50%~74%；Ⅲ级：75%~99%（严重狭窄）；Ⅳ级：100%（完全闭塞）。

（6）左心室造影术：是将导管送入左心室，将造影剂注入左心室以评价左心室的整体功能及局部室壁运动状况。

四、临床处理

（1）治疗的目标：降压达标水平是 140/90mmHg 以下，以减少心、脑、肾等血管病的并发症的发生与死亡的总体风险，对糖尿病或肾病者，应把血压控制在 130/80mmHg 以下。要求所有患者均启动非药物治疗，同时控制可逆性危险因素，并对检出的靶器官损害和临床疾病进行有效干预。

（2）治疗的基本原则：①高血压是一种以体循环动脉压持续升高为特征的"心血管综合征"，常伴有多种危险因素、靶器官损害或临床疾病，需要进行综合干预；②抗高血压治疗包括非药物治疗和药物治疗，需长期甚至终生坚持治疗。③定期测量血压，规范治疗，改善依从性，尽可能实现降压达标，并长期、平稳、有效地控制血压。

（3）治疗策略：按低危、中危、高危及极高危的危险分层，全面评估患者的总体危险，做出治疗决策。①极高危患者：立即启动降压药物治疗和干预并存的危险因素，治疗临床疾病，同时进行生活方式干预；②高危患者：立即对高血压、并存的危险因素和临床疾病进行药物治疗和生活方式干预；③中危患者：进行生活方式干预，监测数周的血压水平和危险因素，评估靶器官损害，决定何时开始药物治疗；

④低危患者：进行生活方式干预，长时间反复测量血压，评估靶器官损害，决定是否及何时开始药物治疗。

（4）非药物治疗：主要指生活方式干预，即去除不利于身体和心理健康的行为和习惯，不仅可预防或延迟高血压的发生，还可以降低血压，提高降压疗效，降低心血管风险。

（5）高血压的药物治疗：①降压治疗的目的：通过降低血压，有效预防或延迟脑卒中、心肌梗死、心力衰竭、肾功能不全等心脑血管并发症可能；有效控制高血压的疾病进程，预防高血压急症、亚急症等重症高血压发生。②降压达标的方式：将血压降低到目标水平可以显著降低心脑血管并发症的风险。应及时将血压降低到上述目标水平，但并非越快越好。③降压药物治疗的时机：高危、极高危或3级高血压患者，应立即开始降压药物治疗。确诊2级高血压患者，应考虑开始药物治疗；1级高血压患者，可在生活方式干预数周后，血压仍≥140/90mmHg时再开始降压药物治疗。④降压药物应用的基本原则：遵循以下四项原则，即小剂量开始，优先选择长效制剂，联合应用及个体化。⑤初始降压药物的选择：高血压治疗应采取个体化的原则，利尿剂、钙拮抗剂、β受体阻滞剂、血管紧张素转化酶抑制剂、血管紧张素受体拮抗剂这5种药物均能有效降压和减少高血压的并发症，被认为是第一线降压药物。必要时参照高血压指南。

五、康复评定

1. 功能评估

根据高血压患者是否存在靶器官损害和并存的临床状况进行相应器官的功能评估。对于无靶器官损害和并存临床状况的1级高血压患者，进行极量运动试验或极量运动心肺功能测定，根据患者的运动心肺功能结果进行心功能评估。对于2~3级高血压患者，需进行有效的药物治疗，达到降压标准后方可进行运动试验，从而进行心功能评估。对于仅处于靶器官损害阶段尚无相应临床表现的高血压患者，需有效控制血压后进行运动试验，进行心功能评估。对于已处于并存临床状况的高血压患者，需进行相应疾病（心、脑、肾等）的功能评估。

2. 活动能力

（1）自我活动：低危、中危、高危的高血压患者，血压控制达标，心功能分级在Ⅰ级，其自我活动基本不受限制。而极高危的患者血压控制达标，心功能分级在Ⅰ级，其自我活动也基本不受限制；心功能分级在Ⅱ级的患者，自我活动受到影响，经治疗后可能得到改善；心功能分级在Ⅲ~Ⅳ级的患者，无法进行自我活动，必须进行治疗，部分恢复其自我活动。

（2）社会活动：低危、中危、高危的高血压患者，血压控制达标，心功能分级在Ⅰ级，其社交活动基本不受限制，是否回归工作，需进行工作环境的评测，对于高空作业、高温、高湿、高海拔条件下的工作，虽然工作能量需求可能不高，但高血压患者的工作承受能力却大大降低，需在与实际环境相似的情况下进行康复实施和监控，不能耐受者需调整工作。

而极高危的患者血压控制达标，心功能分级在Ⅰ级，其社交活动基本不受限制；但回归工作前需进行工作模拟和试验，再决定是否可以回归工作。心功能分级在Ⅱ级的患者，社交活动受到影响，经治疗后可能得到改善；心功能分级在Ⅲ～Ⅳ级的患者，无法进行社交活动，必须进行治疗，部分恢复其社交能力。而极高危、心功能分级在Ⅱ～Ⅳ级的患者，基本无法回归工作，必须进行治疗，尽可能恢复患者的生活质量。

六、康复治疗

（一）适应证

低危、中危、高危的1级和2级高血压患者，经有效治疗的极高危无临床疾病的患者。

（二）禁忌证

未控制的3级高血压患者，经有效治疗病情仍不稳定的极高危伴有临床疾病的患者，运动试验及其恢复期出现运动高血压（收缩压超过250mmHg）。

（三）康复治疗原则与方法

（1）营养膳食咨询与干预　减少钠盐摄入，合理膳食，限制饮酒。

（2）行为治疗　立即进行行为治疗，干预不良生活方式，控制体重，规律运动，彻底戒烟。

（3）校正可逆性危险因素　调脂，降糖。

（4）运动治疗　有氧运动，阻力运动。

（5）心理治疗　减轻精神压力，保持心理平衡。

（四）运动治疗

需根据患者的运动心肺功能评估结果，制定运动处方和阻力处方，在处方指导下完成运动治疗。同时督促患者的营养干预、行为治疗、危险因素的校正和心理干预。对于低危、中危、高危的高血压患者，血压控制达标，心功能分级在Ⅰ级，其自我活动和社会活动不受限制。根据运动处方指导执行后，由其自行完成，并定期随访。

1. 运动方式

（1）耐力项目：即有氧运动，包括快走、慢跑、健身跑、骑自行车、游泳、登山，也可以原地跑、上下楼梯、跑台阶等，为大肌群、动力性、节律性的运动。在运动强度和时间相等的前提下，这些运动项目可显著提高心血管功能，增加脉搏搏出量，提高射血分数，改善冠状动脉循环和血管壁的弹性。

（2）力量训练：包括各种持器械体操、阻力训练、沙袋、实心球、哑铃、拉力器等。力量训练主要为循环力量训练，是指一系列中等负荷、持续、缓慢、大肌群、多次重复的阻力训练，以增加肌力。其具体方法：运动强度为 40%~50% 的最大一次收缩，每节在 10~30 秒内重复 8~15 次收缩，各节运动间休息 15~30 秒，10~15 节为一个循环，每次训练 2~3 个循环（20~25 分钟），每周训练 3 次。逐步适应后可按 5% 的增量逐步增加运动量。运动训练时主张自然呼吸，不要憋气，训练后可以有一定程度的肌肉酸胀，但第 2 天清晨需全部清除，否则运动强度过大，需降低强度后寻找适宜的强度。

2. 运动强度

运动强度是运动处方的核心。

（1）心率：是确定运动强度的最简便指标，主要有最大储备心率百分数和靶心率方法。储备心率为最高心率与安静时心率之差，最大心率储备 = 年龄预计的 H_{Rmax} - 安静 HR。靶心率是运动中能获得最佳运动效果并能确保安全的心率，最大靶心率 =220- 年龄。临床上常用的方法：① Jungman 法，年龄预算靶心率 =180（170）- 年龄；② Karvonen 法，靶心率 =（最高心率 - 安静心率）×（60%/70%）+ 安静心率。运动时心率变化极快，故常用运动结束后的第一个 6 秒乘以 10 来代表运动时的每分钟心率，也就是心率运动强度要求达到的目标。但同一年龄的人群、性别、体能、身体状况不同，差异可非常明显，每个个体需选择适合于自己的运动强度才能达到最佳的运动效果，而且由于心血管活性药物广泛应用，心率已难以反映真正的心血管运动效果。

（2）最大耗氧量：是指人体大肌肉群所参加的力竭性运动中，当氧运输系统中的心功能和肌肉的用氧能力达到本人极限水平，人体单位时间内所能摄取的氧量。运动医学一般规定，运动的大强度相当于最大耗氧量的 50%~60%，小强度相当于最大耗氧量的 40%。

（3）代谢当量（MET）：是指维持静息代谢需要的氧耗量，国际上测定的白种人男性，40 岁，体重 70kg，坐位，其安静状态下每分钟耗氧量为 3.5ml/kg，即为 1 个代谢当量。取运动试验最大代谢当量的 50%~85% 作为运动强度。

（4）主观感觉：运动治疗中，主观感觉是身体在运动时的反应。在适宜的强度下，患者感觉舒适或稍微有气喘，但呼吸节律不紊乱，无维持气短、胸闷和心慌的感觉。运动后患者食欲有所增加，睡眠质量改善，早晨脉搏比较稳定，血压正常或变化不大。

3. 运动持续时间

每次训练所需要的时间随强度不同而不同。处于一定强度时，锻炼效果在 30 分钟内随时间延长而增加，但超过 45 分钟，锻炼效果并不随运动时间的延长而明显增加。美国运动医学会建议运动持续时间应在 15~60 分钟之间，其中达到靶心率时间应有 5~15 分钟以上，持续时间 20~30 分钟效果更好。高血压患者身体功能不同，每次运动时间要根据自身耐受程度来定，最好以运动处方结合自感劳累分级来决定运动时间，以"稍感费力"11~13 为度，每周 3 次，20~40 分 / 次为佳。对于身体素质差者进行间歇性运动，少量多次。运动时间和强度不能分开讨论，一般原则是强度小则时间长，强度大则时间短。

4. 运动频率

是指每周的运动次数。美国运动医学会建议每周行 3~5 次的运动；作为保健或处于退休后疗养者，可坚持每天运动 1 次，但前提条件是第 2 天不能残留疲劳。在运动处方中，运动的形式、强度和时间可有多种变化，如耐力和力量性运动。一次运动可分为准备、练习、结束三部分。准备部分用小强度的活动调节生理功能以适应练习部分，避免大强度运动后发生运动损伤；练习部分为治疗的主要部分，运动心率需达到靶心率至少维持在 20~30 分钟；结束部分属放松活动，防止血液积聚于肢体，导致回心血量减少而出现临床症状。

5. 高血压患者运动治疗应遵循的原则

（1）循序渐进：运动的目的是要改善身体的功能。提高运动能力，因此运动的内容应该由少到多，程度由易到难，运动量由小到大，并逐渐适应。

（2）持之以恒：运动训练需要经过一定的时间才能显示出效果，尤其是年老体弱者，要做到自觉锻炼，要充分认识到运动的效益和作用，只有坚持运动，才能产生积极的效果。不能操之过急或中途停止，不能期待几天就会达到理想效果。训练效应是量变到质变的过程，训练效果的维持同样需要长期坚持。

（3）及时调整：运动过程中，要根据实施情况定时评价和及时调整训练方案（内容、持续时间、难易程度与强度）。

（4）个体化：根据个人情况和疾病情况，设定个体化处方和目标，不能照搬他人的运动处方，不建议竞技运动。

6. 高血压患者运动治疗的注意事项

（1）教育患者运动前应坚持测量血压，血压正常、身体状况良好才可进行运动治疗，否则运动过程中收缩压会进一步升高，以增加心血管风险；身体状况疲劳或欠佳会增加运动意外的发生。

（2）高血压患者运动前后需进行充分的热身和整理运动，以避免血压的过度波动带来的头昏等不适。

（3）鼓励患者在运动过程中保持正常节奏的呼吸频率，避免憋气等动作带来的血压急剧升高。

（五）作业治疗

各级患者血压控制达标，心功能分级在Ⅰ级，其自我活动基本不受限制，多按照低危险组活动方法活动。心功能分级在Ⅱ级的患者，自我活动受到影响，经治疗后可能得到改善；心功能分级在Ⅲ～Ⅳ级的患者，无法进行自我活动，必须进行治疗，部分恢复其自我活动。可从日常活动的恢复开始，进行模拟日常生活的作业治疗。

（六）中医传统康复治疗

1. 中药疗法

（1）肝阳上亢证：治宜平肝潜阳、滋阴补肾。方选天麻钩藤饮加减。药用天麻、钩藤、石决明、牛膝、杜仲、桑寄生、黄芩、山栀子、菊花、夏枯草、豨莶草、珍珠母、白芍等。

（2）痰浊中阻证：治宜化痰祛湿、健脾和胃。方选半夏白术天麻汤加减。药用姜半夏、白术、天麻、陈皮、茯苓、泽泻、胆南星、甘草等。

（3）气血亏虚证：治宜补益气血，调养心脾。方选归脾汤加减。药用党参、白术、黄芪、当归、熟地黄、龙眼肉、大枣、茯苓、白扁豆、远志、酸枣仁、炙甘草等。

（4）肾精不足证：治宜滋阴补肾或温阳补肾。方选左归丸或右归丸加减。左归丸滋阴补肾、填精益髓。药用熟地黄、山萸肉、山药、枸杞、龟板胶、鹿角胶、菟丝子、牛膝等。右归丸温补肾阳、填精补髓。药用制附子、肉桂、鹿角胶、熟地黄、山萸肉、山药、枸杞、菟丝子、杜仲、当归等。

（5）瘀血阻络证：治宜活血化瘀、通窍止痛。方选通窍活血汤加减。药用桃仁、红花、川芎、赤芍、牛膝、钩藤、葛根、制大黄、当归、生地黄、甘草等。

随症加减：兼见失眠，加用柏子仁、酸枣仁、远志、夜交藤、合欢皮等安神助眠；兼见胸脘痞闷、恶心厌食，加用苏梗、旋覆花、藿香、佩兰、砂仁、白蔻仁等；兼见耳鸣重听，加用石菖蒲、郁金、磁石等；兼见腰膝酸软，可加用桑寄生、续断、巴戟天、鹿角胶等。

2. 针灸疗法

主穴：风池、曲池、足三里、太冲。配穴：肝火炽盛加行间、太阳。阴虚阳亢加太溪、三阴交、神门。痰湿内盛加丰隆、内关；阴阳两虚加气海、关元。

3. 耳针疗法

取穴：皮质下、神门、心、交感、降压沟。方法：每穴捻针半分钟，留针30分钟，每天1次。掀针埋藏，或王不留行籽按压，每次选2~3穴，可埋针1~2天，10天为1个疗程。

4. 穴位注射

取穴：足三里、内关，合谷、三阴交，太冲、曲池穴。方法：三组穴可交替使用，每穴注射 0.25% 盐酸普鲁卡因 1ml，每天 1 次。

5. 皮肤针疗法

选部：脊柱两侧，以腰骶椎为重点叩刺部位，并兼叩颈椎、前额、后脑及眼区、四肢末端。方法：采用轻刺激。选自脊椎部叩起，自上而下，先内侧，后外侧，然后再叩击颈项、头额等部。亦可用中号或大号火罐在除头部以外的上述部位拔罐 10 个左右，时间约为 15 分钟。

6. 穴位埋线疗法

取穴：曲池、足三里、心俞、太冲穴。方法：每次埋 1 组，埋 15~20 天，两组交替使用。

以上针灸方法，适用于本病阴阳失调者。

七、心理干预

长期精神压力和心情抑郁是引起高血压的重要原因之一。可能与大脑皮质的兴奋、抑制平衡失调，导致交感神经活动增强，儿茶酚胺类介质的释放使小动脉收缩并继发引起血管平滑肌增殖肥大，交感神经的兴奋还可促进肾素释放增多，这些均促使高血压的形成并维持高血压状态。因此，对高血压患者采用疏导心理治疗，不但可提高抗高血压治疗的效果，有助于降低其并发症。①胸怀开阔，精神乐观，注意劳逸结合，积极参加文体活动，脑力劳动者坚持作一定的体力活动等，有利于维持神经内分泌系统的正常功能；不吸烟，少吃盐，避免发胖等都对预防本病有积极意义。②改善生活方式：改善生活方式适用于所有高血压患者（包括正常高值血压），并应贯彻于高血压防治的全过程。主要措施包括：减少钠盐摄入（WHO 推荐每日食盐摄入量应少于 5g），增加钾盐摄入；合理膳食（多吃蔬菜水果，少吃动物脂肪）；控制体重（包括控制能量摄入和增加体力活动，重度肥胖者应在医师指导下减肥）；戒烟；限制饮酒；体育运动（中等以下强度，每周 3~5 次，每次 30 分钟）；减轻精神压力，保持心理平衡。

八、康复护理

1. 生活护理

（1）病室环境清洁、安静，避免噪声和阳光刺激。

（2）饮食宜少食多餐。

（3）患者应卧床休息，眩晕严重者应绝对卧床休息，尽量避免作头部转动和弯腰动作，以减少眩晕发作。

（4）眩晕发作定时者，中药可于发作前 1 小时服用，有助于减轻症状。

（5）保证充足的睡眠时间，失眠头痛者可采用"开天门"疗法。

（6）定时测量血压，观察眩晕发作的时间、性质及伴随症状。

2. 饮食指导

（1）肝阳上亢：饮食宜清淡，低盐素食为佳。多食蔬菜水果，如芥菜、紫菜、淡菜、西瓜、梨、豆制品类等；忌食肥甘厚味、动物内脏、公鸡肉、猪头肉等动风之品及烟酒、辛辣助火刺激之物。

（2）痰湿中阻：饮食宜食清淡化痰之品。如西瓜、冬瓜、苡米、红小豆、竹笋等，忌食油腻和肥甘厚味、生冷、烟酒等物，以防助湿生痰。

（3）气血亏虚：饮食以开胃健脾，益气养血，富于营养，易于消化及血肉有情之品为主。如蛋类、廋肉、猪肝、猪血、黑芝麻、大枣、山药、黄芪粥、党参粥、苡米粥、莲子红枣粥等健脾益气养血之品，宜少量多餐，忌食生冷。

（4）肾精不足：饮食宜营养丰富，易消化，有补肾生精作用的食物为主。偏肾阴虚者，宜食平肝疏风，滋肾养阴之品，如银耳、大枣、黑芝麻、甲鱼等，忌食羊肉、辛辣之物。偏肾阳虚者，以补肾助阳食物为主，如胡桃仁粥、枸杞羊肉粥、杜仲苁蓉煲猪腰等。

3. 情志调理

（1）多与患者沟通，向患者及家属解释眩晕发生的原因、诱因，并保持情绪稳定，勿动怒，使肝气条达，利于患者早日康复。

（2）对久病气血不足者，多加照顾和安慰，使其宁心静养，调和气血。

九、预后

高血压患者的预后不仅与血压水平有关，而且与是否合并其他心血管危险因素及靶器官损害程度有关。因此从指导治疗和判断预后的角度，应对高血压患者进行心血管危险分层，将高血压患者分为低危、中危、高危和很高危。

十、健康教育

（1）注意情志调理，保持心情舒畅、乐观，防止七情刺激。

（2）注意饮食调养，以清淡可口为宜，宜定时定量，忌食肥甘厚味，切勿暴饮暴食。

（3）生活起居有序，注意劳逸结合，切勿过劳或纵欲过度。

（4）坚持体育锻炼，选择适当运动，如太极拳、八段锦等。

（5）消除各种导致眩晕的因素。避免突然或强力头部运动，可减少眩晕的发生。

（6）不宜做高空作业，避免游泳、乘船及各种旋转大的动作。

（罗　云　罗云凤　吕朴仙）

第十九章

冠心病的康复

————————————————————————

冠状动脉粥样硬化性心脏病简称冠心病，是最常见的心血管疾病之一，随着人民生活水平的提高、人口老化、生活方式的改变，我国冠心病的发病率和死亡率正在增加。冠心病的康复施治综合采用主动积极的身体、心理、行为和社会活动的训练，缓解症状，改善心血管功能，从而提高生活质量，是临床治疗的基本组成部分。同时也包括积极干预冠心病危险因素阻止或延缓疾病发展过程，减少再次发作的危险。

中医学对冠心病早有认识，《内经》《金匮要略》等著作中，既有"卒心痛""厥心痛""胸痹""真心痛"等病症的记载，它的症状与冠心病类似。随着历代医学的不断完善、补充，对冠心病的病因、辨证、治疗都有详尽描述和系统论述。

《金匮要略·胸痹心痛短气病脉证治》云："阳微阴弦，即胸痹而痛。""阳微"即本虚，即是"阳虚知在上焦"，为心之阴阳气血的虚损。"阴弦"即标实，为邪气郁阻脉络。本病的病因病机叙述如下。

一、病因病机

1. 病因

（1）素体虚损：先天禀赋不足，或年迈体虚，或劳倦内伤，或久病耗损，脏腑功能失调，致使心之气、血、阴、阳不足，脉络受损，均易发生本病。

（2）外邪侵袭：气候骤变，风、寒、暑、湿、燥、火六淫邪气均可首先犯肺，逆传心包诱发或加重心之脉络损伤，发生本病。本病尤以风冷邪气最为常见，寒主收引，既可抑遏心阳，所谓暴寒折阳，又可使心之脉络血行瘀滞，从而发为本病。

（3）饮食失节：过食肥甘，或饮食生冷，或饥饱无度，或嗜酒成癖，损伤脾胃，运化失司，气血生化乏源，心之脉络失养；水湿不运，聚湿生痰，上犯心胸清旷之区，清阳不展，气机不畅，心之脉络闭阻，遂致心痛；痰浊留恋日久，可致痰热互结，痰瘀交阻，蕴而化毒，毒损心络使病情缠绵难愈。

（4）情志失调：指喜、怒、忧、思、悲、恐、惊七情致病因素。盖情志失调，气机失和，伤及脏腑，造成脏腑功能紊乱，而气机失和日久，又易产生瘀血，致心之脉络不畅，发为心痛。

本病病因有以上几种，临床上常两个或两个以上病因同时存在，长期为患，终可导致本病的发生。此外素有旧疾之人、外邪侵袭、饮食不节、情志失调又常为本病重要的诱发因素。

2. 病机

（1）发病：心主血脉的功能与人体的经络系统有非常密切的关系。经直行，主气，在里；络横行，主血，表里皆有。从经脉别出的络脉干线部分为大络，从大络别出的细小分支为孙络，浮现于体表的络脉为浮络，浮络显露于皮肤的微细脉络为血络，至路末亦有缠络之谓。络脉网络全身，无处不到。心主血脉即是指在心气的鼓动下，经脉气血通过络脉系统而营养人体组织器官、四肢百骸，从而维持人体的正常生理机能。反之经脉、络脉系统失常，亦能影响到心。大凡情志、劳逸、饮食、感邪、内虚等外有所触，内有所发，致使病邪郁阻心之经脉，深入其络脉，心之脉络受损，气血痹阻可发为本病。亦可邪客心之络脉，渐损其经脉，心之脉络受损，气血痹阻而发为本病。日久痰浊、血瘀、气结、热郁、寒凝等病邪蕴结成毒，内生毒邪，损耗脉络，败坏形体，从而使病情不断加深，缠绵难愈，反复发作。

（2）病位：本病病位在心及心之脉络，并涉及肝、脾、肾三脏。

（3）病性：属本虚标实，虚实夹杂之证。本虚常为心气、血、阴、阳不足；标实常为痰热、痰浊、毒热、阴寒、瘀血、瘀毒、气滞等病邪郁阻脉络。

（4）病势：总的趋势是由标及本，由轻转剧。寒邪伤及阳气，痰亦耗气伤阳，留瘀日久，气阳痹遏，新血不生，气虚不复，阳亦衰微，心阴不复，阴损及阳。心肾阳伤，根本不固，心阳既脱，阴阳离决，危在旦夕。

（5）病机：转化病之早期，多以邪实为主，病之后期多为本虚标实，虚实夹杂。痰浊痹阻主要临床胸阳，久郁不解可郁而化热，蕴而成毒，形成痰热瘀毒塞阻胸膈，或病延日久，耗气伤阳损阴，向心气不足或阴阳并损转化；阴寒凝结，气失温煦，暴寒折阳，阳气受损，病向心肾阳微转化；瘀阻脉络，气血运行不畅，水停脉外，聚湿成痰，痰瘀互结，瘀血不去，新血不生，日久可转化为心气血不足；心气不足，鼓动无力，易致气滞血瘀，瘀血阻络；心气血不足，日久伤及阴阳，可致阴阳并损之证；心肾阳微，易为风冷阴寒邪气所伤，致阴寒凝结等。总之各证候之间在一定条件下，常可互相转化或兼夹，临证时必须细审。

二、康复辨证

1. 辨证要点

本病总属本虚标实，标实应区别阴寒、痰浊、血瘀的不同，本虚也应辨别阴阳气血亏虚的不同。在胸痹症状发作时，以治标为主，亦要考虑到疾病的本质，可选用标本兼治；疼痛缓解后，则以治本为主，适当兼治标证。

2. 常见证型

（1）气滞血瘀：心胸刺痛，固着不移，时发时止，两胁胀痛，面色晦滞，口唇紫暗，纳呆腹胀，情志不畅或夜间易发作，舌有瘀点，脉弦或细涩兼结代。多见于心绞痛或心肌梗死反复发作病例。

（2）痰浊壅塞：胸闷如窒而痛，或痛引肩背，气短喘促，肢体沉重，形体肥胖，痰多，苔浊腻，脉滑。本证型多见于肥胖患者，心绞痛发作期。

（3）阴寒凝滞：胸痛彻背，遇寒痛甚，胸闷气短，心悸，重则喘息，不能平卧，面色苍白，四肢厥冷，小便不利，夜尿增多，下肢浮肿，苔白，脉沉细。本证型多见于心功能不全或老年心绞痛病例。

（4）心肾阴虚：胸闷痛，心悸盗汗，心烦不寐，腰膝酸软，耳鸣，头晕，舌红或有紫斑，脉沉细涩。本证型多见于体质瘦弱或老年心绞痛病例。

（5）阳气虚衰：胸痛剧烈，胸闷气短，乏力汗出，四肢厥逆，面色苍白，唇甲淡白或青紫，浮肿尿少，舌淡白或紫暗，脉沉细或脉微欲绝。本证型多见于心肌梗死合并心源性休克患者。

三、临床表现

1. 症状

一般高血压患者早期没有任何症状，仅在体检或就诊其他疾病时才被发现。有的患者出现头痛、头晕、后颈部胀痛、失眠、健忘、情绪易波动等症状也非高血压所特有的表现。高血压出现发症时的表现可能是高血压患者首次就诊的表现，如胸痛、肢体无力或瘫痪、失语、复视、视力进行性减退等，需要高度重视。

2. 体格检查

血压的正确测量是诊断高血压和评估其严重程度的主要依据，必要时测定立、卧位血压和四肢血压，测量体重指数（BMT）、腰围和臀围，观察有无向心性肥胖和库欣面容、甲状腺功能亢进性突眼表现或下肢水肿，触诊心脏搏动、甲状腺、肾脏、四肢动脉搏动，听诊颈动脉、胸主动脉、腹部动脉和股动脉有无杂音，进行神经系统检查，以寻找能发性高血压和高血压并发症的依据。

3. 辅助检查

包括全血细胞计数、血红蛋白、血细胞比容；尿液分析（尿常规和尿沉渣镜检）；血生化（血钾、尿素氮、肌酐、尿酸、空腹血糖、血清总胆固醇、甘油三酯、高密度脂蛋白胆固醇、低密度脂蛋白胆固醇）；胸片可提示心脏扩大、主动脉夹层、主动脉缩窄的线索；心电图可提示左室肥厚、左房受累及心律失常，必要时予以超声心动图明确心脏的受累程度，有助于判断高血压患者的危险分层，而且，高血压患者应做眼底检查，明确眼底的血管病变和视网膜病变，有助于判断预后。

四、临床治疗

冠心病的临床处理的目的为预防心肌梗死和猝死，改善预后；减轻症状和缺血发作，提高生活质量。

1. 药物治疗

（1）发作时治疗：发作时即刻休息，一般患者停止活动后心绞痛症状会立即消除。立即含化硝酸甘油0.3~0.6mg，1~2分钟起效，持续15~30分钟；含化硝酸异山梨酯5~10mg，2~5分钟起效，持续2~3小时；变异型心绞痛合并高血压时，含化硝苯地平10~20mg；β受体阻滞剂可减慢心率，降低心肌收缩力，减轻心肌耗氧；非选择性β受体阻滞剂：普萘洛尔10~40mg，每天3次，口服；选择性β受体阻滞剂，如美托洛尔、阿替洛尔。钙通道阻滞剂抑制钙离子进入细胞内，使冠状动脉扩张，解除冠状动脉痉挛，增加供血；全身小动脉扩张，减轻后负荷，降低心肌耗氧量；抑制心肌收缩力，如硝苯地平、维拉帕米、地尔硫草、非洛地平和氨氯地平等。

（2）缓解期治疗：平时应尽量避免明确的诱发因素，如过度的体力活动、情绪激动、饱餐、寒冷天气注意保暖。需戒烟。控制高血压、糖尿病、甲状腺功能亢进和纠正贫血等。同时治疗动脉粥样硬化。①抗血小板治疗：阿司匹林用量为75~300mg，每天一次。二磷酸腺苷受体拮抗剂包括噻氯匹定和氯吡格雷，与阿司匹林联合应用，可提高抗血小板疗效。噻氯匹定250mg，每天2次。氯吡格雷75mg，每天一次，不良反应小，作用快，逐步代替噻氯匹定或不能耐受阿司匹林的患者。②调脂药物——羟甲基戊二酰辅酶A还原酶抑制剂（他汀类药物）他汀类药物部分结构与羟甲基戊二酰辅酶A结构相似，可竞争该酶的活性位点，阻碍羟甲基戊二酰辅酶A还原酶的作用，抑制胆固醇的合成。而且，他汀类药物可进一步改善内皮细胞的功能，抑制炎症，稳定斑块，显著延缓动脉粥样硬化斑块的进展，减少不良心血管事件。其目标值是LDL-C < 2.6mmol/L。

2. 手术治疗

对心绞痛Ⅲ~Ⅳ级的患者药物治疗无效，可进行冠状动脉血管重建术，以缓解心绞痛的发作。

（1）经皮冠状动脉介入治疗：包括经皮腔内冠状动脉成形术、冠状动脉支架植入术和粥样斑块消融术。冠状动脉介入治疗可改善生活质量，明显降低心肌梗死发生率和死亡率。

（2）冠状动脉旁路移植术：本手术适应证为冠状动脉多支血管病变，尤其是合并糖尿病患者；冠状动脉左主干病变，不适合行介入治疗的患者；心肌梗死后合并室壁瘤，需要进行室壁瘤切除的患者；闭塞段的远端管腔通畅，血管供应区有存活心肌的患者。

急性冠状动脉综合征是一组急性心肌缺血的临床表现总称，包括不稳定型心较痛、非 ST 段抬高型心肌梗死和 ST 段抬高型心肌梗死及心源性猝死，其共同的病理基础是冠状动脉内粥样硬化斑块破裂、表面破损或出现裂纹，继发血栓形成，致冠状动脉不完全或完全性阻塞，约占所有冠心病患者的 50%。

五、康复评定

1. 功能评估

为整体评价冠心病患者的全身功能，排除运动治疗的禁忌证，需进行心肺储备功能检查（超声心动图、心肺运动负荷试验，必要时肺功能的检测），其中心肺运动负荷试验是评估心肺储备功能的核心。

（1）心肺运动试验（cardiopulmonary exercise testing，CPET）是在精确控制运动负荷状态下，从患者的肺呼吸参数及血流动力学等指标对呼吸系统、心血管系统、血液系统、神经生理，以及骨骼肌肉系统综合运动反应进行整体评估，全面客观地把握心肺功能储备和功能受损情况的无创检测方法。本法可用于冠心病患者来精确评估心肺储备功能，并制订运动处方。运动负荷试验的仪器有许多种，可根据患者的具体情况选择运动平板、踏车及上肢测力计。但需排除以下禁忌证：严重心绞痛，失代偿性心力衰竭，未控制的心律失常，运动试验期间出现严重缺血、左心室功能障碍或心律失常，未控制的中、重度高血压，运动试验有运动高血压或低血压，中、重度主动脉狭窄，中、重度梗阻性肥厚型心肌病，不稳定的伴随疾病（急性感染、急性脑卒中、明显肝肾功能不全），未控制的房性或室性心律失常，未控制的心动过速（心率 > 100 次 / 分），未植入起搏器的三度心脏阻滞，急性心包炎或心肌炎，未控制的糖尿病，近期血栓栓塞的患者，影响运动的骨与关节疾病如卒中后严重残疾、骨折、关节炎、关节外伤等。

运动负荷试验中应用最为广泛的是 Bruce 方案，其每一阶段增加 2~3METs，要求患者的功能容量超过 7METs，但对于心血管疾病患者进行心肺运动储备功能的评估多选用踏车的 Ramp10 方案，其运动负荷连续增加 10 瓦 / 分，直至达到患者的峰值运动或者出现运动试验的终止标准而结束。

（2）心肺运动试验常用参数：心肺运动试验有很多参数，常用的主要有以下几个（表 19-1）。

1）耗氧量（oxygen uptake，VO_2）、最大耗氧量（VO_2peak）：氧耗量是指单位时间内机体消耗氧的毫升数。最大氧耗量（VO_{2max}）是指人体在极量运动时的最大耗氧能力，是机体有氧代谢能力的最佳指数。临床因很难获得清晰的峰值运动水平的 VO_2（VO_2peak），常以 VO_2peak 估计 VO_{2max}。根据 Fick 公式：氧耗量 = 心输出量 × 动静脉血氧含量差。因此 VO_{2max} 也反映心脏的储备功能。

2）无氧代谢阈值（anaerobic threshold，AT）：是指当运动负荷增加到一定量后，组织对 O_2 的需求超过了循环所能提供的 O_2，因而组织必须通过无氧代谢以提供更多的能量，此时机体开始出现无氧代谢的 VO_2 称为 AT，是反映心肺功能、运动耐力和机体利用氧能力的良好指标。

AT 划分了几乎完全有氧代谢的运动强度的上限范围，在 AT 以下的功率完全可以维持在有氧代谢范围内，随着 AT 以上的功率增加，将伴有运动耐力的下降，在久坐习惯的正常个体，AT 是可预测 VO_{2max} 的 50%~60%，其范围可达 35%~80%，AT 值大小受年龄、运动形式、特殊的运动方案所影响。

在 AT 以下的活动包含日常生活的大部分活动。大部分心血管疾病患者活动减少，增加 AT 负荷的运动训练可增加个体的耐力以完成亚极量活动，最终改善患者的生活质量。

表 19-1　Weber 运动耐量（VO_2 和 AT）分级

心功能	VO_{2max}[ml/（min·kg）]	AT[ml/（min·kg）]	CI 峰值 [L/（min·m^2）]
I	> 20	> 14	> 8
II	16~20	11~14	6~8
III	10~16	8~11	4~6
IV	< 10	< 8	< 4

3）二氧化碳排出量（CO_2 output，VCO_2）：决定 VCO_2 的因素包括心输出量、血液的 CO_2 携带能力、CO_2 在组织之间的交换等。CO_2 在组织和血液中易溶解的特性，从呼吸中测得的 VCO_2 比 VO_2 与通气量更为相关。

4）呼吸交换率（respiratory exchange ratio，RER，VCO_2/VO_2）：VCO_2/VO_2 的比值称为呼吸交换率（RER.），在稳态下，RER 等于呼吸商（respiratory quotient，R）。呼吸商通常在组织水平中表达，而在临床运动试验中难以测量和判定，呼吸交换率可经呼吸的气体交换测定。

心肺运动试验中的 RER 可解释患者运动时的水平：RER 超过 1.1 后结束试验的患者，通常认为是亚极量的运动试验；如果患者在 1.1 之前停止试验，表明限制试验的因素不是心脏原因。RER 也可为心力衰竭患者提供重要的预后信息：在达到极量心肺运动试验时（峰值运动时 R > 1.1），VO_2peak < 10ml/（min·kg），反映该患者运动耐力的明显降低，而且伴有较高的死亡率。

5）通气量（ventilation）、每分通气量（minute ventilation，VE）和潮气量（tidal volume，VT）：运动状态下，机体的能量需求增加，肺的 VE 也需增加，吸入更多的 O_2，排出更多的 CO_2，以维持体内正常的动脉 CO_2 分压（$PaCO_2$）和机体酸碱平衡（pH）。AT 前，VE 随运动负荷的增加呈线性增加；AT 后，由于无氧代谢，CO_2 生成量相对耗氧量高，CO_2 对呼唤中枢的刺激增加，VE 曲线上出现拐点。

6）VE/VCO_2 斜率（VE/VCO_2 slope）：VE=VT× 呼吸频率，通气量等于生理无效腔（dead space ventilation，VD）与肺泡通气量（alveolar ventilation，

VA）之和，所以 VE/VCO$_2$ 斜率表明了换气效率，是心力衰竭患者最有力的预测指标之一。

有氧运动时，VE 和 VCO$_2$ 线性相关，无氧代谢后，VE 与 VCO$_2$ 增加不成比例。无氧代谢之前的 VE/VCO$_2$ 斜率反映血液中 PCO$_2$ 变化对通气的影响，是触发化学受体感受器而得到的，无氧代谢之后的 VE/VCO$_2$ 斜率与肺无效腔增加、肺血流减少有关，反映血液中 PCO$_2$ 变化对通气的影响主要是触发肌肉麦角受体得来。

2. 活动能力

（1）自我活动：个体的活动能力水平与心脏功能水平不一定平行。身体活动能力是用日常生活活动能力（activities of daily living，ADL）来进行评定的。在心脏康复中，常用的各种日常生活活动和职业活动所需的能量需求见表 19-2。

表 19-2　常用的各种生活活动和职业活动所需的能量需求表

活动	代谢当量（METs）
生活及家务活动	
大便（卧位）	4.0
大便（坐位）	3.6
靠坐	1.0
独立站	1.0
穿衣	2.0
吃饭	1.4
坐床边	2.0
整理床铺	3.4
淋浴	3.5
简单地清洁房间	2.3
作业治疗性活动	
轻木工活，磨砂板，抛光，编织篮筐	2.5
轻度机械性活动	2.3
体育运动	
步行 1.6km/h	1.5~2.0
步行 2.4km/h	2.0~2.5
散步 4.0km/h	3.0
步行 5.0km/h	3.4
骑车（慢速）	3.5
骑车（中速）	5.7
交谊舞（慢）	2.9

续表

活动	代谢当量（METs）
排球（非竞技性）	2.9
交谊舞（快）	5.5
羽毛球	5.5
有氧舞蹈	6.0
游泳（慢）	4.5
游泳（快）	7.0
跳绳	12.0
网球	6.0
乒乓球	4.5
园艺劳动	
用水桶浇水	2.0
挖掘	1.5
种花、种菜	2.1
用尖镐挖土	2.3
修剪树枝	2.8

　　从患者个体化的运动时的心脏储备功能可精确和定量地判断体力活动能力，确定患者可以安全进行的日常活动。

　　（2）社会活动：能否恢复各种社会生活和恢复职业活动，让患者恢复到满意的社会角色是评定冠心病心脏康复效果的最重要指标。这需要患者提高心脏储备功能以适应社会环境的需要，同样需要心脏康复直接介入到患者的生活环境中。主要的评定工具是患者的社会质量（quality of life，QOL），特别是主观定向的总体生活质量（subjective-based QOL）和疾病相关的生活质量（disease-related QOL）。

六、康复治疗

（一）适应证

　　适应无合并症的心肌梗死恢复期，有合并症的心肌梗死稳定期，冠状动脉介入治疗术后，冠状动脉旁路移植术后，慢性稳定型心绞痛。

（二）禁忌证

　　严重心绞痛，失代偿性心力衰竭，未控制的心率失常，运动试验期间出现严重缺血、左心室功能障碍或心律失常，未控制的中、重度高血压，运动试验有运动高血压或低血压，中、重度主动脉狭窄，中、重度梗阻性肥厚型心肌病，不稳定的伴随疾病（急性感染、急性脑卒中、明显肝肾功能不全），未控制的房性或室性心律失常，未控制的心动过速（心率＞100次／分），未植入起搏器的三度传导阻滞，急性心包炎或心肌炎，未控制的糖尿病，近期血栓栓塞的患者，影响运动的骨与关节疾病如卒中后严重的残疾、骨折、关节炎、关节外伤等。

（三）运动治疗

急性心肌梗死（AMI）的运动治疗分为三期。

1. 住院期康复（急性期、Ⅰ期）

急性心肌梗死急性期心脏康复的目的是早期开始身体活动，保持现有的功能水平和防止"废用"的出现，解除焦虑和抑郁，并安全地过渡到日常生活活动自理；评估心脏和整个身体对活动和运动的反应；对患者和家属进行宣教和咨询，为出院后的康复打好基础，以预防复发和降低心血管事件。

（1）Ⅰ期治疗的适应证：急性心肌梗死两周以内或PCI术后早期，生命体征平稳，安静时心率≤100次／分，无明显心绞痛，无心力衰竭、严重心律失常和心源性休克，无严重合并症。

（2）具体方法

1）早期活动：早期离床活动，包括床上、床旁活动；病房内外的活动，主张应用七步程序。每位患者都必须熟悉七步程序的每一步，根据自身反应做出个体化的调整。对无合并症且对程序的每一步都反应良好的患者，每一步只需要1~2天，通常7~10天即可出院。而对病情较重、有较多合并症，或对程序的某一步有异常反应时，应将每一步或某一步延长，直到不再出现异常反应时，再向下一步进行。对不稳定型心绞痛、有严重的合并症（如严重感染、糖尿病、血栓和栓塞症、急性心包炎、呼吸功能或肾衰竭等）和并发症（如严重心律失常、心源性休克、心力衰竭等）时，应禁忌或推迟到病情稳定后再开始进入康复程序。

2）运动康复方案调整与监护：如果患者在训练过程中没有不良反应，运动或活动时HR增加至＜10次／分，第2天训练可以进入下一阶段。运动中HR增加至20次／分左右则需要继续同一级别的运动。HR增加超过20次／分，或出现任何不良反应，则应该退回到前一阶段运动，甚至暂时停止运动训练。为了保证康复活动的安全，可以在心电监护下开始所有的新活动，在无任何异常的情况下，重复性的活动可以不连续监护。

3）出院前的运动储备功能评估：当患者可连续步行200米无症状和无心电图异常时，可以进行症状限制性或亚极量心肺运动试验。没有明显异常，可以安排出院；患者出现并发症或运动试验异常则需要进一步检查，并适当延长住院时间。

4）制订出院后家庭康复计划：①了解患者及其家属对疾病（特别是心肌梗死）的认识和了解程度，明确药物服用方法。②指出患者和家庭的不良生活方式，校正危险因素。③减轻患者的恐惧、焦虑和抑郁状态，树立恢复正常生活的信心。④详细介绍Ⅱ期康复的运动处方，如训练的运动量（以自我监测的心率为指标）、每天训练的运动时间、每周训练的频度及运动的方式、方法等。交代回家后如何进行一般的身体活动，如何减少能量的消耗，如何在活动中进行自我监护，万一发生紧急情况时如何处理等。⑤向家属普及心肺复苏技术。⑥强调在家中坚持Ⅱ期康复训练的重要性，向患者和家属交代注意事项。

2. 出院早期门诊康复

本期是紧随出院后的康复期，时限由危险分层和所需的监控来决定，一般为3个月，可以定义为康复治疗的紧密监护期，多在有康复设施的门诊进行，也可到康复医院进行，此期须加强监护及强化危险因素的修正。

（1）适应证和禁忌证：与住院期相似，患者运动能力达到3METs以上，病情临床稳定。

（2）康复治疗目标：Ⅱ期的康复目的如下所述。①防止心脏功能衰退，保持和进一步改善心脏功能；②从日常生活自理逐步过渡到恢复正常的社会生活；③按运动处方从低水平的体力训练开始，改善心脏储备；④心理康复，主动改变不良生活方式。Ⅱ期康复的适应证是临床病情稳定，出院时的心脏功能容量＞3METs。

（3）日常活动：建议无并发症的患者逐步过渡到无监护的家庭日常活动，包括正常室内外散步，轻体力的家庭卫生、厨房活动、园艺活动或在邻近区域购物，活动强度为40%~50%HR$_{max}$，活动时不可有气喘和疲劳。所有上肢超过心脏平面的活动均为高强度运动，应该避免或减少，训练时要注意保持一定的活动量，但日常生活和工作时应采用能量节约策略，比如指定合理的工作或日常活动程序，减少不必要的动作和体力消耗等，以尽可能提高工作和体能效率。每周需要门诊随访一次。任何不适均应暂停运动，及时就诊。

（4）运动治疗：正规的康复训练应按个体化的有氧运动处方进行，运动强度控制在无氧域值范围内；运动时间上应逐渐达到15~20分钟；运动频率应逐步达到3~5次/周。在这个阶段中，心脏储备功能逐渐改善。

（5）主动地控制危险因素：对冠心病患者及其家属进行冠心病及相关危险因素的宣教和咨询，让患者主动改变不良生活方式，是康复的重要内容。还要再次对患者及其家属讲解回家后可能发生的疾病恶化和运动造成的严重反应的主要表现及处理的方法。

3. 中期和维持期门诊康复

中期继续进行耐力训练和危险因素的修正，此期心电监护仅在康复治疗出现症状时进行。维持期康复时患者的运动耐力已进入平台期，其危险因素的管理已基本达标或稳定，维持期康复是否实施可根据个体结果和医疗需要来决定。

4. 运动治疗的安全性和预后

大量的研究表明，急性心肌梗死后早期的康复活动和完成早期康复程序后的低水平运动试验是相当安全的。已经证明在医学监护下的运动和运动试验，死亡率仅为 0.05‰~0.1‰。但对冠心病患者进行运动训练或运动试验时，仍要保持高度警惕，严格遵循运动试验的禁忌证、终止运动试验的指征执行，掌握突发心脏意外疾病的处理方法，以确保心脏康复实施的安全。

（四）作业治疗

1. I 期作业治疗

作业治疗与运动治疗相辅相成。开始康复训练时，必须在专业治疗师指导下执行，配合心电和血压的监护。作业治疗的主要内容是低水平的体力活动和教育指导；对患者和家属进行健康教育（对疾病的认识、危险因素的认识和控制），患者和家庭成员的心理因素的咨询，指导患者从简单的床上、床边和床下活动，便盆转移到独立穿衣、洗澡。

（1）改善日常活动能力：在治疗师指导下进行适当的肢体运动和日常活动不仅对患者体力恢复有益，精神上也能产生慰藉，可缓解患者的恐惧和焦虑心理。作业治疗程序应根据不同个体情况进行选择。以循序渐进为原则，胸痛症状一旦消失，生命体征稳定，无合并症时即可开始。

如果患者在训练过程中没有不良反应，运动心率增加 < 10 次 / 分，第 2 天训练可以进入下一阶段。运动中心率增加在 20 次 / 分左右，则需要继续同一级别的运动。心率增加超过 20 次 / 分，或出现任何不良反应，则应该退回到前一阶段运动，甚至暂时停止运动训练。

（2）能量保存技术：在心血管疾病早期，休息与低水平活动之间的平衡对心肌愈合很重要。对不同活动引起的不同心血管反应的了解，是能量保存技术的基础。如上肢活动较下肢活动可产生更强的心血管反应，站位比坐位心血管反应大，等长活动影响肌肉内的血流及较高的心血管能耗，温暖的环境使心率增加，耗能增加，同样饭后血流从肌肉回流至胃，饭后进行任何活动可产生更高的心率及氧耗。患者从发病开始，就应该重视和了解能量保存技术，配合治疗师在低能量消耗下完成各种活动，为以后的康复治疗做好准备。

（3）自我反馈和监测：患者及其家人需要加强对身体外观变化的认识；监测心率和血压，及时发现作业治疗时的机体变化，做出相应调整。

2. II 期作业治疗方法

此期作业治疗的目的是保持适当的体力活动，逐步适应家庭活动，等待病情的稳定性完全建立，恢复正常的活动功能。作业治疗包括室内外散步，家庭卫生，厨房活动，园艺活动，附近购物等。一般活动不需监护，但此期活动不能有气喘和疲劳，出现任何不适均暂缓活动。

（1）采用能量保护技术：日常生活和工作时采用能量节约策略，减少不必要的体力消耗。例如，制订合理的工作生活计划和程序，减少不必要的动作，工具的适当使用可提高体能和工作效率。

（2）互动与反馈：从患者发病到完成作业治疗计划，治疗师应定期与患者保持联系，这有利于患者评估和自我监督，而且有利于医院、医师了解患者在家庭和社会中的各种活动，指导患者的进一步的康复。

3. Ⅲ期作业治疗方法

此期是心血管疾病康复治疗的重点，前两期的康复治疗使患者的日常生活能力有了不同程度的提高，为此期康复奠定了基础。此期强调在运动处方的指导下，按靶心率或靶METs进行有氧训练。强调模拟实际生活和工作的训练，使患者尽快适应日常生活活动和工作活动的需要。在帮助患者提高日常活动能力的过程中，治疗师需了解各种日常活动的能量消耗，根据患者的心功能状态和活动能力，恰当安排符合患者需要的作业活动，使其逐渐达到各项活动自理，同时保证各项活动的安全，防止疾病的复发。

（1）实际日常活动能力训练和自理：根据患者情况，逐渐从轻体力活动向中、重体力活动过渡，最后恢复正常功能活动，达到日常活动自理，其中包括自我照料和家务料理。

（2）家务料理：患者应根据自己的体力对家务活动进行调整，合理安排和计划，节省体力，减少能量消耗，尽量应用能量保存技术。

（3）恢复正常的活动功能：需要达到的运动能力为4~6METs。

患者应定期接受医师评测，通过心电运动平板或功率车试验，判断患者采用的靶心率是否安全有效而不引起心肌缺血。避免使左心室压力突然增高，或需要等长用力的娱乐活动和运动。不提倡骤冷骤热的活动。不可进行桑拿浴，因会突然增加心率。

（4）就业能力训练：就业使患者有机会接触社会，具有地位、自尊、经济收入和工作带来的满足感。治疗师根据患者的身体状况和工作需要，对患者工作能力、心理状态和时间需求进行分析与评估，提供给患者选择工作的建议。患者可以维持原来的工作，但工作强度要降低，从全天改为半天工作。如果原有的工作不适合患者，可以做适当调整或换新工作。

（5）能量保存技术：涉及各种活动，如让患者坐高脚椅在厨房烧饭或熨烫衣服，在室内用推车（属于等张运动）运送物品取代托盘取物（属于等长收缩），沐浴椅可以减轻站位沐浴时患者的心血管反应，过头顶的上肢活动易产生较强的心血管反应。洗澡时的水温、室温不宜高，时间不要长。鼓励患者在洗衣、铺床、购物等活动中得到帮助，但给予帮助的量要恰当，既要节约能量又要避免过度依赖，让患者在非应激状态下逐渐恢复活动能力。

合理的时间安排是能量节约技术的主要方法之一，能使患者充分安排活动而不引起疲劳和能量过多消耗。制订每周和每天合理的活动和休息时间表，定期进行调整，可以逐渐增强患者的活动耐力和精力。

此期应注意遵循个体化、循序渐进、持之以恒、兴趣性和全面性原则。患者需要理解个人能力的限制，应定期检查和修正治疗方案，避免过度疲劳。药物治疗发生变化时，要注意相应地调整活动方案。活动时如发现上身不适（包括胸、臂、颈或下颌的酸痛、烧灼感、缩窄感或胀痛）、无力、气短、骨关节不适（关节痛或背痛）等症状，应停止活动，及时就医。

（五）中医传统康复治疗

1. 中药疗法

（1）辨证治疗

1）气滞血瘀，宜理气活血化瘀，通络止痛，方选血府逐瘀汤加减，药用当归、川芎、桃仁、红花、赤芍、柴胡、桔梗、枳壳、牛膝等。

2）痰浊壅塞，宜通阳泄浊，豁痰开结，方选瓜蒌薤白半夏汤加减，药用瓜蒌、薤白、半夏、厚朴、枳实、桂枝、茯苓、甘草、干姜、细辛等。

3）阴寒凝滞，宜辛温通畅，散寒通络，方选瓜蒌薤白白酒汤加减，药用瓜蒌、薤白、白酒、枳实、桂枝、附子、丹参等。

4）心肾阴虚，宜滋阴益肾，养心安神，方选左归饮加减，药用熟地黄、山茱萸、山药、枸杞子、菟丝子、鹿角霜、牛膝、龟甲胶等。

5）阳气虚衰，宜辛温通畅，散寒通络，方选参附汤合右归饮加减，药用人参、附子、肉桂、杜仲、山茱萸、菟丝子、鹿角胶、熟地黄、山药、枸杞子、当归等。

（2）常用中成药

1）复方丹参片：其主要成分为丹参、三七、冰片；具有活血化瘀、理气止痛功效。

2）麝香保心丸：其主要成分为麝香、冰片、苏合香酯、蟾酥、人工牛黄、肉桂、人参；具有活血化瘀、芳香开窍的功效。

3）速效救心丸：其主要成分为川芎、冰片等；具有行气活血、祛瘀止痛功效。

4）舒心口服液：其主要成分为黄芪、党参、红花、川芎等；具有补气活血化瘀功效。

2. 情志疗法

冠心病对人体健康影响较大，患者容易产生种种不良的情绪和心理障碍。如一部分患者会出现忧思过度，陷入苦恼烦闷和忧郁之中，显示更多的焦虑和不安；还会紧张恐惧，把冠心病理解为不治之症，害怕突然死亡；有的患者顾虑疾病对自己的家庭、工作带来影响，表现为急躁易怒、怨天尤人、易激动；更有患者患病后有悲观的情感，情绪低落，对治病失去信心，对生活失去热情；还有部分患者在思想上持续地依赖于医师的治疗和他人的照顾，缺乏个人的主动性，放弃必要的活动和锻炼。这些不良情绪直接影响着冠心病的发生、发展和预后，影响患者对康复治疗的配合，加重病情。因此，必须对患者实施心理调摄，调动其主观能动性，树立战胜疾病的信心。

（1）说理开导：应向患者详细介绍冠心病防治的基本知识，让患者对本病的发生、发展和预后有一个正确、客观的认识。针对患者具体情况，给予安慰，消除患者顾虑，增强患者战胜疾病的信心，耐心教育他们如何配合康复治疗，达到有效地控制病情，提高生活质量的目的。

（2）移情易性：是运用各种方法，转移和分散患者的精神意念活动，使其摆脱不良心理情绪的困扰，促使疾病得以康复。常用的有以下方法。

1）音乐疗法：音乐可消除精神紧张和烦躁不安感，使血管舒张，紧张度下降，心脑血管的血液供应得以改善，对冠心病的治疗有一定的作用。应选择平稳、安静及优美的音乐，音量不宜过大，一般 40~60 分贝即可，并应在安静、无干扰、整洁的环境中进行治疗。

2）舞蹈疗法：舞蹈对于本病患者有流通气血、舒筋活络、缓解心理压力、增强心肺功能的作用。可选择中老年人健身操和集体舞，锻炼后感觉周身微热，心胸畅快为宜，时间不宜过长，每次 30 分钟到 1 小时。

3）书画疗法：能舒心养性、消除疲劳、通畅气血、调理脏腑，使各器官系统的功能得到改善，加强其代谢活动。若进行书画疗法时结合呼吸运动，可有助于改善肺功能，促进血液循环，对老年患者是一种非常有益的养生活动。

4）色彩疗法：对本病患者一般采取冷色方，如布置冷色花卉供患者欣赏，给人以安静的感觉，让人镇静。若抑郁者，可在室内放置鲜艳的花卉。

3. 针灸疗法

（1）体针：气滞血瘀选膻中、巨阙、心俞、膈俞、阴郄、血海、气海等穴。痰浊壅塞选巨阙、郄门、丰隆、膻中、太渊、肺俞、尺泽等穴。阳气虚衰选心俞、厥阴俞、内关、通里、肾俞等穴。心肾阴虚选阴郄、神门、太溪、膻中、心俞、三阴交等穴。根据患者病情，可随症加减配穴，上述穴位也可施以灸法治疗。

（2）耳针：主穴为心、小肠、神门、额上、心脏点、交感，辅穴为皮质下、内分泌、肺、降压沟、直肠下段、肛门等。用毫针法，每次选 3~4 个穴，留针 1 小时，隔天 1 次，两周为 1 个疗程。

4. 推拿疗法

按揉双侧心俞、肺俞、膈俞、内关、神门、通里、膻中、肾俞穴。手法宜由轻到重，以患者略感酸胀为度，按揉速度要均匀，每穴按摩 2 分钟左右。

七、心理干预

目前已广泛呼吁对心脏疾病进行适当的心理支持，这一点已得到普遍关注。临床及前瞻性调查均已证明这一要求的正确性。40%~50% 的心肌梗死患者有较高程度的焦虑和恐惧，在一年的随访中，约 1/5 的患者仍然有焦虑的情况存在。出院后的前 6 个月内，抑郁症的发生率为 20%~30%，有 3% 的患者尽管功能得到改善，但仍长期存在抑郁。一些证据显示患者的配偶所经历的心理痛苦实际上比处于疾病恢复期的患者更为严重。那些接受了心理干预处理的患者比接受一般护理的患者能更好地应付康复过程遇到的问题并愿意配合各种治疗。不幸的是，世界范围内的文献显示，在实践中只有相对很少的心理护理机构为患者提供了心理治疗。Sotile 认为心理护理的缺乏应归咎于一种观念的误导，这种观念认为只有经过精神健康职业训练的专业人员才有资格进行心理治疗。最近的研究明确显示，医师或护士在临床工作中或病历讨论会上，对心理问题给予哪怕是很小的关注，也能明显提高患者的心理适应性，缩短住院时间，降低发病率和病死率。

八、康复护理

1. 生活护理

（1）病室应阳光充足、空气新鲜、温湿度适宜，特别强调环境安静，禁止大声喧哗。

（2）饮食以清淡为原则，以素食为主，忌食辛辣生冷、肥甘厚味、黏滑滋腻之品。如动物的脑、内脏、肥肉、蛋黄、鱼子、蟹子、带鱼、奶油、黄油等。忌饮浓茶、咖啡；忌烟及烈酒；适当增加含粗纤维的食品，如新鲜的蔬菜、水果、洋葱、大蒜、海藻、木耳、芹菜、玉米制品等。同时饮食宜有规律、定时定量、少食多餐、不宜过饱。

（3）保持大便通畅，避免排便用力，帮助患者养成定时排便的习惯及在饮食中增加粗纤维食物或蜂蜜为主，必要时可给缓泻剂。

（4）加强生活护理，病情稳定时方可适当活动，活动量逐渐增加，以不感疲劳为宜。

（5）中药汤剂宜温服或热服，服药期间应情志舒畅，避免烦躁、恼怒。

（6）密切观察病情，发现情况应立即报告医师处理。

2. 饮食指导

饮食应适量，避免暴饮暴食。食物选择宜多食新鲜蔬菜水果，及肥甘厚味，并保持大便通畅，防止便秘。食物质地软硬适当，急性发作期患者应进食流质、半流质。

3. 情志调理

（1）稳定情绪，保持精神宁静，乐观愉快，劝告患者避免忧郁忧伤或紧张激动。疼痛反复发作，病程长者，易产生思想顾虑和对治疗信心不足，医护人员要主动关心患者，及时采取有效措施止痛，并解除其悲观情绪，使其心情愉快，配合治疗。

（2）解除焦虑忧郁和恐惧心理，使肝气调达，心脉气血运行通畅，以宽胸除痹。

（3）生活劳逸结合，不宜久坐久卧，适当运动，如练气功、太极拳、坐式八段锦等。

（4）指导患者保持心情愉快，使气机条达，不可抑郁忧伤或情绪波动太大，避免过度劳累紧张。告诫患者忌恼怒、远房室、清心寡欲，平时可播放和谐的轻音乐。

（5）消除紧张心理，减轻思想负担，保证充足睡眠。

九、预后

综合、系统、有效的冠心病康复治疗能够减轻或消除患者的临床症状，改善心血管功能，降低致残率、死亡率和再次发作的危险，阻止或延缓疾病的发展过程。还能提高患者的全身运动耐力，改变不良生活方式，消除心理障碍，从而提高其生存质量。本病的康复治疗措施会影响其周围人群对该病危险因素的认识，有利于尚未患冠心病的人群改变不良的生活方式，达到预防疾病发生的目的。如没有康复治疗的干预，心绞痛患者，尤其是不稳定型心绞痛容易发生急性心肌梗死或猝死。

十、健康教育

（1）保持心情舒畅，忌愤怒、紧张，避免情志过激引起胸痛。树立乐观精神。

（2）饮食以清淡为宜，合理调配膳食，少食膏粱厚味、肥甘油腻，减少动物性脂肪及食盐的摄入，多食蔬菜水果，忌生冷辛辣之品。肥胖者应注意控制食量，减肥，戒烟，忌浓茶及烈性酒。

（3）注意劳逸适度，坚持适当的体育锻炼，如打太极拳及八段锦等，以促进心肺功能，使气血调畅，有利于康复，但是忌过劳。

（4）生活起居要有规律，注意适寒温，应随四季变化增减衣服。

（5）保持大便通畅，避免用力引起胸痛发作。

（6）指导患者遵医嘱服药，定时复诊，随身携带急救药如硝酸甘油、硝酸异山梨酯、速效救心丸等，以便发作时服用，争取缓解。

（7）积极防治有关疾病，如上呼吸道感染、高血压病、高脂血症、糖尿病。

（苏玉杰　徐发绍　李　娟）

第二十章

心力衰竭的康复

心力衰竭是各种原因的初始心肌损伤，引起心脏结构的功能的变化，最终导致左心室泵血功能低下，是一种复杂的临床综合征，并呈进行性发展，即使没有新的心肌损伤，临床处稳定状态，心脏功能真可能出现逐渐恶化。

心力衰竭的发展过程分为四个阶段：第一阶段为危险因素阶段，具备发展为心力衰竭的高危因素，如高血压、冠心病、糖尿病等。但患者无结构性心脏病和心力衰竭的症状和体征；第二阶段为心脏结构异常阶段（如左心室肥厚、扩张或收缩力减弱，无症状瓣膜病或曾有心肌梗死的病史），但患者无心力衰竭的症状和体征；第三阶段为具备结构性心脏病，伴有心力衰竭症状，如左心室收缩功能不良所致的呼吸困难和乏力，曾经出现心力衰竭的症状经治疗症状已经消失的患者；第四阶段有严重的结构心脏疾病、顽固性心力衰竭，须特殊治疗（持续应用正性肌力药物或静脉滴注扩血管药物、机械循环装置、住院等待心脏移植）。

本病属于中医"心衰"范畴。心衰是以心悸、气喘、肢体水肿为主症的一种病症。中医古籍无心力衰竭之病名，中医著述中"心衰"一词最早见于宋代的《圣济总录·心脏门》中"心衰则健忘，不足则胸腹胁下与腰背引痛，惊悸，恍惚，少颜色，舌本强"，《医参》中亦有"心主脉，爪甲不华，则心衰矣"。其所述"心衰"与现代医学之心力衰竭明显无关。《灵枢·水胀》"水始起也，目窠上微肿，如新卧起之状，其颈脉动，时咳，阴股间寒，足胫肿，腹乃大，其水已成矣。以手按其腹，随手而起，如裹水之状"。《灵枢·胀论》"夫心胀者，烦心短气，卧不安"。《素问·逆调论》曰："夫不得卧，卧则喘者，是水气之客也"。《内经》曰："诸水病者，故不得卧，卧则惊，惊则咳甚也"。《素问·平人气象论》曰："颈脉动喘疾咳曰水"。《素问·逆调论》曰："人有逆气不得卧而息有音者，有不得卧而息无音者，有起居如故而息有音者，有得卧行而喘者，有不得卧不能行而喘者，有不得卧卧而喘者。"这和现代医学心功能分级描述较为类似。《金匮要略》曰："心水者，其人身重而少气，不得卧，烦而躁，其人阴肿"，"咳逆倚息，短气不得卧，其形如肿，谓之支饮"，"水在心，心下坚筑，短气，恶水不欲饮"，"视夫之目窠上微肿，如蚕新卧起之状，其颈脉动，时时咳，按其手足上，陷而不起者，风水"。《诸病源候论·痰饮病诸候》"水入肠胃动作有声，体重多唾短气，好眠，胸背痛，甚则上气额逆至，短气不得卧，其形如肿"。《华佗中藏经·论心脏虚实寒热生死逆顺脉证之法》曰："心有水气则痹，气滞，身肿不得卧，烦而躁。"《景岳全书》"似胀非胀，似短非短，微劳则喘甚，多言亦喘甚"。这些都与西医的心力衰竭症状相似。

一、病因病机

1. 病因

（1）感受外邪：风寒湿邪，侵袭体表，痹阻经脉，内含于心，发为心悸。

（2）情志所伤：恼怒伤肝，肝气郁滞，日久化火，气火扰心则心悸；若气滞不解，久则血瘀，心脉瘀阻，亦可心悸；忧思伤脾，阴血亏耗，心失所养则心悸；脾胃受损，运化失司，酿生痰湿，痰浊阻络亦可致心悸；突受惊恐，心神慌乱，不能自主亦可发为心悸。

（3）饮食失调：过食肥甘醇酒，损伤脾胃，运化失司，湿聚成痰，日久痰浊阻滞心脉，或气血生化乏源，心失所养，均可心悸。

（4）劳欲过度：房劳过度，损耗肾精，精血亏虚，心失所养；或烦劳不止，劳伤心脾，心气受损，均可发生心悸。

（5）他病失养：咳喘日久，心肺气虚，或肺虚及肾，心肾虚衰可引发心悸；水肿日久，或中阳不运，水饮内停，继而水饮凌心而心悸；温热病邪，稽留不除，扰乱心神，可致心悸；急性大出血或长期慢性失血均可致心血亏虚，心失所养而引起心悸。

2. 病机转化

心悸以虚为主，其病机转化主要与脏腑气血阴阳亏虚的程度有关。如心气虚可进一步发展为心阳虚，心血虚可进一步发展为心阴虚，心阴虚日久致心肾阴虚，心阳虚日久可致肾阳虚等；阴损及阳或阳损及阴，又可致气血不足、气阴两虚、阴阳俱损等。由于脏腑功能失调，水饮、痰浊、瘀血内生，阻滞脉络，或郁而化热、扰乱心神等，都可因虚致实，形成虚实夹杂之证。至晚期五脏俱损、心阳暴脱，可出现厥脱、抽搐等危候，甚至死亡。

二、康复辨证

1. 水饮凌心证

心悸怔忡，咳嗽气喘，不能平卧，口唇发绀，尿少肢肿，舌质紫暗或有瘀点、瘀斑，苔白滑，脉滑数或结代。

2. 痰热壅肺证

心悸喘促，不能平卧，发热口渴，咳嗽痰多，尿黄量少，肢体浮肿，舌红苔黄腻，脉滑数。

3. 阴不敛阳

心悸不宁，气短喘促，烦渴汗出，头晕目眩，少寐多梦，面色潮红，舌红少苔，脉细数或虚弦。

4. 阳气虚脱

心悸气喘严重，烦躁不宁，大汗淋漓，手足厥逆，不能平卧，尿少浮肿，面色苍白或灰暗，舌质紫暗，苔少，脉沉细欲绝。

三、临床表现

心力衰竭的临床表现取决于多种因素，如患者的年龄、心功能受损程度、病变发展速度及受累的心室状况等。

（一）左心衰竭

主要表现为肺循环瘀血和心输出量降低所致的临床综合征。

1. 症状

（1）呼吸困难是左心衰竭较早出现的主要症状，分为劳力性呼吸困难（最初仅发生在重体加活动时，休息时可自行缓解）、夜间阵发性呼吸困难（阵发性呼吸困难常在夜间发作。患者突然醒来，感到严重的窒息感和恐怖感，并迅速坐起，需30分钟或更长时间后方能缓解。阵发性呼吸困难通常伴有两肺哮鸣音，称为心源性哮喘。其发生的可能机制与卧床后间质液体重吸收和回心血量增加、睡眠时迷走神经张力增高使小支气管痉挛及卧位时膈肌抬高，肺活量减少等因素有关）、端坐呼吸（卧位时很快出现呼吸困难，常在外位1~2分钟出现，需用枕头抬高头部。卧位时回心血放增加。左心衰竭使左心室舒张末期压力增高，从而肺静脉和肺毛细血管压进一步升高，引起间质性肺水肿。降低肺顺成性，增加呼吸阻力而加重呼吸困难）、急性肺水肿（心源性哮喘的进一步发展）。

（2）咳嗽、咳痰和咯血：咳嗽是较早发生的症状，常发生在夜间。坐位或立位时咳嗽可减轻或停止。痰通常为浆液性，呈白色泡沫状，有时痰内带血丝，如肺毛细血管压力很高，或有肺水肿时血浆外渗进入肺泡，可有粉红色泡沫样痰。

（3）体力下降、乏力和虚弱，是几乎都有的症伏，最常见原因是肺瘀血后发生呼吸困难及运动后心输出量不能正常增加，与心输出量降低导致组织器官灌注不足有关。

（4）泌尿系统症状：左心衰竭，血流再分配时，早期出现夜尿增多，严重左心衰竭时心输出量重度下降，肾血流减少而出现少尿或尿素氮、肌酐升高并有肾功能不全的相应表现。

2. 体征

除原有心脏病体征外，左心衰竭可有以下几方面的变化。

（1）一般体征：活动后呼吸困难，重症出现发绀、黄疸、颧部潮红、脉压减小、动脉收缩压下降、脉速。外周血管收缩，表现为四肢末梢苍白、发冷、指趾发钳及窦性心动过速、心律失常等交感神经系统活性增高的表现。

（2）心脏体征：一般以左心室增大为主。在急性病变，如急性心肌梗死、突发的心动过速、瓣膜或腱索断裂时心脏还未及扩大；发生衰竭时可闻及舒张早期奔马律（S_3 奔马律），P_2 亢进，左心功能改善后，P_2 变弱。心尖部可闻及收缩期杂音（左心室扩大引起相对性二尖瓣关闭不全），心功能代偿恢复后杂音常减弱或消失。

（3）肺部体征：肺底湿啰音是左心衰竭时肺部的主要体征。阵发性呼吸困难者，两肺有较多混啰音，并可闻及哮鸣音和干啰音。在急性肺水肿时，双肺满布湿啰音、哮鸣音。在间质性肺水肿时，肺部无干湿啰音，仅有呼吸音减弱、约 1/4 的左心衰竭患者发生胸腔积液。

（二）右心衰竭

主要表现为体循环瘀血为主的综合征。

1. 症状

（1）胃肠道症状：长期胃肠道瘀血，可引起食欲不振、腹胀、恶心、呕吐及上腹隐痛症状。

（2）肾脏症状：肾脏瘀血引起肾功能减退，白天尿少，夜尿增多，可有少量蛋白尿、少数透明或颗粒管型和红细胞，血尿素氮可升高。

（3）肝区疼痛：肝脏瘀血肿大，右上腹饱胀不适，肝区疼痛，重者可发生剧痛而误诊为急腹症。长期肝瘀血的慢性心力衰竭，可发生心源性肝硬化。

（4）呼吸困难：单纯右心衰竭时通常不存在肺瘀血，气喘没有左心衰竭明显。在左心衰竭基础上或二尖瓣狭窄发生右心衰竭时，因肺瘀血减轻，故呼吸困难较左心衰竭时减轻。

2. 体征

除原有心脏病体征外，可有以下体征。

（1）心脏体征：因右心衰竭多由左心衰竭引起，故呈全心扩大，单纯右心衰竭患者，可有右心室和（或）右心房肥大。当右心室肥厚显著时可在胸骨下部左缘有收缩期强而有力的搏动、剑突下常可见明显搏动，亦为右心室增大的表现，并可闻及右室舒张期奔马律。右心室是著扩大引起相对性三尖瓣关闭不全，在三尖瓣听诊区可闻及收缩期吹风样杂音。

（2）肝颈静脉反流征：轻度心力衰竭患者休息时颈静脉压可以正常，但按压右上腹时颈静脉压上升至异常水平，称肝颈静脉反流征，颈外静脉充盈较肝大或皮下水肿出早，故为右心衰竭的早期征象。

（3）瘀血性肝大和疼痛：常发生在皮下水肿出现之前，是右心衰竭最重要和较早出现的体征之一，右心衰竭在短时间迅速加重，肝脏急剧增大，肝被膜迅速被牵张，疼痛明显，并出现黄疸，转氨酶升高。长期慢性右心衰竭患者易发生心源性肝硬化，肝脏质地较硬，压痛不明显。

（4）水肿：发生于颈静脉充盈及肝脏肿大之后，是右心衰竭的典型体征。水肿首先出现在足踝，胫骨前较明显，向上延及全身，发展缓慢。早期白天出现水肿，睡前水肿程度最重，睡后消失。晚期可出现全身性、对称凹陷性水肿。

（5）胸腔积液和腹水：主要与体静脉和肺静脉压同时升高及胸膜毛细血管通透性增加有关，一般以双侧胸腔积液多见，常以右侧胸腔积液量较多；如为单侧，多见于右侧。腹水多发生在病程晚期，多与心源性肝硬化有关。

（6）其他：发绀多为周围性或呈混合性，即中心性与周围性发绀并存；严重而持久的右心衰竭可有心包积液、脉压降低或奇脉等。

（三）全心衰竭

全心衰竭多见于心脏病晚期，病情危重，同时具有左心衰竭和右心衰竭的临床表现。

（四）实验室检查和心功能测定

1. 实验室检查

实验室检查有助于对心力衰竭的诱因、诊断与鉴别诊断提供依据，指导治疗。

（1）末梢血液检查：贫血为心力衰竭加重因素，白细胞计数增加及核左移提示感染为心力衰竭常见诱因。

（2）尿常规及肾功能：有助于肾脏疾病所致的呼吸困难和肾病性水肿的鉴别。

（3）水电解质紊乱及酸碱平衡的检测：低钾血症、低钠血症及代谢性酸中毒等是难治性心力衰竭的诱因。

（4）肝功能：有助于门脉性肝硬化所致的非心源性水肿的鉴别。

（5）甲状腺功能：亢进与减退是心力衰竭的重要病因和诱因。

（6）脑钠素：是心力衰竭严重程度的指标，BNP > 100pg/ml 可诊断心力衰竭，是鉴别心源性与肿源性呼吸困难的指标。

2. 心电图检查

心电图检查有助于心脏基本病变的诊断，如提示心房肥大、心室肥大、心肌劳损、心肌缺血，从而有助于各类心脏病的诊断；确定心肌梗死的部位，对心律失常做出正确诊断，为治疗提供依据。

3. 超声心动图

超声心动图是诊断心力衰竭最有价值的单项检查，可诊断心包、心肌或心脏瓣膜病；明确心脏结构、室壁厚度、室壁运动及血管结构，以及瓣膜狭窄和关闭不全程度，测定左室收缩和舒张功能。

4. 核素心室造影及核素心肌灌注显像

核素心室造影可准确测定左心室容量、左心室射血分数（LVEF），核素心肌灌注显像可诊断心肌缺血和心肌梗死，可协助鉴别扩张型心肌病和缺血性心肌病。

5. X 线检查

左心衰竭 X 线表现为心脏扩大，心影增大的程度取决于原发的心血管疾病，房室增大的特点可作为诊断左心衰竭原发疾病的辅助依据。肺瘀血的程度可判断左心衰竭的严重程度。

6. 有创性血流动力学监测

有创性血流动力学监测多采用 Swan-Ganz 漂浮导管和温度稀释法进行心血管内压力和心排血功能的测定，用于评估心脏泵功能、泵衰竭分型及指导临床用药。

四、临床治疗

心力衰竭分为无症状阶段和有症状阶段，早期预防和早期针对每个阶段进行不同治疗，可以降低心力衰竭的发病率、病残率和死亡率。

1. 治疗原则、目的和策略

治疗心力衰竭患者的目的是改善生活质量和延长寿命，并防止临床综合征的进展。因此，心力衰竭的治疗必须采取长期的综合性治疗措施，包括对原发疾病的病因和诱因的治疗、调节神经体液因子的过度激活及改善心室功能等，以达到提高运动耐量、改善生活质量、防止左心室进行性扩大、纠正血流动力学异常、缓解症状及降低死亡率等目的。

对不同患者的治疗方案的制订要按心力衰竭不同的临床阶段并注意个体化。无症状者应预防疾病的进展，如控制高血压，心肌梗死后、二尖瓣及主动脉瓣关闭不全患者应用血管紧张素转化酶抑制剂（ACEI）。治疗症状性心力衰竭先用相对简单的方法，如早期休息、限制工作强度和时间、限钠盐，早期症状可应用血管紧张素转化酶抑制剂，剂量逐渐增加到标准剂量。如果心力衰竭的临床表现持续或复发，再逐步用更严格和更强有力的治疗措施。

2. 治疗方法

（1）病因治疗

1）去除基本病因：如药物控制高血压和甲状腺功能亢进，通过介入治疗或冠状动脉旁路来改善冠心病心肌缺血，心脏瓣膜病瓣膜置换和先天性心血管畸形的纠正手术等。

2）去除诱发因素：最常见诱因是感染、心律失常、肺梗死、贫血及水电解质紊乱等因素，改善生活方式，降低新的心脏损害的危险因素，如戒烟、戒酒、控制体重、高血压、糖尿病、血脂等。

（2）减轻心脏负荷

1）体息和镇静剂的应用：休息是减轻心脏负荷的主要措施之一，包括限制体力和心理活动。休息可以减轻心脏负荷，减慢心率，增加冠状动脉血供，有利于心功能改善。按心力衰竭程度限制体力活动，但不主张完全卧床休息，因长期卧床易导致静脉血栓形成、肺栓塞及体位性低血压等并发症。在心功能改善后，应注意鼓励患者尽早活动，逐渐增加活动量。应予心理治疗，鼓励和安慰患者，可适当应用镇静药物以保证患者充分休息。严重心力衰竭患者，用镇静药催眠剂时应慎重。

2）控制钠盐摄入：正常成年人每天钠摄入量为 3~6g，心力衰竭Ⅰ度者，每天钠摄入应限制在 2g 左右（相当于氯化钠 5g），Ⅱ度者应限制在 1g（相当于氯化钠 2.5g），Ⅲ度者应限制在 0.4g（相当于氯化钠 1g）。但由于强力利尿剂的应用，故钠盐的限制不必过严，以免发生低钠综合征。

3）水分的摄入：在严格限制钠摄入时，一般可不必严格限制水分，液体摄入量以每天 1.5~2L 为宜。但重症心力衰端、体内已有水潴留、血清白蛋白降低或伴有稀释性低钠血症，在限制钠摄入的同时，应限制水的摄入量。

4）利尿剂的应用：利尿剂可减少血容量、减轻周围组织和内脏水肿、减轻心脏前负荷、减轻肺瘀血；利尿后大量排钠，使血管壁张力降低，减轻心脏后负荷，增加心输出量而改善左心室功能。利尿分为排钾和保钾两大类。排钾类包括氢氯噻嗪、呋塞米等，保钾类包括螺内酯、氨苯蝶啶、阿米洛利。利尿剂必须合理应用，应严格掌握适应证，避免滥用。使用快速强效利尿剂，要避免发生严重电解质紊乱、低血容量、休克等严重并发症。

5）血管扩张剂的应用：适应证包括不同程度的肺瘀血征象；有周围循环灌注不足的表现；瓣膜关闭不全、室间隔缺损、肺动脉高压、瓣膜反流而伴心功能不全者。若患者已有血容量不足，应先补充血容量，然后再用血管扩张药，以免因血管扩张使心输出量更降低，导致心力衰竭恶化。血管扩张剂的选择：患者以前负荷过度的心力衰竭为主，应选择扩张静脉为主的药物；以后负荷过度的心力衰竭为主，应选用扩张小动脉为主的药物；若后负荷和前负荷过度的心力衰竭都存在，则选用均衡扩张动静脉药物或以两类药物联合应用效果较好。常用制剂有硝普钠（均衡扩张小动脉小静脉）、硝酸酯类（硝酸甘油）。

（3）增加心输出量：应用正性肌力药物可增加心肌收缩力，明显提高心输出量，是治疗心力衰竭的主要药物。

1）洋地黄类药物的应用：洋地黄类制剂通过抑制心肌细胞膜 Na^+-K^+-ATP 酶，使细胞内钠升高、钾降低，钠与钙交换，使细胞内钙升高，从而发挥正性肌力作用；应用洋地黄制剂后，心输出量增加，肾血流增加，降低交感神经张力，使周围血管扩张，总外周阻力降低；降低肾素血管紧张素系统（RAS）活性，减轻醛固酮的水钠潴留及兴奋迷走神经、降低窦房结自律性，减慢窦性心律，延长房室交界区有效不应期，从而减慢心房扑动和心房颤动的心室率，目前在心力衰竭的药物治疗中仍占重要地位。其适用于中、重度以收缩功能不全为主，尤其伴心脏扩大、窦性心动过速或室上性快速型心律失常的心力衰竭患者。对伴有心房颤动而心室率快者疗效更好。慎用或不用于肥厚型心肌病、单纯二尖瓣狭窄、心包缩窄、高度房室传导阻滞患者；不主张在急性心肌梗死发生后 24 小时内应用洋地黄。

2）非强心苷类正性肌力药物的应用：包括 β 肾上腺素受体激动剂（多巴胺、多巴酚丁胺）及磷酸二酯酶抑制剂（氨力农和米力农）。

3）醛固酮受体拮抗剂：醛固酮在心肌细胞外基质重塑中起重要作用。而心力衰竭患者长期应用血管紧张素转化酶抑制剂，常出现"醛固酮逃逸"现象，即血醛固酮水平不能保持稳定持续的降低。因血管紧张素转化酶抑制剂能抑制醛固酮分泌，醛固酮受体拮抗剂能阻断醛固酮，故两者是一个很好组合。重度心衰竭患者在常规治疗基础上，加用螺内酯，最大剂量 25mg/d。

4）β 受体阻滞剂的应用：β 受体阻滞剂可减轻儿茶酚胺对心肌的毒性作用，使 β 受体上调，增加心肌收缩反应性，改善舒张功能；减少心肌细胞钙离子内流，减少心肌耗氧量；减慢心率和控制心律失常；防止、减缓和逆转肾上腺素能介导的心肌重塑和内源性心肌细胞收缩功能的异常。安全应用 β 受体阻滞剂应注意以下问题：①充分应用血管紧张素转化酶抑制剂、利尿剂和洋地黄类等药物控制心力衰竭，患者需体重恒定，保持体重时开始使用 β 受体阻滞剂；②从小剂量开始；③渐进缓慢地递增剂量。即使注意以上各点，仍有一些患者在开始使用时 1 个月内心力衰竭加重，这是由于 β 受体阻滞剂对肾血流量影响，导致水肿加重。此时若使用利尿剂可使心力衰竭好转，可继续使用 β 受体阻滞剂，长期应用 3 个月左右后，血流动力学可明显好转。清醒静息状态下，心率不慢于 50 次 / 分可继续用药。总之应在医师严密观察指导下使用。1999 年美国公布的 ACTION-HF 建议：所有心力衰竭Ⅱ、Ⅲ级病情稳定者均需应用 β 受体阻滞剂，除非有禁忌证，而且尽早应用，不要等到其他疗法无效时再用。

5）血管紧张素转化酶抑制剂：能缓解慢性充血性心力衰竭症状，降低患者死亡率和改善预后，预防或延缓临床心力衰竭的发生。血管紧张素转化酶抑制剂同时抑制肾素－血管紧张素系统（RAS）和交感－肾上腺素能系统（SAS），兼有扩张小动脉和小静脉作用，抑制醛固酮生成，促进水钠排出和利尿，减轻心脏前后负荷；抑制心脏的 RAS，逆转心室肥厚，防止和延缓心室重构。血管紧张素转化酶抑制剂不宜用于严重肾功能不全、双侧肾动脉狭窄及明显主动脉瓣及二尖瓣狭窄等疾病。美国和欧洲的心力衰竭治疗指南认为：全部心力衰竭患者，包括无症状性心力衰竭，除非有禁忌证或不能耐受，均需应用血管紧张素转化酶抑制剂，而且需无限期的终生应用。治疗宜从小剂量开始，逐渐增加至最大耐受量或靶剂量，而不按症状的改善与否及程度调整剂量。注意观察低血压或低灌注，监测肾功能和血钾等。

五、康复评定

1. 功能评估

（1）美国纽约心脏协会（NYHA）分级：一般将心功能分为四级，心力衰竭分为三度。Ⅰ级：体力活动不受限，日常活动不引起过度的乏力、呼吸困难或心悸。即心功能代偿期。Ⅱ级：体力活动轻度受限。休息时无症状，日常活动即可引起乏力、心悸、呼吸困难或心绞痛。亦称Ⅰ度或轻度心力衰竭。Ⅲ级：体力活动明显受限，休息时无症状，轻于日常的活动即可引起上述症状。亦称Ⅱ度或中度心力衰竭。Ⅳ级：不能从事任何体力活动，休息时亦有充血性心力衰竭或心绞痛症状，任何体力活动后加重。亦称Ⅲ度或重度心力衰竭。

（2）急性心肌梗死后心力衰竭的 Killip 分级：Ⅰ级：尚无明显的心力衰竭。Ⅱ级：有左心衰竭，肺部啰音 <50% 肺野。Ⅲ级：肺部有啰音，且啰音的范围大于 1/2 肺野（急性肺水肿）。Ⅳ级：心源性休克，有不同阶段和程度的血流动力学变化。

2. 活动能力

（1）自我活动：心功能Ⅰ级的患者，其自我活动基本不受限制；心功能分级在Ⅱ级的患者，自我活动受到影响，经治疗后可能得到改善；心功能分级在Ⅲ～Ⅳ级的患者，无法进行自我活动，必须进行治疗，部分恢复其自我活动（表 20-1）。

表 20-1　根据心脏功能分级的日常生活安排原则

生活安排	功能分级			
	Ⅰ	Ⅱ	Ⅲ	Ⅳ
A	走路不限制 上楼不限制 提物不限制 站立不限制			
B	走路不限制 上楼 4 段楼梯 提物 18~27kg 站立不限制	走路 1600m 上楼 3 段楼梯 提物 11~18kg 站立不限制		
C	走路 8000m 上楼 2 段楼梯 提物 6.5~11kg 站立不限制	走路 500~1000m 上楼 1 段楼梯 提物 4.5~6.5kg 站立不限制		
D			走路不超过 500m 上楼少于 1 段楼梯 提物 2.2~4.5kg 站立限于半小时	走路少于 100m 上楼少于 1 段楼梯 提物 2.2kg 3/4 时间不得站立

（2）社会活动：心功能分级Ⅰ级的患者，其社交活动基本不受限制，可回归体力工作，对于高空作业、高温、高湿、高海拔条件下工作，需根据实际环境相似的情况下进行康复实施和监测，不能耐受者需调整工作。心功能Ⅱ级的患者，社交活动受到影响，经治疗后可能得到改善；心功能分级在Ⅲ～Ⅳ级的患者，无法进行社交活动，必须进行治疗，部分恢复其社交能力。

六、康复治疗

（一）适应证

所有稳定的慢性心力衰竭患者，主要能完成其个体化的运动方案（未出现运动禁忌证），就应参加运动康复治疗。

（二）禁忌证

（1）相对禁忌证：①在过去的1~3天内体重增加≥1.8kg；②正接受间断或持续的多巴酚丁胺治疗；③运动时收缩压下降；④NYHA心功能Ⅳ级；⑤休息或劳力时出现复杂的室性心律失常；⑥仰卧位休息时心率≥100次/分；⑦先前存在合并症。

（2）绝对禁忌证：①在过去的3~5天休息或劳力时运动耐量或呼吸困难进行性恶化；②低功率（＜2METs，50W）时出现明显缺血；③未控制的糖尿病；④急性全身性疾病或发热；⑤近期栓塞；⑥血栓性静脉炎；⑦活动性心包炎或心肌炎；⑧中重度的主动脉狭窄；⑨需要手术的反流性瓣膜性心脏病；⑩过去3周内的心肌梗死；⑪新发生的心房颤动。

（三）运动治疗

1. 住院期的运动治疗

心功能Ⅲ～Ⅳ级的患者因症状限制，无法完成低水平的运动训练，仅能通过积极治疗，控制症状，并进行日常活动能力的作业训练改善心力衰竭患者的运动反应和体能，以能完成低水平的心肺运动测试。并在住院期进行监护下的运动治疗，观察运动反应，有无心率失常和心力衰竭加重，必要时调整运动方案。心功能Ⅰ～Ⅱ级的患者可直接进行心肺运动测试，根据患者的危险分层，选择门诊康复或家庭康复。

2. 门诊康复

在心肺运动试验结果指导下的个体化的运动方案的执行需在有监护条件的康复中心完成，以步行或踏车较为安全。热身和放松的时间要长，进行间歇运动（1~6分钟）并谨慎升级；为改善日常生活质量，鼓励患者进行负重训练。运动治疗以有氧运动为主（有氧训练、放松训练、医疗体操）。需要强调的是，心力衰竭患者由于心脏的储备功能差，治疗中强调运动强度的增加应小量、缓慢，治疗过程应包括间隙休息。一次治疗的时间应由5~10分钟开始，并按每次1~2分钟的进度增加，直到20~30分钟。避免出现呼吸困难、气喘和疲劳，持续2周，未见异常，可进入家庭运动。

3.家庭运动

运动训练方案包括蹬车或步行运动，运动强度由心肺运动试验结果制定，运动时间持续20~30分钟，每周3~5次，维持2~3个月，复查心肺运动试验，调整运动处方，并坚持进行运动治疗。

每一次增加运动强度的患者需在有监护条件的康复中心训练3~5次，观察有无异常，然后转入家庭运动

（四）作业治疗

心力衰竭的作业治疗主要集中在心功能 Ⅲ ~ Ⅳ级的患者，达到对作业治疗启动条件可进行改善日常活动能力的作业训练，作业训练时出现调整或终止作业治疗的指征需更改作业方案，对不很疲惫的患者则可以较快地升级来完成作业治疗。

1.作业治疗启动条件

能够说话，没有呼吸困难的体征和症状（能舒服地讲话，呼吸频率 < 30 次 / 分）；患者只感觉轻度疲乏；啰音范围 < 1/2 肺野；静息心率 < 100 次 / 分；心脏指数 ≥ 2.0L/（min·m^2）（接受有创性监测的患者）；中心静脉压 < 12mmHg（接受有创性监测的患者）。

2.调整或终止作业治疗的指征

明显的呼吸困难或乏力；运动时呼吸频率 > 40 次 / 分；出现第三心音或肺部啰音；肺部啰音增多；第二心音（P$_2$）的第二组成部分强度明显增加；脉压低（收缩压和舒张压差 < 10mmHg）；持续训练（稳定状态）或增加训练（增加负荷）时心率下降 > 10 次 / 分或血压下降 < 10mmHg；室上性或室性期前收缩增加；平均肺动脉压升高 > 10mmHg（接受有创性监测的患者）；中心静脉压升高或降低 > 6mmHg（接受有创性监测的患者）；出汗、皮肤苍白或意识不清。

（五）呼吸训练

呼吸训练包括缩唇呼吸、腹式呼吸训练及呼吸肌训练，可以改善呼吸困难症状，增强呼吸肌力量，改善氧饱和度、运动耐量。

（六）力量训练

力量训练是心力衰竭患者运动训练的一种重要方式。有序的力量训练联合有氧

运动可以改善外周肌肉力量与耐力、运动耐量、心肺功能及临床症状。通过使主要肌肉群达到最大主动收缩的 60%~80% 或者运用 10 次重复法持续 2~6 个月来实现。

（七）中医传统康复治疗

1. 中药疗法

（1）水饮凌心：治宜活血化瘀，泻肺利水。方选苓桂术甘汤合葶苈大枣泻肺汤加减。药用茯苓、桂枝、白术、甘草、葶苈、大枣等。

（2）痰热壅肺：治宜清热化痰，降气定喘。方选麻杏石甘汤。药用麻黄、杏仁、甘草、石膏等。

（3）阴不敛阳：治宜滋阴敛阴。方选镇肝息风汤。药用怀牛膝、生赭石、生龙骨、生牡蛎、生龟板、生杭芍、玄参、天冬、川楝子、生麦芽、茵陈、甘草等。

（4）阳气虚脱：治宜益气固脱，回阳救逆。方选参附汤。药用人参、附子、青黛等。

2. 针灸和拔罐

（1）体针：选手少阴心经和胸背的腧穴，并配合手阳明大肠经和足阳明胃经的经穴，如肺俞、膏肓、天突、中府、膻中、经渠、列缺、太渊、鱼际、丰隆、合谷、足三里穴，选 3~5 个穴，或酌情在胸背部施烧灼灸，每次 2~3 处，1~2 周 1 次，3 次为 1 个疗程。

（2）耳针：发作时可选用对耳屏、下屏穴、肺、下脚端、耳神门，用中强刺激，每次 30 分钟。亦可用王不留行籽埋压耳穴治疗。

（3）穴位注射：选取双侧定喘、肺俞、膏肓、列缺、合谷或夹脊穴，每次选取 1 对，注射药物或胎盘注射液，每个穴位 0.5ml，或用维生素 B_2 穴位注射，隔天 1 次，每次 0.5ml，10~20 次为 1 个疗程。

（4）拔罐法：一般选用大椎、风门、肺俞、心俞、膏肓和肾俞等穴，酌情轮流使用，可同时在 2~4 个穴位上拔罐，每次 20 分钟，每天 1~3 次。

3. 气功疗法

气功疗法以放松功结合意守与保健功为主。发作时用放松功结合保健功，缓解期则着重意守。阳虚者宜守丹田或命门，且宜少放多守。阴虚者，宜守涌泉，且多放少守。

七、心理干预

充血性心力衰竭患者经常会出现焦虑、恐惧、抑郁和绝望心理，适当的心理支持是充血性心力衰竭康复治疗的重要内容。心理治疗采用心理安慰、支持和疏导的治疗方法以改善或消除患者的心理问题。要安慰患者、疏导患者心理，鼓励患者正确认识疾病，树立战胜疾病的信心，积极配合治疗，使充血性心力衰竭患者从支持系统中得到帮助，消除心理障碍。物理治疗师可通过肌肉放松、中医气功等技术来完成放松训练。选择一些放松精神和心灵的磁带让患者舒缓焦虑的情绪。

八、康复护理

1. 饮食指导

（1）水饮凌心证：宜食掘奋心阳，化气行水，宁心安神之品，如桂圆、肉桂、人参、红花、牛奶、莲藕、山药等，食疗方：桂圆莲子粥。

（2）痰浊塞肺证：宜食宣肺化痰之品，如橘皮薏苡仁粥等。

（3）阴不敛阳证：益气养阴、活血化瘀之品，如山药、银耳、百合，莲子，枸杞子等。忌食辛辣、温燥、动火之食物。

（4）阳气虚脱证：宜食温热，忌生冷、寒凉、黏腻食物。如海参、羊肉、冬瓜等。可选食莲子山药饭等。

2. 生活护理

（1）严密观察心率、心律、呼吸、面色、血压等变化。重症患者遵医嘱持续心电监护。患者出现呼吸不畅、面色苍白、大汗或自觉濒死感时，报告医师并留置静脉通路，遵医嘱予吸氧、药物治疗，配合做好急救工作。

（2）心悸发作时，卧床休息，取舒适体位，尽量减少搬动患者：病室保持安静，避免噪音干扰，减少探视。

（3）指导患者制定适宜的作息时间表，在保证夜间睡眠时间的基础上，尽量安排有规律的起床和入睡时间，最好在上午、下午各有一次卧床休息或短暂睡眠的时间，以 30 分钟为宜，不宜超过 1 小时。

（4）强调动静结合，根据心功能情况，进行适当活动和锻炼。活动中若出现明显胸闷、气促、眩晕、面色苍白、紫绀、汗出、极度疲乏时，应停止活动，就地休息。①心功能Ⅳ级者：绝对卧床休息。1~2 天病情稳定后从被动运动方式活动各关节到床上主动活动，再到协助下床坐直背扶手椅，逐步增加时间。在日常生活活动方面，帮助床上进食、洗漱、翻身、坐盆大小便等。②心功能Ⅲ级：卧床休息，严格限制一般的体力活动。床边站立，移步，持步行练习到反复床边步行，室内步行。在日常生活活动方面，帮助床边进餐，坐椅，上厕所，坐式沐浴到患者自行顺利完成。③心功能Ⅱ级：多卧床休息，中度限制一般的体力活动，避免比较重的活动。室外步行，自行上 1 层楼梯，逐步过渡到通过步行测验，制定步行处方。在日常生活活动能自行站位沐浴，蹲厕大小便，轻松文娱活动，如广播操、健身操、太极拳等。④心功能Ⅰ级：不限制一般的体力活动，但必须避免重体力活动。增加午睡和晚上睡眠时间，全天控制在 10 小内为宜。

（5）恢复期可采用静坐调息法。有助降低基础代谢率。减及心脏耗氧量的功能。方法：患者取坐位，双手伸开。平放于大腿上，双脚分开与肩等宽，膝关节、髋关节匀成 90 度沉肩坠肘，含胸收腹双眼微闭，全身放松。病重者可盘坐于床上。有意识的调整呼吸，采用自然腹式呼吸，要求呼吸做到深、长、细、匀、稳、悠。呼气时轻轻用力，使腹肌收缩。膈肌上抬。呼气完毕后不要憋气，立即吸气，使胸廓膨胀，膈肌下移，腹壁鼓起，要求做到自然柔和，缓慢松弛，避免紧张。呼气和吸气时间之比为 3：2，每分钟呼气 10~15 次，疗程视病情而定。

3.情志调理

（1）指导患者注意调摄情志，宣平淡静志，避免七情过激和外界不良刺激，不宜用脑过度，避免情绪波动。

（2）劝慰患者正确对待因病程较长造成的体虚、易急躁的情绪变化，帮助患者保持心情愉快，消除因此产生的紧张心理，树立战胜疾病的信心和勇气，以利于疾病的好转或康复。

（3）告知患者诱发心力衰竭的各种因素，使患者对疾病有正确的认识，掌握相关的医学知识，积极主动加强自我保健，增强遵医行为。

九、预后

在生理功能方面，充血性心力衰竭患者以心力衰竭恶化、心脏骤停、共存的严重非心脏疾病的恶化，甚至死亡为结局。在心理功能方面，大多数充血性心力衰竭患者终身有不同程度的忧郁、恐惧、沮丧、焦虑、抑郁甚至绝望等心理障碍。在社会功能方面，NYHA 心功能Ⅲ～Ⅳ级充血性心力衰竭患者日常生活能力及其相关活动明显受限，社会交往受限，劳动能力下降或丧失，职业受限及生活质量下降。康复治疗应早期介入，可以改善充血性心力衰竭患者的生理功能、心理功能、社会功能、缓解病情，以及提高充血性心力衰竭患者的生活质量。

十、健康教育

（1）指导患者起居有常，劳逸适度，每日晒太阳，温水洗漱，避免过度劳累。

（2）避免感染、不良精神刺激等诱发因素。

（3）均衡饮食，增强体质，积极控制体重以减轻心脏负荷。

（4）坚持按时、按医嘱服药，不擅自停药、加减药、改药，注意自我监测药物服用。

（5）定期复查。

（苏玉杰　徐发绍　李　娟）

第二十一章

慢性阻塞性肺疾病的康复

慢性阻塞性肺疾病简称慢阻肺，是指以阻塞呼吸道症状，包括具有气流阻塞特征的慢性支气管炎及合并的肺气肿。气流受限完全不逆，呈进行性发展，与肺部与有害气体或有害颗粒的异常炎症反应有关，可伴有气管高敏反应。当慢性支气管炎、肺气肿患者的肺功能检查出现气流受限，并且不能完全不可逆时，则能诊断慢阻肺。由于大气污染及吸烟人数增加等因素，慢阻肺的发病率有逐渐增加的趋势，居当前全世界死亡原因的第四位。

慢阻肺属于中医学的"肺胀"范畴。《灵枢·经脉》阐述肺胀是虚实相兼的复杂病候。肺胀是因喘咳日久，肺、脾、肾、心俱虚，气管滞塞不利，出现以胸中胀满、咳逆上气、动则甚、痰涎壅盛、面色晦暗、唇舌发绀、面目四肢浮肿、病程缠绵、经久难愈为特征的疾病。

一、病因病机

中医认为慢阻肺的发生和发展，与外邪的侵袭，以及肺、脾、肾三脏功能的失调有关。慢阻肺多继发于慢性肺系疾病之后。肺系疾病日久，或迁延失治，痰浊潴留，附着于肺，肺气壅滞不畅，久则肺气胀满，不能敛降，形成肺胀；肺虚卫外不固，六淫之邪易反复乘袭，诱发本病发作，病情日益加重。

本病病位在肺，与脾肾功能失调密切相关，晚期可涉及心，多因慢性肺系疾病反复发作，以致肺、脾、肾亏虚，使津化为痰饮，血行涩滞而成瘀。气管滞塞是其基本病机，痰凝是气管滞塞的关键。本病为本虚标实之证，本虚为肺、脾、肾三脏之虚，标实为痰浊瘀血停留。痰浊阻肺，肺气壅滞，肺失通调为病理基础。综上所述，慢阻肺按中医辨证，病位在肺，但与脾、肾的关系亦较密切，多属本虚标实之证，以肺、脾、肾虚损为本，以痰浊瘀血阻滞为标。外邪入侵，引动伏痰，壅遏肺气是本病反复发作的根本病机。

二、康复辨证

1. 辨证要点

肺胀总属标实本虚。标实为痰浊、瘀血,早期痰浊为主,渐而痰瘀并重,并可兼见气滞、水饮错杂为患。后期痰瘀壅盛,正气虚衰,本虚与标实并重。肺胀的早期以气虚或气阴两虚为主,病位在肺脾肾,后期气虚及阳,以肺、肾、心为主,或阴阳两虚。

2. 常见证型

(1)外寒内饮:肺虚卫外不固,六淫之邪每易反复乘袭,加重肺气壅滞,肺失宣降,使外有寒邪、内有停饮。症见咳逆喘满不得卧,气短气急,咳痰白稀,呈泡沫状,胸部膨满,口干不欲饮,周身酸楚,恶寒,面色青暗,舌体胖大,舌质暗淡,舌苔白滑,脉浮紧。

(2)痰热郁肺:外感风热或寒郁化热,热盛灼液,痰热郁肺,肺失清肃。症见咳逆喘息气粗,胸闷烦躁,目睛胀突,痰黄或白,黏稠难咳或发热微恶寒,溲黄便干,口渴欲饮,舌质暗红,苔黄或黄腻,脉滑数。

(3)痰瘀阻肺:肺系病久,肺气、肺体损伤,内有郁结之痰,复感外邪,肺气郁闭,血行无力,积而为瘀,致使痰瘀相结于肺,肺失通降,见咳嗽痰多,色白或呈泡沫,喉间痰鸣,喘息不能平卧,胸部膨满,憋闷如塞,面色晦暗,唇甲发绀,舌质暗或紫暗,舌下青筋增粗,苔腻或浊腻,脉弦滑。

(4)痰蒙神窍:痰浊久蕴,上蒙神窍可发为嗜睡神昏,如久蕴化热,痰热壅盛,可热入心包;或热极生风,引动肝风。症见意识模糊,谵妄,烦躁不安,撮空理线,表情淡漠,嗜睡,昏迷;或肢体抽搐,咳逆喘促;或伴痰鸣,舌质暗红或淡紫,或绛紫,苔白腻或黄腻,脉细滑数。

(5)肺肾气虚:若内伤久咳、久喘等肺系慢性疾患,迁延失治,痰浊潴留,伏着于肺,使肺气损耗,肾失摄纳,肺肾气虚,降纳无权。症见呼吸浅短难续,咳声低怯,胸满短气,甚则张口抬肩,倚息不能平卧,咳嗽,痰白如沫,咳吐不利,心慌,形寒汗出,面色晦暗,舌淡或暗,苔白润,脉沉细无力,或有结代。

(6)阳虚水泛:痰浊久延,败伤肺、脾、肾、三焦之阳气,三焦决渎失职,水湿泛溢。症见颜面浮肿,下肢肿,甚则一身悉肿,腹部胀满有水,尿少,心悸,喘咳不能平卧,咳痰清稀,怕冷,面唇青紫,舌胖质暗,苔白滑,脉沉虚数或结代。

三、临床表现

慢阻肺多缓慢起病,病程较长,反复急性发作而加重。主要症状有咳嗽,咳痰,喘息气促,胸部膨满,感闷如塞,或唇甲发绀,心悸浮肿。开始症状较轻微,如吸烟、接触有害气体、过度劳累、气候变化或受凉感冒后,则引起急性发作或加重。

到夏天气候转暖时多可自然缓解。慢性支气管炎并发肺气肿时，在原有咳嗽、咳痰等症状的基础上，出现逐渐加重的呼吸困难。最初仅在活动时有气促，随着病情的发展，在平时甚至静息时也感气短；当慢性支气管炎急性发作时，支气管分泌物增多，进一步加重通气障碍，胸闷、气促加剧，严重时可以出现呼吸衰竭的症状，如发绀、头痛、嗜睡、神志恍惚等。

四、临床治疗

1. 稳定期治疗

（1）教育和劝导患者戒烟；因职业或环境粉尘、刺激性气体所致者，应脱离污染环境。

（2）支气管扩张剂：是现有控制症状的主要措施。

①β肾上腺素受体激动剂：短效制剂如沙丁胺醇气雾剂、特布他林气雾剂；长效制剂有沙美特罗、福莫特罗等。②抗胆碱能药：短效制剂如异丙托溴铵气雾剂；长效制剂有噻托溴铵。③茶碱类药：氨茶碱、茶碱缓释或控释片。

（3）糖皮质激素：目前常用剂型多为复合制剂，有沙美特罗加氟替卡松、福莫特罗加布地奈德。

（4）祛痰药：常用药物有盐酸氨溴索、N- 乙酰半胱氨酸或羧甲司坦等。

（5）长期家庭氧疗对慢阻肺并发慢性呼吸衰竭者可提高生活质量和生存率。对血流动力学、运动能力和精神状态均会产生有益的影响。使用 LTOT 的指征：① $PaO_2 \leq 55mmHg$ 或 $SaO_2 \leq 88\%$，有或没有高碳酸血症。② PaO_2 在 55~60mmHg，或 $SaO_2 < 89\%$，并有肺动脉高压、心力衰竭所致水肿或红细胞增多症（血细胞比容 >0.55）。一般用鼻导管吸氧，氧流量 1.0~2.0L/min，吸氧时间 10~15h/d。目的是使患者在静息状态下，达到 $PaO_2 \geq 60mmlg$ 和（或）使 SaO_2 升至 90% 以上。

2. 急性加重期治疗

慢阻肺急性加重是指咳嗽、咳痰、呼吸困难比平时加重或痰量增多，或略黄痰，或者是需要改变用药方案。

（1）确定急性加重期的原因（最多见的急性加重原因是细菌或病毒感染）及病情严重程度，据病情严重程度决定门诊或住院治疗。

（2）支气管扩张剂：药物同稳定期。

（3）低流量吸氧。

（4）抗生素：当患者呼吸困难加重，咳嗽伴痰量增加、有脓性痰时，应根据患者所在地常见病原菌及其药物敏感情况积极选用抗生素治疗。

（5）糖皮质激素：对需住院治疗的急性加重期患者可考虑口服泼尼松龙 30~40mg/d，也可给予甲泼尼龙 40~80mg，每天一次，连续 5~7 天。

（6）祛痰剂：如溴己新、盐酸氨溴索。如患者有呼吸衰竭、肺源性心脏病、心力衰竭，具体治疗方法可参阅有关章节治疗内容。

五、康复评定

1. 呼吸功能评估

（1）气短、气急症状分级：根据 Borg 量表改进。1级：无气短、气急；2级：稍感气短、气急；3级：轻度气短、气急；4级：明显气短、气急；5级：气短、气急严重、不能耐受。

（2）呼吸功能改善或恶化程度：可以用以下分值进行半定量化。-5：明显改善；-3：中等改善；-1：轻度改善；0：不变；1：加重；3：中等加重；5：明显加重。

（3）肺功能测试：①肺活量：指用力吸气后缓慢而完全呼出的最大空气容量，是最常用的指标之一。肺活量随病情加重而下降。②FEV_1：指用力吸气后尽最大努力快速呼气、第一秒所能呼出的气体容量。FEV_1 占用力肺活量的比值（FEV1％VC）与慢阻肺的严重程度及预后有良好的相关性（表21-1）。

表21-1　肺功能分级标准

分段	FEV1 ％VC
Ⅰ级（轻）	≥ 70
Ⅱ级（中）	50~69
Ⅲ级（重）	< 50

2. 运动能力评定

（1）平板或功率车运动试验：采用分级运动试验测定 VO_{2max}、最大心率、最大 MET、运动时间等相关量化指标来评定患者运动能力，也可通过 RPE 等评定患者的运动能力。

（2）定量行走评定：可采用6分钟或12分钟步行，记录行走距离。本评定方法与上述分级运动试验有良好的相关性，定距离行走，计算行走时间，也可以作为评定方式。

3. 日常生活能力评定

慢阻肺患者日常生活能力评定见表21-2。

表21-2　慢阻肺患者日常生活能力评定

分级	表现
0级	虽存在不同程度的肺气肿，但活动如常人，对日常生活无影响，活动时无气短
1级	一般劳动时出现气短

分级	表现
2级	平地步行无气短，速度较快或登楼、上坡时，同行的同龄健康人不觉气短而自己有气短
3级	慢走不及百步即有气短
4级	讲话或穿衣等轻微动作时即有气短
5级	安静时出现气短无法平卧

4.康复适应证

（1）适应证：适用于病情稳定的慢阻肺患者。

（2）禁忌证：合并严重肺动脉高压，不稳定型心绞痛，以及近期发生的心肌梗死，认知功能障碍，充血性心力衰竭，明显肝功能异常，转移癌，近期的脊柱损伤，肋骨骨折，咯血等。

六、康复治疗

慢阻肺康复治疗的目标是改善顽固和持续的功能障碍（气管功能和体力活动能力）、提高生活质量、降低住院率、延长生命、减少经济耗费、稳定或逆转肺部疾病引起的病理生理和精神病理学的改变，以及在肺障碍程度和生活条件允许的条件下恢复至最佳功能状态。治疗过程强调放松、自然、量力而行、持之以恒。康复治疗主要包括下列内容。

（一）呼吸训练

1.建立腹式呼吸模式

（1）放松：用辅助呼吸肌群减少呼吸肌的耗氧量，缓解呼吸困难。具体方法：①前倾依靠位：患者坐于桌前或床前，两臂置于棉被或枕下，以固定肩带并放松肩带肌群，头靠于枕上放松颈肌。前倾位还可降低腹肌张力，使腹肌在吸气时容易隆起，增加腹压，有助于腹式呼吸模式的建立。②椅后依靠位：患者坐在有扶手的座椅上，头稍后仰靠于椅背，完全放松坐5~15分钟。③前倾站位：自由站立，两手指互握置于身后并稍向下拉以固定肩带，同时身体稍前倾以放松腹肌。也可前倾站立，两手支撑于前方的低桌上以固定肩带。此体位不仅起到放松肩部和腹部肌群的作用，而且是腹式呼吸的有利体位。

（2）缩唇呼气法：可增加呼气时的阻力，这种阻力可向内传至支气管，使支气管内保持一定的压力，防止支气管及小支气管被增高的肺内压过早压瘪，促进肺泡内气体排出，减少肺内残气量，从而可以吸入更多的新鲜空气，缓解缺氧症状。具体方法：经鼻腔吸气，呼气时将嘴缩紧，如吹口哨样，在4~6秒内将气体缓慢呼出。

（3）暗示呼吸法：通过触觉诱导腹式呼吸，常用的方法有以下几种。①双手置上腹部法：患者仰卧位或坐位，双手置于上腹部（剑突下、脐上方）。吸气时腹部缓缓隆起，双手加压做对抗练习，呼气时腹部下陷，两手随之下沉，在呼气末梢用力加压，以增加腹内压，使膈肌进一步抬高。如此反复练习，可增加膈肌活动度。②两手分置胸腹法：患者仰卧位或坐位，一手置于胸部（通常置于两乳间胸骨处），一手置于上腹部，位置同"双手置上腹部法"。呼气时置于腹部的手随之下沉，并稍加压，吸气时腹部对抗加压的手，并缓缓隆起。呼吸过程中置于胸部的手基本不动。此法可用于纠正不正确的腹式呼吸方法。③下胸季肋部布带束胸法：患者取坐位，用一宽布带交叉束于下胸季肋部，两手抓住布带两头。呼气时收紧布带（约束胸廓下部，同时增高腹内压）；吸气时对抗加压的布带而扩展下胸部，同时徐徐放松束带，反复进行。④抬臀呼气法：仰卧位，两足置于床架上。呼气时抬高臀部，利用腹内脏器的重量将膈肌向胸腔推压，迫使膈肌上抬，吸气时还原，以增加潮气量。

（4）缓慢呼吸：这是与呼吸急促相对而言的缓慢呼吸。这一呼吸方法有助于减少解剖无效腔，提高肺泡通气量。但过度缓慢呼吸可增加呼吸功，反而增加耗氧，因此每分呼吸频率宜控制在 10 次左右。通常先呼气后吸气，呼吸方法同前。慢阻肺患者有低氧血症时，主要依靠二氧化碳来刺激呼吸，腹式呼吸后二氧化碳含量常较快降低，从而使呼吸的驱动力下降。呼吸过频容易出现过度换气综合征（头昏、头眩、胸闷等），有的患者还可因呼吸过分用力而加重呼吸困难。因此每次练习的次数不宜过多，即练习 3~4 次，休息片刻再练，逐步做到习惯于在日常活动中使用腹式呼吸。

（5）膈肌体外反搏呼吸法：使用低频通电装置或体外膈肌反搏仪。刺激电极位于胸锁乳突肌外侧、锁骨上 2~3cm 处（膈神经部位）。先用短时间低强度刺激，当确定刺激部位正确时，即可用脉冲波进行刺激治疗。每天 1~2 次，每次 30~60 分钟。

2. 胸廓畸形的姿势练习

（1）增加一侧胸廓活动：患者坐位，以扩展右侧胸为例，先做向左的体侧屈，同时吸气，然后用手握拳顶住右侧胸部，向右侧屈，同时吸气。重复 3~5 次，休息片刻再练习，每天多次练习。

（2）活动上胸及牵张胸大肌：吸气时挺胸，呼气时两肩向前、低头含胸。亦可于仰卧位练习。

（3）活动上胸及肩带练习：坐位或站立位，吸气时双臂上举，呼气时弯腰屈髋同时双手下落触地，或双手尽量下伸，重复 5~10 次，每天多次练习。

（4）纠正头前倾和驼背姿势：站于墙角，面向墙，双臂外展 90°，手扶两侧墙（牵张锁骨部），或双臂外上举扶于墙（可牵张胸大肌、胸小肌），同时再向前倾，做扩胸练习。也可两手持体操棒置于后颈部，以牵伸胸大肌，做扩胸练习。每次练习 2~3 分钟，每天多次练习。

（二）排痰训练

排痰训练包括体位引流，胸部叩击、震颤及直接咳嗽。其目的是促进呼吸道分泌物排出，降低气流阻力，减少支气管和肺的感染。

1. 体位引流

体位引流主要利用重力促进各个肺段内积聚分泌物的排出，不同的病变部位采用不同的引流体位，目的是使病变部位的肺段向主支气管垂直引流。引流频率视痰量而定，痰量少者，每天上、下午各引流一次，痰量多者宜每天有3~4次，餐前进行为宜。每次引流一个部位，时间5~10分钟；如有数个部位，则总时间不超过30~45分钟，以免疲劳。

2. 胸部叩击、震颤

胸部叩击、震颤有助于黏稠的痰液脱离支气管壁。其方法为治疗者手指并拢，掌心成杯状，运用腕动力量在引流部位胸壁上双手轮流叩击拍打30~45秒，患者可自由呼吸。叩击拍到后手按住胸壁部加压，治疗者以整个上肢用力，此时嘱患者做深呼吸，在深呼气时震颤，连续做3~5次，再做叩击。如此重复2~3次，再嘱患者咳嗽以排痰。

3. 咳嗽训练

咳嗽是呼吸系统的防御机能之一，慢阻肺患者痰液较黏稠，加之咳嗽机制受损，最大呼气流速下降，纤毛活动受损，因此更应教会患者正确的咳嗽方法，以促进痰液排出，减少感染的机会。第一步，先进行深吸气，以达到必要吸气容量。第二步，吸气后要有短暂闭气，以使气体在肺内得到最大分布，同时气管到肺泡的驱动压尽可能保持持久。第三步，当气体分布达到最大范围后紧闭声门，以进一步增强气管中的压力。第四步，通过增加腹内压来增加肺内压，使呼气时产生高速气流。第五步，当肺泡内压力明显增高时，突然将声门打开，即可形成由肺内冲出的高速气流，促进痰液移动，随咳嗽排出体外。

4. 物理因子治疗

物理因子治疗如超短波治疗、超声雾化治疗等有助于消炎、抗痉挛，利于排痰及保护黏液毯和纤毛的功能。超短波治疗是应用无热量或温热量，每天一次，15~20次一个疗程。超声雾化治疗每次20~30分钟，每天一次，7~10次为一个疗程。

（三）运动训练

运动训练主要采用有氧训练和医疗体操，包括下肢训练、上肢训练及呼吸肌训练，以改善肌肉代谢、肌力、全身运动耐力和气体代谢，提高身体免疫力。

1. 下肢训练

下肢训练可明显增加慢阻肺患者的活动耐量，减轻呼吸困难，改善精神状态，通常应用有氧训练方法有快走、划船、骑车、登山等。对于有条件的慢阻肺患者，可以先进行活动平板或功率车运动试验，得到实际最大心率及最大 MET 值，然后根据表 21-3 确定运动强度。运动后不应出现明显气短、气促（以仅有轻度至中度气短、气促为宜）或剧烈咳嗽。运动训练频率为每周 2~5 次，到靶强度运动时间为 10~45 分钟，疗程为 4~10 周。为保持训练效果，患者应终身坚持训练。有运动诱发哮喘的患者可以在监护下，进行小强度的运动训练，让患者逐步适应运动刺激，多数患者最终可以进行一定的运动而不导致哮喘发作，这也是一种"脱敏"治疗。

表 21-3　运动训练强度的选择

运动试验终止的原因	靶心率	靶 MET 值
呼吸急促最大心率未达到	75%~85%	70%~85%
达到最大心率	65%~75%	50%~70%
心血管原因	60%~65%	40%~60%

运动训练必须分准备活动、训练活动、结束活动三个部分进行。活动中要注意呼气时必须放松，不应用力呼气。严重的患者可以边吸氧边活动，以增强活动信心。慢阻肺患者常有下肢肌力减退，限制了患者的活动，因此也应重视下肢训练。

2. 上肢训练

肩带部很多肌群为辅助呼吸肌群，如胸大肌、胸小肌、背阔肌、前锯肌、斜方肌等。躯干固定时可起辅助肩带和肩关节活动的作用。而上肢固定时，这些肌群又可作为辅助呼吸肌群参与呼吸活动。慢阻肺患者在上肢活动时，由于这些肌群减少了对胸廓的辅助活动，而易于产生气短、气促，从而对上肢活动不能耐受。但日常生活中的很多活动如做饭、洗衣、清扫等都离不开上肢活动，为了加强患者对上肢活动的耐受性，慢阻肺的康复应包括上肢训练。上肢训练包括手摇车训练及提重物训练。手摇车训练从无阻力开始，每阶段递增 5W，运动时间 20~30 分钟，速度为 50 转 / 分，以运动时出现轻度气急、气促为宜。提重物练习要求患者手持重物，从 0.5kg 开始，以后渐增至 2~3kg，做高于肩部的各个方向的活动。每次活动 1~2 分钟，休息 2~3 分钟，每天 2 次，以出现轻微的呼吸急促及上臂疲劳为度。

3. 呼吸肌训练

呼吸肌训练可以改善呼吸肌耐力，缓解呼吸困难。

（1）吸气训练：采用口径可以调节的呼气管，在患者可接受的前提下，将吸气阻力增大，吸气阻力每周逐步递增，$-2cmH_2O$ 至 $-4cmH_2O$。初始练习时间为每次 3~5 分钟，每天 3~5 次，以后可增加至每次 20~30 分钟，以增加吸气肌耐力。

（2）呼气训练：①腹肌训练，腹肌是最主要的呼气肌。慢阻肺患者常有腹肌无力，使腹腔失去有效的压力，从而减少了对膈肌的支托能力和外展下胸廓的能力。训练时患者取仰卧位，腹部放置沙袋做挺腹练习（腹部吸气时隆起，呼吸时下陷），初始沙袋为 1.5~2.5 kg，以后可以逐步增加至 5~10kg，每次腹肌练习 5 分钟。也可在仰卧位做双下肢屈髋屈膝、两膝尽量贴近胸壁的练习，以增强腹肌。②吹蜡烛法，将点燃的蜡烛放在口前10cm处，吸气后用力吹蜡烛，使蜡烛火焰飘动，每次训练3~5分钟，休息数分钟再反复训练。每1~2天将蜡烛与口的距离加大，直到距离增加到80~90cm。③吹瓶法，用两个有刻度的玻璃瓶，其容积为2000ml，各装入1000ml水。将两个瓶用胶管或玻璃管连接，在其中的一根瓶插入吹气用的玻璃管或胶管，另一个瓶插入一根排气管。训练时用吹气管吹气，使另一个瓶的液面升高30mm左右，休息片刻后反复进行。以液面升高的程度作为呼气阻力的标志。吹瓶法可以逐渐增加训练时的呼气阻力，直到达到满意的程度为止。

（四）中医传统康复治疗

1. 辨证论治

（1）外寒内饮：治宜温肺散寒，降逆涤痰。方选小青龙汤加减，药用麻黄、桂枝、干姜、细辛、半夏、甘草、五味子、白芍。若咳而上气，喉中如水鸡声，表寒不著者，用射干麻黄汤加减；饮郁化热、烦躁而喘、脉浮者，用小青龙加石膏汤。

（2）痰热郁肺：治宜宣肺泄热，降逆平喘。方选越婢加半夏汤加减，药用麻黄、石膏、生姜、半夏、甘草、大枣。若痰热内盛、痰胶黏不宜咳出者，可加鱼腥草、黄芩、瓜蒌皮、贝母、桑白皮等；痰鸣喘息、不能平卧者，可加射干、葶苈子；痰热壅结、便秘腹满者，加大黄；痰热伤津、口干舌燥者，加天花粉、知母、麦冬。

（3）痰瘀阻肺：治宜涤痰祛瘀，泻肺平喘。方选葶苈大枣泻肺汤合桂枝茯苓丸加减，药用葶苈子、大枣、桂枝、茯苓、牡丹皮、桃仁、赤芍等。若腑气不利、大便不通者，可加大黄、厚朴。

（4）痰蒙神窍：治宜涤痰，开窍，熄风。方选涤痰汤，药用半夏、茯苓、陈皮、胆南星、竹茹、枳实、甘草、石菖蒲、人参等。或加安宫牛黄丸、至宝丹以开窍。若痰热内盛、身热、烦躁、谵语、神昏、舌红苔黄者，加黄芩、桑白皮、葶苈子、天竺黄、竹沥。若热结大肠、腑气不通者，可用凉膈散或增液承气汤。若肝风内动、抽搐者，加钩藤、全蝎、羚羊角粉。若瘀血明显，唇甲发绀者，加红花、桃仁、水蛭。若见皮肤黏膜出血、咯血、便血色鲜者，加水牛角、生地黄、牡丹皮、紫珠、生大黄等。

（5）肺肾气虚：治宜补肺纳肾，降气平喘。方选补虚汤合参蛤散加减，药用人参、黄芪、茯苓、甘草、蛤阶、五味子、干姜、半夏、厚朴、陈皮。若肺虚有寒、怕冷、舌质淡者，加桂枝、细辛。若兼阴伤、低热、舌红苔少者，加麦冬、玉竹、知母。若见面色苍白、冷汗淋漓、四肢厥冷、血压下降、脉微欲绝等喘脱危象者，急加参附汤，送服蛤蚧散或黑锡丹。

（6）阳虚水泛：治宜温阳化饮利水。方选真武汤合五苓散加减，药用附子、桂枝、茯苓、白术、猪苓、泽泻、生姜、白芍。若水肿势剧、上渍心肺，见心悸、倚息不得卧者，加沉香、牵牛子、椒目、葶苈子。

2. 中成药

临床常用的中成药有通宣理肺丸、桑菊片、养阴清肺丸、二陈丸、橘红丸、清气化痰丸等，要依据患者的病情和证候，适当选择。

3. 外治法

（1）白芥子涂法：取白芥子、延胡索、甘遂、细辛、麝香等细末和匀，在夏季三伏天，分3次用姜汁调敷肺俞、大椎、百劳等穴，2小时左右去之，每10天1次或每个月1次，每年连续3~5次，坚持3年。

（2）中药背心疗法：将白芥子、延胡索、细辛、苏子、川芎、麝香等放入背心的药套内，并与肺俞、大椎、定喘等穴位相对应，每个月更换药物1次，每年连续使用3个月以上，坚持3年。

4. 针灸疗法

（1）体针：取肺俞、天突、鱼际。如属痰湿犯肺，加丰隆、太白穴；肺肾阴虚，加肾俞、照海、列缺穴；脾肾阳虚，加足三里、脾俞、肾俞穴。急性发作期，宜浅刺，用泻法；迁延期用平补平泻法；久病体弱者，配合温灸肺俞、脾俞、肾俞穴，一般每天1次，7次为1个疗程。

（2）耳针：取肝、肺、神门、气管、皮质下、下屏尖等穴。每次选用2~3穴，中强刺激，留针30分钟，隔天1次，10次为1个疗程。亦可用埋针法或王不留行籽贴压耳穴。

（3）艾灸：用点燃的艾条施灸肺俞、鱼际、丰隆、足三里、关元等穴。每次灸15分钟，每天1次，7~10次为1个疗程。

5. 推拿疗法

（1）全身推拿：患者仰卧位，术者站于其旁，用手掌推拿胸部数次。然后患者俯卧位，用手掌揉按上背部数次，按压身柱、肺俞穴及痛点处，使之有酸感，以放射到胸部为佳。每天1~2次，每次20~30分钟。

（2）防感按摩操：由金豫和周士枋创编的防感按摩操已经得到较普遍应用，可对本病起到明显的预防作用，对预防慢阻肺的复发具有重大意义。具体操作如下所述。

1）按揉迎香穴：迎香穴属于手阳明大肠经，位于鼻翼外缘沟。用两手中指指腹紧按迎香穴，做顺时针、逆时针方向按摩各16~32次。

2）擦鼻两侧：两手拇指根部掌面的大鱼际肌或两侧拇指近节互相对搓擦致热，自鼻根部印堂穴开始沿鼻两侧下擦至迎香穴。可两手同时，也可一上一下进行，各擦16~32次。

3）按太渊穴：太渊穴属手太阴肺经，位于腕桡侧横纹头，即桡侧腕屈肌腱的外侧、拇长展肌腱的内侧。用拇指指腹紧按穴位做顺时针、逆时针方向按摩各16次，左、右两侧交替进行。

4）浴面拉耳：主要为摩擦脸面和耳部。两手掌互搓致热，两手掌紧贴前额发际，自上向下擦至下颌部，然后沿下颌分擦至两耳，用拇指、示指夹住耳垂部，轻轻向外拉（也称双凤展翅），2~3次，再沿耳向上擦至两侧颞部，回至前额部，重复16次。最后两手掌窝成环状，掩盖鼻孔，呼吸10次。

5）捏风池穴：风池属足少阳胆经，位于枕骨下发际，胸锁乳突肌和斜方肌止点之间的凹陷处。用两拇指指腹紧按该穴，其他各指分别置于头顶部，做顺时针、逆时钟方向按摩各16次，或用一手的拇指、示指分别按两侧的风池穴，按捏16次。得气感以局部酸、胀、热明显，并向下方和向内放散。然后，用手掌在颈项部做左右按摩16次。

6.传统体育疗法

可用放松功，在大脑入静的基础上，使全身肌肉放松，同时进行调息，意守丹田，气沉丹田，进行腹式呼吸，达到慢、细、深、长、匀。亦可采用太极气功，动静结合，进行锻炼。气功、太极拳可以提高肺容量，改善肺通气功能，肺循环及心功能。

7.情志疗法

慢阻肺患者易焦虑、沮丧，不能正确对待疾病，对患者实施必要的心理疏导可减轻患者的残障程度。向患者告知疾病之所害，讲明遵从医嘱，积极治疗，树立战胜疾病的勇气和信心的重要性；告诉患者调养和治疗的具体措施；给患者以安慰和热情关怀，减轻和消除其心理上的压力。针对本病久治不愈、病情缠绵的特点，除采用老年心理康复疗法以外，可运用语言开导法、奖励疗法、移情易性法、音乐疗法、情欲疗法等以调摄情志、平衡心理，增强康复信心。指导患者学会放松肌肉、减压及控制惊慌，可有助于减轻呼吸困难及焦虑。最好能以康复治疗有效病例说服患者积极参加康复治疗，以获得尽可能明显的康复疗效。

8.淋浴疗法

（1）日光浴：选择安静、空旷的森林、海滨、原野等地方，身体要尽可能裸露。锻炼时间从5~10分钟开始，如无不良反应，时间可以逐步延长。要注意避免暴晒，防止发生皮肤灼伤。日光浴可以与游泳、步行等锻炼结合，但要注意避免过度，防止疲劳。

（2）冷水浴：初学者要注意循序渐进的原则，一般从夏季冷水洗脸开始，过渡到冷水擦浴，逐步增加冷水浴的面积和时间，逐步降低水温，最后过渡到冷水淋浴。在身体不适时应该适当增加水温，或者暂停。

七、心理干预

慢阻肺患者普遍存在焦虑、沮丧和其他心理健康障碍。流行病学报道有近45%慢阻肺患者存在心理障碍。而从临床现状看，对老年慢阻肺患者的心理治疗普遍不被重视。同时，因为害怕出现不良反应、上瘾及出于花费的考虑或者服用太多药物的挫折感，许多年老患者拒绝服用抗焦虑药或抗沮丧药物。实践表明，通过积极的心理干预能够有效地缩短物理治疗的疗程和提高物理治疗的效果，帮助患者减少不良情绪和促进适应社会环境。

1. 心理治疗的意义

临床证实，呼吸困难的发作频率和程度与慢阻肺患者的心理状态有密切的关系。不良心理刺激能加剧慢阻肺患者的呼吸困难并导致全身残疾。有积极的社会支持的慢阻肺患者比没有社会支持的患者较少存在沮丧和焦虑。

2. 心理评价

应包括在对患者起始的物理治疗评估中。在治疗之始就应该表现出对他们的疾病的关心和重视，并提一些友善的问题。这些问题包括对生活质量的理解、对疾病调节能力的认识、自信、治疗动机、坚持的毅力和是否存在神经心理缺陷（例如，记忆力、注意力、解决问题的能力）。评定的内容中应涉及内疚、神气、愤怒、放弃、害怕、压力、睡眠障碍、焦虑、无助、孤立、忧伤、遗憾、悲伤、不良的婚姻关系和照看配偶的健康问题。如果可能，约见主要的看护人员（经患者同意）可以帮助探讨患者回答问题的可信度和患者真实的心理情况。

3. 心理支持与治疗

适当的支持系统的发展是肺疾病康复的最重要的内容。慢阻肺患者应该从支持系统中得到帮助去解决他们关心的问题，不管是个体的形式还是组织的形式。治疗消极的心理可以给患者的生活质量带来明显的改善。虽然中等水平的焦虑和消极存在于肺疾病康复过程中，但是有明显的心理社会障碍的患者，应该在开始物理治疗的时候就应该寻找一个适当的心理健康从业者的帮助。物理治疗师应该给患者提供一些认知压力症状和解决压力的方法。通过肌肉放松、冥想、瑜伽及中医气功等方法来完成放松训练。选择一些放松精神和心灵的磁带给患者在家里舒缓焦虑的情绪。放松训练应该整合到患者的生活中去，以控制呼吸困难和疼痛，包括镇定练习、预想即将到来的压力、预演需要解决的问题等。放松功法一般分为三线放松、分段放松、局部放松、整体放松、倒行放松 5 种方法。5 种方法中，三线放松是最基本的方法。

（1）三线放松：先将身体分成两侧、前面和后面三条线，然后自上而下依次分部放松。第一条线：头部两侧—颈部两侧—肩部—两上臂—肘关节—前臂—腕关节—两手掌—十指尖。第二条线：面部—颈部—胸腹部—两大腿前面—膝关节—两小腿—两足—十趾端。第三条线：头顶部—后脑部—项部—背部—腰部—两大腿后部—两腘窝—两小腿后部—两足底。练功时，依上述三条线，先注意一个部位，然后默念"松"字，使该部位放松，接着注意下一个部位，再默念"松"学。先从第一条线开始，再接第二条线，最后接第三条线。每放松完一条线，可在该线的终端部位静守 1~2 分钟。三条线放松完后，可在脐部静守 3~4 分钟，如此为一个循环，一般一次练两三个循环。本法更适合于初学者。

（2）分段放松：将全身分为若干段，自上而下进行放松。①从头部—两肩—两手—胸部—腹部—两腿—两足循序渐进分段放松。②从头部—颈部—两上肢、胸腹背腰—两大腿—两小腿分段放松。练功时先注意一段，默念"松"字两三次，使该段放松，再注意下一段，默念"松"字。如此依次进行，周而复始。每次练功可放松两三个循环。本法宜于初练功，对三线放松诸多部位记忆有困难者。

（3）局部放松：在三线放松的基础上，单独放松身体某一病变部位，或针对身体某一紧张点，默念"松"字20~30次。该法能缓解或消除局部的气滞血瘀之疼痛或不适感。

（4）整体放松：将整个身体作为一个部位，进行默念放松。从头到足流水般地向下默想放松。就整个身体中心笼统地向外周远端默想放松。就三线放松的三条线，依顺序流水般地向下默念放松。

（5）倒行放松：将身体分为前后两条线，自下而上地进行放松。此法宜于气血两亏、中气下陷、头晕目眩之虚损明显的患者。①前面线：足底—足背—小腿—两膝—大腿—腹部—胸部—颈部—面部—头顶；②后背线：足跟—小腿后面—两腿弯—大腿后面—尾骶部—腰部—后背—后颈—后脑—头顶。

八、康复护理

1. 生活护理

（1）严密观察心率、心律、呼吸、面色、血压等变化。重症患者遵医嘱持续心电监护。患者出现呼吸不畅、面色苍白、大汗或自觉濒死感时，报告医师并留置静脉通路，遵医嘱予吸氧、药物治疗，配合做好急救工作。

（2）心悸发作时，卧床休息，取舒适体位，尽量减少搬动患者；病室保持安静，避免噪音干扰，减少探视。

（3）指导患者制定适宜的作息时间表，在保证夜间睡眠时间的基础上，尽量安排有规律的起床和入睡时间，最好在上午、下午各有一次卧床休息或短暂睡眠的时间，以30分钟为宜，不宜超过1小时。

（4）强调动静结合，根据心功能情况，进行适当活动和锻炼。活动中若出现明显胸闷、气促、眩晕、面色苍白、发绀、汗出、极度疲乏时，应停止活动，就地休息。

（5）发作期：①心功能Ⅳ级者：绝对卧床休息。1~2天病情稳定后从被动运动方式活动各关节到床上主动活动，再到协助下床坐直背扶手椅，逐步增加时间。在日常生活活动方面，帮助床上进食、洗漱、翻身、坐盆大小便等。②心功能Ⅲ级：卧床休息，严格限制一般的体力活动。床边站立，移步，持步行练习到反复床边步行，室内步行。在日常生活活动方面，帮助床边进餐，坐椅，上厕所，坐式沐浴到患者自行顺利完成。③心功能Ⅱ级：多卧床休息，中度限制一般的体力活动，避免比较重的活动。室外步行，自行上 1 层楼梯，逐步过渡到通过步行测验，制定步行处方。在日常生活活动能自行站位沐浴，蹲厕大小便，轻松文娱活动，如广播操、健身操、太极拳等。④心功能Ⅰ级：不限制一般的体力活动，但必须避免重体力活动。增加午睡和晚上睡眠时间，全天控制在 10 小内为宜。

（6）恢复期可采用静坐调息法，有助于降低基础代谢率，减少心脏耗氧量的功能。方法：患者取坐位，双手伸开。平放于大腿上，双脚分开与肩等宽，膝关节、髋关节匀成90°。沉肩坠肘，含胸收腹双眼微闭，全身放松，病重者可盘坐于床上。有意识的调整呼吸，采用自然腹式呼吸，要求呼吸做到深、长、细、匀、稳、悠。呼气时轻轻用力，使腹肌收缩。膈肌上抬。呼气完毕后不要憋气，立即吸气，使胸廓膨胀，膈肌下移，腹壁鼓起，要求做到自然柔和，缓慢松弛，避免紧张。呼气和吸气时间之比为 3：2，每分钟呼气 10~15 次，疗程视病情而定。

2. 饮食指导

（1）水饮凌心证：宜食振奋心阳、化气行水、宁心安神之品，如桂圆、肉桂、人参、红花、牛奶、莲藕、山药等。食疗方：桂圆莲子粥。

（2）痰浊壅肺证：宜食宣肺化痰之品，如橘皮薏苡仁粥等。

（3）阴不敛阳证：宜食益气养阴、活血化瘀之品，如山药、银耳、百合、莲子、枸杞子等。忌食辛辣、温燥、动火之食物。

（4）阳气虚脱证：宜食温热之品，如海参、羊肉、冬瓜等。忌食生冷、寒凉、黏腻食物。可选食莲子山药饭等。

3. 情志调理

（1）指导患者注意调摄情志，宣平淡静志，避免七情过激和外界不良刺激，不宜用脑过度，避免情绪波动。

（2）劝慰患者正确对待因病程较长造成的体虚、易急躁的情绪变化，帮助患者保持心情愉快，消除因此产生的紧张心理，树立战胜疾病的信心和勇气，以利于疾病的好转和康复。

（3）告知患者诱发心力衰竭的各种因素，使患者对疾病有正确的认识，掌握相关的医学知识，积极主动加强自我保健，增强遵医行为。

九、预后

COPD 是一种全身性疾病。其全身表现，如体重减轻、肌肉无力和骨质疏松等，均明显影响患者的致残率和致死率，故需综合分析以判定疾病状态和预后。

十、健康教育

（1）指导患者起居有常，劳逸适度，每天晒太阳，温水洗漱，避免过度劳累。

（2）避免感染、不良精神刺激等诱发因素。

（3）均衡饮食，增强体质，积极控制体重以减轻心脏负荷。

（4）坚持按时、按医嘱服药，不擅自停药、加减药、改药，注意自我监测药物服用。

（5）定期复查。

（苏玉杰　徐发绍　李　娟）

第二十二章

恶性肿瘤的康复

正常情况下，细胞增长和分化可满足身体需要，这种有序的过程可以保证我们的身体健康。然而，如果细胞继续分裂，这些额外大量的细胞就形成肿瘤。恶性肿瘤也就是我们所说的癌症，恶性肿瘤的细胞能侵犯、破坏邻近的组织和器官。而且，肿瘤细胞可以从肿瘤中穿出，进入血液或淋巴系统，形成转移。

恶性肿瘤的危害性极大，直接威胁人的生命，已引起全社会的高度重视。恶性肿瘤多为侵袭性生长，生长较快，常无止境，短期内明显增多增大；与周围组织边界不清，常无包膜，易发生黏连，触摸肿块活动性差；可压迫、阻塞与破坏周围组织；易循血液运行或淋巴转移，引起其他组织发生癌灶；治疗不及时、不彻底，常易复发；可引起严重的全身症状，如出血、感染、恶病质等，均可直接危及生命。

恶性肿瘤的发病率提高、病死率高、致残率高。现代诊治技术的发展使恶性肿瘤患者的存活率有所提高，大约 1/3 患者可以痊愈根治，1/3 的患者存活期可不少于 5 年。恶性肿瘤存活者迫切的需要改善身心健康，提高生活质量，重返社会。恶性肿瘤康复与其他非恶性肿瘤康复的基本原则和方法相同，但又有其他自身特点。

中医古籍对一些癌病的临床表现、病因病机、治疗、预后、预防等均有所记载，至今仍有重要的参考价值。远在殷墟甲骨文就有"瘤"的记载。《说文解字》说："瘤，肿也，从病，留声"。《圣济总录》说："瘤之为义，留滞不去也。"对瘤的含义做了精辟的解释。而"癌"字首见于宋·东轩居士所著的《卫济宝书》（公元 1171 年），该书将"癌"作为痈疽五发之一。在中医学著作中，较多地结合各种癌病的临床特点而予以相应的命名，如甲状腺癌类属于"石瘿"，肝癌类属于"肝积"等，也有一些现代癌症在古代未做特殊命名，可根据癌症的临床表现参见相关病证的中医理论与实践。

一、病因病机

1.六淫致病

六淫邪气侵及人体，客于经络，扰及气血，使阴阳失调，气血逆乱，日久成积，变生肿块，或为息肉，或为恶核，或为疽、瘤等坚硬如石，积久不消之肿瘤。因此，六淫邪气在恶性肿瘤的发病中是外界主要的致病因素。

2. 七情内伤

七情内伤，扰及气血，可致气郁、气滞、血虚、血瘀等。在七情所伤或其他因素引起脏腑亏虚、气血失调的情况下，外邪侵入人体，导致人体气虚血瘀、气滞血瘀、痰凝毒结，形成肿瘤。

3. 饮食劳伤

若恣食膏粱厚味、辛辣炙热之物，影响脾胃运化功能。脾主湿，脾虚不能运化水湿，湿蕴于内，积久不散，津液不化，津液凝聚成痰浊，痰积而为肿物。五劳七伤皆能耗伤正气，导致正虚，日久成瘀，正虚血瘀，结为肿块。

4. 先天禀赋

先天禀赋的强弱在恶性肿瘤的发病中占有重要地位，而先天禀赋的强弱主要取决于父母的遗传，人出生时的体质与父母的神、精、血、气密切相关，子代的一切均由父母所赋予。在同等后天生活条件下，先天禀赋强者，即使有致病因素存在，也难以发生肿瘤；先天禀赋不足者，抗病力弱，容易诱发肿瘤。

二、康复辨证

1. 正虚邪实

正气虚弱，不能抵御邪气，则疾病丛生，即"邪之所凑，其气必虚"。邪实既指感受邪气，又指体内邪气过盛。无论外感六淫、内伤七情，还是饮食劳伤，皆可导致机体脏腑功能失调、阴阳失和、气血紊乱，或为痰凝，或为血瘀。而瘀血、积痰又反过来作为致病因素，在正虚的条件下，内外合邪、毒邪留滞，而成肿块，发为肿瘤。

2. 气滞血瘀

气血是人体生命活动不可缺少的基本物质，也是脏腑、经络等组织器官进行生理活动的物质基础。如果气郁不舒、血行不畅，导致气滞血瘀，瘀结日久，必成肿块。

3. 脏腑失调

脏腑功能失调或先天脏腑禀赋不足，则引起气血紊乱、阴阳不和，加之感受外邪，极易内外合邪，变生肿块。

4. 痰湿凝聚

因外感邪气，内伤七情，脏腑功能失调。脾不健运，聚湿生痰；或肺失宣降，津液不布，升降失常，气塞不通，津液凝涩成痰，痰湿凝聚，发为肿瘤。

5. 毒热内结

情感抑郁，郁而生火，血遇火则凝，津液遇火则灼液成痰，气血痰浊壅阻经络、脏腑，结成肿瘤。

三、临床表现

不同部位与组织的恶性肿瘤，其临床表现也不尽一致，最常见的症状有疼痛、疲乏、软弱、便秘、抑郁、食欲减退、恶心、呕吐、气短、吞咽困难、腹泻等。

四、临床治理

根据肿瘤病理分期、癌细胞浸润范围和机体状况，有计划、合理地制订治疗方案。目前，治疗恶性肿瘤的主要方法有手术治疗、放射治疗、化学药物治疗、生物治疗、物理治疗，中药治疗等。每一种治疗方法都有各自的优势与不足，一般均采用综合治疗方法。

1. 外科手术治疗
常见的外科手术有诊断性手术、探查性手术、根治性手术、姑息性手术、重建与康复性手术。

2. 化疗
根据肿瘤的类型、病理分期等选择抗肿瘤药物治疗，包括根治性化疗、术前或放疗前化疗、手术后或放疗后化疗、同期化疗、姑息性化疗、生物化疗或基因治疗等。

3. 放射治疗
放射治疗有立体定向放射治疗（γ-刀）、三维适形放射治疗（利用中子、质子、介子射线）及直线加速器等。

4. 介入治疗
方法有很多种，一般根据不同的情况选择不同的介入治疗方式、方法。

5. 生物治疗
生物治疗是在免疫治疗的基础上进一步发展起来的，其主要目的是通过调节机体自身的生物反应来提高肿瘤宿主的防御能力，从而抑制肿瘤生长或杀伤肿瘤细胞。在防止肿瘤发生转移、复发方面都具有重要意义。①免疫疗法：应用细胞因子对癌细胞控制治疗，如干扰素、白介素、集落刺激因子和肿瘤坏死因子（TNF）等；②继承性细胞免疫治疗：如 LAK 细胞、TIL、TAK 等在癌症的治疗中都能增加机体对放疗、化疗的耐受性，提高疗效；肿瘤疫苗和肿瘤的基因治疗现在已经应用。

6. 靶向治疗
靶向治疗是针对肿瘤的特异性分子靶点设计的抗肿瘤治疗，具有特异性强、疗效显著，基本不损伤正常组织的优点。目前，肝癌分子靶向治疗主要包括信号传导通路抑制剂、生长因子及受体抑制剂、新生血管生成抑制剂、单克隆抗体、细胞周期调控和基因治疗等。

7. 其他治疗

如造血干细胞治疗和物理治疗等。

8. 癌痛治疗

癌痛被认为是恶性肿瘤的第五大生命体征，癌痛使人痛不欲生。治疗癌痛早期选择物理疗法，晚期肿瘤止痛治疗属于姑息治疗的主要内容。如果镇痛药物不能控制或者患者不能耐受药物的不良反应，可做神经阻滞、神经外科切断术等综合治疗。

（1）电疗：①经皮神经电刺激疗法（TNES），也称周围神经粗纤维刺激疗法。TNES治疗是通过皮肤将特定的低频脉冲电流输入人体，刺激神经粗纤维达到镇痛的治疗方法。②脊髓电刺激疗法（SCS），用导管针在相应的脊髓脊节的硬膜外间隙安装电极，导线引出体外，给予弱电流刺激，硬膜外弱电流刺激可兴奋后索的神经纤维，抑制痛觉的传入而镇痛。

（2）三阶梯药物止痛方法：分三个阶段选择用药。①第一阶梯，使用非阿片类镇痛药 ± 辅助用药，这种治疗事实上每位医师都在做。非阿片类镇痛药以非甾体抗炎药为主，常用的药物有阿司匹林、复方阿司匹林、对乙酰氨基酚（扑热息痛）、吲哚美辛（消炎痛）、布桂嗪等。②第二阶梯，用于中度疼痛，使用弱阿片类止痛药 ± 非阿片类止痛药 ± 辅助药，如可待因、芬太尼等。③第三阶梯，适用于重度疼痛，使用强效阿片类 ± 非阿片类 ± 辅助用药。应用最普遍的是硫酸吗啡、芬太尼、盐酸吗啡及美沙酮等。

（3）自主神经阻滞：应在CT引导下进行腹腔神经丛局麻药阻滞镇痛术。

（4）有创止痛技术：当患者用以上治疗无效，呈顽固性疼痛或局限性疼痛，可选有创性止痛。如化学性神经损毁、冷冻损毁、放射损毁、射频或激光损毁，也可做外科手术损毁。

9. 康复护理

对于体弱卧床的患者应注意康复护理，注意保持肢体及关节的功能位，勤翻身，注意皮肤护理，预防发生压疮，做好口腔护理，预防口腔溃疡，叩击振动胸背，促进排痰预防肺内感染。

五、康复评定

（一）身体结构与功能

1. 肿瘤侵入导致结构和功能损害的评估

早期症状、体征不明显，随肿瘤的生长局部和全身症状及体征会越来越明显、肿瘤组织侵入性生长形成包块，浸润及压迫组织器官，导致炎症或阻塞。如癌细胞浸润和压迫支气管引起阻塞性肺炎和肺不张，压迫胆管引起梗阻性黄疸，压迫、阻塞肠道引起肠梗阻。癌细胞转移至相邻及远隔脏器，导致相应部位的症状和体征。

2.肿瘤治疗所致的身体结构和功能损害的评估

肿瘤的各种治疗方法常对身体局部产生不同程度的结构和功能损害。如胃癌部分或大部切除后导致消化功能障碍，肺癌肺叶切除后对呼吸功能的影响，乳癌根治术后肩关节功能障碍，以及上肢淋巴水肿、骨癌切除术后肢体残疾导致运动功能障碍，直肠癌及膀胱癌根治术后的排便功能和性功能障碍，喉癌切除后言语交流功能障碍，放、化疗损伤导致的骨髓造血功能障碍和多发性神经病变等。

3.恶病质

是指以体重下降、骨骼肌萎缩、脂肪组织消耗和进行性营养不良为特点的多器官综合征。癌症随病情进展常表现贫血、厌食、低蛋白血症、运动能力下降和免疫功能下降等恶病质状态。晚期还可出现剧烈疼痛、呼吸困难和器官衰竭等表现。

4.TNM 分期

总体上遵从解剖学体系，依据详细的临床查体、常规影像学检查和实验室检查，将恶性肿瘤分为 I 期 ~ IV 期，帮助临床制订治疗计划和估计预后。① T 示原发肿瘤的范围。按肿瘤浸润的范围由小到大分为 T_1、T_2、T_3、T_4。② N 示区域淋巴结转移情况。按区域淋巴结转移情况由轻到重分为 N_1、N_2、N_3。③ M 示远处转移。按远处有无转移仅分为 M_1、M_0。

5.机体结构功能障碍与患者生活质量评估

为肿瘤导致的患者全身功能状态和肿瘤治疗所引发的机体结构功能障碍及患者生活质量进行评估。肿瘤是否得到治疗、控制与残疾情况，以及生活质量可分为以下 4 类。

（1）正常生活肿瘤已控制，无残疾。

（2）生活质量好：肿瘤已控制，但遗留由治疗引起的残疾，生活质量较好。①器官的截断或切除，如截肢、乳房切除、子宫切除等；②器官的切开或大切除，如气管造口、胃大部切除、结肠造口、回肠导管、面颌手术后缺损、软组织手术后缺损等，或做了组织器官重建等；③内分泌置换治疗，如甲状腺切除、肾上腺切除、垂体切除等；④心理行为反应，精神、信念的改变等；⑤家庭、职业、社会活动等问题。

（3）生活质量较差：肿瘤已控制，因肿瘤而出现残疾。①全身性反应：营养不良、贫血、恶病质、疼痛、焦虑、畏惧等；②局部性残疾：软组织与骨的破坏、病理性骨折、膀胱直肠功能障碍、周围性瘫痪，截瘫、偏瘫、四肢瘫等。

（4）生存期有限：肿瘤未控制，因肿瘤与治疗而出现残疾，生活质量较差，生存期有限。

6.疼痛评定

恶性肿瘤常引起严重的疼痛，肿瘤的增长、坏死、感染、浸润或转移，致使炎性致痛物质和化学致痛物质集聚引起疼痛；手术、放疗、化疗等使周围的神经受到压迫、损伤或刺激，致使神经源性疼痛和损伤性疼痛。患者对癌症相关的恐惧又增加了对疼痛的反应，心理上的反应可能会对疼痛的严重程度和持久性产生作用，常难以忍受，尤其以夜间更明显。

（1）视觉模拟评分法（VAS）：用书写方式或制作评分尺，在纸或尺上画10cm长的直线，按厘米画上格，或做卡尺，卡尺上有可滑动的游标。两端分别表示"无痛"（0）和"最剧烈的疼痛"（10）。患者面对无刻度的一面，让患者根据自己的疼痛程度将游标放在能代表疼痛程度的部位；医师面对有刻度的一面，并记录疼痛程度。此评定方法也可用于疼痛缓解程度，在上述方法的基础上进行，作为镇痛治疗疗效的评价。

（2）简化的McGill疼痛问卷（参照本书雷诺病康复评定中McGill疼痛问卷表）。

（3）根据镇痛药应用情况进行癌性疼痛评级：可根据患者应用镇痛药或麻醉药的种类和剂量来评定癌性疼痛的程度。美国对晚期恶性肿瘤多用的一种评定方法是根据患者应用镇痛药、麻醉剂情况将癌症疼痛分为5级（表22-1）。

表22-1　癌症5级评定标准

级别	应用镇痛药情况
0级	不痛
1级	需非麻醉性镇痛药
2级	需口服麻醉剂
3级	需口服和（或）肌内注射麻醉剂
4级	需静脉注射麻醉剂

（二）活动能力

肿瘤及肿瘤的治疗常会对患者产生巨大的影响，因此在临床上需要对肿瘤患者进行躯体功能状态评估。目前的评估方法多采用Karnofsky（KPS）方法，实行百分制，将患者的身体状况评为不同等级。这种方法简便、可靠、易于操作，不仅可对晚期肿瘤患者全身状况进行评估，而且可用做定量指标，作为肿瘤患者治疗前后的客观评估指标（表22-2）。

表22-2　Karnofsky功能状况量表

临床表现	评分
正常生活及工作，无症状和体征	100
能进行正常活动，有轻微症状及体征	90
勉强可进行正常活动，有一些症状及体征	80
生活可自理，但不能维持正常活动或工作	70
有时需要他人协助，但可完成大部分活动自理能力	60

续表

临床表现	评分
需要他人较多照顾，需要一些医疗护理	50
生活不能自理，需要特殊照顾与协助	40
生活不能自理，应住院治疗和护理	30
病重，需住院和积极性的支持诊疗	20
病危，濒临死亡	10
死亡	0

（三）心理行为和社会功能评估

1. 心理行为

目前我国恶性肿瘤是高死亡率的主要疾病，癌症患者无一例外的存在一定程度的心理障碍，许多人都听说过或见过有人因癌症死亡，人们对癌症不可能没有紧张感和恐惧感。一般情况下，负性情绪如抑郁、焦虑等是机体处于应激状态的一种反应，因而与生活事件有直接关系。一旦患者得到自己患癌症的消息，心理反应大致随事件发展可出现以下几种情况。①怀疑期（否认期）：怀疑医师诊断是否正确，甚至希望是误诊，期望奇迹发生；②害怕和恐惧期（愤怒期）：害怕、恐惧，甚至绝望，夸大身体的变化或过分警觉；③沮丧期（抑郁期）：自己患了癌症已是现实，表现出悲哀和沮丧，感到绝望，情绪会不稳定，心烦、愤怒，有时会有轻生想法；④适应期（妥协期）：当患者意识到不管自己愿意或不愿意接受，这个现实已经无法改变，也不能恢复到病前状态；⑤接受期：患者多表现为抗争、平淡接受、抑郁、失助及绝望、无奈，个人受伤害感的心理反应都不能完全消除。复发阶段，最常见的情绪反应为恐惧，因为害怕被遗弃、担心失去躯体功能和尊严、担心疼痛等，变得敏感多疑，以及放心不下自己的家庭和未完成的事情等复杂心情。评定常用量表有抑郁自评量表（SDS）、汉密尔顿抑郁量表（HRSD）和焦虑自评量表（SAS）等。

2. 社会活动和环境因素

主要评估配偶、子女、直系亲属和朋友及同事的支持情况，以及患者行为心理、日常生活、工作和社会活动的能力、经济状况、日常生活中使用的生活物品和活动工具、室内外环境、社会交流所需的条件。自身受教育程度与心理需求也有关联，患者的需求还包括饮食及性需要等方面。

六、康复治疗及适应证

（一）适应证

恶性肿瘤经药物或手术治疗后患者可根据身体耐受情况和手术部位等选择合适

的运动项目进行锻炼。

（二）禁忌证

合并感染、发热、器官功能失去代偿及严重衰弱的患者不宜进行运动治疗。

（三）全身性营养支持

营养支持对恶性肿瘤的康复非常重要，因为恶性肿瘤生长的物质消耗及肿瘤治疗影响营养的摄入，造成营养缺乏和机体抵抗能力下降，最后导致机体衰竭，影响治疗和疾病恢复。因此，患者需要增加营养，制订合理的饮食计划，增强机体的抵抗力；需要为患者提供适量的蛋白质、热量和多种维生素等。饮食选择易消化食物，经常变换食谱，少食多餐，合理均衡营养，保证每天能摄入足够的营养，配合临床和康复治疗的需要。当患者不能正常进食时需给予肠内营养支持，肠内营养制剂要保证提供给机体足够的热卡、氮量、微量元素、电解质、维生素和纤维素等营养物质，必要时静脉营养输注，提高体质，促进疾病的恢复。

（四）物理治疗

1. 高频热疗

大功率的微波、超短波或短波热疗治疗较深部恶性肿瘤。采用 13.56MHz~27.12MHz，输出功率为 1000~2000W 治疗机。因高频电作用于人体产生的热量较多，而肿瘤组织血流量只是正常组织的 2%~15%，不易散热，使肿瘤组织选择性加热而被破坏。

2. 毫米波疗法

毫米波疗法即利用波长范围为 1~10mm、频率范围为 30 000~300 000MHz 的毫米波治疗疾病的方法，因毫米波可以抑制肿瘤合成 DNA，使其增殖过程减慢，与放疗联合应用，可增加疗效，适用于表浅肿瘤。

3. 冷冻疗法

冷冻疗法采用液氮或二氧化碳使局部组织温度迅速达到超低温（-20℃），从而使肿瘤细胞变性、坏死，适于较小的表演肿瘤。

4. 激光手术

激光手术治疗肿瘤主要是利用激光的热作用和压强作用，对肿瘤切割、气化或凝固治疗肿瘤，如应用 CO_2 激光对机体表浅肿瘤直接切除、ND-YAG 激光在纤维内镜下治疗肿瘤。激光手术的优点是出血少或不出血，防止医源性肿瘤转移，高功率激光直接使肿瘤细胞凝固或炭化灭活，同时还可封闭血管和淋巴管，防止种植转移和血液及淋巴转移。

5. 激光光动力疗法

激光光动力疗法即用具有光化学效应特定波长的氩离子或金蒸汽激光和卟啉衍

生物作为光敏剂治疗恶性肿瘤的疗法。其机制是肿瘤吸收光敏剂后，经特定波长的光作用后，产生荧光，致使血管内皮细胞损伤、脱落，血管密度减少，肿瘤区域血流量减少，从而抑制和破坏肿瘤细胞的生长。光敏疗法常与化疗联合，具有协同杀灭肿瘤的作用。本法适用于体表或体腔肿瘤。

6. 直流电抗癌药物导入疗法

直流电抗癌药物药物导入疗法通过直流电将抗癌药物导入，达到治疗的目的。

7. 磁场疗法

磁场疗法可通过肿瘤合成降低，从而杀伤和抑制肿瘤细胞生长。

（五）运动治疗

肿瘤患者术后不能长期卧床，应尽早开始适当的活动。运动治疗的原则是从小强度和短时间开始，循序渐进，根据患者的具体情况予以个体化选择运动的方式，促进患者早日生活自理。运动治疗主要保持肌肉的力量和功能，促进血液淋巴回流，减少深静脉血栓的形成，保持关节的活动度，防止关节挛缩和畸形的发生，增强消化和心肺功能，提高机体免疫力和增强体质等。对长期卧床者应进行呼吸功能训练和排痰训练，可保持肺活量，预防肺部感染；主动或被动关节肌肉训练，可维持关节功能。运动方式的选择，要根据患者的个体化情况，采用运动或理疗的措施，促进患者早日生活自理。

1. 肌肉运动训练

主要进行主动或助力运动，只有患者不能主动运动时才进行被动运动。患者肌力在0~1级时可进行推拿按摩等被动运动，保持肌肉功能预防肌肉萎缩，肌力在2~3级时可进行助力运动和主动运动；肌力4级以上的患者予以抗阻运动，增加肌力，预防深静脉血栓形成。

2. RONI训练

增加关节活动度训练，预防长期卧床者关节僵硬挛缩。视情况行主动或被动关节活动度训练，如徒手关节被动训练、被动牵伸、连续被动运动（CPM）训练、主动屈伸练、滑轮训练等，预防和改善正关节挛缩。

3. 锻炼身体

恢复期每天坚持一定时间的有氧训练，如散步、游泳、爬楼梯、太极拳、健身操、气功等运动训练。

（六）作业及职业康复

1. 日常生活能力训练

只要身体条件允许，患者应尽早开始在家属协助下翻身、进食、洗脸、刷牙和穿衣等。长期卧床患者下床前应先做适应准备：①先将下肢下垂床边，每天2~3

次，每次 15~30 分钟，使下肢血循环适应站立；②站起立床适应，站起立床从 45°~55° 开始，每天根据患者的情况逐渐增加到完全站立。不同的器官肿瘤，可能会留有的不同部位的结构和功能障碍，作业治疗师需根据具体情况设计作业治疗方法。

2. 职业训练

一些患者经治疗后，疾病得到控制，身心得到较好的恢复，逐步过渡到与职业近似的操作训练。根据患者的工作，评估患者能否继续从事以前的工作，患者能做什么，根据具体情况考虑职业前作业疗法，选择训练项目，加速功能恢复，使其尽快回归工作岗位。

3. 自然因子疗法

亦称天然物理因子疗法，利用适宜环境中的天然物理因子，如空气浴、日光浴、海水浴和矿泉浴等对疾病进行康复与疗养。选择天然物理因子疗法要有适宜的康复疗养地，康复疗养地需要具备良好的气候、充足的阳光、空气湿润清新（无大气污染，且空气中含有丰富的负氧离子）。环境选择利用森林、海滨、山地、草原等自然疗养因子丰富场所（五指山、云南香格里拉等四季常青、山清水秀、冬暖夏凉、空气新鲜、含有植物的芳香、大量的负氧离子、环境优美的地方），对恢复期患者都有良好的治疗作用。在充分利用天然物理因子疗养的情况下，调养身心，饮食保健，适量运动，增强体质，提高免疫力，加速身心恢复和预防癌症复发。

（七）康复工程

癌症侵入损害或治疗中的损伤，使有些患者会留有不同的残疾或残障，影响患者的日常生活，可通过代偿、补偿和替代的方法弥补功能缺陷，适当的选择配备助行器、矫形器或支具、自助具、轮椅、步行器、机器人等帮助残疾者。对有些组织器官缺失者安装假体，如义肢、义乳、义眼等。

（八）心理康复

1. 心理支持

社会心理影响癌症的发展和转归，具有积极心理行为的癌症患者生存期明显延长。①积极心态的人，始终抱有希望和信心，及时表达和发泄自己的负面情绪，做有意义的事，参加快乐的活动，与自己周围的人保持密切的关系，关心他人；②负性情绪的人，患者很难正确面对癌症给自己带来的生命危险、残疾、疼痛、全身性反应、家庭负担、职业前途、经济负担等许多负面的问题，常引起患者情绪波动和心理反应，有害怕和恐惧感，甚至绝望，消极的心理行为反应，会加速癌症的进展，导致复发和死亡加速。因此，积极地心理疏导，体贴关怀和心理辅导应贯穿于患者治疗的各个阶段。

（1）心理调节：针对患者的问题所在，建立肿瘤患者心理调节机制，通过接受系统的心理干预，逐渐适应疾病为其带来的变化，面对疾病所造成的各种实际困难，帮助患者一起想办法解决，并在此基础上引导积极的心理调节机制，树立康复信心。

（2）建立家属和朋友协助支持系统：家属、朋友、单位领导的关心和支持，对患者心理状态有很重要的影响，系统的支持和帮助患者解决一些实际困难和在其周围创造一种良好的氛围，使患者感到温暖，但避免过度照顾患者，在身体状况允许的条件下，患者日常生活仍需自理，使其感到自己有能力照顾自己，病情不是很严重，不会给家庭及社会造成太大的拖累。家属也需接受一些康复教育，掌握一些康复知识和护理技巧，能够接受和较全面地理解康复小组的意图及方法，这对患者康复有利。

（3）专业支持：医师、治疗师和护士均可承担一定的心理行为辅导和康复教育内容。①帮助患者多了解一些与疾病有关的知识，如治疗的作用和可能发生的不良反应，治疗和日常生活中的一些注意事项，怎样注意预防复发，健身方法，缓解压力的方法（如介绍放松疗法的作用和指导患者做放松疗法），并且向患者及家属介绍减轻焦虑的方法，以利康复；②为患者介绍一些癌症治愈案例，启发患者积极配合治疗，康复痊愈的例证可增强患者对治疗的信任感，使患者以积极的心态面对治疗，增加对疾病康复的信心；③鼓励和帮助患者面对治疗带来的痛苦，缓解手术、放化疗的恐惧、焦虑、恶心等生理和心理反应，不断地给予患者心理支持和鼓励，帮助患者克服困难完成治疗。

2. 社会和环境支持

社会支持也对患者有正面影响，可增加康复的欲望。患者家庭、社会生活中环境对患者心理行为有很大的影响，因此，共同给予积极地心理行为影响，面对问题积极乐观，疏导患者心理压力，化解紧张及恐惧，增加安全感，使之坦然承受疾病所带来的冲击。在此期间，家庭和社会要最大限度地给予患者尊重和认同，给予患者参与相关事件处理或决策的机会，尽量制造患者与社会接触的机会，维护患者的尊严与价值。家庭、亲属和同事都应对疾病康复有希望、有信心，并将鼓励和希望传递给患者，这对患者的康复有利。

3. 平静面对残疾

肿瘤本身发展或治疗导致残疾（截肢、颜面缺损毁容、无喉、永久性人工肛门、生殖器官切除等），康复医务工作者需提出合理的建议，帮助患者及家属解决实际困难及问题，如环境改造、工作调整、建议康复工程和社会支持等。在出院回归家庭后，患者可能对生活方式的改变、身体的衰弱的变化，以及时常为肿瘤的复发而担心，多给予心理安慰和鼓励，对出现的问题有针对性地妥善解决。鼓励患者接受残疾带来的不便，热爱生活，多听音乐，轻松旅游，多看喜剧电影和喜剧小品，参加社会活动，对心理问题严重者可联合药物治疗，最大限度地促进身心康复并重返社会。

（九）常见癌症治疗后的康复

1. 乳腺癌根治术后康复

乳腺癌在妇女特有癌症中的发病率居第 2 位，目前多采用手术治疗。乳腺癌根治术切除胸部、腋下大量组织，胸、腋部皮肤张力高，术后早期影响呼吸、咳嗽，并致肩关节活动受限。淋巴结被大量切除，术后粘连压迫可致术侧上肺静脉、淋巴回流障碍、发生淋巴性水肿。

（1）康复评定

1）心理评定：患者因术后肩活动受限及上肢淋巴性水肿产生焦虑、年轻女患者因术后乳房缺如的缺陷产生抑郁。

2）肩关节活动范围测定：对术后肩关节被动与主动活动范围进行测定，并与健侧对比。

3）上肢周径测定：测定术后上臂、前臂周径，并与健侧对比。

（2）康复治疗

1）心理康复：向患者说明手术的必要性，并对有关的康复治疗技术进行指导。

2）呼吸功能康复：①术后定时改变患者的体位、叩打背部、促使痰液排出。②鼓励患者深呼吸，促使肺叶扩张，既能防止肺部感染，又有利于胸部术区皮肤放松。

3）肩关节活动功能康复：①术后将术侧肩置于功能位，术后第 2 天做肩关节被动活动，起初外展、前屈不得超过 40°，第 4 天开始，肩关节活动范围每天增加 10°~15°，但不能超过耐受度，手术切口引流条撤除前，肩外展应限制在 45° 以内，以后逐渐增加，内旋、外旋不受限制。切口引流长撤除后即开始用术侧上肢洗漱、梳头、进食。②术后 2 周切口拆线后可逐步加大活范围、做深呼吸运动、耸肩旋肩运动、上肢钟摆样运动、双臂上举运动、手指爬墙运动、护枕展翘运动，并可适当增加抗阻运动和器械运动。③出院回家后逐步增加日常生活活动项目和负荷量，从个人卫生到打扫房间、烹饪，直至背包、提包及其他轻量体育活动。

4）淋巴性水肿康复：①体位，术后经常抬高术侧上肢。②主动运动，术后第 1 天即可做伸指、握拳活动，第 2~3 天开始屈肘活动。在做肩关节活动功能训练的同时做术侧上肢各关节的主动活动、静力性等长收缩。③护理，避免在患肢测量血压、静脉抽血、输液。注意保持患侧上肢清洁卫生，避免受压、抓伤、割伤、蚊子叮咬，不使用腐蚀性洗涤剂，有破损或感染时及时对症处理。④压力治疗，采用正压充气压力治疗仪对患肢从远端到近端加压治疗，促进淋巴和血液循环。也可以对术侧上肢使用弹力绷带、弹性袖套或序贯性间断性压力袖套，根据需要每天应用 2~12 个小时。

5）形体康复：①衣物修饰，穿宽松上衣以掩盖胸部不对称的缺陷。②安装义乳，切口愈合后安装义乳。③乳房重建术，有条件的年轻患者可以行乳房重建术。

6）幻乳觉康复：①心理康复；②使用乳房假体；③局部轻柔抚摸；④经皮电神经刺激疗法，但应避免强电流与高热。

2. 喉癌全喉切除术后康复

喉癌在头颈部癌症中的发病率居第2位，以手术治疗为主，切除全喉，颈前做气管造口。术后患者无喉，失去发声及言语交流能力。

（1）康复评定

1）心理评定：患者无喉，失去发声、言语交流能力，易出现痛苦、抑郁、焦虑、烦躁等心理异常。

2）吞咽功能评定：通过吞咽时舌骨活动的次数和幅度，以及进食时是否有噎呛、声音变化，评定标咽功能。

3）言语功能评定：通过发声的清晰度、音色、连贯性和流畅性评定言语功能。

（2）康复治疗

1）心理康复：向患者说明手术的必要性，并对有关的康复治疗技术进行指导，帮助患者调整生活方式与交流方式。

2）气管造口护理。

3）吞咽功能康复：①术后患者鼻饲，第4天开始训练吞咽动作，吞咽少量唾液，每3小时练习3~5分钟；②术后第7~10天开始进食，先小口吃糊状食物，咀嚼后堵住造口再咽下。少量多餐，适应后加量并改变食物性状。

4）言语功能康复：①非言语方式交流，术后先用手势、书写、文字画板等方式进行非言语方式交流。②食管言语训练，术后第7~10天开始学习咽食管发声，患者堵管深吸气，使咽缩肌收缩形成类似声带的皱襞，使空气进入食管，以暖气的方式徐徐放出气体，使皱襞振动而发出声音，再经颊、腭、舌、齿、唇等构音器官加工成言语。一般训练4~6个月即可掌握。食管音的清晰度较好，但声音低，音量较小。③安装人工喉，食管发声训练失败者可安装人工发声装置。④有条件时进行发声重建术。

（十）中医传统康复治疗

1. 中药疗法

（1）气滞

1）肝郁气滞：肝喜条达，肝气以疏为顺，如因情志不遂，郁怒忧思都可引起肝气郁结，出现易怒、易激动、两胁胀痛、少腹气痛、乳房作痛结块、脉弦等症状。治宜疏肝解郁，方用逍遥散加减，药用柴胡、香附、郁金、当归、青皮、陈皮、橘叶、夏枯草、川楝子等，适用于乳癌初起、肝癌早期和其他肿瘤患者有上述症状者。

2）肺气壅滞：当外感风寒，遏于肺脏，或肺气失于宣降，壅滞于内，或因痰涎壅盛，阻塞气管，均可引起肺气壅滞。症见喘咳上气，胸闷发憋，气短气促，呼吸不畅，脉细涩或滑弦。本证常见于肺肿瘤或肺转移瘤，或合并有肺气肿、支气管及肺部感染的其他肿瘤患者。治宜通宣肺气，或肃肺降气，药用苏子、苏叶、麻黄、桔梗、射干、牛蒡子、旋覆花、葶苈子等。

3）胃气不降：胃气以降为顺，如胃气不降而上逆，则产生嗳气、恶心、呕吐、呃逆、反胃、胃脘作胀、不思饮食等症。本证常见于食管、胃、贲门、肝肿瘤等患者，亦可见于放疗、化疗后的不良反应及其他恶性肿瘤引起的胃肠道症状。治宜理气宽中、和胃降逆，方选降气汤，药用旋覆花、代赭石、枳壳、木香、半夏、厚朴、佛手、香橼、绿萼梅、沉香、柿蒂等。

4）腑气不通：腑气以通为顺，食积停滞，肠道受压，使部分梗阻及胃肠功能紊乱。胃肠腑气不通则出现腹胀、腹痛、肠型包块、大便秘结，甚则呕吐、腹中绞痛，脉弦紧或弦数等。治宜通腑化滞、通里攻下，方选承气汤加减，药用莱菔子、山楂、枳实、槟榔、大腹皮、厚朴、大黄、芒硝、火麻仁、郁李仁、番泻叶等。

（2）血瘀

1）气滞血瘀：气为血之帅，血随气行，气滞日久必致血瘀，血瘀亦多伴气滞，气血凝滞不散，积瘀而成肿块，所以可把肿块的形成认为是血瘀，特别是合并有疼痛的肿块，疼痛大多有固定部位，可扪及肿物包块，舌质暗红，有瘀点、瘀斑等。治宜理气活血，药用枳壳、枳实、乌药、木香、川芎、丹参、桃仁、红花、三棱、莪术、泽兰、鸡血藤等。

2）气虚血瘀：气滞可致血瘀，气虚不能帅血而行，亦可致血瘀，肿瘤患者尤为多见。有的患者在肿瘤术后，气虚而引起血瘀，有的是因肿瘤消耗而致气虚血瘀者，此时不但有血瘀，而且兼有气虚表现，呈现疲乏无力、食纳减退、腿软、舌淡胖有齿痕、苔薄白、脉细涩无力，同时有瘀斑、瘀点、腹部结块疼痛或痛有定处、刺痛等。治宜益气活血，药用生黄芪、人参、太子参、丹参、赤芍、鸡血藤、红花、益母草、泽兰、三七等。

3）血瘀经络：经络是内联脏腑，外达四肢百骸、肌肤筋肉的重要组织。许多肿瘤患者血不循经，溢于经络，形成皮下瘀斑、瘀点，皮下肿物青紫肿痛，面色黧黑，口唇有黑斑块。治宜通经活络、祛瘀活血，药用当归尾、赤芍、桃仁、红花、水蛭、虻虫、鸡血藤、三棱、莪术、川芎、玄参等。

4）血瘀癥积：血瘀于内，形成癥积肿块，胸腹部肿物凝积均有血瘀或死血。治宜破血祛瘀、攻消积，药用三棱、莪术、桃仁、红花、穿山甲、虻虫、乳香、没药、五灵脂等。

（3）痰凝

1）痰气互阻：痰犯于肺可见咳嗽、气喘、喉中痰鸣、胸部痞闷、脉弦滑、舌淡红、苔白润，为痰与气互阻气管，常见于晚期肺肿瘤痰湿型患者，引起气阻痰结、呼吸困难。治宜降气化痰，药用苏子、莱菔子、白芥子、旋覆花、陈皮、枳壳、厚朴、葶苈子、牛蒡子、瓜蒌、杏仁、桔梗、天南星、半夏等。

2）热毒蕴肺：痰与火结，化为热痰蕴结于肺，发为肺痈，常见于肺肿瘤合并肺部感染。表现为咳吐黄痰，黏稠有块，面赤烦热，口干唇燥，舌苔黄，脉洪滑而数。如热盛，痰火内扰，可以导致神昏谵语。治宜清热解毒、止嗽化痰，药用瓜蒌、黄芩、鱼腥草、蒲公英、金银花、前胡、牡丹皮、知母、天花粉、竹沥等。

3）寒痰凝结：痰证表现为寒性者，痰白而稀如水，畏寒背冷，气喘遇寒加重，或肢凉，或痰白成块，舌苔白润，脉沉迟，多为阳气不足、寒痰凝结所致。治宜温化寒痰，药用生天南星、生半夏、生附子、紫苑、威灵仙、山慈菇、核桃仁、白芥子、款冬花等。

4）痰瘀交凝：痰瘀成核，流注皮里膜外，形成皮肤及皮下肿块，表现为瘿瘤等。治宜化痰祛瘀、软坚散结，药用夏枯草、生牡蛎、海藻、昆布、半夏、桔梗、白芥子、天南星等。

5）痰滞经络：恶性肿瘤患者常见关节腰膝痛、肢麻、阴疽、痰核、漫肿不疼或皮肤脂肪瘤等，脉沉细滑，舌淡，苔薄白稍腻。治宜利气豁痰、通络散结，药用白芥子、白附子、莱菔子、陈皮、枳实、丝瓜络、路路通、威灵仙、半夏、地龙等。

6）痰浊阻窍：痰浊随气上逆，蒙蔽清窍，症见头痛有定处，呕恶吐痰涎，胸膈满闷气短，甚则神志不清，见于脑瘤或脑转移瘤，脉弦滑，舌暗红，苔白腻或白。治宜涤痰化浊、通络开窍，药用白术、苍术、半夏、石菖蒲、远志、僵蚕、全蝎、天麻、佩兰、天南星、川芎、白芷、威灵仙、瓜蒌等。

（4）湿聚

1）湿毒浸淫：湿毒流注于肌肤，则浸淫溃烂生疮，经久不愈，渐渐浸润蔓延，流汁流水，脉滑舌苔白腻。治宜燥湿解毒，药用苍术、半夏、厚朴、白鲜皮、萹蓄、赤小豆、生薏苡仁、防己、土茯苓等。

2）湿邪内蕴：无形的湿邪在体内可出现从寒化或从热化。常见于肺、肝、胆、胃肠等肿瘤，舌苔黄白而厚腻，脉滑数。治宜清热利湿，药用菌陈、藿香、佩兰、生薏苡仁、金钱草、木通、滑石、车前草、防己、白术、茯苓、萹蓄、瞿麦等。

3）水湿内聚：水湿不化，停聚体内形成有形之水，溢于皮肤则发为水肿；凌于心肺则气短而喘，咳吐痰涎；蓄于体腔则有胸腔积液、腹水，脉沉滑，舌淡苔白。治宜逐水祛湿，药用白术、茯苓、猪苓、车前子、泽泻、冬瓜皮、冬葵子、木通、竹叶、防己等。

4）痰湿阻络：水湿不化，与热灼液为痰，痰凝湿聚，阻于经络，留于脏腑则瘀积成肿物。症见胸闷膈满，咳吐痰涎，口不渴，舌淡胖，苔白厚腻或白腻，脉滑或细滑。治宜涤痰祛湿、通络散结，药用天南星、半夏、苍术、白术、茯苓、莱菔子、瓜蒌、丝瓜络、路路通、车前草等。

（5）热毒

1）外感邪毒：恶性肿瘤患者抵抗力低，易感外毒湿邪或合并感染，症见发热恶寒、口渴、身倦、口苦、有时咳嗽吐黄痰、舌苔黄、脉浮数。治宜解表清热解毒，药用连翘、桑叶、蒲公英、菊花、桔梗、黄芩、板蓝根、芦根、栀子、防风、苏叶、牛蒡子等。

2）毒热蕴结：有些患者的病情在发展，肿瘤组织不断坏死，瘀毒蕴结于内，郁而化热，成为毒热蕴结。症见肿块增大，口干口苦，舌红苔白，脉细滑或稍数。治宜清热解毒、化瘀散结，药用栀子、黄芩、黄柏、黄连、大青叶、玄参、金银花、连翘、蒲公英、白花蛇舌草、苦参等。

3）热入营分：症见高热、烦躁、皮肤发斑、发疹，甚者出现神志昏迷或痉厥抽搐、舌质红绛、舌苔焦黄、脉细数。治宜清热凉血，药用生地黄、牡丹皮、赤芍、玄参、犀牛角、牛黄、紫草、大青叶、青黛、白茅根等。

4）邪热伤阴：毒热内蕴，瘀结成瘤，久则伤阴耗液，引起邪热伤阴。症见低热不退，午后潮热或心烦不寐，盗汗，消瘦或口干口渴，舌红少苔，甚则光红无苔，脉沉细而数。治宜养阴解毒，药用黄精、玉竹、沙参、玄参、枸杞子、鳖甲、龟甲、石斛、牵牛子、蜂房、莪术、桃仁、山慈菇、全蝎等。

5）脏腑热毒：脏腑受热毒所伤，根据所伤部位的不同，通过辨证予以不同证治，分别用清热解毒、养阴解毒、清肺热、清胃热、泻心火、清肝胆热、清利膀胱湿热、清肠热等法。

（6）正虚：恶性肿瘤临床表现多为正虚邪实，如果邪毒不盛而且久病以亏损为主时，则主要表现为正气的亏虚，即阴阳、气血及脏腑功能的虚损和失调，临床上可出现阴虚、阳虚、气虚、血虚等证。这些虚损在各脏腑反映不同的证型，在具体康复治疗时，应按其证候辨证用药，常用鳖甲、龟甲、棉花根、天冬、核桃树皮、补骨脂、薏苡仁等。

2.针灸疗法

在中医古籍中有针刺治疗噎膈的记载。但在过去很长一段时间，有些针灸学专著把肿瘤列为针灸的"禁区"，现在大量的临床和实验研究证实，针灸逐渐在恶性肿瘤的治疗和康复中发挥重要作用。生存质量是肿瘤患者康复的核心问题，近年来的临床研究显示针灸治疗可以提高恶性肿瘤患者的生存质量，促进患者的康复。针灸治疗不仅对肿瘤所致疼痛有良好的镇痛效果，而且对肿瘤患者的免疫系统也可起到调节作用，也可调动患者自身的抗病能力、增强机体的免疫功能、调节机体的整体功能。针灸又可作为心理治疗手段，调整患者的精神心理状态，对消除患者的心理障碍有一定作用。针灸疗法还能减轻放疗、化疗、手术等常规治疗引发的机体精神状态衰竭，从而提高肿瘤患者的生存质量。

（1）针刺：临床抗肿瘤针刺取穴主要分为两大类，一为扶正，二为祛邪。

1）温阳益气：取关元、大椎、气海、命门、足三里、神阙、膏肓、夹脊、背俞、督脉背腰部等穴位。每次酌情选用4~5穴，每天1次，10次为1个疗程。

2）调补脾肾：取足三里、脾俞、胃俞、中脘、三阴交、内关、公孙、章门、血海、曲池、肾俞、命门、气海、关元、太溪等穴位。每次酌情选用4~5穴，每天1次，10次为1个疗程。

3）补血生白：取大椎、绝骨、膈俞、血海、肾俞、关元、哑门、大杼、太溪、足三里、脾俞、三阴交、内关、肝俞、胃俞等穴位。每次酌情选用4~5穴，每天1次，10次为1个疗程。

4）益气养阴：取三阴交、足三里、太溪、涌泉、肾俞、肝俞、太冲、照海、气海、曲池等穴位。每次酌情选用4~5穴，每天1次，10次为1个疗程。

5）软坚化痰：取阿是穴、丰隆、公孙、行间、阴陵泉、鱼际、少海、天井、间使、外关、合谷、曲池、脾俞、肺俞等穴位。每次酌情选用4~5穴，每天1次，10次为1个疗程。

6）活血化瘀：取阿是穴、三阴交、合谷、血海、膈俞、曲池、委中、尺泽、足三里、脾俞、太冲、内庭、期门、阳陵泉、大椎、三焦俞、百会等穴位。每次酌情选用4~5穴，每天1次，10次为1个疗程。

体质过于衰弱或恶病质的患者，有出血倾向的患者，有皮肤感染、溃疡、瘢痕的患者，精神过度紧张或有恐惧心理的患者，失血过多或疲劳过度尚未恢复的患者，均不宜实施针灸疗法。

（2）灸法：适用于肿瘤的各期治疗，多用于免疫力低下、放化疗所致白细胞减少症、部分浅表肿瘤或恶性肿瘤晚期正气虚衰的患者。

1）温和灸：将艾条一端点燃，对准应灸穴位或肿瘤部位，距皮肤2~3cm处进行熏烤，至局部皮肤红晕、灼热为度，为最常用的灸治方法。

2）麦粒灸：将麦粒大的艾炷置于腧穴或肿瘤局部皮肤上，点燃施灸，至产生灼热感时，易炷再灸。壮数以3~8壮为宜，灸至皮肤红晕，无灼伤为度。多用于放化疗所致白细胞减少症、食管肿瘤和胃部肿瘤晚期患者等。

3）化脓灸：将艾炷置于腧穴上，点燃施灸，至艾炷燃尽，其上置艾炷再灸，至皮肤灼伤为度。灸处于1周后化脓，形成"灸疮"，5~6周后，灸疮脱落，留下瘢痕，多用于免疫力低下和部分消化系统肿瘤患者。

4）隔姜灸：在艾炷与皮肤之间隔1片姜片施灸，至局部皮肤红晕为度，常以3~5壮为宜，多用于放化疗所致白细胞减少症患者。

5）温针灸：在针刺的基础上，将1~2cm的长艾条插入针柄上，或将少许艾绒捏在针尾上，点燃施灸，是一种针灸并用的方法。

施灸时，注意不要烫伤患者皮肤。瘢痕灸时，注意保护灸疮，防止并发感染。

3. 传统体育疗法

恶性肿瘤患者常用的气功疗法有强壮功、内养功、点穴按摩功、放松功、行功等。进行气功治疗的运动量及功法要因人而异、因病而异、因病情轻重而辨证施治。

（1）适应证：手术后得到根治，体质有待康复的肿瘤患者，或经过手术、放疗、化疗之后，以及中医药治疗过程中病情得到控制的患者，气功疗法的疗效较好。

（2）禁忌证：较晚期的肿瘤患者，或病情未能得到控制的患者，不适宜进行气功疗法。

七、心理干预

1. 心理治疗方法

（1）支持性心理疗法：倾听患者的叙述，观察其表现，帮助分析，给予疏导、安慰和鼓励，得到心理支持，能乐观面对现实，度过心理危机。

（2）行为疗法：针对患者的病态心理、异常表现和不良行为，通过强化良好行为、抑制不良行为，建立正确的行为。

（3）其他康复治疗：对有躯体功能障碍、癌痛、形象缺陷者进行有针对性的康复治疗，减轻痛苦，改善躯体功能与外观形象，可使患者的心理达到新的适应与平衡。

2. 各阶段的心理治疗

（1）确诊前后：分析纠正患者对恶性肿瘤不正确的认识，使其能正确认识和对待疾病，迅速通过心理休克期、冲突期，进入适应期。同时动员患者的家属和同事，配合医务人员消除患者的顾虑，解决实际困难，达到心理康复。

（2）治疗前后：治疗癌症前使患者了解治疗的目的、方法，以及可能出现的作用、功能缺失及其处理、康复治疗方法，使患者在治疗后能很快适应和正确对待。对有严重功能障碍、毁容和复发者更应加强心理康复，使其尽快通过再次的心理休克期、冲突期。必要时通过同情的病友来现身说法，可能会有现实的引导作用。

（3）终末期：对能正确对待疾病的晚期患者要给予最大的帮助和支持，尽可能完成其最后的心愿。对悲观绝望的患者要安排安静、舒适的环境，给予细致周到的护理及充分的关怀和安慰，也可配合采用放松技术和必要的药物。对有剧烈癌痛的患者给予镇痛治疗和精神支持，减轻身心痛苦，直到临终。

八、康复护理

1. 起居护理

安排生活起居要有规律，不可过劳，亦不可过逸，做到起居有常，动静结合。保持居住处安静、通风、光线充足、空气新鲜，有益于患者精神愉快，增进食欲，促进身体康复。患者生活用品保持清洁，对于长期卧床者，要加强康复护理，定时翻身，注意皮肤卫生，防止压疮发生。

2. 饮食护理

（1）气滞血瘀：宜进食活血化瘀之品；如：桃仁、山楂、大枣、赤小豆等。忌食生冷、性寒之物。

（2）气阴两虚：宜进食益气养阴的食品：如莲子、桂圆、瘦肉、蛋类、鱼肉、山药、海参等。食疗方：皮蛋瘦肉粥、桂圆山药羹。

（3）脾肾阳虚：宜进食温补肾阳的食品，如羊肉、桂圆、肉桂、生姜等。

（4）肝胃不和：宜食疏肝和胃的食物，如山楂、山药、萝卜、生姜、桂花等。

3. 情志护理

肿瘤患者的心理健康是一项非常重要的工作，要想做好肿瘤患者的心理康复指导工作，必须注重早期的对症宣教，加强早期的心理康复教育，使患者树立生存的信心，将会获得延长生命的效果。努力帮助患者培养良好的心理素质，准备应对一切影响健康的因素，正确对待人生。保持一个健康、平衡的心态，不要过分看重自己的病，不要刻意追求疾病的预后，要努力将自己置于健康人之中。对于晚期患者，要给予安慰、支持和关怀，直至临终。

九、预后

据统计，约有 1/3 的癌症患者经治疗后痊愈，约 1/3 患者带癌生存，他们的身心功能障碍较重，生存质量较差。怎样提高这个特殊人群的生存质量，过去未受到重视，现在已逐步列入研究课题。不但要使更多的癌症患者生存下去，还要使他们的生存质量最大限度地提高。这是生物—心理—社会这个现代医学模式给我们提出的任务。

十、健康教育

（1）讲究卫生，坚持体育活动，增强体质，提高身体抵抗力。

（2）不偏食、不专吃同一种食品，食物营养应更平衡。

（3）不吸烟、不酗酒。

（4）多吃含有适量维生素 A、C、E 的食物，如动物肝脏、牛奶、胡萝卜、蔬菜等。

（5）不吃过咸、过热、烧焦和霉变的食物，少吃腌制食物。

（6）不要过度晒太阳。

（7）避免精神刺激，保持心理健康和乐观的情绪。

（8）避免过度劳累，保持身体清洁卫生。

（9）发现身体异常变化时及时求医。

（周　进　何咏芸　代巧巧）

第二十三章

消化性溃疡的康复

消化性溃疡是发生与人体消化系统的常见和多发病，是由于各种致病因素导致的消化黏膜的慢性溃疡，其中胃溃疡、十二指肠溃疡最为常见，各种致病因素中，酸性胃液/蛋白酶对黏膜的消化作用是溃疡形成的基本因素，故称消化性溃疡。

消化性溃疡的发病机制主要与胃、十二指肠局部黏膜的损害因素和黏膜的自身保护因素之间的失衡有关，即损害因素增强和（或）保护数因素削弱，目前认为消化性溃疡是一种多病因疾病。

本病属于中医"胃脘痛"范畴。"胃脘痛"之名最早记载于《内经》，如《灵枢·邪气藏府病形》指出："胃病者，腹䐜胀，胃脘当心而痛。"并首先提出胃痛的发生与肝、脾有关，如《素问·六元正纪大论》说："木郁之发……民病胃院当心而痛"。《灵枢·经脉》说："脾足太阴之脉……入腹，属脾，络胃……是动则病舌本强，食则呕，胃脘痛，腹胀，善噫，得后与气，则快然如衰。"

一、病因病机

消化性溃疡多因饮食失宜、情志所伤、劳逸太过、六淫侵袭和他脏病变引起的气机失常、痰饮内生、瘀血累及而发病。

1. 病因

（1）六淫外袭：寒、湿、暑等外邪，既可单一致病为患，也可兼夹入侵机体，可通过口鼻内客胃腔，或经皮毛、经络内传胃脘，与胃中有形之物相搏结，致胃脘气机阻滞、血行不畅而疼痛。但临床上多见于素有胃脘痛病史之人，因其脾胃功能常不足，卫外不固，故极易遭受六淫之邪的侵袭，外邪循经内传，停于中焦，阻滞气机，气血运行不畅，诱发或加重胃脘痛。

（2）情志所伤：思为脾之志，过度深思远虑、犹疑不决，使脾气郁结、胃气不得宜通；情怀不舒、抑郁寡欢、情志不畅，使肝脏疏泄不及，致肝气郁结、木失条达、气机不畅，进而影响脾胃升降功能；或因遇事烦恼、情志佛逆，甚至暴怒不已或急躁等精神刺激因素，使肝脏气机不和，肝气过盛，疏泄太过，致肝气横逆犯脾胃，影响脾胃生理活动，引起脾胃升降失常；悲忧过度则耗伤肺气，而肺与脾同属太阴，脾与肺为母子关系，子盗母气，肺伤则脾亦伤，脾伤则胃失和降、中焦气滞。总之，各种原因所致情志失调均可影响脾胃正常生理功能，致胃腑气机郁结，引起胃脘痛发作。

（3）饮食失调：暴饮暴食，胃纳过盛，积滞胃脘，腐化无能；宿食停滞，损伤脾胃，胃气积滞，脾运艰迟，致使胃失和降、气机郁阻；或因体弱、年老体衰而胃虚，食入难化，积于胃中；或由于地区、季节、生活习惯不同，所食之物粗糙、生硬，或过热过冷，复有胃疾，年老体虚，脾胃功能虚弱，消化力低下，致食滞胃腑、阻碍气机；过食肥甘滋腻厚味，则塞积于胃脘，阻滞气机，湿聚而生痰化热；或嗜食辛辣煎炒或浓烈调味品，直接刺激胃腑，耗伤阴津；或长期嗜饮烈酒，湿热积于胃脘，并耗伤阴液，甚至腐蚀胃脘，造成胃腑气机郁滞，血行不畅，胃失和降而胃脘疼痛。

（4）生活起居失宜：坐卧湿冷之地，或冒雨涉水，或暑季贪凉而卧于屋檐下或门窗空气对流之处等，寒湿之邪内侵困脾，脾失健运，气机逆乱，气血运行不畅；或素有胃疾，或体弱脾胃虚之人，复因上述诸因而致起居失宜引发胃脘痛。

（5）瘀血停滞：胃脘疼痛反复发作，气机阻滞日久，影响血液正常运行，血流迟缓而成血瘀，阻滞胃脘脉络而成瘀血；或久病、体虚之人，脾虚气弱，推动血行乏力，血行迟缓，致血瘀停着，瘀阻络脉而发为胃脘痛。

（6）脾胃素虚：素体阳气虚弱，尤其是脾胃虚寒，胃脘络脉失于温养，而生胃脘痛。

总之，胃脘痛虽有以上诸多病因，但以情志所伤和饮食失调为主要发病原因。饮食失调、情志所伤、六淫外袭为急性胃脘痛病的常见原因；寒湿、瘀血、正虚为慢性胃脘痛病的常见病因，而急性胃脘痛的病因，又是引起慢性胃脘痛急性发作的重要原因。

2. 病机

（1）发病：一般来讲，凡由邪干胃脘引发的胃脘痛多为急性；而由脏腑功能失调所致的胃脘痛多为慢性。

（2）病位：主要在胃腑，与肝、脾关系最为密切。

（3）病性：急性以邪实居多，慢性以正虚或虚实夹杂为主，慢性因邪侵而发作者，以本虚标实为主。实为寒凝、气滞、食积、湿热等；虚为脾胃虚弱，包括气虚、阴虚、阳虚几个方面。

（4）病势：病之初在胃，涉及气血，以寒凝、气滞、食积、湿热标实为主，继则耗气伤阴，阴阳受损，肝脾受累，久而成虚证或虚实夹杂证。

（5）病机转化：胃脘痛的病机转化决定于邪气的强弱与脏腑功能的盛衰及邪正双方的相对消长变化。急性者，多由六淫、饮食、情志所引起，邪犯胃脘，损伤脾胃纳运升降功能，致气机阻滞、胃失和降，病多属实，邪盛正气亦旺，脾胃损伤较轻；若邪干胃脘日久，严重损伤脾胃生理功能，正气衰弱，可转化为慢性，出现脾胃虚弱证、虚寒证和阴虚证。慢性可因气滞与气虚致血行不畅，血瘀胃脘络脉，形成瘀血，故慢性胃脘痛虽以本虚为主，但多夹痰、寒湿、湿热、瘀血，形成虚中夹实、寒热错杂证。慢性胃脘痛急性发作时，属本虚标实，且以标实为主。

二、康复辨证

1. 肝胃不和证

胃脘胀痛，遇情志刺激加重；嘈杂；嗳气频繁；反酸；舌质淡红，苔薄白或薄黄，脉弦。

2. 脾胃虚寒证

胃痛隐隐，喜温喜按；每遇冷或劳累发作后加重；空腹痛重，得食痛减，食后腹胀，倦怠乏力，神疲懒言；畏寒肢冷，泛吐清水；纳呆食少，大便溏薄；舌质淡嫩，边有齿痕，苔薄白，脉沉细或迟。

3. 胃阴亏虚证

胃脘隐隐作痛，空腹时加重，似饥而不欲食；口干而不欲饮；手足心热，纳呆干呕，舌红少津，有裂纹，少苔或无苔，脉细数。

4. 脾胃气虚证

胃脘隐痛；腹胀纳少，食后尤甚；大便溏薄；肢体倦怠；少气懒言；面色萎黄，消瘦；舌淡苔白，脉缓弱。

三、临床表现及处理

1. 症状

（1）中上腹痛：消化性溃疡的主要症状为中上腹痛（可偏右或偏左）。腹痛特点为长期性（持续数年至数十年）、周期性（发作与自发缓解交替）、节律性（腹痛发作与饮食之间具有明显的相关性和节律性，其中胃溃疡腹痛多为餐后痛，呈现进食疼痛缓解之节律；而十二指肠溃疡腹痛多为空腹痛，呈现进食疼痛缓解）和季节性（多在冬春和秋冬季节变化时发病）。腹痛性质可为钝痛、灼痛、胀痛或饥饿样痛。消化性溃疡患者腹痛一般较轻，患者能够耐受，但持续性剧烈腹痛应警惕溃疡穿透或穿孔，消化性溃疡的腹痛可因饮食、药物、气候变化、精神紧张等因素诱发或加重，亦可因进食、休息和服用制酸药而减轻和缓解。

（2）反酸：消化性溃疡通常有反酸症状。

（3）其他症状：消化性溃疡患者尚可见胸骨部灼烧感、吸气、恶心、呕吐、腹胀等其他胃肠道症状和唾液分泌增多、缓脉、多汗等自主神经功能失调症状。

需引起注意的是，临床可见无明显症状的消化性溃疡患者。该类患者常因其他疾病做胃镜或 X 线钡餐检查时被发现，亦有当发生消化道出血或穿孔等并发症时被发现。另外，非甾体类抗炎药引起的消化性溃疡，因非甾体类抗炎药本身具有较强的镇痛作用，临床常表现为"无痛性溃疡"。

2. 体征

溃疡发作期，患者中上腹部可有局限性轻压痛，缓解期无明显压痛。

3. 辅助检查

（1）内镜检查和黏膜活组织检查：是诊断和确诊消化性溃疡的主要方法。内镜检查可以直接观察胃十二指肠黏膜有无溃疡，而且还可直视下进行夹取活组织做病理检查和检查有无幽门螺样前感染。内镜检查对鉴别良性、恶性溃疡具有重要价值，是发现早期胃癌的重要手段。内镜下溃疡多呈圆形或椭圆形，直径小于 10mm，偶尔呈线状，边缘光整，底部充满灰黄色或白色渗出物，周固黏膜可有肿胀充血，有时见皱壁向溃疡集中、镜下还可发现伴随溃疡的胃炎和十二指肠炎，与 X 线钡餐检查相比，胃镜对发现胃后襞溃疡和十二指肠巨大溃疡更为可靠，胃镜检查时应常规对溃疡边缘及邻近黏膜做多处活检，不仅可借以区别良性、恶性溃疡，还能检查幽门螺杆菌，对治疗有指导意义。

（2）X 线钡餐检查：多采用钡剂和空气双重对比造影技术检查胃和十二指肠。可用于不愿意进行内镜检查或有内镜检查禁忌证的患者。X 线钡餐检查的溃疡征象包括直接征象和间接征象两种。直接征象为溃疡龛影（80%~90% 的患者可有阳性发现），可作为确诊依据；间接征象为胃肠功能性和瘢痕性改变，如十二指肠球部激惹和变形、局部压痛、胃大弯侧痉挛性切迹等，但不能作为确诊依据。

（3）幽门螺杆菌检查：目前是消化性溃疡诊断的常规检查项目、检查方法包括侵入性试验和非入性试验、侵入性试验需通过内镜检查取胃黏膜活组织进行检测，具体方法包括快速脲酶试验（首选）黏膜涂片染色、组织学检查和幽门螺杆菌培养：非侵入性试验主要有 13C 或 14C 尿素呼气试验。

（4）血清促胃液素测定：可采用放射免疫测定法检测，正常值 <100ng/L。消化性溃疡时血清促胃液素较正常人稍高，但临床诊断意义不大，故通常不列为常规检查。但如怀疑有促胃液素瘤，应做此项测定。血清促胃液素值一般与胃酸分泌成反比，胃酸低，促胃液素高；胃酸高，促胃液素低；促胃液素瘤时胃酸与促胃液素两者同时升高。

（5）粪隐血试验：活动性十二指肠溃疡或胃溃疡常有少量渗血，大便隐血试验阳性，但一般短暂，经治疗 1~2 周转阴性。如果胃溃疡患者持续阳性，则怀疑有癌肿可能。

根据上述临床症状、体征和辅助检查可对消化性溃疡做出诊断，其中病史是诊断消化性溃疡的主要依据，典烈的周期性、节律性和慢性上腹部终痛是诊断消化性溃疡的主要线索，但单纯依靠病史和体征道常难以做出可靠诊断，可靠诊断需结合内镜检查和（或）X 线钡餐检查。内镜检查一般可确诊，如内镜检查明性仍有怀疑者，可加做 X 线钡餐检查。

四、临床治疗

消化性溃疡一般采取综合性治疗措施，包括一般治疗、药物治疗（包括根除幽门螺杆菌的药物治疗）、并发症的治疗和外科治疗。如发生消化性溃疡并发症，则还要按不同并发症进行相关的治疗。

1. 一般治疗

主要包括避免过度紧张与劳累，情绪乐观，消除焦虑、抑郁等情绪，生活规律，不进食对胃肠有刺激性的食物，戒烟、戒酒，少饮咖啡、浓茶，慎用或不用 NSAID、激素等药物。溃疡活动期少食多餐，可进半流质或软食。症状较重时，可短时卧床休息。

2. 药物治疗

治疗消化性溃疡的药物主要包括抑制胃酸分泌的药物、增强黏膜防御作用的药物和根除幽门螺杆菌的药物。

（1）抑制胃酸分泌的药物：①质子泵抑制剂（PPI）：PPI 可明显减少任何刺激激发的酸分泌，是目前治疗消化性溃疡的首选药物，常用的有奥美拉唑、兰索拉唑、泮托拉唑、埃索美拉唑等，其疗程球部溃疡 6~8 周；胃溃疡患者 8~12 周。②H2 受体拮抗剂：如西咪替丁、雷尼替丁、法莫替丁等，疗程球部溃疡 6~8 周；胃溃疡患者 8~12 周，反复发作者可减半量维持，时间 1 年。

（2）增强黏膜防御作用的药物：常用的有枸橼酸铋钾、硫糖铝、谷氨酰胺呱仑酸钠颗粒（麦滋林）、硫前列酮（如米索前列醇）等。主要适用于胃溃疡，对十二指肠球部溃疡也有效。疗程 8~12 周。

（3）根除幽门螺杆菌的药物：对幽门螺杆菌阳性的消化性溃疡患者，需进行根除幽门螺杆菌的药物治疗。根除幽门螺杆菌后，可显著减少消化性溃疡的复发。临床根除幽门螺杆菌治疗方案，目前推荐以 PPI 或铋剂为基础，加用两种抗生素（抗生素有阿莫西林、甲硝唑、克拉霉素等）的三联疗法为一线方案。三种药物均采用常规剂量，疗程 7~14 天。如首次根除失败，可选择 PPI 加铋剂，再加两种抗生素的补救方案。此时可选用较为少用的抗生素，如喹诺酮、四环素、庆大霉素或呋喃唑酮等，疗程采用 10 天或 14 天。必要时可进行幽门螺杆菌培养加药敏试验来选择抗生素。NSAID 相关性溃疡的治疗：对 NSAID 引起的消化性溃疡，如果不能停用 NSAID，可予以奥美拉唑（20mg，每日 1 次）和米索前列醇（200μg，每日 4 次）。

3. 并发症的治疗

消化性溃疡病并发症主要有大量出血、急性穿孔和慢性穿孔以及幽门梗阻等，其相关治疗可参见《消化内科学》等专著。

4. 外科治疗

大多数消化性溃疡患者经过内科临床治疗，可临床治愈。如能根除幽门螺杆菌感染和坚持药物维持治疗，通常可以防止溃疡复发。外科治疗一般仅限于消化性溃疡并发症患者，其手术指征主要有：①大量或反复出血，内科紧急治疗无效者；②急性溃疡穿孔；③器质性幽门梗阻；④胃溃疡癌变或疑有癌变；⑤内科正规治疗无效的顽固性或难治性溃疡，如穿透性溃疡、幽门管溃疡、球后溃疡等。

五、康复评定

消化性溃疡是一种典型的心身疾病，临床除有生理功能方面的障碍外，还存在着心理障碍和社会活动方面的障碍。按照 ICF 评估模式，其康复评估主要有以下几方面。

（一）身体结构与身体功能

1. 生理功能评估

（1）胃分泌功能检查：一般采用五肽胃泌素刺激法，主要测定每小时基础胃酸分泌量（BAO）、每小时胃酸最大分泌量（MAO）和 BAO/MAO 比值。一般胃溃疡患者胃酸分泌正常或稍低于正常；十二指肠溃疡患者，常有胃酸分泌增高，以 BAO 和 MAO 增高为明显，其余则在正常偏高范围。该项检查通常不作为常规检查项目，但在鉴别胃溃疡是良性或恶性方面，具有辅助诊断价值。如果胃分泌功能检查 MAO 证明胃酸缺乏，应高度怀疑溃疡为恶性。另外该项检查可用于促胃液素瘤的辅助诊断，如果 BAO > 15mmo1/h、MAO > 60mmol/h，BAO/MAO 比值 > 60%，提示有促胃液素瘤之可能，应加做血清促胃液素测定。

（2）疼痛评估：用于消化性溃疡患者腹痛的评估。临床常采用视觉模拟评分法（visual analogous scales，VAS）。VAS 是使用一条直线来表示疼痛，其一端表示无痛（0%），另一端表示最大限度疼痛（100%），由患者根据自己疼痛的程度用笔在 VAS 评分线段上（长为 10cm，并按毫米定出刻度）画上相应的点，不求十分精确，以能反映患者自觉的疼痛程度为准。结果判断：0~3 为轻度疼痛；4~7 为中度疼痛；8~10 为重度疼痛，数值越大疼痛程度越大。

2. 心理功能评估

消化性溃疡患者心理功能评估可采用症状自评量表（the self-report symptom inventory，symptom checklist，90，SCL-90）。对抑郁或焦虑症状明显者可采用汉密尔顿抑郁量表和汉密尔顿焦虑量表。

（二）日常生活活动能力评估

消化性溃疡患者日常生活活动能力可部分减低，出现消化性溃疡并发症的患者日常生活活动能力可受到显著影响。对其评估可采用改良 Barthel 指数。

（三）生存质量评估

消化性溃疡患者生存质量评估可采用简化世界卫生组织生存质量评估量表（WHOQOL-BREF），内容包括生理、心理、社会关系和环境四个领域，共 26 个条目。研究表明，该量表具有良好的信度和效度，可帮助临床医师和康复人员判断患者受消化性溃疡影响最严重的方面，从而更好地制订临床和康复治疗方案。

（四）社会功能评估

社会功能涉及个人能否在社会上发挥一个公民所应有的功能及其在社会上发挥作用的大小，消化性溃疡患者社会功能评估可采用社会生活能力概况评估和功能评估调查表（functional assessment inventory，FAI）。社会生活能力概括评估量表（表 23-1）最高分为 60 分，最低分为 0 分。分级判断标准：0 分，社会生活能力重度障碍；≤ 20 分，社会生活能力中度障碍；20~40 分，社会生活能力轻度障碍；60 分，社会生活能力正常。

表 23-1　社会生活能力概况评估量表

上学或上班情况（与伤病前大致相同）是：20 分；否；0 分
参加社交活动（访亲探友等）
从不参加：0 分；极少参加：5 分；正常参加 10 分
参加社团活动（工会、联谊会、学会等）
从不参加：0 分；极少参加：5 分；正常参加 10 分
与别人进行打扑克、下象棋、参观旅行、打球、看球赛等文体活动
从不参加：0 分；极少参加：5 分；正常参加：10 分
与别人一道看电视、谈话、听音乐、上公园、散步、购物等业余消遣活动
从不参加：0 分；极少参加：5 分；正常参加：10 分

功能评估量表（FAI）的评估内容是与职业有关的各种状况，该评估量表可用于消化性溃疡患者职业能力受损程度的判断。该量表涉及 31 个项目，每个项目分为 0、1、2、3 四级。应用 FAI 量表评估，可以简单地根据评分结果对接受评估者的职业能力受损的程度做出判断。FAI 评分 0~5 分，职业能力无明显受损；6~31 分，职业能力轻度受损；32~62 分，职业能力中度受损；63~93 分，职业能力严重受损。

六、康复治疗

消化性溃疡的康复治疗必须建立在前述临床治疗的基础上，康复治疗和临床治疗两者密切结合，相辅相成，可提高其临床康复治疗的效果。

（一）康复治疗指征

1. 适应证和禁忌证

（1）适应证：消化性溃疡患者腹痛缓解期，生命体征平稳者。

（2）禁忌证：急剧腹痛发作期、伴有消化性溃疡并发症者（如出血、梗阻和急性病变）、生命体征不平稳者。

2. 康复治疗目的

①调整大脑皮质功能活动；②调节自主神经系统功能，改善胃肠的分泌和蠕动；③改善胃肠及腹腔血液和淋巴循环；④增强有氧运动能力和全身耐力；⑤增强日常生活活动能力和社会参与能力。

（二）康复治疗方法

1. 运动治疗

（1）医疗体操：以全身活动结合腹式呼吸为主。动作要有节律，可适当进行腹肌练习。一般消化性溃疡活动期，腹肌练习次数要少，练习强度要低。医疗体操每天可 1~2 次，每次活动时间和重复次数根据患者病情和体质情况酌情掌握，一般以运动后患者全身发热，身体微微出汗为度。

（2）医疗步行：通常在饭后 15~30 分钟进行。其运动强度一般控制在最大耗氧量的 50%~60%，相当于每分钟心率 110~130 次。步行速度为 70~90m/min，或每小时 5km 左右，持续时间 30 分钟左右。

2. 物理因子治疗

物理因子治疗具有促进胃十二指肠局部血液循环，消炎止痛，缓解胃部痉挛，抑制细菌生长繁殖，改善胃的分泌功能和减轻患者腹痛症状等作用。

（1）高频电疗法：常用的有超短波、短波疗法、微波疗法。临床研究表明，超短波可促进十二指肠球部溃疡愈合，防止复发，其止痛时间较单用药物明显缩短。微波疗法中的毫米波疗法对消化性溃疡有着较好的临床疗效。毫米波输出波长为 8mm、频率为 42.25GHz 毫米波，患者取舒适体位，暴露上腹部，将辐射器贴在皮肤上，每次治疗 30 分钟，穴位治疗（上脘穴、中脘穴、天枢穴、内关穴、足三里穴等），每穴 10~20 分钟，每次治疗 2~4 个穴位。每天治疗 1 次，10~15 次为一个疗程。

（2）超声波疗法：可采用脉冲移动法超声波治疗。治疗前先让患者饮温开水 400~500ml，患者取坐位或卧位，然后于胃区、脊柱（T_5~T_{10}）两侧皮肤，涂布接触剂，脉冲输出，移动法，胃区治疗剂量为（1.0~2.0）W/cm^2，时间为 10~15 分钟，脊柱两侧治疗剂量为（1.0~2.0）W/cm^2，时间 8~10 分钟。每天或隔天 2 次，15~20 次为 1 个疗程。

（3）调制中频电疗法：通常将电极放在上腹部痛点，强度以患者能够耐受为度。

（4）直流电离子导入疗法：通常用于胃酸分泌增高，腹痛较重患者。可予以普鲁卡因或阿托品导入。

（5）温热疗法：常用的方法有上腹部热敷疗法、红外线上腹部局部照射和石蜡疗法（采用蜡饼法）等。

（6）生物反馈疗法：可采用温度生物反馈疗法让患者取坐位或卧位，将温度传感器固定以利于示指或中指末节指腹上，根据治疗需要设定阈值，按指导语让患者进行训练，患者务必注意力集中，放松肢体，体验温度感觉，达到肢体和精神放松的作用。一般随着放松程度加深，温度逐渐升高。当被测温度大于设定温度阈值时，便发出反馈声音。治疗时间为 20~30 分钟，每天训练 1 次，10~20 次为 1 个疗程。该疗法有助于调节患者大脑皮质和自主神经系统的功能。

（7）激光疗法：应用低功率氩离子激光仪，经光导纤维输出功率为 1~2.5W，术前按胃镜检查常规进行，激光照射时间依溃疡面积大小而定，一般为 10~20 秒，最长为 20~30 秒。有文献报道，该方法治疗溃疡愈合平均时间为 17.5 天。

3. 作业治疗

消化性溃疡患者进行作业治疗有助于调节大脑皮质功能和自主神经系统功能，也有助于身心放松。通常可根据患者个人兴趣和爱好，选择园艺或休闲、娱乐类作业活动，如养殖花草或养鱼养鸟、旅游、游戏、音乐欣赏等。通常禁止进行具有竞争性的娱乐活动。

（三）中医传统康复治疗

1. 中药疗法

（1）肝胃不和证：治宜疏肝理气，和胃止痛。方选柴胡疏肝散加减。药用柴胡、陈皮、川芎、白芍、枳壳、甘草等。

（2）脾胃虚寒证：治宜温中健脾，和胃止痛。方选黄芪建中汤加减。药用黄芪、白芍、桂枝、生姜、炙甘草、大枣、胶饴（饴糖）等。

（3）胃阴亏虚证：治宜养阴益胃，理气止痛。方选益胃汤加减。药用沙参、麦冬、生地、玉竹、冰糖等。

（4）脾胃气虚证：治宜健脾益气。方选四君子汤。药用党参、白术、茯苓、炙甘草等。

2. 针刺治疗

（1）选穴：主穴取中脘、内关、足三里、公孙穴。寒邪客胃者，加神阙、梁丘穴；肝气犯胃者，加期门、太冲穴；痰饮停胃者，加脾俞、丰隆穴；饮食伤胃者，加梁门、建里穴；湿热蕴胃者，加内庭穴；瘀血阻胃者，加膈俞、血海穴；胃阴亏虚者，加胃俞、太溪、三阴交穴；脾胃虚寒者，加神阙、气海、脾俞、胃俞穴。

（2）手法：①泻法，凡急性胃脘痛患者及实证者，采用泻法。进针迅速刺入，反复捻转，上下提插，出针时摇大针孔，快速出针而不加揉按针孔。②补法，凡虚证之胃脘痛，采用补法，进针缓慢刺入，轻度捻转，重插轻提，出针后用手指在针孔上快速按压，使针孔闭塞，不令经气外泄。

（3）禁忌：凡怀孕 12 周以上或有流产史的患者，不宜采用针刺疗法，特别忌用泻法。

3. 外治疗法

（1）盐炒麸皮，炒热后盛布袋中，放在痛处熨，冷却后换热的再熨，治胃痉挛痛。

（2）仙人掌不拘多少，捣烂，包痛处，治热性胃痛。

（3）大黄、玄明粉、栀子、郁金、香附各 30g，滑石 60g，黄芩、甘草各 10g，共研细末，姜汁调成糊状，敷胃痛处。治气滞、食积化热之胃痛。

（4）青黛 30g，雄黄 15g，密陀僧 30g，共研细末，鸭蛋清 2 个调匀，外敷胃部热痛处。本方适用于胃热作痛。

4. 灸法

寒邪客胃和脾胃虚寒者，中脘、气海、神阙、足三里、脾俞、胃俞穴施行艾条灸法或隔姜灸（中脘、气海，足三里还可施行温针灸）。

七、心理干预

胃、十二指肠溃疡患者可发生出血、穿孔、幽门梗阻甚至癌变，严重胃、十二指肠溃疡患者可有不同程度的忧郁、焦虑和抑郁等心理障碍。严重胃、十二指肠溃疡伴有出血、穿孔患者日常生活活动能力及其相关活动可受限，社会交往受限，劳动能力和职业受限、生活质量下降。康复治疗可改善胃、十二指肠溃疡患者的生理功能、心理功能、社会功能，提高患者的生活质量，应早期介入。心理治疗具有改善或消除消化性溃疡患者忧郁、焦虑和抑郁心理的作用。一般采用心理支持、疏导的治疗方法。要鼓励患者正确认识疾病，树立战胜疾病的信心，积极配合治疗，使患者从心理支持系统中得到帮助，消除心理障碍。

八、康复护理

1. 生活护理

（1）病室安静、整洁、空气清新无异味。

（2）生活规律，劳逸结合。

（3）急性发作时宜卧床休息。

（4）指导患者注意保暖，避免腹部受凉，根据气温变化及时增减衣服。

（5）观察患者大便颜色、性状、有无出血情况发生。

2. 饮食指导

（1）肝胃不和证：宜食疏肝理气的食品，如佛手、山楂、山药、萝卜、生姜等。忌壅阻气机的食物，如豆类、红薯、南瓜等。食疗方：山药粥、萝卜汤。

（2）脾胃虚寒证：宜食温中健脾的食品，如桂圆、大枣、生姜、羊肉等。食疗方：姜汁羊肉汤。

（3）胃阴亏虚证：宜食健脾和胃的食品，如蛋类、莲子、山药、百合、大枣、枸杞等。食疗方：山药百合大枣粥等。

（4）脾胃气虚证：宜食补中健胃的食品，如大枣、白扁豆、山药。食疗方：大枣。

3. 情志调理

（1）责任护士多与患者沟通，了解其心理状态，指导其保持乐观情绪，规律生活，避免过度紧张与劳累。

（2）针对患者忧思恼怒、恐惧、紧张等不良情志，指导患者采用移情相制疗法，转移其注意力，淡化甚至消除不良情志，针对患者焦虑或抑郁的情绪变化，可采用暗示疗法或顺情从欲法，如精神放松法、呼吸控制训练法，提高自我调控能力及心理应急能力。

（3）鼓励家属多陪伴患者，给予患者心理支持。

（4）鼓励病友间多沟通交流疾病防治经验，提高认识，增强治疗信心。

（5）指导患者掌握控制疼痛的简单方法，减轻身体痛苦和精神压力。

九、预后

有效的药物治疗可使溃疡愈合率达到 95%，青壮年患者消化性溃疡死亡率接近于零，老年患者主要死于严重的并发症，尤其是大出血和急性穿孔病死率 <1%。

十、健康教育

消化性溃疡的患者生活要规律，避免劳累和精神刺激，注意保暖。溃疡病的发作期应注意休息，疼痛剧烈合并出血时要卧床。因本病发作与精神因素有很大关系，长期忧郁可造成对胃黏膜的损害，因此要树立乐观情绪，消除焦虑。饮食要定时定量、少食多餐，每天可进食 4~6 次，准备一些饼干、烤馒头片等食品，以便疼痛时食用。以吃易消化富有营养的食物为主，并保证摄入足量的维生素类及蛋白质。忌食粗糙刺激性食物，如酒、咖啡、酸辣、油煎、豆类食物、浓缩果汁。情绪波动时，可适当服用一些镇静剂，如艾司唑仑等。加强身体锻炼，提高机体功能状态和免疫力。

（李英菁　张艳宇　马仲柏）

第二十四章

前列腺炎及前列腺增生症的康复

前列腺炎是指前列腺受到致病菌感染和（或）某些非感染因素刺激而出现的盆骨区域疼痛或不适，以及排尿异常、性功能障碍的临床表现。前列腺炎是成年男性的常见疾病，但 50 岁以下的成年男性患病率较高。有资料显示前列腺炎患者占泌尿外科门诊人数的 8%~25%；尸检所示的患病率为 24.3%~44%。

前列腺增生症有良性前列腺增生和良性前列腺肥大之称，是老年男性的常见病。其发病率随年龄而逐渐递增，大多数发病年龄在 50~70 岁之间。目前认为，男性 35 岁以后前列腺可有不同程度增生，50 岁以后开始出现临床症状，80 岁以上约 95% 的人都有前列腺增生。另有相当数量的患者可诱发急性尿潴留。

一、病因病机

1. 病因

（1）下阴不洁：湿热之邪可因下阴不洁，侵入膀胱，膀胱湿热蕴结，气化失司，水道不利，遂发淋病。

（2）饮食不节：嗜食辛辣、肥甘、醇酒之类，损伤脾胃，酿湿生热，下注膀胱，膀胱湿热蕴结，气化失司，水道不利，发为淋病。

（3）情志失调：恼怒伤肝，气滞不畅，气郁化火，或气火郁于下焦膀脆，或气滞血瘀，膀胱脉络不畅，气化失司，水道不利，发为淋病。

（4）房劳过度：房劳过度，肾精亏虚，肾气不固，统固失常，发为淋病。

（5）禀赋不足，年老体衰：禀赋不足，或年高之人，肾精不足，肾气不固，统固失常，发为淋病。

（6）久病不愈，脏腑失调：久病不愈，脏腑功能失调，或脏腑有热，传入膀胱，膀胱气化失司，水道不利；或脾肾亏虚，脾气不足，中气下陷，肾气不固，统摄失常，而成淋病。

2. 病机

（1）发病：膀胱湿热，肝郁化火所致之热淋、气淋、血淋一般发病较急，石淋亦有急性发作，膏淋、劳淋一般发病缓慢且易反复发作。

（2）病位：淋病病位在膀胱和肾，与脾、心、肝都有密切关系。

（3）病性：热淋、气淋、血淋、石淋发病早期多为实证，邪实主要为湿热、砂石、气滞、血瘀等，日久虚证渐显，成虚实夹杂证，致后期发展为劳淋、膏淋多属虚证，以脾肾亏虚为主。

（4）病势：本病初期病变均在膀胱，日久可损血入肾，病势由上及下，由腑（表）及脏（里），病情逐渐加重。

（5）病机：转化本病早期以湿热为主，淋病各证之间可相互转化。热淋者因热伤血络面发生血淋；湿热蕴结，煎熬日久可成石淋；气淋者气郁化火，可成热淋等等。热淋、气淋、血淋凡日久不愈，损伤脾肾，可成劳淋、膏淋，病由实转虚；同时虚证膏淋、劳淋可因复感外邪急性发作而出现热淋、气淋，成虚实夹杂之证。

二、康复辨证

1. 肾阳虚衰型

排尿困难，淋漓不尽，尿频，夜间尤甚，甚或小便自溢而失禁，兼见神疲倦怠，腰膝酸软，畏寒肢冷，阴囊或阴茎冷缩，性功能减退，舌质淡，舌体胖嫩，苔薄白，脉沉细或沉迟。

2. 肾阴亏耗型

小便频数不爽，涓滴淋漓，甚至无尿，兼见头晕耳鸣，腰膝酸软，口咽干燥，午后颧红，五心烦热，舌质红少津，苔薄少，脉细数。

3. 瘀积内阻型

小便努挣难出，尿细如线，甚至小便闭塞，点滴全无，兼见尿道涩痛，会阴、少腹胀痛，舌质紫暗或有瘀斑、瘀点，舌苔薄少，脉沉弦或涩。

4. 肺热气壅型

小便不利或点滴不通，兼见咳嗽气促，咽干口燥，烦渴欲饮，舌质红，苔薄黄，脉滑数。

5. 湿热蕴结型

尿频，尿急，尿少而黄，茎中灼热涩痛，兼见大便秘结，口苦黏腻，渴不欲饮，胸闷脘痞，少腹拘急，舌质红，苔黄腻，脉弦数或滑数。

6. 肝郁气滞型

小便不通，或通而不爽，胸胁胀满，小腹坠胀，嗳气频作，烦躁易怒，舌质红，苔薄黄，脉弦。

7. 脾虚气陷型

时欲小便而不利出，或量少而不爽利，兼见面色萎黄，气短懒言，腰膝酸软，小腹坠胀，纳少便溏，舌质淡，苔薄白，脉沉弱。

三、临床表现

（一）前列腺炎

1. 急性细菌性前列腺炎

急性细菌性前列腺大多由尿道上行感染所致，如经尿道器械操作。血行感染来源于疖、痈、扁桃体、龋齿及呼吸道感染灶，也可由急性膀胱炎、急性尿潴留及急性淋菌性后尿道炎等的感染尿液经前列腺管逆流引起。致病菌多为革兰阴性杆菌或假单胞菌，也有葡萄球菌、链球菌、淋球菌及衣原体、支原体等。前列腺腺泡多有白细胞浸润，组织水肿。大部分患者治疗后炎症可以消退，少数严重者变为前列腺脓肿。本病临床表现为发病突然，有寒战和高热、尿频、尿急、排尿痛、会阴部坠胀痛。本病可发生排尿困难或急性尿潴留，临床上往往伴发急性膀胱炎。

2. 慢性细菌性前列腺炎

大多数慢性细菌性前列腺炎患者没有急性炎症过程。其致病菌有大肠杆菌、变形杆菌、克雷伯菌属、葡萄球菌或链球菌等，也可由淋球菌感染，主要是经尿道逆行感染所致，组织学上前列腺分为内层与周围层，内层腺管为顺行性，而周围层腺管呈逆行倒流。射精时，如后尿道有感染，则会有致病菌大量挤向周围层。如排尿不畅，感染的尿液也可经前列腺管逆流至前列腺组织内形成微结石，使感染更难控制。此外，前列腺腺上皮的类脂质膜是多种抗生素进入腺泡的屏障，也是慢性细菌性前列腺炎治疗不理想、难以根治的原因。临床表现：①排尿改变及尿道分泌物，尿频、尿急、尿痛，排尿时尿道灼热或不适。排尿后和便后有白色分泌物自尿道口流出，俗称尿道口"滴白"。合并精囊炎时，可有血精。②疼痛，会阴部、下腹隐痛不适，有时腰骶部、耻骨上、腹股沟区等也有酸胀感。③性功能减退，可有阳痿、早泄、遗精或时精痛。④精神神经症状，出现头昏、头胀、乏力、疲惫、失眠、情绪低落、疑虑焦急等。⑤并发症，可表现变态反应如虹膜炎、关节炎、神经炎、肌炎、不育等。

3. 慢性非细菌性前列腺炎

大多数慢性前列腺炎属此类，对此病的致病原未有统一意见。由其他生物，如沙眼衣原体、支原体、滴虫、真菌、病毒等所致。发病可能与性生活无规律、勃起而不射精、性交中断或长途骑车、长时间坐位工作致盆腔及前列腺充血等有关。过量饮酒及辛辣食物常可加重前列腺炎症状。

临床表现类似慢性细菌性前列腺炎，所不同的是没有反复尿路感染发作。体检与临床表现不一定相符。直肠指检前列腺稍饱满，质较软，有轻度压痛。前列腺液内白细胞 >10 个 / 高倍视野，但多次细菌涂片及培养都找不到细菌。用特殊的检测方法有时可获得关于衣原体、支原体的佐证。临床上具有慢性前列腺炎的症状，尤其是盆腔、会阴部疼痛明显，而前列腺液检查正常，培养无细菌生长，称为前列腺痛。

（二）前列腺增生症

本病一般在 50 岁以后出现症状，症状决定于梗阻的程度、病变发展的速度，以及是否合并感染和结石，而不在于前列腺本身的增生程度，症状可以时轻时重。增生未引起梗阻或轻度梗阻时可全无症状，对健康亦无影响。

1. 尿频

尿频是前列腺增生患者最初出现的症状。早期是因前列腺充血刺激所引起，夜间较显著。梗阻加重，膀胱残余尿量增多时，尿频亦逐渐加重，这是由于膀胱经常为部分充盈状态，而使有效容量缩小所致。

2. 排尿困难

进行性排尿困难是前列腺增生最重要的症状，发展常很缓慢，有时被认为是老年人的自然现象而不引起注意。就诊时除询问病史外应直接观察排尿，了解排尿困难的程度。轻度梗阻时，排尿迟缓、断续，尿后滴沥。梗阻加重后排尿费力，射程缩短，尿线细而无力，终是滴沥状。

3. 尿潴留

梗阻加重达一定程度，排尿时不能排尽膀胱内全部尿液，出现膀胱残余尿。残余尿量愈大，梗阻程度愈重。过多的残余尿可使膀胱失去收缩能力，逐渐发生尿潴留，并可出现尿失禁。由于膀胱过度充胀而使少量尿从尿道口滋出的现象，称为充溢性尿失禁。前列腺增生的任何阶段中都可能发生急性尿溜留，急性尿潴留多数因气候变化、饮酒、劳累等使前列腺突然充血、水肿所致。

4. 其他症状

前列腺增生合并感染时，亦可有尿频、尿急、尿痛等膀胱炎现象。有结石时症状更为明显，并可伴有血尿；前列腺增生因局部充血可以发生无痛血尿。晚期可出现肾积水和肾功能不全征象。长期排尿困难可导致腹压增高，发生腹股沟疝、脱肛或内痔等，偶尔可掩盖前列腺增生的症状，造成诊断和治疗上的错误。

四、临床治疗

1. 一般治疗

①卧床休息：急性期患者应注意卧床休息。②生活方式调整：忌酒及辛辣食物，避免长时间骑、坐，去除易造成盆腔、前列腺充血的因素，有规律的性生活。

2. 药物治疗

①抗生素治疗：细菌性前列腺炎可选用广谱青霉素、氨基糖苷类药物、氟喹诺酮及头孢菌素类等抗生素，如厌氧菌感染则选用甲硝唑；若致病菌为衣原体、支原体则可用米诺环素、多西环素及碱性药物。②α 受体阻滞剂，可以缓解肌肉痉挛，改善下尿路刺激症状。

3. 手术治疗

对于并发前列腺脓肿的患者，需行会阴切开引流。

五、康复评定

（一）前列腺炎

1. 康复适应证

患者生命体征稳定，无出血倾向，无意识障碍。

2. 康复禁忌证

生命体征不稳定

3. 康复评估

（1）临床评估

1）一般情况：对于前列腺炎患者，需整体评价患者的年龄、性别、职业、个人史、既往史、社会史、职业史、家族史等一般情况。

2）临床症状：如疼痛、下尿路刺激症状等。

3）辅助检查结果：如前列腺超声可见前列腺的大小、形态，膀胱镜检查可见后尿路情况等。

（2）康复评估

1）慢性前列腺炎症状评分：美国国立卫生研究院慢性前列腺炎症状指数（NIH-CPSI）主要包括3部分内容，有9个问题（0~43分）。第一部分评估疼痛部位、频率和严重程度，由问题1~4组成（0~21分）；第二部分为排尿症状，评估排尿不尽感和尿频的严重程度，由问题5~6组成（0~10加分）；第三部分评估对生活质量的影响，由问题7~9组成（0~12分）。目前NIH-CPSI已被翻译成多种语言，广泛应用于慢性前列腺炎的症状和疗效评估表24-1。

表 24-1　美国国立卫生研究院慢性前列腺炎症状指数

疼痛或不适

1. 在过去1周，下述部位有过疼痛或不适吗？

a. 直肠（肛门）和睾丸（阴囊）之间，即会阴部　　　　　　是（　　）1否（　　）0

b. 睾丸　　　　　　　　　　　　　　　　　　　　　　　是（　　）1否（　　）0

c. 阴茎的头部（与排尿无相关性）　　　　　　　　　　　是（　　）1否（　　）0

d. 腰部以下，膀胱或耻骨区　　　　　　　　　　　　　　是（　　）1否（　　）0

2. 在过去1周，你是否有经历以下事件

a. 排尿时有尿道烧灼感或疼痛　　　　　　　　　　　　　是（　　）1否（　　）0

b. 在性高潮（射精）后或性交期间有疼痛或不适　　　　　是（　　）1否（　　）0

3. 在过去1周是否总是感觉到这些部位疼痛或不适　　　　a. 从不（　　）0

　　　　　　　　　　　　　　　　　　　　　　　　　　b. 少数几次（　　）1

　　　　　　　　　　　　　　　　　　　　　　　　　　c. 有时（　　）2

　　　　　　　　　　　　　　　　　　　　　　　　　　d. 多数时候（　　）3

　　　　　　　　　　　　　　　　　　　　　　　　　　e. 几乎总是（　　）4

　　　　　　　　　　　　　　　　　　　　　　　　　　f. 总是（　　）5

续表

4. 下列哪一个数字是可以描述你过去 1 周发生疼痛或不适合的 "平均程度"

( ) ( ) ( ) ( ) ( ) ( ) ( ) ( ) ( ) ( )
1 2 3 4 5 6 7 8 9 10

"0" 表示无疼痛，2~9 表示疼痛程度依次增加，"10" 表示可以想象到的最严重疼痛

排尿

5. 在过去 1 周，排尿结束后，是否经常有排尿不尽感	a. 根本没有 ( ) 0
	b.5 次中少于 1 次 ( ) 1
	c. 少于一半时间 ( ) 2
	d. 大约一半时间 ( ) 3
	e. 超过一半时间 ( ) 4
	f. 几乎总是 ( ) 5
6. 在过去 1 周，是否在排尿后少于 2 小时内经常感到又要排尿	a. 根本没有 ( ) 0
	b.5 次中少于 1 次 ( ) 1
	c. 少于一半时间 ( ) 2
	d. 大约一半时间 ( ) 3
	e. 超过一半时间 ( ) 4
	f. 几乎总是 ( ) 5

症状的影响

7. 在过去 1 周里，你的症状是否总是影响你的日常工作	a. 没有 ( ) 0
	b. 几乎不 ( ) 1
	c. 有时 ( ) 2
	d. 许多时候 ( ) 3
8. 在过去 1 周里，你是否总是想到你的症状	a. 没有 ( ) 0
	b. 几乎不 ( ) 1
	c. 有时 ( ) 2
	d. 许多时候 ( ) 3

生活质量

9. 如果在你以后的日常生活中，过去 1 周出现的症状总是伴随着你，你的感觉怎么样	a. 快乐 ( ) 0
	b. 高兴 ( ) 1
	c. 大多数时候满意 ( ) 2
	d. 满意和不满意各占一半 ( ) 3
	e. 大多数时候不满意 ( ) 4
	f. 不高兴 ( ) 5
	g. 难受 ( ) 6

合计

注：积分评定：①疼痛或不适 1a+1b+1c+1d+2a+2b+3+4 =②排尿：5+6 =③症状的影响和生活质量：7+8+9 =④合计。

2）日常生活活动能力：Barthel 指数（BI）是应用最广泛的日常生活活动能力评定指数。

3）心理障碍状况的评定：症状自评量表（self-rating symptom scale）。

（二）前列腺增生

1. 康复适应证

患者生命体征稳定，无出血倾向，无意识障碍。

2. 康复禁忌证

生命体征不稳定。

3. 康复评估

（1）临床评估：年龄是良性前列腺增生的一个高危因素。下尿路症状的特点、持续时间及其伴随症状、手术史、外伤史（尤其是盆腔手术或外伤史）、既往史和性传播疾病、糖尿病、神经系统疾病史，药物史，可了解患者目前或近期是否服用了影响膀胱出口功能的药物。血清 PSA 是增高可增加良性前列腺增生患者急性尿潴留的发生风险。前列腺体积可预测良性前列腺增生患者发生急性尿潴留的危险性和需要手术的可能性。最大尿流率 < 10.6ml/s 的良性前列腺增生患者发生急性尿潴留的风险增加。良性前列腺增生患者肾积水的发生率随着残余尿量的增加而明显上升。

（2）国际前列腺症状评分（international prostate sympto score，I-PSS）：是目前国际公认的判断良性前列腺增生患者症状严重程度的最佳手段。I-PSS 评分是患者下尿路症状严重程度的主观反映，它与最大尿流率、残余尿量及前列腺体积无明显相关性。I-PSS > 7 分的良性前列腺增生患者发生急性尿潴留的风险是 I-PSS < 7 分者的 4 倍。对于无急性尿潴留病史的良性前列腺增生患者，潴尿期症状评分及总的症状评分均有助于预测患者接受手术治疗的风险。I-PSS 评分患者分类如下，总分 0~35 分，其中轻度症状 0~7 分，中度症状 8~19 分，重度症状 20~35 分。

（3）生活质量评分（QOL）：QOL 评分（0~6 分）是了解患者对其目前下尿路症状水平伴随其一生的主观感受，其主要关心的是良性前列腺增生患者受下尿路症状困扰的程度及是否能够忍受，因此又称困扰评分。

4. 物理治疗

（1）经尿道微波热疗（transurethral microwave therapy，TUMT）：可部分缓解良性前列腺增生患者的尿流率和下尿路刺激症状，适用于药物治疗无效（或不愿意长期服药）而又不愿意接受手术的患者，以及伴反复尿潴留而又不能接受外科手术的高危患者。各种微波治疗仪的原理相似。超过 45℃为高温疗法。低温治疗效果差，不推荐使用。有研究显示其 5 年的再治疗率高达 84.4%，其中药物再治疗率达 46.7%，手术再治疗率 37.7%。

（2）膀胱训练：鼓励患者适当憋尿，以增加膀胱容量和延长排尿间歇时间。

六、康复治疗

（一）运动疗法

体育锻炼能提高抗病能力，改善血液循环，使前列腺液分泌更旺盛，有助于前列腺炎的消退，对于减轻慢性前列腺炎的临床症状，尤其是腰酸胀、会阴和下腰部疼痛不适及神经功能紊乱、神经衰弱等症状都有好处。前列腺炎患者可进行游泳、慢跑及健身操等运动。

（二）物理治疗

物理治疗有利于促进排出聚积的炎症因子，改善前列腺血液循环，消除炎症。

1.直肠内离子导入疗法

先将药液（常用链霉素、小檗碱或大蒜泥）由肛门灌入直肠并保留。将两块 200cm^2 的电极，分别置于腰骶部和下腹部（极性连接视药物而定），每次 20~30 分钟，每天 1 次，10~15 次为 1 个疗程。

2.超短波疗法

双极分别置于骶部及下腹部对置，无或微热量，每次 8~12 分钟，15~20 次为 1 个疗程。

3.微波疗法

用体腔辐射器放入直肠 5~6cm 处，剂量为无热量或微热量，每次 8~12 分钟，每天 1 次，10~15 次为 1 个疗程。

4.磁疗法

采用 0.1~0.13T 的圆形磁片，直接贴在穴位上，主极为关元穴，中极为三阴交、肾俞穴，配穴为曲骨、足三里等穴，根据病情选择应用，每次用 3~5 个穴位，2~3 周为 1 个疗程。

5.调制中频电疗

两个电极分别置于骶部和下腹部，调幅为 75%~100%，用连调或变调，各 10 分钟，每天 1 次，10~15 次为 1 个疗程。

6.温水坐浴

以水温为 38~40℃的水行坐浴，每次 20~30 分钟，每天 1~2 次，10 天为 1 个疗程。

（三）中医传统康复治疗

1.中药疗法

（1）肾阳虚衰型：治宜温补肾阳，化气行水。方选济生肾气丸加减。药用熟地黄、炒山药、山茱萸、泽泻、茯苓、牡丹皮、肉桂、炮附子、川牛膝、车前子等。

（2）肾阴亏耗型：治宜滋阴补肾，清利水源。方选知柏地黄汤加减。药用知母、黄柏、山茱萸、山药、牡丹皮、生地黄、泽泻、茯苓、车前子、川牛膝、麦冬、王不留行、枸杞子、甘草等。

（3）淤积内阻型：治宜活血祛瘀，通关利水。方选代抵当丸加减。药用大黄、当归、穿山甲、生地黄、肉桂、川牛膝、益母草、石韦、王不留行、萆薢、车前子、甘草等。

（4）肺热气壅型：治宜清肺热，利水道。方选清肺饮加减。药用黄芩、桑白皮、麦冬、车前子、木通、栀子、茯苓、桔梗、法半夏、杏仁、枸杞子、川牛膝、甘草等。

（5）湿热蕴结型：治宜清热利湿，通利小便。方选八正散加减。药用木通、车前子、滑石、瞿麦、栀子、枸杞子、大黄、萆薢、川牛膝、石韦等。

（6）肝郁气滞型：治宜疏肝理气，通利小便。方选沉香散加减。药用沉香、当归、王不留行、石韦、冬葵子、滑石、柴胡、陈皮、厚朴、牡丹皮、栀子、甘草等。

（7）脾虚气陷型：治宜补中益气，升清降浊，化气利尿。方选补中益气汤合春泽汤加减。药用党参、黄芪、白术、桂枝、升麻、柴胡、猪苓、泽泻、茯苓、肉苁蓉、陈皮、三七、当归、王不留行、甘草等。

2. 针灸治疗

（1）通治法：以通调膀胱气化为主，选足太阳、足少阴、足太阴和任脉等经穴为主，如肾俞、膀胱俞、三焦俞、中极、气海、阴陵泉、三阴交、阴谷、委阳等穴，每次3~5穴，用毫针针刺，酌情补泻。肾气不足者，配合灸法治疗。

（2）膀胱湿热证：选足太阳、足太阴等经穴为主，如中极，膀胱俞、委阳、阴陵泉、三阴交等穴，用毫针针刺，行泻法。

（3）尿路阻塞证：可选任脉及足太阳经经穴为主，如膀胱俞，肾俞、气海，关元、中极、三阴交、阴陵泉等穴，用毫针针刺，行泻法。

（4）肾阳衰惫证：选足少阴、足太阳、任脉和督脉等经穴为主，如命门、三焦俞、肾俞、气海、关元、委中和阴谷等穴，用毫针针刺，行补法，可配合灸法。

3. 推拿治疗

以示指、中指、环指三指并拢，按压中极穴；或用揉法或摩法，按顺时针方向在患者下腹部操作，由轻而重，用力均匀，待膀胱呈球状时，用右手托住膀胱底，向前下方挤压膀胱，再用左手放在右手背上加压使排尿。

4. 外治法

（1）独头蒜头1个，栀子3枚，盐少许，捣烂，摊纸贴脐部。

（2）食盐半斤，炒热，布包熨脐腹，冷后再炒热敷之。

（3）葱白1斤，捣碎，入人工麝香适量拌匀，分两包，先置脐上1包，热敷约15分钟，再换另1包，以冰水熨亦15分钟，交替使用，以小便通为度。

（4）热敷：用热毛巾或热水袋温敷小腹或会阴部，也可采取热水坐浴，以松弛膀胱括约肌和尿道各部位的痉挛。本法适用于前列腺肥大引起的排尿不畅，也适用于急性尿潴留。

（5）流水诱导法：使患者听到流水的声音，即可有尿意，随之解出小便。本法适用于神经精神疾病患者出现的尿闭。

七、心理干预

前列腺炎常涉及性功能、性心理问题，由于封建意识的影响加上宣传不够，患者常会产生特殊心理反应，如羞怯、紧张、焦虑、频躁不安、自卑、易激惹等。并且因此到处乱求医，乱投药，不及时看病检查，延误病情。生殖系统感染严重者可限制患者过多的社会活动，因其复杂的心理反应，使其社交活动减少，不愿与人来往，长期下去，必将对工作、生活造成严重影响，并降低生活质量。早期实施康复治疗，能控制炎症、减轻症状、减少对相关器官的损害，对个人健康、家庭幸福和社会关系带来好的影响。前列腺增生是一种常见病的慢性过程，积极合理的治疗完全可以缓解症状，稳定病情，要求患者保持良好的心情，坚持精神放松训练，有战胜疾病的信心。

八、康复护理

1. 生活护理

创造优美舒适的康复环境，光线以自然采光为宜，室内颜色明亮柔和，环境幽静素雅。加强体育锻炼，提高机体抵抗力，进行适当的体育锻炼，有利于增强体质，改善血液循环，加速炎症吸收。注意气候变化，防止受凉而使机体抵抗力下降，诱发感染。

2. 饮食指导

（1）肾阳虚衰证：宜进食温壮肾阳、补精髓之品，如黑豆、核桃、杏仁、腰果等。食疗方：干姜煲羊肉。忌生冷瓜果及寒凉食物。

（2）肾阴亏耗证：宜进食滋阴填精、补肾之品，如枸杞子、黑芝麻、黑白木耳等。药膳方：莲子百合煲瘦肉汤。忌辛辣香燥之品。

（3）瘀积内阻证：宜进食行气活血之品，如黑木耳、金针菇、桃仁等。

（4）肺热气壅证：宜进食疏风清热的食物，如金银花茶。

（5）湿热蕴结证：宜进食清热利湿通络之品，如丝瓜、冬瓜、赤小豆、玉米须等。药膳方：丝瓜瘦肉汤。忌辛辣燥热之品。

（6）肝郁气滞证：宜进食疏肝理气之品，如山楂、山药、白扁豆、黑豆、莲藕等。

（7）脾虚气陷证：宜进食补中健脾的食品，如鸡蛋、瘦猪肉、羊肉、大枣、桂圆、白扁豆、山药、茯苓。

3. 情志调理

男性前列腺炎患者因病情迁延不愈，反复发作，往往处于焦虑、沮丧的情绪状态，尤其是男性心理有时比女性更加脆弱，会产生孤独无助、不愿与人交往等心理。

护理人员应用良好的言语、热情、和蔼及真诚的态度与患者进行交谈，结合患者的主观资料及客观资料评估患者的心理状态。针对存在的心理问题极具耐心地进行疏导、劝解和安慰，使患者增强康复信心，积极配合治疗。

九、预后

前列腺炎由于其男女结构的特殊性则产生不同的表现，若及早治疗，大都可治愈，若延误病情会使病情加重，导致疾病反复发作。男性患者除了有泌尿系统症状外，还常存在性功能障碍，甚至导致不育。女性患者泌尿系统症状较重，也存在性功能问题，是不孕的一个因素。前列腺增生是一种常见病的慢性过程，积极合理的治疗完全可以缓解症状，稳定病情。

十、健康教育

严格遵照医嘱用药，做到及时就诊、彻底治疗，勿乱投医，勿自选药物治疗。用药治疗症状消失后应巩固治疗一段时间，待化验前列腺液常规化验的各项指标趋于正常后方可停药，但仍坚持不久坐、不饮烈性酒、不食辛辣刺激性食物；切断各种传染性疾病的传播途径；保持会阴部清洁，做到每天清洗，尤其是同房时；要勤换内裤，不穿紧身、化纤维的内裤。慢性前列腺病采用中西药结合治疗效果甚好，尤其是中药保留洗肠和坐浴，它具有活血化瘀、软坚散结、清热解毒之功效，可住院期间由护士执行，可出院后回家自行治疗，但必须不怕麻烦，坚持按医嘱，按疗程用药，方可见效。

（李兴安　包永萍　代巧巧）

第二十五章

甲状腺疾病的康复

甲状腺疾病包含了甲状腺功能亢进和甲状腺功能减退。

甲状腺功能亢进症是指甲状腺腺体本身产生甲状腺素过多而引起的甲状腺毒症，其病因主要是弥漫性甲状腺肿、多结节性毒性甲状腺肿和毒性甲状腺腺瘤。甲状腺功能亢进症多见于成年女性，男女之比为 1 ∶（4~6），20~50 岁多见。临床主要表现弥漫性甲状腺肿、甲状腺毒症、甲状腺相关性眼病。

甲状腺功能减退，是由各种原因导致的低甲状腺激素血症或甲状腺激素抵抗而引起的全身代谢综合征。其病理特征是黏多糖在组织和皮肤堆积，表现为黏液性水肿。国外报道临床甲状腺功能减退症患病率为 0.8%~1%，发病率为 3.5/1000。我国学者报道的临床甲状腺功能减退症患病率是 1.0%，发病率为 2.9%。

本病属中医"瘿病"范畴。战国时期的《庄子·德充符》即有"瘿"的病名。明代李梴所著《医学入门》对"瘿"之证做了如下描述："瘿、瘤所以两名者，以瘿形似樱桃，一边纵大亦似之，椎槌而垂，皮宽不急。原因忧患所生，故又曰瘿气，今之所谓影囊者是也。"清代名医沈金鳌在《杂病源流犀烛》说道："何谓瘿？其皮宽，有似樱桃，故名瘿，亦名瘿气，又名影袋。"

一、病因病机

1. 病因

甲状腺疾病的病因主要是情志内伤和饮食及水土失宜，但也与体质因素有密切关系。

（1）情志内伤：由于长期忿郁恼怒或忧思郁虑，使气机郁滞、肝失条达。津液的正常循行及输布均有赖于气的统帅。气机郁滞，则津液易于凝聚成痰。气滞痰凝，壅结颈前，则形成瘿病。其消长常与情志有关。痰气凝滞日久，使气血的运行也受到障碍而产生血行瘀滞，则可致瘿肿较硬或有结节。

（2）饮食及水土失宜：饮食失调，或居住在高山地区，水土失宜，一则影响脾胃的功能，使脾失健运，不能运化水湿，聚而生痰；二则影响气血的正常运行，痰气瘀结颈前则发为瘿病。在古代瘿病的分类中即有泥瘿、土瘿之名。

（3）体质因素：妇女的经、孕、产、乳等生理特点与肝经气血有密切关系，遇有情志、饮食等致病因素，常引起气郁痰结、气滞血瘀及肝郁化火等病理变化，故女性易患瘿病。另外，素体阴虚之人，痰气郁结之后易于化火，更加伤阴，易使病情缠绵。

2. 病机

（1）发病：起病多缓或潜隐，体质因素是瘿病形成的内在原因，引起瘿病的诱因主要是情志内伤和饮食及水土失宜。

（2）病位：在颈前，与肝、肾、心、胃密切相关。

（3）病性：病初以实证多见，日久耗伤气津，由实致虚，尤以阴虚、气虚为主，以致成为虚实夹杂之证。

（4）病势：一般较徐缓，渐进加重，病程较长。

（5）病机转化：气滞痰凝骤结颈前是瘿病的基本病理，日久引起血脉瘀阻，以致气、痰、瘀三者合而为患。部分病例，由于痰气郁结化火，火热耗伤阴津，而导致阴虚火旺的病理变化，其中尤以肝、心两脏阴虚火旺的病变更为突出。

二、康复辨证

1. 气瘿

气瘿是瘿病的一种，因其患部肿块柔软并可随喜怒而消长，故称为气瘿，俗称"大脖子病"，相当于西医学的甲状腺肿。本病常见证候为肝郁气滞证。其症见颈前弥漫性肿大，边缘不清，皮色如常，质地柔软，按之不痛，肿块随吞咽动作而上下移动，有时能随喜怒而消长，舌质淡红，舌苔薄，脉弦。

2. 肉瘿

肉瘿是发生于结喉正中附近的半球形肿块，能随吞咽动作而上下移动的良性肿瘤，相当于西医学的甲状腺腺瘤或囊肿，常见征候有以下两种。

（1）肝郁痰凝证：颈前结喉一侧或两侧无痛性肿块，质地柔软，随吞咽动作上下移动；一般无明显全身症状，舌苔薄腻，脉弦。

（2）痰凝血瘀证：颈前肿块，质地坚韧，随吞咽动作上下移动；一般无明显全身症状，舌苔薄，舌质暗红有瘀斑，脉细涩。

3. 石瘿

石瘿是一种颈部结块坚硬如石，不可移动者的瘿病，相当于西医学的甲状腺癌。其常见证候为痰瘀毒聚证。其症见颈块短期内增大较快，坚硬如石，高低不平，推之不移，但全身症状尚不明显，舌质暗红，舌苔薄黄，脉弦。

三、临床表现

本病起病多较缓慢，少数在精神创伤和感染后急性起病，或因妊娠而诱发本病。

1.甲状腺毒症

（1）高代谢症状：甲状腺激素分泌增多导致交感神经兴奋性增高和新陈代谢加速，患者常有疲乏无力、怕热多汗、皮肤潮湿、多食善饥、体重显著下降、低热（危象时可有高热）等。甲状腺素促进肠道糖的吸收，加速糖的氧化、利用和肝糖分解，可致糖耐量异常或使糖尿病加重；蛋白质代谢加速致负氮平衡、体重下降；骨骼代谢和骨胶原更新加速，尿钙磷、羟脯氨酸等排出量增高。

（2）精神神经系统：患者易激动、精神过敏，伸舌或双手向前平举时有细微震颤，伴有多言好动、失眠紧张、思想不集中、焦虑烦躁、多猜疑等。有时出现幻觉，甚至亚躁狂症；但也有寡言、抑郁者，以老年人多见。本病可见腱反射活跃，反复时间缩短。

（3）心血管系统：心悸气短、心动过速多为持续性（心率为 90~120 次／分），睡眠和休息时有所降低，但仍高于正常。心搏增强，心尖部第一心音亢进，常有收缩期杂音，偶在心尖部可听到舒张期杂音。收缩压升高，舒张压下降和脉压增大为甲亢的特征性表现之一，甲状腺功能亢进性心脏病表现为心动过速，显现心律失常，心脏扩大和心力衰竭，多见于老年甲状腺功能亢进和病史较久未能良好控制者在过量甲状腺素的长期作用下，心肌肥厚导致高心输出量性心脏病。其特点为甲状腺功能亢进完全控制后心脏功能可恢复正常。

（4）消化系统：多数表现为食欲亢进，少数出现厌食，甚至恶病质。由于过多甲状腺素的作用，肠蠕动增加，大便溏稀，次数增加，甚至呈顽固性腹泻，少数可出现肝功能异常、转氯酶升高或黄疸。重者可以肝大、肝功能异常，偶有黄疸。

（5）血液系统：周围白细胞总数偏低、淋巴细胞百分比和绝对值及单核细胞增多，有时可出现血小板减少性紫癜、营养不良和铁利用障碍可引起贫血。

（6）运动系统：主要是甲状腺毒症性周期性瘫痪（TPP）、甲状腺毒症性周期性瘫痪在 20~40 岁亚洲男性好发，诱因有剧烈运动、高碳水化合物饮食、注射胰岛素等，病变主要累及下肢，有低钾血症。甲状腺毒症性周期性瘫痪病程呈自限性，甲状腺功能亢进控制后可以自愈。少数患者发生甲状腺功能亢进性肌病、肌无力，多累及近心端的肩胛和骨盆带肌群。另有 1% 格雷夫斯病伴发重症肌无力，该病和格雷夫斯病同属自身免疫性疾病，格雷夫斯病还可伴有骨密度降低。

（7）生殖系统：女性患者常有月经稀少，周期延长，甚至闭经。男性可出现阳痿，偶见乳腺发育。

（8）皮肤、毛发及指端表现：皮肤光滑细腻，缺少皱纹，触之温暖湿润，颜面潮红，部分患者面部和颈部可显红斑样改变，触之褪色，尤以男性多见。部分患者色素减退，出现白癜风、毛发脱落或斑秃，约 5% 的患者有典型对称性皮肤损坏，常与浸润性突眼同时或先后发生，有时不伴甲状腺功能亢进症状。此表现多见于小腿胫前下 1/3 处，称为胫前黏液性水肿，是本病的特异性表现之一。黏液性水肿性皮肤损害也可见于背和膝部、面部、上肢，甚至头部。本病初起暗红色皮损，皮肤粗厚，以后呈片状或结节状叠起，最后呈树皮状，可伴继发感染和色素沉着，少数尚可见到指端软组织肿胀，呈杵状，掌指骨骨膜下新骨形成（肥皂泡样），以及指（趾）甲的邻近游离缘和甲床分离，称为指端粗厚征，也称格雷夫斯病的特征性表现之一。

2. 甲状腺肿

大多数患者有程度不等的甲状腺肿大。甲状除肿大呈弥漫性、对称性、质地不等、无压痛。吞咽时上下移动、少数患者的甲状腺肿大不对称或肿大不明显。由于甲状腺的血流量增多，故在上、下叶外侧可听到血管杂音（为连续性或以收缩期为主的吹风样杂音）可触及震颤（以腺体上部较明显）。杂音明显时可在整个甲状腺区听到，杂音和震颤为本病的较特异性体征，有重要诊断意义。

3. 眼征

眼征大致分为两种类型。一类为单纯性突眼（非浸润性眼征），主要是交感神经兴奋眼外肌群和上睑肌所致；另一类为浸润性眼征，病因与眶周组织的自身免疫炎症反应有关，表现为眶内和球后组织容积增加、淋巴细胞浸润、水肿和突眼。

4. 特殊的临床表现和类型

①甲状腺危象；②甲状腺尿毒症性心脏病；③淡漠型甲状腺功能亢进；④T_3 型甲状腺毒症；⑤亚临床型甲状腺功能亢进；⑥妊娠期甲状腺功能亢进；⑦胫前黏液性水肿。

四、临床治疗

1. 处理原则

一般年龄较小、病情轻、甲状腺轻至中度肿大者应药物治疗。病情较重、病程较长、甲状腺重度肿大者应采用 ^{131}I 或手术治疗。甲状腺巨大和结节性甲状腺肿伴甲状腺功能亢进者应首先考虑手术治疗，妊娠和哺乳期妇女禁用 ^{131}I 治疗。儿童患者首先考虑药物治疗，尽可能避免使用放射性碘治疗。

2. 一般治疗

适当休息。注意补充足够热量和营养，包括糖、蛋白质、B 族维生素等，但应限制碘的摄入量。精神紧张、不安或失眠较重者，可给予地西泮类镇静剂。

3. 药物治疗

抗甲状腺药物（ATD）疗法应用最广，是治疗甲状腺功能亢进的基础治疗，但仅能获得 40%~60% 的治愈率，复发率高达 50%~60%。

（1）常用的抗甲状腺药物：分为硫脲类和咪唑类两类。硫脲类有甲硫氧嘧啶（MTU）及丙硫氧嘧啶（PTU），咪唑类有甲巯咪唑（MMI，他巴唑）和卡比马唑

（CMZ，甲亢平），其中 PTU 还在外周组织抑制 5′–脱碘酶而阻抑 T_4 转换成 T_3，故首选用于严重病例或甲状腺功能亢进危象。

（2）其他药物：如复方碘化钠溶液用于术前准备和甲状腺功能亢进危象。β 受体阻滞剂用于改善甲状腺功能亢进初期（如普萘洛尔 10~40mg，每天 3~4 次）的症状，近期疗效显著。此药可与碘剂合用于术前准备，也可用于以 ^{131}I 治疗前后及甲状腺功能亢进危象时。支气管哮喘或喘息型支气管炎患者禁用，此时可用选择性 β1 受体阻滞剂，如阿替洛尔、美托洛尔等。

4. 放射性 ^{131}I 治疗

利用甲状腺高度摄取和浓集碘的能力及摄取 ^{131}I 后释放出 β 射线对甲状腺的生物效应（β 射线在组织内的射程约为 2mm，电离辐射仅限于甲状腺局部而不累及甲状旁腺），破坏滤泡上皮而减少甲状腺素的分泌。另外，也可抑制甲状腺内淋巴细胞抗体的生成，加强了治疗效果。因而，放射线碘治疗具有迅速、简便、安全、疗效明显等优点。

5. 手术治疗

甲状腺次全切除术的治愈率可达 95% 以上，但可引起多种并发症，有的病例于术后仍可复发或出现甲状腺功能减退，复发率为 0.6%~9.8%。

6. 甲状腺功能亢进危象的防治

去除诱因，防治基础疾患是预防危象发生的关键，尤其是要注意积极防治感染和做好充分的术前准备。一旦发生危象则需要积极抢救。

7. 甲状腺相关性眼病治疗

甲状腺相关性眼病的治疗目的是纠正甲状腺功能及下丘脑垂体甲状腺轴功能异常，改善和保护视力、减轻疼痛等不适，改善容颜。

8. 妊娠期甲状腺功能亢进的治疗

甲状腺功能亢进合并妊娠时的治疗目的是使母亲达到轻微甲状腺功能亢进或甲状腺功能正常上限，并预防胎儿甲状腺功能亢进或甲状腺功能减退的发生。妊娠可加重甲亢，故宜于治愈格雷夫斯病后再妊娠。如患者欲维持妊娠应及早使甲状腺功能恢复正常。

9. 胫前黏液性水肿的防治

轻型病例不需治疗；重者可用倍他米松软膏等局部外用，每晚一次，疗程为一年左右，疗效较好，但停药后可复发。

五、康复评定与康复治疗

（一）甲状腺功能亢进

1. 临床评估

（1）甲状腺功能亢进的诊断：①高代谢症状和体征；②甲状腺肿大；③血清

TT4・FT4 增高，TSH 减低。具备以上三项诊断即可成立。应注意的是，淡漠型甲状腺功能亢进的高代谢症状不明显，仅表现为明显消瘦或心房颤动，尤其在老年患者少数患者无甲状腺肿大；T_3 型甲状腺功能亢进仅有血清 T_3 增高。

（2）格雷夫斯病诊断：①甲亢诊断成立；②甲状腺弥漫性肿大（触诊和 B 超证实），少数患者可无甲状腺肿大；③眼球突出和其他浸润性眼征；④胫前黏液性水肿；⑤ TRAb、TSAb、TPOAb、TgAb 阳性。以上标准中，前两项为诊断必备条件，后三项为诊断辅助条件。TPOAb、TgAb 虽然不是本病致病性抗体，但是可以交叉存在，提示本病的自身免疫病因。

2. 身体结构及功能评估

（1）运动功能评定：由于分解代谢增强，以致肌肉等组织过多的消耗而消瘦软弱，另外，甲状腺功能亢进可引起肌无力、肌病和周期性瘫痪，都可导致运动功能障碍。运动功能评定可采用 MMT 和 ROM 方法。

（2）心功能障碍评定：由于代谢亢进、甲状腺激素过多的毒性作用，以及心脏血管对儿茶酚胺的敏感性增强，患者出现心悸、气急。活动后加重，老年人可出现心绞痛和心力衰竭症状。甲状腺功能亢进性心脏病的心功能分级和代谢当量相对应，可以指导患者的日常生活和运动。

1）心功能分级：①级平时无自觉症状，可适应一般体力活动，仅在剧烈运动或过度疲劳时才有心悸和呼吸困难，代谢当量 ≥ 7。②Ⅱ级轻度活动无不适，中度活动时出现心悸、疲劳和呼吸困难，心脏常有轻度扩大，5 ≤代谢当量 < 7。③Ⅲ级轻度活动时迅速出现心悸、疲劳和呼吸困难，心脏中度增大，下肢水肿，2 ≤代谢当量 < 5。④Ⅳ级静息时有呼吸困难和心悸，心脏明显扩大，水肿明显，代谢当量 < 2。

2）主观劳累分级（rating of perceived exertion, RPE）：由瑞典心理学家 Borg 提出，有十级分法和十五级分法，现多用十五级分法（表 25-1），其左端是 6，代表非常轻；右端是 20，代表非常累。

表 25-1　Borg 量表

级别	6	7	8	9	10	11	12	13	14	15	16	17	18	19	20
含义		非常轻			很轻			稍轻		稍累		累		很累	非常累

3）活动能力评估：Barthel 指数是目前应用最广、研究最多、评定方法简单、可信度高、灵敏度也很高的一种评定日常生活活动能力的方法。它不仅可以用来评定治疗前后的功能状况，而且可以预测治疗效果、住院时间及预后。

4）心理功能评估：患者易怒、好与人争吵、神经质、焦虑、失眠、猜疑，偶尔还会出现幻觉、躁狂或抑郁状态。对患者进行心理评测，多采用汉密尔顿抑郁量表（HAMN）和汉密尔顿焦虑量（HAMA），以了解其焦虑、抑郁、情感冲突等心理及

情绪障碍的情况

5）参与能力评估

A.生活质量评估：SF-36 是目前世界上公认的具有较高信度和效度的性生活质量评定量表之一。其评定内容包括躯体活动功能、躯体功能对角色的影响、躯体疼痛、总体健康自评、活力、社会功能、情绪对角色的影响和精神健康 8 个领域，整个测量时间需 5~10 分钟。

B.社会生活能力概况评定表（表 25-2）。

表 25-2 社会生活能力概况评定

1.上学或上班情况（与伤病前大致相同） 是 20 分；否 0 分
2.参加社交活动（探亲访友等） 从不参加 0 分；极少参加 5 分；正常参加 J0 分
3.参加社团活动（工会、联谊、学会等） 从不参加 0 分；极少参加 5 分；正常参加 10 分
4.与他人进行打扑克、下象棋、参观旅行、打球、看球赛等活动 从不参加 0 分；极少参加 5 分；正常参加 10 分
5.与他人一起看电视、谈话、听音乐、逛公园、散步、购物等业余消遣活动 从不参加 0 分；极少参加 5 分；正常参加 10 分

C.社会生活能力近况评定：用于了解患者近 1~2 个月的现状，采用功能状态问（functional status questionaire，FSQ）量表中有关社会生活能力近况评定的内容（表 25-3）。

表 25-3 社会生活能力近况评定

在过去的一个月中
1.工作行为
Ⅰ.在相同的工作中你与其他人干得一样多吗
Ⅱ.由于健康状态，你缩短了工作时间或增加了中途休息的次数吗
Ⅲ.每天工作的小时数和常规的一样多吗
Ⅳ.在相同工作中，你干活的细心度、准确性和其他人一样吗
Ⅴ.你由于健康的缘故虽然仍可以从事通常的工作，但已做出了某些改变吗
Ⅵ.由于你的健康缘故害怕不能工作吗
评分：所有时间均如此 1 分；大多数时间如此 2 分；有些时间如此 3 分；任何时间都不如此 4 分
2.社会活动
Ⅰ.探亲访友有困难吗
Ⅱ.在街道中参加社会活动或义务工作有困难吗
Ⅲ.照料其他家庭成员有困难吗
评分：通常无困难 4 分；有些困难 2 分；由于健康原因通常不能这样做 1 分；通常由于其他原因而不能 　　这样做 0 分

续表

在过去的一个月中

3.和其他人的相互作用

 Ⅰ.你将自己从周围人群中孤立出来吗

 Ⅱ.你对他人有深厚感情吗

 Ⅲ.你对周围的事物容易发怒吗

 Ⅳ.你对你的家人和朋友提出无理要求吗

 Ⅴ.你和其他人相处很好吗

评分：所有时间均如此1分；大多数时间如此2分；较多时间如此3分；有时如此4分；极少时间如此5分；任何时间都不如此6分

 注：评分的等级标准：极重度缺陷为11~25分；重度缺陷为25~38分；中度缺陷为39~51分；轻度缺陷为52~62分；正常为63~66分。

 D.劳动能力评估和职业评估：可采用功能评估调查表（functional assessment inventory，FAI）进行评定。该调查表实际上评估的是与职业有关的各种功能状况，是一个较全面的功能状态评定表。

3.康复治疗适应证

 患者生命体征平稳，无出血倾向。

4.康复治疗禁忌证

 患者生命体征不稳定。

5.康复治疗

 （1）运动治疗：甲状腺功能亢进性心脏病的运动治疗应该根据心功能的评定决定运动的方式和强度。但甲状腺功能亢进患者的心率本身就快，所以采用心率作为运动训练强度的指征不完全可靠，应联合采用代谢当量和主观劳累分级的方法比较合理。

 Ⅰ级：最大MET为6.5，主观劳累计分在13~15，可采用医疗步行、踏车、腹式呼吸、气功、太极拳、放松疗法、医疗体操等活动方法。

 Ⅱ级：最大MET为4.5，主观劳累计分在9~11，可采用医疗步行、踏车、腹式呼吸、气功、太极拳、放松疗法、医疗体操等活动方法，但活动强度应明显降低，活动时间不宜过长，活动时的心率增加一般不超过20次/分。

 Ⅲ级：最大MET为3.0，主观劳累计分为7，以静气功、腹式呼吸、放松疗法为宜，可做不抗阻的简单四肢活动，活动时间一般为数分钟。活动时心率增加不超过10~15次/分。每次运动的时间可以达到30分钟，每周至少活动3次。

 Ⅳ级：最大MET为1.5，只做不增加心脏负荷的静气功，腹式呼吸和放松疗法之类的活动，可做四肢被动活动。活动时心率和血压一般应无明显增加。

 （2）物理因子治疗：物理因子治疗目的在于调节大脑皮质与内脏的联系，减低神经兴奋性，减轻症状，缩小肿块。

 1）超短波：甲状腺功能亢进性眼肌麻痹常与突眼并存，早期可用无热量超短波解除临床症状，每次 15 分钟，每天 1 次，15 次为 1 个疗程。

2）电疗：电疗对于甲状腺功能亢进引起的肌无力、肌病和周期性瘫痪，可采用调制中频、干扰电治疗，促进肌力恢复，减少肌萎缩，每次 20 分钟，每天 1 次，15次为 1 个疗程。

3）光疗：光疗对于甲亢性局部黏液性水肿可采用红光、氦氖激光、红斑剂量的紫外线照射，改善局部血液循环，减轻局部水肿。

4）紫外线全身照射：紫外线全身照射对心率快、出汗多易兴奋等症状有效。初始用 1/4~1/3 生物剂量照射，逐渐增量，每天 1 次，15~20 次为 1 个疗程，若与碘离子配合则疗效更佳。

5）直流电药物导入反射疗法：直流电药物导入反射疗法即在左或右上臂上部内外两侧各用 60cm^2 的电极对置，内侧衬垫浸以 2%~10% 碘化钾溶液接负极。电流强度 5~10mA，每次 20 分钟，每天或隔天一次，15~20 次为 1 个疗程。

6）激光聚焦照射穴位：激光聚焦照射穴位可用于药物或 ^{131}I 治疗效果不佳者。以扶突穴（双侧或加天突穴）为主穴，晴明穴或耳穴为辅助穴。每次主穴照射 5~7分钟，辅助穴照射 3~5 分钟，每天 1 次，10 次为 1 个疗程。

7）空气正离子吸入辅助治疗：此法适用于白细胞计数减少和术后多次复发者。用型空气正离子发生器，220V，50μA，空气正离子浓度为 70~105/cm^2，每天 1~2次，每次 30 分，30 次为 1 个疗程，休息 1~7 天或连续应用。

8）水疗法：应用冷水浴（26~35℃）或局部冷敷，每天 1 次，每次 5~10 分钟，对甲状腺功能亢进患者的康复有一定作用。

9）音乐疗法：音乐疗法能协调心血管、内分泌等系统的功能，有助于甲状腺功能亢进患者的康复。

（3）作业治疗：通过功能性作业、日常生活能力训练，以及适合患者能力的职业训练来提高患者生活质量，早日重返社会。

（4）康复工程：对于甲状腺功能亢进性浸润性突眼，戴黑眼镜防止强光与尘土刺激眼睛，睡眠时用抗生素眼膏并且佩戴眼罩，以免角膜暴露而发生角膜炎。

（5）疗养康复

1）一般要求：适应证为病情较轻，无严重并发症及术后恢复期患者。疗养地宜选择风景秀丽、气候适宜的海滨、湖畔、山地和矿泉，环境要求优雅、美观、安静、整洁、通风，室温适宜（20℃左右），避免强光照射。

2）自然疗养因子疗法：①饮泉疗法：a 碘泉：饮用碘泉有助于体内有机碘 /无机碘比值恢复正常。采用弱碘泉，餐前饮用，每天 3 次，每次 200~250ml，4周为 1 个疗程，连用数个疗程。b 铁泉：铁离子能拮抗甲状腺素，铁泉饮用有抑制甲状腺功能亢进作用。宜在餐后加温服用，防止胃肠道反应，每天 3 次，每次300~500ml，4 周为 1 个疗程。②景观疗法：可消除患者的精神紧张，使之心情愉快、情绪稳定、睡眠改善。

6. 营养与饮食疗法

采用高热量、高蛋白膳食，使营养摄入量能满足超代谢需要，热能摄入量每天约为 12.6MJ（3000kcal）。蛋白质摄入量，每天为 100~150g，并多食富含优质蛋白质的肉、蛋、奶、豆等。维生素供给要充足，特别是维生素 B_1、B_2、B_6、B_{12}，以及维生素 C、维生素 A、维生素 D、维生素 E，以满足细胞代谢增强的需要。充分补给钙、钾、铁等无机盐，以防缺失。腹泻时，应供给含纤维素少且易消化的食物。不饮浓茶、咖啡等兴奋性饮料和辣椒等刺激性食品。

（二）甲状腺功能减退

1. 康复评估

（1）临床评估

1）甲状腺功能亢进的症状和体征。

2）实验室检查血清 TSH 增高，FT4 减低，原发性甲状腺功能亢进即可成立。进一步寻找甲减的病因。如果 TPOAb 阳性，可考虑甲减的病因为自身免疫甲状腺炎。

3）实验室检查血清 TSH 减低或者正常，TT4·FT4 减低，考虑中枢性甲状腺功能亢进，可做 TRH 刺激试验证实，进一步寻找垂体和下丘脑的病变。

（2）身体结构与功能评估

1）运动功能障碍：患者共济失调，肌腱反射迟钝，肌肉软弱无力、疼痛、强直，可伴有关节病变如慢性关节炎，可出现运动功能障碍。运动功能障碍可采用徒手肌力检测（MMT）和关节活动范围（ROM）评定方法。

2）心功能障碍：患者心动过缓，心输出量减少，血压低，有时可伴有心包积液和胸腔积液。重症者发生黏液水肿性心肌病，出现心功能障碍。

3）心理功能障碍：患者记忆力减退、反应迟钝、智力低下，重者可痴呆、出现智力障碍。由于病程长，患者的心理承受能力下降，导致心理功能障碍。可采用汉密尔顿抑郁和焦虑量表对患者进行相关心理测试，了解其焦虑、抑郁、情感冲突等心理和情绪障碍情况。

（3）活动能力评估：运动功能障碍和心功能障碍影响患者的行走、个人卫生及购物等日常生活活动能力。活动能力评定采用 Barthel 指数评定量表。

（4）参与能力评估：上述功能障碍最终会影响患者的生活质量、劳动、就业和社会交往等能力。人的社会功能是指人能否在社会上发挥一个公民应有的功能及其在社会上发挥作用的大小。为评定患者的社会功能，常需要评定其社会生活能力、就业能力和生活质量。

2. 康复治疗适应证

患者生命体征平稳，无出血倾向。

3. 康复治疗禁忌证

患者生命体征不稳定。

4. 康复治疗

（1）运动疗法：甲状腺功能减退症是甲状腺激素合成与分泌不足而致的全身性疾病，导致多系统的功能障碍。因此，适量合理的运动可改善疾病的临床症状，促进功能恢复。实施运动治疗可增强肌肉力量、肌肉耐力和肌肉协调性，保持及恢复关节的活动度，促进运动系统的血液循环和淋巴循环，消除肿胀和疼痛等。运动增进食欲，促进胃肠蠕动，防止便秘的发生，对精神、心理也有良好的作用。运动类型以步行、慢跑、伸展运动和健身操等方式为主。根据年龄、性别、体力等不同情况逐步增加运动时间和运动强度。一般采取中低等运动强度，运动锻炼的时间15~45分钟不等。

（2）物理治疗：物理因子治疗的目的是改善中枢的调节功能，调整各脏器之间的相互协调与平衡，促使肿大的甲状腺缩小或恢复正常，从而减轻压迫症状，避免手术或为手术创造有利的条件。①对于甲状腺功能减退症出现的黏液性水肿可用无热量的超短波、红外线、弱红斑量紫外线治疗，促进血液淋巴液循环，减轻水肿。②对于甲状腺功能减退症出现的肌肉与关节系统的症状可用超声波、蜡疗、磁疗，解除肌肉、关节疼痛，促进关节腔积液的吸收。

（3）作业治疗：通过有治疗目的的治疗，改善躯体功能、改善心理状态，提高日常生活活动能力和生活自理程度，提高职业技能，达到自理，自立。提高患者生活质量，早日重返家庭和社会。所用方法可根据病情，主要选择集体活动、休闲娱乐活动，以克服孤独感，恢复社会交往，培养重返社会的意识。也可进行日常生活活动训练，每天一次，每次涉及项目30分钟，每周4次，持续坚持。

（4）康复工程：甲状腺功能减退症患者肌肉软弱无力、疼痛、强直，可伴有慢性关节炎，康复工程在甲状腺功能减退症中的应用主要涉及矫形器和辅助具，具有固定止痛、防止和矫正畸形的作用。对下肢疼痛、行走困难的患者可使用拐杖或轮椅改善其步行功能和社会交往能力。

六、中医传统康复治疗

（一）中药疗法

1. 气瘿

肝郁气滞证：治宜疏肝解郁，理气消肿。方选四海舒郁丸加减。药用柴胡、木香、陈皮、香附、昆布、海藻、海蛤壳、黄药子等。

2. 肉瘿

（1）肝郁痰凝证：治宜疏肝解郁，化痰散结。方选海藻玉壶汤加减。药用柴胡、白术、茯苓、半夏、陈皮、木香、香附、夏枯草、昆布、海藻、海浮石、贝母、牡蛎、山慈菇、黄药子等。

（2）痰凝血瘀证：治宜疏肝活血，化痰散结。方选海藻玉壶汤合桃红四物汤加减。药用柴胡、当归、赤芍、丹参、三棱、莪术、桃仁、红花、香附、昆布、海藻、海浮石、贝母、牡蛎、山慈菇、黄药子等。

3. 石瘿

痰瘀毒聚证：治宜活血化瘀、解毒消肿。方选海藻玉壶汤加减。药用夏枯草、海藻、昆布、当归、赤芍、红花、三棱、莪术、白花蛇舌草、凤尾草、露蜂房等。

（二）针刺疗法

（1）以颈部和任脉、足阳明经腧穴为主。取瘿肿局部、天突、膻中、合谷、足三里、三阴交、丰隆等穴。

（2）耳针：取神门、内分泌、皮质下、交感、对屏尖、颈。每次选 2~3 穴，毫针浅刺，留针 30 分钟；也可埋针或用王不留行籽贴压。

七、心理干预

（1）引起甲状腺功能亢进的原因是多方面的，但长期的情绪压抑或受到精神刺激容易诱发此病。因此，要保持乐观、豁达的心态对待周围的事物，应尽量保持工作环境的宽松，维持家庭生活的和睦，尽量给自己减压。通过心理治疗解除患者的症状，提供心理支持，重塑人格系统。

（2）甲状腺功能减退患者会出现人格的改变和社交障碍，不愿与人交往。在社交场所有局促不安感。关心患者，多与患者交谈，谈患者感兴趣的话题。鼓励患者参加娱乐活动，调动其参加社交活动的积极性。听活泼欢快的乐曲，使其心情愉快。嘱亲友来探视患者，使其感到温暖与关怀，以增强自信心。

八、康复护理

1. 生活护理

为患者创造安静、舒适、和谐、卫生的休息环境，根据病情指导患者合理的活动与休息，充分休息，避免劳累，关心体贴患者，稳定情绪，防止病情加重。

2. 饮食指导

忌用导致甲状腺肿的食物，如卷心菜、白菜、核桃等，供给足量蛋白质、维生素，限制脂肪和富含胆固醇之品的摄入。

3. 情志调理

多与患者交流沟通，嘱患者要保持乐观、豁达的心态对待周围的事物，尽量保持工作环境的轻松，维持家庭生活的和睦，尽量给自己减压，通过心理治疗解除患者的症状，提供心理支持，重塑人格系统。

九、预后

大部分甲状腺功能亢进患者经积极的康复治疗后对生理功能、心理功能、日常生活活动能力及职业能力不会产生影响，预后良好。只有部分病例会遗留有视力障碍、心脏功能障碍而影响日常生活活动能力。也有严重的患者发生甲状腺功能亢进危象、心力衰竭造成死亡的结局。

呆小病和幼年型甲状腺功能减退的预后不良，因此必须强调早期诊断和早期治疗，积极推广新生儿甲状腺功能普查可明显改善呆小病的预后。大部分成人型甲状腺功能减退患者经过积极的甲状腺制剂终身替代治疗，对生理功能、心理功能、日常生活活动能力及职业能力不会产生影响，预后良好。只有部分病例不遵守医嘱会引起甲状腺功能减退的症状加重，严重时可出现昏迷，最后导致多系统功能衰竭造成死亡的结局。

甲状腺炎如果治疗及时，患者大多可得以完全恢复，对患者的生理功能、心理功能、日常生活活动能力及职业能力不会产生影响。只有极少数患者变成永久性甲状腺功能减退症。需要甲状甲状腺原制剂终身替代治疗，但不影响患者的寿命。

十、健康教育

（1）保持身心愉快，避免精神刺激或过度劳累。

（2）少吃刺激性食物，尤其是咖啡和茶，以免心悸、手抖等症状加重。

（3）保持充足的睡眠及保持心情舒畅。

（4）在治疗过程中，要坚持服药，定期复查，以保证治疗效果。

（5）注意个人卫生，冬季注意保暖，减少出入公共场所，以预防感染和创伤。

（李盈盈　董翼瑶　陈　西）

第二十六章

糖尿病的康复

糖尿病是以多种病因引起以慢性高血糖为特征的代谢紊乱。糖尿病表现为代谢紊乱症候群，久病可引起多系统受损害，导致眼、肾、神经、心脏、血管等组织的慢性进行病变，引起功能缺陷及衰竭。病情严重或应激时可发生急性代谢紊乱。

糖尿病是常见病、多发病，其患病人数正随着人民生活水平的提高、人口老化、生活方式的改变及诊断技术的进步而迅速增加。WHO 于 1997 年报道，全世界约有1.35 亿糖尿病患者，并有逐年上身的趋势。糖尿病已成为发达国家继心血管病和肿瘤之后的第三大疾病，是严重威胁人类健康的世界公共卫生问题。

中医学对糖尿病早有认识，属于"消渴"的范畴。早在《黄帝内经》就有所论述，随着历代医学家的不断完善、补充，对糖尿病的病因、辨证、治疗都有详尽描述和系统论述。

一、病因病机

1.禀赋不足，五脏虚弱

先天禀赋不足，五脏虚弱，是引起消渴的重要内在因素。《灵枢·五变》指出："五脏皆柔弱者，善病消瘅"。其中尤以阴虚体质最易罹患。

2.饮食不节，过食肥甘厚味

长期过食肥甘，醇酒厚味，辛辣刺激食物，损失脾胃，导致脾胃运化失职，积热内蕴，化燥伤阴，发为消渴。《素问·奇病论》说："此肥美之所发也，此人必数食甘美而多肥也，肥者令人内热，甘者令人中满，故其气上溢，转为消渴"。

3.情志失调，五志过极化火伤阴

长期过度的精神刺激，导致情志失调，气机郁结，郁而化火，火热内燔，消烁肺胃阴津而发为消渴。如《临证指南医案·三消》所说："心境愁郁，内火自燃，乃消症大病。"

4.劳欲过度，房室不节

房室不节，劳欲过度，伤肾耗阴，阴精不足，导致虚火内生，阴虚火旺。正如

《诸病源候论·消渴病诸候》所说："房劳过度，致令肾气虚耗，下焦生热，热则肾燥，肾燥则渴。"

综上所述，本病关系五脏，其中肾为关键，病理以阴虚为本，燥热为标，两者互为因果。病程迁延日久，阴损及阳，可见气阴两伤或阴阳俱虚证；若损及五脏，精血枯竭，燥热内盛，则见并发症丛生。

二、康复辨证

1.辨证要点

（1）辨标本：本病以阴虚为本，燥热为标，两者互为因果，常因病程的长短和病情轻重的不同，而阴虚和燥热之表现各有侧重。一般初病多以燥热为主，病程较长者则阴虚与燥热互见，日久则以阴虚为主。进而由于阴损及阳，导致阴阳俱虚之症，临床当仔细辨别。

（2）辨本症与并发症：多饮、多食、多尿和消瘦是消渴病的基本临床表现，而易发生并发症为本病的另一特点。本症与并发症的关系，一般以本症为主，并发症为次。多数患者，先见本症，随病情发展而出现并发症。但亦有少数患者与此相反，如中老年患者本症不明显，常以眼疾、心脑病证等为线索而确诊本病。

2.常见证型

（1）阴虚燥热：口干或口渴引饮，能食善饥，尿混浊或尿甜，腰膝酸软，头昏耳鸣，皮肤干燥，舌红少苔，脉细数。

（2）阴阳两虚：小便频数，混浊如膏，甚至饮一溲一，面容憔悴，耳轮干枯，腰膝酸软，四肢欠温，畏寒怕冷，阳痿或月经不调，舌淡苔白而干，脉沉细无力。

（3）脾胃气虚：口渴引饮，能食与便溏并见，或饮食减少，精神不振，身体困倦，四肢乏力，少气懒言，形体消瘦，舌淡苔白，脉细弱无力。

三、临床表现

1.代谢紊乱症候群

糖尿病的表现常被描述为"三多一少"，即多尿、多饮、多食和体重减轻。1型糖尿病患者大多起病较快，病情较重，症状明显且严重。2型患者多数起病缓慢，病情相对较轻。患者可有皮肤瘙痒，尤其外阴瘙痒。

2.并发症

相当一部分患者并无明显"三多一少"症状，仅因各种并发症而就诊，化验后发现高血糖。糖尿病的并发症分为急性并发症和慢性并发症。

（1）急性并发症：①糖尿病酮症酸中毒和高渗性昏迷是糖尿病的急性并发症；②感染。糖尿病患者常易发生疖、痈等皮肤化脓性感染，皮肤真菌感染，合并肺结核、尿路感染、肾乳头坏死等。

（2）慢性并发症：糖尿病的慢性并发症是造成患者致死、致残的重要原因。

1）大血管病变：与非糖尿病人群相比较，糖尿病人群中动脉硬化的患病率较高，发病较年轻，病情进展也较快。大、中动脉粥样硬化主要侵犯主动脉、冠状动脉、脑动脉、肾动脉和肢体外周动脉等，引起冠心病、缺血性或出血性脑血管病、肾动脉硬化、肢体动脉硬化等。约有50%的糖尿病患者死于冠心病，糖尿病患者脑卒中的危险比非糖尿病患者高2.5倍。肢体外周动脉粥样硬化常以下肢动脉病变为主，表现为下肢疼痛、感觉异常和间歇性跛行，严重供血不足可导致肢体坏疽。

2）微血管病变：主要表现在视网膜、肾、神经、心肌组织，其中尤以糖尿病肾病和视网膜病变为主。糖尿病肾病最终可发展为尿毒症，约35%新发生的终末期肾病是由糖尿病引起。而糖尿病视网膜病变是失明的主要原因之一，约9%的失明患者与糖尿病有关。

3）神经病变：病变部位以周围神经最为常见，通常为对称性，下肢较上肢严重，病情进展缓慢。自主神经病变也较常见，并可较早出现，影响胃肠、心血管、泌尿系统和性器官功能。2型糖尿病神经病变患病率比非糖尿病者高5倍。

4）眼的其他病变：除视网膜病变外，糖尿病还可引起黄斑病、白内障、青光眼、屈光改变、虹膜睫状体病变等。

5）糖尿病足：糖尿病患者因末梢神经病变、下肢动脉供血不足及细菌感染等多种因素，引起足部疼痛、皮肤深溃疡、肢端坏疽等病变，通称为糖尿病足。在非创伤性截肢中，糖尿病患者占50%以上。

四、临床治疗

由于糖尿病的病因和发病机制尚未完全阐明，目前仍缺乏病因治疗。

糖尿病治疗的近期目标是通过控制高血糖和相关代谢紊乱以消除糖尿病症状和防止出现急性严重代谢紊乱；远期目标是通过良好的代谢控制达到预防和（或）延缓糖尿病慢性并发症的发生和发展，维持良好健康和学习、劳动能力，保障儿童生长发育，提高患者的生活质量、降低病死率和延长寿命。

近年循证医学的发展促进了糖尿病治疗观念的进步，糖尿病的控制已从传统意义上的治疗转变为系统管理，最好的管理模式是以患者为中心的团队式管理，团队主要成员包括全科和专科医师、糖尿病教员、营养师、运动康复师、患者及其家属等，并建立定期随访和评估系统。

近年临床研究证实：使新诊断的糖尿病患者达到良好血糖控制可延缓糖尿病微血管病变的发生、发展；早期有效控制血糖可能对大血管有较长期的保护作用（代谢记忆效应）；全面控制 T_2DM 的危险因素可明显降低大血管和微血管病变的发生风险和死亡风险。早期良好控制血糖尚可保护 β 细胞功能及改善胰岛素敏感性。故糖尿病管理须遵循早期和长期、积极而理性综合治疗和全面达标、治疗措施个体化等原则。IDF 提出糖尿病综合管理五个要点（有"五驾马车"之称），即糖尿病教育、医学营养治疗、运动治疗、血糖监测和药物治疗。

应对血糖控制的风险与获益、可行性和社会因素等进行综合评估，为患者制定合理的个体化 HbA1c 控制目标。对大多数非妊娠成人，HbA1c 的合理控制目标为 < 7%；而对病程短、预期寿命长、无明显脑血管疾病等患者，可考虑更严格的 HbA1c 目标；对于有严重低血糖病史、预期寿命有限、已有显著微血管或大血管并发症、糖尿病病程长的患者，应采用较为宽松的 HbA1c 目标。

（一）糖尿病健康教育

糖尿病健康教育是重要的基础管理措施，是决定糖尿病管理成败的关键。健康教育包括糖尿病防治专业人员的培训，医务人员的继续医学教育，患者及其家属和公众的卫生保健教育。每位糖尿病患者均应接受全面糖尿病教育，充分认识糖尿病并掌握自我管理技能。

（二）医学营养治疗

医学营养治疗是糖尿病基础管理措施，是综合管理的重要组成部分。对医学营养治疗的依从性是决定患者能否达到理想代谢控制的关键影响因素。其主要目标是纠正代谢紊乱，达到良好的代谢控制减少脑血管疾病的危险因素，提供最佳营养以改善患者健康状况、减缓 β 细胞功能障碍的进展。医学营养治疗总的原则是确定合理的总能量摄入，合理、均衡地分配各种营养物质，恢复并维持理想体重。

1. 计算总热量

首先按患者性别、年龄和身高查表或用简易公式计算理想体重［理想体重（kg）= 身高（cm）-105］，然后根据理想体重和工作性质，参照原来生活习惯等，计算每天所需总热量。

2. 营养物质含量

膳食中碳水化合物所提供的能量应占饮食总热量的 50%~60%。不同种类的碳水化合物引起血糖增高的速度和程度有很大不同，可用血糖指数（glycemic index，GI）来衡量。血糖指数是指进食恒量的食物（含 50g 碳水化合物）后，2~3 小时内的血糖曲线下面积相比空腹时的增幅除以进食 50g 葡萄糖后的相应增幅。血糖指数 ≤ 55%，为低血糖指数食物，血糖指数为 55%~70% 为中血糖指数食物，血糖指数 ≥ 70% 为高血糖指数食物。低血糖指数食物有利于血糖控制和控制体重。应限制含糖饮料摄入；可适量摄入糖醇和非营养性甜味剂。肾功能正常的糖尿病个体，推荐蛋白质的摄入量占供能比的 10%~15%，成人每天每公斤理想体重为 0.8~1.2g；孕妇、乳母、营养不良或伴消耗性疾病者增至 1.5~2.0g；伴有糖尿病肾病而肾功能正常者应限制至 0.8g，血尿素氮已升高者应限制在 0.6g 以下；蛋白质应至少有 1/3 来自动物蛋白质，以保证必需氨基酸的供给。膳食中由脂肪提供的能量不超过总热量的30%，其中饱和脂肪酸不应超过总热量的 7%；食物中胆固醇摄入量应 < 300mg/d。富含食用纤维的食品可延缓食物吸收，降低餐后血糖高峰，有利于改善糖类和脂肪代谢紊乱。推荐膳食纤维每天摄入量至少达 14g/d。每天摄入食盐应限制在 6g 以下。应戒烟限酒。

3. 合理分配

确定每天饮食总热量和糖类、蛋白质、脂肪的组成后，按每克糖类、蛋白质产生 4kcal，每克脂肪产热 9kcal 的比例，将热量换算为食品后制订食谱，并根据生活习惯、病情和配合药物治疗需要进行安排。可按每天三餐分配为 1/5、2/5、2/5 或1/3、1/3、1/3。

4. 随访

以上仅是原则估算，在治疗过程中随访调整十分重要。

（三）运动治疗

运动治疗在糖尿病的管理中占重要地位，尤其对肥胖的 T_2DM 患者，运动可增加胰岛素敏感性，有助于控制血糖和体重。根据年龄、性别、体力、病情、有无并发症及既往运动情况等，在医师指导下开展有规律的合适运动，循序渐进，并长期坚持。运动前后要监测血糖，运动量大或激烈运动时应建议患者调整食物及药物，以免发生低血糖。T_1DM 患者为避免血糖波动过大，体育锻炼宜在餐后进行。血糖 > 14~16mmol/L，有明显的低血糖症状或者血糖波动较大，有糖尿病急性并发症和严重心、脑、眼、肾等慢性并发症者暂不适宜运动。

（四）病情监测

病情监测包括血糖监测、其他脑血管疾病危险因素和并发症的监测。血糖监测基本指标包括空腹血糖、餐后血糖和 HbA1c。建议患者应用便携式血糖仪进行自我血糖监测（SMBG），指导调整治疗方案。持续血糖监测（CGM）可作为无症状低血糖和（或）频发低血糖患者自我血糖监测的补充。HbA1c 用于评价长期血糖控制情况，也是临床指导调整治疗方案的重紧依据之一，患者初诊时都应常规检查，开始治疗时每 3 个月检测 1 次，血糖达标后每年也应至少监测 2 次，也可用糖化血清白蛋白来评价近 2~3 周的血糖控制情况。患者每次就诊时均应测量血压；每年至少1 次全面了解血脂及心、肾、神经、眼底等情况，尽早给予相应处理。

（五）高血糖的药物治疗

1. 口服降制药物

近年来口服降糖药发展较快，不断有新的药物和剂型出现并应用于临床。目前常用的口服降糖药物大致分为三类：促胰岛素分泌剂、胰岛素增敏剂和 α–葡萄糖苷酶抑制剂。在这三类药物中促胰岛素分泌剂可以引起低血糖反应，而后两类一般不引起低血糖反应。

（1）促胰岛素分泌剂：主要包括磺脲类和格列奈类。①磺脲类降糖药：它是临床应用最广泛的一类口服降糖药，其主要作用机制是通过刺激胰岛 β 细胞释放胰岛素；增加外周组织对胰岛素的敏感性。临床上多用于尚有一定胰岛素分泌功能、经饮食治疗和运动治疗效果不满意的 2 型糖尿病患者。②格列奈类降糖药：这类药物是 20 世纪 90 年代后期才应用于临床的，主要通过刺激进食后胰岛素的分泌来降低血糖，故应在餐前 15 分钟或进餐时使用。其适应证与磺脲类降糖药物相似，在新诊断的 2 型糖尿病患者行饮食控制及运动疗法后血糖仍高者，瑞格列奈可作为首选药物，尤其餐后血糖增高者更为合适。

（2）胰岛素增敏剂：目前包括双胍类和噻唑烷二酮类。①双胍类：作用机制目前尚未完全阐明，可能是增加外周组织对葡萄糖的摄取和利用，如增加肌细胞内葡萄糖的无氧酵解，乳酸生成增加；增加靶细胞胰岛素受体数量和对胰岛素的亲和力，提高外周组织对胰岛素的敏感性；抑制葡萄糖从肠道吸收；抑制肝脏糖异生，减少肝糖原输出；降低血浆三酰甘油、胆固醇和极低密度脂蛋白水平，增加高密度脂蛋白水平，有预防动脉粥样硬化症的作用；同时还能减轻肥胖型糖尿病患者的体重。双胍类降糖药的主要适应证：中年以上起病的 2 型糖尿病患者，特别是肥胖型经严格饮食控制和运动治疗不能满意控制病情时，应首选双胍类降糖药；磺脲类降糖药失效时，可改用双胍类降糖药和磺脲类降糖药物联合应用，可获得良好效果，需胰岛素治疗的患者辅以双胍类降糖药联合治疗，可减少胰岛素的用量、减少血糖波动；双胍类降糖药还能预防糖调节受损者发展为临床糖尿病。常用的双胍类降糖药有苯乙双胍（降糖灵）和二甲双胍（甲福明、降糖片等）。②噻唑烷二酮类：又称为格列酮类抗糖尿病药物，主要通过作用于过氧化物酶体增殖物激活 γ 受体来调节与脂肪代谢相关基因的表达，从而达到增加胰岛素的敏感性。我国目前临床上常用的药物为罗格列酮和吡格列酮。

（3）α–葡萄糖苷酶抑制剂：它是新一代降糖药物，主要产品有阿卡波糖（拜糖平）和米格列醇。其主要作用机制是竞争抑制小肠黏膜上的 α–葡萄糖甙酶的活性，抑制淀粉、蔗糖、麦芽糖的分解，使葡萄糖的吸收减慢，降低餐后高血糖。本品可作为 2 型糖尿病的首选药物，也可与磺脲类或双胍类降糖药联合应用，还可与胰岛素联合使用。其降糖作用较为理想，尤其是降低餐后高血糖。

2. 胰岛素治疗

胰岛素治疗主要适用于 1 型糖尿病患者和 2 型糖尿病患者经饮食治疗、运动治疗和口服降糖药疗效不明显者。由于胰岛素制剂的类型不同，产生药效的时间也不同。因此应根据患者的情况选用不同剂型的胰岛素制剂进行治疗。

五、康复评定

（一）身体结构和功能水平的评定

1. 生化指标测定

生化指标测定包括血糖、糖化血红蛋白 A1、血脂、肝肾功能等，其中糖化血红蛋白 A1 测定可反映取血前 4~12 周血糖的总水平，可弥补空腹只反映瞬时血糖值之不足，是糖尿病控制的重要检测指标之一。

2. 靶器官损害程度的评定

（1）视网膜病变的评定：可用检眼镜、眼底荧光血管造影及眼底光学断层扫描等方法进行检查。依据眼底改变分为非增殖型、增殖性和糖尿病性黄斑水肿三种。非增殖性视网膜病变又分为轻、中、重度。肾脏病变的评定可根据肾功能和肾组织学检查结果将 1 型糖尿病肾脏病变分为 5 期。Ⅰ期表现为肾小球滤过率增高和肾体积增大；Ⅱ期为静息期，尿白蛋白排出率（UAE）正常，肾小球毛细血管基膜增厚和系膜基质增加；Ⅲ期为隐形期，也称早期糖尿病肾病期，主要表现为 UAE 持续高于 20~200μg/min。Ⅳ期为临床糖尿病肾病或显性糖尿病肾病期，主要表现为 UAE=200μg/min 或持续性尿蛋白 > 0.5g，为非选择性蛋白尿。肾小球毛细血管基膜明显增厚，系膜基质增宽；Ⅴ期为终末期肾衰竭。这种分期方法在一定程度上也适用于 2 型糖尿病肾病。

（2）周围神经病变的评定：主要包括肢体觉、运动功能评定，如用 S-M 单丝触觉试验评定肢体轻触感觉，用音叉评定振动觉。S-M 单丝触觉试验是用 S-M 单丝轻触皮肤并使其弯曲，则皮肤表面所承受的压力为 10g。用手法肌力测试评定四肢肌力，可用 Berg 平衡量表评定平衡功能。

（3）冠心病的评定：对于 35 岁以上的患者，还应行运动负荷试验，以判断患者心血管系统对运动的反应能力及患者的体力活动能力，筛查未诊断出的缺血性心脏病。

（4）脑血管病变的评定：主要评定糖尿病脑血管病变引起的脑损伤后运动功能、语言功能及认知功能的障碍程度

（5）糖尿病足的评定：主要包括以下内容：①皮肤血液灌注压的测定：踝的血流灌注可以采用标杆试验（pole-test）来评估，该方法是将腿部抬高后记录超声波信号点；②趾部血压和跨皮氧分压（transcutaneous oxygen pressure9，$TcPO_2$）的测定；③胫后动脉和足背动脉的脉搏触诊；④踝肱压力指数（ankle brachial pressure index，ABI）测定：ABI= 踝动脉收缩压 / 肱动脉收缩压，ABT < 0.9 提示阻塞性动脉病变存在。

3. 心理功能的评定

用汉密尔顿焦虑量表和汉密尔顿抑郁量表评定患者的情绪。

（二）活动水平的评定

可用巴氏指数评定（Barthel index BI）来评定患者日常生活自理能力。

（三）参与水平的评定

可以用糖尿病生活质量量表（diabetes QOL scale，DQLS）、糖尿病生活质量测定（diabetes QOL measure，DQOL）和SF-36量表进行评定。

六、康复治疗

（一）康复适应证与禁忌证

1.适应证

服用降糖药后，血糖控制在正常范围内，但仍有临床症状，糖尿病并出现慢性并发症，病情稳定者可进行康复治疗。康复治疗中的运动疗法适用于轻度和中度的2型糖尿病患者，尤其是肥胖的2型糖尿病患者。1型糖尿病患者只有在病情稳定，血糖控制良好时才能进行适当的运动治疗。

2.康复禁忌证

如出现急性并发症，如酮症酸中毒、急性感染；空腹血糖大于15.0mmol/L或有严重的低血糖倾向者。严重糖尿病肾病、糖尿病视网膜病变、糖尿病足等都禁止进行运动疗法。

（二）康复治疗原则

在实施糖尿病综合疗法中，不同类型的糖尿病其康复治疗的原则是不同的。

1.1型糖尿病

主要是由于胰岛 β 细胞被异常的自身免疫反应选择性的破坏，体内胰岛素缺乏，必须依赖外源性胰岛素的补充。因此，一旦诊断明确，随即应开始胰岛素治疗，补充体内胰岛素的不足。到目前为止，关于1型糖尿病患者进行运动治疗仍存在很多争议，大致有以下两类观点：①建议所有糖尿病患者均应把规律的运动训练作为治疗方案的一个组成部分；②运动对1型糖尿病患者来说可能有好处，同时也存在一定的风险，所以只是评价和教育糖尿病患者，使他们在希望参加体育运动时能够积极参与。第2种观点在最近这些年获得了更多的认可，大部分糖尿病专家是通过教育想参加运动训练的1型糖尿病患者，但不力劝1型糖尿病患者参加运动治疗。教育的目的是使患者在运动前、运动期间和运动后达到较好的代谢控制，尽量避免出现不同运动并发症。

2.2 型糖尿病

主要由于体内胰岛素的靶细胞（主要是骨骼肌细胞、脂肪细胞和肝细胞）出现胰岛素受体或受体后异常或缺陷，造成外周组织对胰岛素的抵抗，使靶细胞摄取与利用葡萄糖减少，导致血糖升高。此型糖尿病的治疗首先应侧重于改善患者的生活方式，实施饮食控制和运动疗法，以有效地控制血糖。如果该治疗方案经认真实施但无效时，则应考虑使用口服降糖药或胰岛素治疗。

糖调节受损又称糖尿病前（prediabetes），经过若干年后一部分患者将发展为2型糖尿病。目前已证实，在糖调节受损阶段给予有效地康复治疗可减少或阻断部分糖调节受损患者进展为糖尿病。糖调节受损康复治疗方法包括饮食控制、运动锻炼、生活方式的改善及药物治疗等方面。

（三）康复治疗的目标、控制标准及原则

1. 糖尿病康复治疗的目标

康复治疗的目标与临床治疗相同，包括以下几方面：①消除高血糖等代谢紊乱所引起的各种症状；②纠正糖代谢紊乱，控制高血糖，使血糖降到正常或接近正常水平；③纠正脂代谢紊乱及其他代谢异常；④防治各种急性和慢性并发症的发生和发展，减少患者的致残率和病死率；⑤保证儿童、青少年患者的正常生长发育；⑥保证育龄期妇女的正常妊娠、分娩和生育；⑦通过糖尿病教育，使患者掌握糖尿病的防治知识、必要的自我监测技能和自我保健能力；⑧改善糖尿病患者的生活质量，使之成为一名条件健康人（即能和正常人一样参与正常的社会劳动和社交活动，享有并保持正常人的心理和体魄状态）。

2. 糖尿病康复治疗的控制标准

糖尿病康复治疗最终目的是达到控制血糖，缓解症状。每一位患者的治疗目标和策略都应该是个体化的，医师会对每个危险因素分别进行考虑。对糖尿病患者达标治疗的要求见表 26-1。

表 26-1　糖尿病控制标准

	理想控制	较好控制	控制差
血浆葡萄糖			
空腹（mmol/L）	4.4~6.1	≤ 7.0	> 7.0
非空腹（mmol/L）	4.4~8.0	≤ 10.0	> 10.0
糖化血红蛋白（HbA1c）（%）	< 6.5	6.5~7.5	> 7.5
血脂			
总胆固醇（mmol/L）	< 4.5	≥ 4.5	≥ 6.0
HDL-CH（mmol/L）	> 1.1	0.9~1.1	< 0.9
三酰甘油（mmol/L）	< 1.5	< 2.2	≥ 2.2
LDL-CH（mmol/L）	< 2.6	2.2~3.6	> 3.3

续表

	理想控制	较好控制	控制差
血压（mmHg）	< 130/80	（130~140）/（80~90）	≥ 140/90
BMI（kg/m²）			
男	< 25	< 27	≥ 27
女	< 24	< 26	≥ 26

（四）饮食疗法

饮食治疗对糖尿病患者是至关重要的，是控制代谢、预防并发症的重要手段，是糖尿病综合治疗的基础疗法，适用于各型糖尿病患者。所有糖尿病患者都要严格控制饮食，必须把全天所需的食物有计划、合理地分配在三餐及加餐中，定时、定量进食。

1. 基本原则

（1）热量平衡：即每天摄入的热量要与消耗的热量平衡，对每天总热量的限制以维持控制理想体重为原则。肥胖患者要严格控制总热量，给予低能量饮食。消瘦患者应给予高热量饮食，使其体重尽快恢复到理想水平。

（2）三大营养素比例适当：三大营养物质，即碳水化合物、脂肪和蛋白质摄入量要适当。糖尿病患者膳食的总热量中碳水化合物应占 55%~65%，应严格限制葡萄糖等单糖及蔗糖等双糖的摄入。成人糖尿病患者蛋白质的需要量为每天每千克体重 1.0g 左右，占总热量的 10%~20%；对于生长发育阶段的儿童、妊娠、哺乳、营养不良及消耗性疾病应放宽对蛋白质的限制，可按每天每千克体重 1.2~1.5g 计算；有肝肾衰竭者必须减少蛋白质的摄入量，按每天每千克体 0.6~0.7g 计算。糖尿病患者脂肪的需要量为每天每千克体重 0.6~1.0g，占总热量的 20%~25%，其中饱和脂肪酸不宜超过 1/3，以不饱和脂肪酸为主。

（3）维生素和微量元素的适当补给：进食绿叶蔬菜、海藻类等高维生素、高纤维饮食能明显改善糖尿病患者的糖和脂肪代谢紊乱。钙、镁、锌、铬等微量元素参与糖代谢，应适量补充。

（4）保持有规律的饮食习惯：按时、定量吃饭，生活习惯规律化。同时合理安排进餐，一般早、中、晚三餐热量的分布以 1/5、2/5、2/5 为宜，并可按生活习惯、用药情况及病情控制情况做必要的调整。

2. 糖尿病患者的食物选择

糖尿病患者应食用可延缓血糖、血脂升高的食物，如大豆及豆制品，这类食品除富含蛋白质、微量元素、维生素之外，在豆油中还有较多的不饱和脂肪酸，能降低血胆固醇和三酰甘油。另外粗杂粮也是糖尿病患者适宜食用的食物，如莜麦面、荞麦面、玉米面等含有多种微量元素、纤维素，有延缓血糖升高的作用。蔬菜类，如苦瓜、冬瓜、山药、马齿苋、洋葱等对糖尿病有一定的疗效，宜多食。而易使血糖迅速升高的食物，如白糖、巧克力及糖制糕点等尽量不要食用；易使血脂升高的食物，如动物油脂、奶油、肥肉等应该不用或少用，防止动脉硬化性心脏病的发生。

（五）运动疗法

合理运动能降低血糖、血脂、血压，增强机体对胰岛素的敏感性，改善心、肺功能，减轻体重，有利于预防糖尿病的并发症。对患者应制订符合其个人状况的运动治疗方案，即运动处方。运动处方包括运动方式、运动强度、运动时间、运动频率、注意事项等几个方面。制订运动处方前，应详细询问病史，对患者进行体格检查，以及血糖、血脂、肝肾功能、心电图、运动负荷试验、胸片等检查。

1. 运动方式

适用于糖尿病患者的训练是低至中等强度的有氧运动，如步行、慢跑、游泳、划船、骑自行车等项目；中国传统体育，如太极拳、八段锦、气功等对于糖尿病患者也是理想的运动方式。应结合患者具体情况，选择适合的运动项目。

2. 运动强度

根据糖尿病的类型、并发症和患者肥胖程度的不同，制订出适合的运动强度。一般采用运动中的靶心率作为评定运动强度大小的指标，靶心率的测定最好通过运动试验获得，常取运动试验中最高心率的60%~80%作为靶心率。开始宜用低强度进行运动，逐渐加量。

3. 运动时间

运动持续时间应根据个人的耐受能力，通常每次运动的时间可从10分钟开始，逐步延长至30~40分钟，运动前进行准备运动，运动后要有整理运动。此外，还应注意选择最佳的运动时间。一天中较适宜运动的时间，应根据患者的实际情况决定，并注意与饮食、药物等治疗相互协调、相互配合。通常糖尿病患者应避免空腹运动，而以餐后进行运动为宜。在餐后进行运动时，应注意避开药物作用的高峰期，以免发生低血糖。

4. 运动频率

运动频率可根据每次运动的运动量大小而定，一般认为每周运动锻炼3~4次较为合理。如果每次运动量较大，间歇宜稍长。但运动间歇超过3~4天，则运动锻炼的效果及运动蓄积效应将减少，难以产生疗效。有资料表明，终止运动锻炼3天，已获得改善的胰岛素敏感性会随之消失，故运动疗法实施每周必须在3次以上。

5. 运动疗法实施中的注意事项

（1）必须在饮食疗法的基础上进行，以达到最佳的运动疗效，较满意地控制血糖水平。

（2）运动实施前后要有准备运动和放松运动，以避免心脑血管意外或肌肉、骨关节损伤的发生。

（3）定期测量体重、体脂量、肌力，检测血糖和血脂等代谢指标，评价运动疗法的效果。

（六）中医传统康复治疗

1. 中药疗法

（1）辨证治疗

1）阴虚燥热证，宜清热生津止渴，方选白虎加人参汤和益胃汤加减，药用生石膏、知母、人参、甘草、沙参、麦冬、生地黄、玉竹等。

2）脾胃气虚证，宜益气健脾、生津止渴，方选七味白术散，药用党参、白术、茯苓、甘草、木香、藿香、葛根等。

3）肾阴亏虚证，宜滋阴补肾，润燥止渴，方选六味地黄丸，药用熟地黄、山茱萸、山药、茯苓、泽泻、牡丹皮等。

4）阴阳两虚证，宜温阳滋阴、补肾固摄，方选金匮肾气丸，药用熟地黄、山茱萸、山药、茯苓、泽泻、牡丹皮、附子、肉桂等。

（2）常用中成药

1）玉泉丸：其主要成分为葛根、天花粉、生地黄、麦冬、五味子、甘草、糯米；具有养阴生津，止渴除烦，益气和中功效；主治糖尿病之阴津亏少。口服，成人每次9g（60粒），每天4次，温开水送服，1个月为1个疗程。

2）消渴丸：其主要成分为黄芪、生地黄、天花粉、格列本脲（每丸含格列本脲0.25mg）；具有滋肾养阴，益气生津功效；主治糖尿病出现"三多一少"症，体倦乏力者。口服，每天3次。初服者每次5丸，逐渐递增到每次10丸，有疗效后，再逐渐减少为每天2次的维持量。

3）石斛夜光丸：其主要成分为石斛、羚羊角、枸杞子、决明子、黄连等；具有补肾养阴，清肝明目功效；主治糖尿病合并视网膜病变、白内障者。每次9g，每天2次，口服。

4）六味地黄丸：其主要成分为熟地黄、山药、山茱萸、茯苓、泽泻、牡丹皮；具有滋补肝肾功效；主治2型糖尿病证属阴虚者。口服，每次6g，每天2次。

（3）针灸疗法

1）常用穴位：根据辨证循经取穴治疗，常用的主穴有脾俞、肺俞、肾俞、足三里、三阴交、关元、太溪、中脘等。配穴有风池、肝俞、胃俞、命门、三焦俞、膀胱俞、曲池、内关、列缺、合谷、太渊、阳陵泉、地机、丰隆、悬钟等，可随症加减。

2）常用针灸方法：①针刺法：阴虚燥热取水沟、承浆、曲池、劳宫、太冲、商丘、肾俞、三焦俞等穴，每次选3~5穴，补泻兼施。若脾胃气虚者，配用脾俞、胃俞、气海、足三里等穴。若阴阳两虚者，可再配用命门、关元等穴。并发视网膜病变，加太阳、风池、瞳子髎等穴。并发周围神经病变，选灸曲池、足三里穴。②灸法：多用于治疗糖尿病阴损及阳或阴阳两虚者，基本穴为肺俞、脾俞、肾俞、三焦俞、中脘、气海、阳池、足三里、三阴交等穴。③耳针疗法：主穴为胰、肾上腺、内分泌穴，辅穴为肾、三焦、神门、心、肝、胃等穴，用毫针法隔天 1 次，或用压丸法，3~7 天复诊 1 次，每次选 3~4 个穴。④梅花针疗法：取 T_6~T_{12} 夹脊穴、L_1~L_6 夹脊穴，用梅花针轻叩或中等强度叩刺，每次 5~10 分钟，隔天 1 次，10 次为 1 个疗程。⑤穴位注射：用当归（黄芪、红花）注射液 0.5~2ml，注入肺俞、脾俞、肾俞、三焦俞、曲池、足三里、三阴交等穴，隔天 1 次，5 次为 1 个疗程。

（4）推拿疗法：一般可推脊椎两侧，并由上而下摩擦背部，揉背部俞穴。患者可经常按摩中脘、关元、肾俞穴，每穴按摩 15~30 次。

（5）淋浴疗法

1）温水浴能够调整自主神经功能，促进糖代谢，使全身情况得到改善。用 37~38℃温水擦浴 3~5 分钟，或全身温水浴 15~20 分钟。

2）矿泉浴可选用碳酸泉浴、硫化氢泉浴、氡泉浴，对基础代谢有调节作用，可促进糖代谢。运用时，适宜温度一般是 34~36℃，持续 10~20 分钟，每天或隔天 1 次，15 次为 1 个疗程。

七、心理干预

糖尿病是一种慢性疾病，病程长，患者常会出现各种心理障碍，从而影响患者的情绪，不利于病情的稳定。糖尿病患者在疲劳、焦虑、失望和激动时，可见血压升高，对胰岛素需要量增加；在应激状况下，肾上腺素、去甲肾上腺素分泌增多，胰岛素的分泌受抑制，致使血胰岛素水平下降、血糖升高。糖尿病足溃疡久经不愈可对步行功能有影响，严重影响患者日常生活、工作和社会交往，加之对截肢的恐惧，给患者带来沉重的心理负担。因此，在治疗糖尿病的同时，必须重视心理康复治疗，具体方法如下所述。

（1）支持疗法　是心理治疗的基础，其主要目标是支持患者渡过心理危机，引导患者有效地去适应和面对困难。

（2）分析疗法　是通过有计划、有目的地同糖尿病患者进行交谈，听取患者对病情的叙述，帮助患者对糖尿病有一个完整的认识，建立起战胜疾病的信心。

（3）集体疗法　是以集体为对象而施以心理治疗。一般由医务人员讲解糖尿病的有关知识，然后组织患者讨论，并邀请治疗较好的患者做经验介绍，通过患者的现身说法，起到示范作用。集体心理疗法一般每周 2~3 次，每次 1 小时，以 3~4 周为 1 个疗程，个别患者必要时可重复 1 个疗程。

（4）家庭心理疗法　其特点在于把着眼点放在整个家庭系统上，让每一个成员都能理解、支持、同情、体贴、爱护和帮助患者，消除患者精神上的压力，减轻躯体痛苦。尤其对于一些心理病态的儿童，治疗患儿的母亲甚至比治疗患儿本身显得更为重要。

（5）生物反馈疗法和音乐疗法　生物反馈疗法是借助肌电或血压等生物反馈训练，放松肌肉，同时消除心理紧张，间接地有利于血糖的控制。音乐疗法是通过欣赏轻松、愉快的音乐，消除烦恼和焦虑，消除心理障碍。

八、康复护理

1. 生活护理
（1）环境温、湿度适宜，顺应四时，及时增减衣物。
（2）起居有常，戒烟限酒。
（3）保持眼、口腔、会阴、皮肤等清洁卫生。
（4）建立较完善的糖尿病教育管理体系，通过糖尿病健康大讲堂、小组式教育或个体化的饮食和运动指导，为患者提供生活方式干预和药物治疗的个体化指导。

2. 饮食指导
（1）阴虚燥热证：宜食滋阴降火之品，如甲鱼、老鸭、莲子、百合、银耳、茼蒿、枸杞子、桑葚等。食疗方：菊花茶、枸杞茶、银耳连子百合饮等。
（2）阴阳两虚证：宜食温益肾阳、补肾滋阴之品，如牛肉、羊肉、虾仁、韭菜、猪胰、干姜、黑豆、黑芝麻等。食疗方：韭菜炒虾仁、香菇木耳汤等。

3. 情志调理
（1）护士多与患者沟通，了解其心理状态，增强其与慢性疾病作斗争的信心，保持乐观心态。
（2）鼓励家属理解支持患者，避免不良情绪的影响。
（3）组织形式多样、寓教于乐的病友活动，开展同伴支持教育，介绍成功的病例，鼓励参与社会活动。
（4）应用中医七情归属，了解患者情志状态，指导采用移情易性的方法，分散患者对疾病的注意力，改变其不良习性。

九、预后

糖尿病患者若血糖控制良好，则病情进展缓慢，临床各器官的并发症较少，症状较轻，对患者的日常生活活动、工作及社交活动影响较小。若血糖长期控制不佳，其眼、肾、心、脑及血管、神经的并发症不仅明显影响患者各器官和组织的功能，有些还可直接成为糖尿病患者死亡的主要原因。糖尿病性冠心病临床症状多不典型，但以无痛性心肌梗死多见，病死率高，占糖尿病总病死率的50%。糖尿病性脑血管病是糖尿病致死、致残的主要原因之一，临床上易继发脑梗死和脑出血，常有运动障碍、言语功能障碍及认知功能障碍等。糖尿病视网膜病变最终将导致失明，占失明患者总数的9%。糖尿病肾病可发展为肾衰竭，占新发的终末期肾病的35%。糖尿病足如果控制不好，最终的结局可导致慢性溃疡乃至截肢，占非创伤性截肢患者的50%以上。而糖尿病对性功能的影响将导致阳痿。此外，糖尿病本身也可影响记忆力、言语功能和认知功能，部分患者可发展为老年性痴呆。

十、健康教育

（1）学会自我规范监测血糖、血压、体重、腰臀围等，养成良好的记录习惯。
（2）每3个月检查1次糖化血红蛋白、心电图，每6个月检查肝肾功能、血脂、尿微量蛋白等。
（3）每年至少筛查1次眼底及外周血管、周围神经病变等。

（谭叔明　马仲柏　向效麒）

第二十七章

肥胖病的康复

肥胖症是由于机体生理、生化功能异常改变，摄食热量超过消耗热量，人体脂代谢紊乱所致。肥胖症包括单纯性肥胖和继发性肥胖，而后者包括下丘脑综合征、垂体前叶功能减退性肥胖、皮质醇增多性肥胖、甲状腺功能减退性肥胖等。本节讨论的是单纯性肥胖，以及无明显的内分泌、代谢性疾病，而以形体肥胖、体重超标为主要的肥胖症。

肥胖可发生于各个年龄段，它对健康的危害主要在于能够引起糖尿病、冠心病、高血压等慢性病。据统计，肥胖者的心脏病发病率是正常人的 2.5 倍，高血压发病率是正常人的 3 倍，糖尿病发病率是正常人的 3 倍以上，动脉硬化发病率是正常人的 2~3 倍。此外，肥胖症患者不仅存在着机体上的痛苦，还在心理上、社会活动等多方面的受到影响。目前，我国肥胖人口已超过 7000 万，且逐年呈上涨趋势，越来越引起科学界的重视，并且已经成为整个社会关注的健康课题。

中医认为，肥胖病的发生与先天禀赋、饮食习惯、津液代谢、机体衰老、脏腑功能失调等有关，并且肥胖病是引起如消瘅、半身不遂、痿病，特别是消渴等疾患的重要诱因。《素问·通评虚实论》指出："凡治消瘅、仆击、偏枯、痿厥、气满发逆、甘肥贵人，则高粱之疾也"。

一、病因病机

中医认为，肥胖的形成与先天禀赋、过食肥甘厚味、内伤七情、好逸恶劳等引起水、湿、痰邪停滞有关。本病所涉及的脏腑是脾、肺、肾、肝，其中脾虚运化失常是发病的关键，临床表现多为虚实夹杂，青少年的肥胖偏于实，中老年肥胖多虚中夹实。

1. 先天禀赋

本病与先天禀赋有较为密切的关系，阳虚、痰湿、实热体质的人较易发胖。资料表明，父母单方面肥胖者，其子女 40%~50% 为肥胖；父母均肥胖者，其子女 60%~70% 为肥胖。

2. 饮食不节

平素嗜食肥甘厚味，或暴饮暴食，可影响脾胃功能，水液不能正常输布，为湿为痰，膏脂痰浊聚集体内，导致肥胖。

3. 生活方式

年老之人，动作迟缓，活动量减少，或年轻人作息无常、劳逸不当，使气机郁滞，致脾气运化无力、水谷精微输布失调，从而导致水湿不化、痰浊滋生，形成肥胖。

二、康复辨证

1. 脾胃积热

常见于青少年。多食，消谷善饥，体肥健壮，面色红润，大便秘结，小便黄赤，口干口臭，体味较大，舌红苔黄，脉象有力。

2. 脾虚湿阻

多见于中年女性。体肥臃肿，肌肉无力下坠，四肢困重，脘腹胀满，气短倦怠乏力，汗多，大便不调，舌体胖大色淡，舌苔白厚腻，脉濡缓。

3. 气滞血瘀

多见于女性。身体肥胖，烦躁易怒，胸肋胀痛，月经不调，食欲亢进，大便偏干，失眠多梦，舌质瘀暗或有瘀斑、瘀点，脉弦数。

4. 脾肾阳虚

形体肥胖，虚浮肿胀，头晕目眩，精神萎靡不振，形寒怕冷，腰膝酸软，小便清长，腹胀便溏，白带清稀，缺乏性欲，舌质胖嫩，舌苔润白，脉沉迟。本病常合并高血压、冠心病、糖尿病。

三、临床表现

判断人体肥胖度的指标包括：①标准体重（kg）= [身高（cm）−100] × 0.9，一般超过标准体重 20%~30% 者为轻度肥胖，超过 30%~50% 者为中度肥胖，超过 50% 以上者为重度肥胖；②体重指数 = 体重（kg）/ 身高的平方（m^2），体重指数男性超过 24，女性超过 26，即为肥胖。单纯性肥胖症临床表现为不同程度的脂肪堆积，男性患者脂肪分布以颈及躯干部为主，四肢较少，女性以腹部、四肢和臀部为主。轻度肥胖者一般不伴有自觉症状，或仅有畏热、多汗、少动、欲睡、易疲乏。中、重度者有头晕头痛、腹胀便秘；由于体重过大，对心肺造成影响，易出现心慌、气促，甚至心肺功能不全；女性患者出现月经不调，男性则出现性功能减退、阳痿等；查体时可见肝大（因脂肪肝引起）；胰岛素分泌量增高，血糖倾向于增高，糖耐量试验降低，血清胆固醇、三酰甘油及游离脂肪酸常增高，高密度脂蛋白、胆固醇降低；有些患者可伴有糖尿病或高脂血症，易发生动脉粥样硬化及缺血性心脏病或胆石症。

四、临床治疗

1. 药物治疗

目前在肥胖病治疗中药物不占重要地位，不少医师坚持不给患者使用任何药物，理由是担心药物治疗会引起患者幻想，只把希望寄托在药物上，而不重视饮食治疗和运动治疗。随着新一代减肥药的开发，药物作为生活方式的改变的附属品越来越流行。特别是当饮食及运动疗法未能奏效时，可采用药物辅助治疗。药物主要分为6类：食欲抑制剂（中枢性食欲抑制剂、肽类激素、短链有机酸）、营养吸收抑制剂（糖类吸收阻滞剂、脂类吸收阻滞剂）、脂肪合成阻滞剂、胰岛素分泌抑制剂、代谢刺激剂和脂肪细胞增殖抑制剂。上述多类药物有的已较成熟，有的尚处于研究开发阶段。目前较常用的药物有西布曲明（神经递质再摄取抑制剂）和奥利司他（脂酶抑制剂）。

2. 手术治疗

仅用于重度肥胖（BMI > 40 或 BMI > 35，并伴有严重并发症）。手术方式有吸脂、抽脂和减少食物吸收的手术（如空肠回肠分流术、小胃手术或垂直结扎胃成形术等）。手术的不良后果有吸收不良、贫血、管道狭窄等。

（1）脂肪抽吸术：20 世纪 80 年代中期开始兴起的一项减肥技术，它是利用负压吸引器连通一根特制的金属管，通过金属管侧孔在皮下脂肪层反复抽吸去除皮下脂肪的堆积，达到减肥重塑体形的目的。

（2）超声碎脂术：利用超声波作用于疏松、肿胀的脂肪，使之乳化，再用负压将乳化液吸除。较单纯负压吸引术更具出血少、操作轻松、脂肪抽出效率高等优点。但这种治疗方法在使用上有一定的局限性、仅适合于局部皮下脂肪堆积的轻、中度肥胖者，对全身性肥胖，或伴有内分泌代谢紊乱、凝血机制异常、心脑血管疾病者禁忌。

五、康复评定

（一）身体结构与身体功能

1. 身体结构检查

（1）身体质量指数（body mass index, BMI）：BMI= 体重（kg）/ 身高^2（m^2），是诊断肥胖症最重要的指标。

（2）相对标准体重：肥胖度（%）=（实际体重－标准体重）/ 标准体重 ×100%；

标准体重（kg）=（身高−100）×0.9。

（3）腰围（WC）：反映脂肪分布。WHO 推荐的测量方法：被测者站立位，两脚分开 25~30cm，体重均匀分配，测量髂前上棘和第 12 肋下缘连线的中点水平，将软尺紧贴软组织测量，不能压迫。

（4）腰臀比（WHR）：即腰围和臀围的比值。臀围是环绕臀部最突出点测出的身体水平周径。

（5）脂肪含量：按体内脂肪的百分量计算，男性 > 25%，女性 > 30%，即为肥胖。体脂量的测定有许多方法，其中密度测定法（多采用水下称重法）是多年来测定体脂量的"金标准"，需特殊设备，其结果受肺残气量、腹腔内气体及体液总量的影响。皮肤皱褶厚度测量一定程度上可以反映身体脂肪含量，且测量简便、可重复。

2. 辅助检查

CT 或 MRI 扫描第 4~5 腰椎间水平，计算内脏脂肪面积。

3. 诊断标准

（1）BMI：1997 年公布正常 BMI 为 18.5~24.9，≥ 25 为超重，≥ 30 为超重。其中 30~34.9 为 1 度肥胖，35~39.9 为 2 度肥胖，≥ 40 为 3 度肥胖。2003 年《中国成人超重和肥胖症预防控制指南（试用）》以 BMI 值 ≥ 24 为超重，≥ 28 为肥胖。2004 年中华医学会糖尿病学分会建议代谢综合征中肥胖的标准定义为 BMI ≥ 25。

（2）相对标准体重：肥胖度 > 20% 为轻度肥胖，> 30% 为中度肥胖，> 40% 为重度肥胖。

（3）腰围：男性腰围 ≥ 85 和女性腰围 ≥ 80 为腹型肥胖。

（4）臀围比：男性臀围比 > 0.9 和女性臀围比 > 0.8，则为中心性肥胖，糖尿病、高脂血症、高血压、冠心病的发病率较高。

（5）皮脂厚度：成人三角肌外皮脂厚度及肩胛角下皮脂厚度相加，男性 > 4cm，女性 > 5cm 即可诊断为肥胖，如能多处测量则更可靠。

（6）CT 或 MRI 测量：腹内脂肪面积 $100cm^2$ 作为判断腹内脂肪增多的切点。腹腔内脂肪和皮下脂肪面积比（V/S）≥ 0.4 为内脏脂肪型肥胖，< 0.4 为皮下脂肪型肥胖。

4. 身体功能

身体功能方面，主要观察患者的活力和动力、体重的保持。其他方面还有脾气和人格、睡眠能力、情感功能、自我和时间体验、身体意象、痛觉、心血管功能、血液系统、免疫系统、呼吸系统、运动耐力功能、摄入消化及同化功能、与消化系统相关的感觉、一般代谢功能、水电平衡、内分泌腺体功能、排尿功能、性功能、月经、关节活动度、皮损的修复等。

（二）活动能力

在参与和活动相关方面，主要观察处理压力和心理需求的能力、散步和走动、照顾自己的健康，另外还要注意维持和改变体位、搬起和移动物品、使用设备四处移动、使用交通工具移动、驾驶、洗澡、上厕所、打扮、获得商品和服务、做家务、关爱他人、基本的人际交往、非正式的社会关系、家庭关系、亲密关系、学校教育、高级教育、获得维持，以及终止工作、有酬就业、自给自足、社区生活、休闲娱乐等。

（三）生存质量

1. 环境因素评估

主要调查个人消费产品或物质及直系亲属。另外还要注意日常生活中使用的产品和技术；室内外流动及运输的产品和技术；交流所需的产品和技术；文化、娱乐和体育使用的产品和技术；公用和私用建筑设施的设计、建设；气候；朋友；熟人、同辈、同事、邻居及社区人员；身处权利中心的人；个人护理提供者和个人助理；保健及其他专业人员；直系家庭成员的态度；朋友的态度；熟人、同辈、同事、邻居及社区人员的态度；个人护理提供者和个人助理的态度；保健及其他专业人员的态度；社会态度；社会规范、原则、意识形态；消费品生产的服务、制度和政策；住房服务、制度、政策交流服务、制度、政策运输服务、制度、政策；医疗服务、制度、政策；总社会供应的服务、制度、政策健康服务、制度、政策；教育和训练服务、制度、政策；劳务和雇佣服务、制度、政策。

2. 国际功能、残疾和健康分类

WHO 制定的肥胖国际功能、残疾和健康分类（international classification of functioning，ICF）简要核心组套可作为临床上身体功能、身体结构、活动与参与，以及环境因素等综合评定的基本标准（表 27-1）。

表 27-1　肥胖 ICF 简要核心组套

编码	中文名	特征定义
b130	能量和驱力功能	驱使个体以持久的方式为满足特殊需要和总目标而不懈追求的生理和心理机制的一般精神功能
b530	体重维持功能	维持适当体重的功能，包括发育阶段体重的增加
d240	控制应激和其他心理需求	进行简单或复杂及协调性的活动以调节和控制为完成具有重大责任并涉及应激、分散精力或发生危险的任务时的心理需求，如在交通拥挤道路上驾驶汽车或照顾许多儿童
d450	步行	靠脚在地面一步步走动，总是一只脚在地面，如漫步、踱步、向前后或两侧行走
d455	到处移动	通过步行以外的方式从一地向另一地移动全身，如攀岩或穿过街道、蹦、奔跑、跳跃、绕障碍跑

续表

编码	中文名	特征定义
d570	照顾个人的健康	使个人保持舒适、健康的身体和良好的身心状态，如维持平衡的膳食、身体活动、保持温暖或凉爽、避免损害健康、实施安全的性行为，如使用避孕套，获得免疫力，定期体检
e110	个人消费用的用品或物质	为摄取而收集、加工或制造的任何天然或人造的物品或物质
e310	直系亲属家庭	与出生、结婚或其他文化传统上认可属于直系亲属家庭关系有关的个体，如配偶、父母、兄弟姊妹、子女、养父母、继父母和祖父母

注：b 示身体功能，d 示活动与参与，e 示环境。

六、康复治疗

（一）适应证

获得性肥胖症，无论是否有自觉症状，均可作为康复对象。体质性肥胖症，见有头痛头晕、气短乏力、腰膝酸软、性功能减退等脾肾不足证候者，则以解除症状为目的。无自觉症状者，难以取得较好康复效果。

（二）运动治疗

在肥胖症的康复治疗中，运动锻炼的重要性仅次于饮食控制。运动可以调畅气机，行痰化瘀，增进脏腑经络的气化作用，加速物质能量消耗，从而达到减肥的目的，并且在预防肥胖并发症及恢复工作能力等方面有良好的作用。对于轻度肥胖而又不愿意接受严格饮食控制的患者来说，可作为主要康复方法；对于生长发育中的儿童、青少年肥胖者，单纯饮食控制如果掌握不好，会影响正常生长发育，故运动减肥是其首选疗法。

运动疗法的运动方式和强度因人而异，根据患者的肥胖程度、体力和心血管系统情况，可分为 A、B 两组。轻、中度肥胖，体力较好，无心血管器质性病变者，为 A 组；重度肥胖，体力较差，或合并冠心病、高血压者，为 B 组。

1. 耐力性运动

有步行、爬坡步行、慢跑、骑自行车、游泳、划船等。A 组肥胖者可采用快速步行和慢跑，每小时 5km 逐渐延长至 7km 左右；B 组肥胖者则采用一般步行，距离逐渐延长，每天可达数公里，可分几次完成。

2. 力量性运动

适宜 A 组肥胖者的有仰卧位腹肌运动（如双直腿上抬运动、直腿上下打水式运动、仰卧起坐等）、俯卧位的腰背肌和臀肌运动（如双直腿后上抬运动）、上身和腿同时向后抬起的"船形"运动、不同重量的哑铃操等；B组肥胖者则采用缓和的医疗体操和广播操等，并配合呼吸运动。

3. 球类运动

球类运动结合了耐力和力量的特点，运动量比较大，有乒乓球、羽毛球、排球、篮球、网球等。A组肥胖者可参加不太剧烈的球类友谊比赛；B组肥胖者只能采取非比赛形式的球类运动。

运动锻炼时，应注意以下4点：①进行运动之前，对中、重度肥胖患者应做一下身体检查，主要项目有脉搏、血压、心电图、血糖等。通过体检明确有无肥胖合并症，如高血压、糖尿病、高脂血症、心脑血管疾病，以及不适合运动的其他疾病。依照体检的结果制订减肥运动计划。②运动前先充分做好准备活动，锻炼时间每次以25~30分钟为宜。各类运动必须循序渐进，长期坚持方能有效。③对体弱或合并心血管系统疾病的肥胖者，不能过分追求减轻体重而加大运动量，而应以加强心血管系统的功能为主。④在运动锻炼中，要及时观察身体对运动负荷的反应，有气喘、心悸或过度疲劳等现象时，应立即减少运动量，必要时暂停锻炼，待恢复后再继续进行。

（三）中医传统治疗

1. 中药疗法

（1）脾胃积热：治宜泻热通腑，利湿化浊。方选凉膈散合三仁汤加减，药用栀子、黄芩、薄荷（后下）、杏仁、白蔻仁、薏苡仁、厚朴、白术、滑石、泽泻、决明子、大黄等。

（2）脾虚湿阻：治宜健脾益气，化痰除湿。方选香砂六君子汤、平胃散合胃苓汤加减，药用木香、砂仁、党参、焦白术、白茯苓、厚朴、苍术、陈皮、泽泻、黄芩、薏苡仁、竹茹、冬瓜皮等。

（3）气滞血瘀：治宜行气解郁，活血化瘀。方选越鞠丸合桃红四物汤加减，药用川芎、苍术、神曲、焦栀子、柴胡、柿蒂、半夏、当归、生地黄、赤芍、红花、泽兰、泽泻、荷叶、蒲黄等。

（4）脾肾阳虚：治宜益气健脾，温阳益肾。方选四君子汤合肾气丸加减，药用党参、白术、茯苓、肉桂、制附子、生地黄、泽泻、牡丹皮、淫羊藿、车前草、牛膝等。

2. 传统体育疗法

（1）气功：是适合所有肥胖患者锻炼的运动方式。

1）腹部减肥气功：两脚与肩等宽，两膝微屈，全身放松，舌抵上腭，两眼微闭，排除杂念，用鼻吸气要缓、匀、细、长，意念随吸气贯入丹田，腹部同时尽量向外凸起，不能再凸时，用口把气呼出，同时腹部尽量向内凹陷。以上称为加强自然腹式呼吸法，重复36次。然后再用逆腹式呼吸法，即吸气时尽量使腹部向内凹

回，不能再凹时，呼气时尽量向外凸起，重复 36 次。收功之后，双拳击打腹部 100
次。早晚各 1 次，每次 30 分钟。

2）瑜伽减肥功：保持正坐姿势，两眼微闭，舌抵上腭，排除杂念，用右手拇指
堵住右鼻孔，一点一点地从左鼻孔吸气，然后用右手第 4 指将左鼻孔堵住闭气，再
启开右手拇指静静地将气放出，这个过程要用半分钟。下次从右鼻孔吸气，左鼻孔
放出。开始早晚做 12 次，习惯以后可做 25 次。

（2）其他：太极拳、八段锦、易筋经、五禽戏等亦可选用。但不管何种功法，
都应保持一定的运动强度和运动时间，否则不易起作用。

3. 针灸疗法

（1）体针：主穴选中脘、天枢、大横、曲池、支沟、内庭、丰隆、上巨虚、
阴陵泉穴。脾胃积热加合谷穴泻热通腑；脾虚湿阻加脾俞、足三里穴健脾利湿；
脾肾阳虚加肾俞、关元穴益肾培元；少气懒言加太白、气海穴补中益气；心悸加
神门、心俞穴宁心安神；胸闷加膻中、内关穴宽胸理气；嗜睡加照海、申脉穴调
理阴阳。操作时心俞、脾俞、三焦俞、肾俞穴不可直刺、深刺，以免伤及内脏；
脾虚湿阻、脾肾阳虚者可灸天枢、上巨虚、阴陵泉、三阴交、气海、关元、脾
俞、足三里、肾俞等穴；其他腧穴视患者肥胖程度及取穴部位的不同而比常规刺
深 0.5~1.5 寸。

（2）耳针：取口、胃、脾、肺、三焦、饥点、内分泌、皮质下等穴。每次选
3~5 穴，毫针浅刺，中强刺激，留针 30 分钟，每天或隔天 1 次；或用埋针法、药丸
贴压法，留置和更换时间视季节而定，其间嘱患者餐前或有饥饿感时，自行按压穴
位 2~3 分钟，以增强刺激。

（3）刮痧：主穴区为腹部、督脉及膀胱经。配穴区为肥胖部位，以及足三里、
梁丘、大肠俞，血海、三阴交、上巨虚、下巨虚等穴。首先从颈风府穴至长强穴，
沿督脉刮拭；膀胱经自上（大杼穴）而下（白环俞穴）刮拭；腹部剑突至肚脐自上
而下由轻而重刮拭；脐周则以脐为中心由轻而重向外刮拭；四肢由近端向远端刮，
穴位用角刮。操作时刮痧部位涂刮痧油，均刮至出现痧痕为止。实证选用泻法，虚
证选用补法。3~5 天 1 次，10 次为 1 个疗程，连续 3 个疗程。

4. 推拿疗法

（1）基本操作：一指禅推法、肘推法、𢮑法等疏经活络、激发经气；直推法、
捏脊法、旋推法、拿法以补虚泻实；摩法、擦法、抖腹法等以消脂、排脂。

（2）辨证施治

1）脾胃积热：顺时针方向摩腹；振小腹；按揉胃俞、三焦俞、大肠俞、三阴
交、阴陵泉；循经按摩胃经、大肠经、三焦经。

2）脾虚湿阻：按揉三阴交、阴陵泉；捏脊；擦督脉；摩腹；指振中脘。

3）气滞血瘀：按揉太冲、期门、太阳；擦胁肋。

4）脾肾阳虚：擦命门、肾俞；拳击大椎；擦督脉；按揉百会。

此外，腰腹部特别肥厚者，可于就寝时平卧床上进行自我按摩，对局部进行推、揉、按、拍等手法。

5. 淋浴疗法

（1）矿泉浴：有条件者，可选择氡泉、氯化钠泉。

1）氡泉：水温以 34~37℃为宜，每天 1 次，每次 10~20 分钟，15~25 次为 1 个疗程。为了使氡与皮肤更多地接触，可用手轻微划动池水，但动作不宜剧烈，以免氡气逸散。同时可适量饮用氡泉，通过对内分泌，特别是垂体产生作用而减肥。

2）氯化钠泉：可增进全身的新陈代谢，增加尿量及尿素、碳酸的排泄量。强氯化钠泉尚有调整自主神经及内分泌的作用，故对肥胖症有较好效果。

（2）热水浴：水温高于 42℃时有较好的减肥作用，但应严格遵守注意事项和把握禁忌证。每天 1 次，每次 15 分钟，15~20 次为 1 个疗程。

（3）海水浴：能调节代谢，消耗机体热量，达到减肥目的，适宜于体质较好者。开始时间宜短，以后逐渐增加，但一般不宜超过 1 小时。一般每天 1~2 次，20~30 次为 1 个疗程。

七、心理干预

肥胖症的心理康复是用心理学的方法，通过康复医师或心理治疗师的言语，使患者了解肥胖的发病原因及有关影响因素，取得对肥胖症的正确认识，从而消除可能存在的病理心理状态，建立起康复的信心。肥胖症的心理康复可采用多种心理治疗形式，如针对的病理心理，采取劝慰、关切、开导等方法，消除患者对肥胖的悲观、紧张或漠不关心等心理，调动患者的积极性；通过心理转换的方式，使肥胖者消除有害的情绪，建立良好的心境；用强化减肥行为的方式，对减肥行为表现良好者给予表扬，对不认真执行减肥方案而失败者给予批评教育。

八、康复护理

1. 生活护理

通过控制脂肪和含糖食品的摄入，加强锻炼，使摄入总热量低于消耗量。蛋白质含量不低于每天每公斤标准体重 1g，或占总热量的20%，应有足够的维生素和其他营养素，可适当增加蔬菜，避免甜食、油煎食物、巧克力等。改变进食行为，如改变进餐时间、进食量，增加咀嚼次数，减慢进食速度，避免进食时看电视、听广播等，在疲乏、厌烦、抑郁期间应克服进食冲动。

2. 饮食指导

肥胖症的饮食治疗是指通过减少能量的摄入，人为地造成能量摄入不足，以动员体内储存的能量释放，减少体内脂肪贮存量，达到减轻体重目的的一种治疗方法，是肥胖症综合治疗中一项最为重要且必不可少的治疗方法。常用的方法有饮食限制疗法、低热量平衡饮食疗法、极低热量饮食疗法和绝食疗法等。饮食限制疗法是适当限制患者摄入的总热量，一般在 5023~7535kJ 之间，适合于超重或轻度肥胖者；低热量饮食疗法也是肥胖患者常用的饮食控制方法，热量的摄入限制在每天 2512~5023kJ，可照顾到常量元素和微量元素的供给，可在较长时间内达到减重效果，有较好的接受性，适合于中度肥胖的患者；极低热量饮食疗法是指除补充人体所必需的蛋白质、维生素、微量元素及食物纤维外，将每天的能量摄入限制在 2512kJ 以内，是一种快速减肥的饮食控制方法，通常减肥幅度较大，初期效果好。以后逐渐减缓，停止后可发生反弹，该法可引起组织蛋白酶分解增多，而出现不良反应，因此，当体重下降到一定程度时，应逐步过渡到低热量平衡饮食；绝食疗法分为间歇绝食疗法和完全绝食疗法，这种饮食可使体重每周降低 1.5~2.5kg，有一定的危险性，使用不宜超过 16 周，因此绝食疗法实际应用很少。

3. 情志调理

告知患者肥胖的发病原因及有关影响因素，取得对肥胖症的正确认识，从而消除可能存在的病理心理状态，建立起康复的信心。肥胖症的心理康复可采用多种心理治疗形式，如针对肥胖症的病理心理，采取劝慰、关切、开导等方法，消除患者对肥胖的悲观、紧张或漠不关心等心理，调动患者的积极性；通过心理转换的方式，使肥胖者消除有害的情绪，建立良好的心境；采用强化减肥行为的方式，对减肥行为表现良好者给予表扬，对不认真执行减肥方案而失败者给予批评教育。

九、预后

1. 生理功能方面

肥胖者如若长期持续肥胖状态，则会出现各种并发症而影响寿命。有人对 26.3 万人调查发现，超过正常体重 4.5kg 的人，死亡率增加 8%；超过正常体重 9kg 的人，死亡率增加 18%。

2. 心理功能方面

因肥胖而产生各种消极的心理反应，影响其参加社会交往活动。

3. 社会参与能力方面

上述结局都将影响患者的日常生活功能和社会功能，使患者的生活质量下降，造成重返社会障碍的结局。

十、健康教育

减肥始于预防，坚持预防是我们必须建立的理念。肥胖是逐渐形成的，它的治疗干预也要逐步进行。最有效的治疗是行为饮食控制、自我锻炼矫正，并自觉长期坚持。

（李兴安　黄　昆　吕朴仙）

第二十八章

痛风的康复

痛风是嘌呤代谢紊乱和尿酸排泄减少所引起的一种晶体性关节炎，临床表现为高尿酸血症和尿酸盐结晶沉积所致的特征性急性关节炎、痛风石形成、痛风石性慢性关节炎。并可发生尿酸盐肾病、尿酸性尿路结石等，严重者可出现关节致残、肾功能不全。

痛风分为原发性痛风和继发性痛经两大类，原发性痛风除少数由于遗传原因导致体内某些酶缺陷外，大都病因未明，并常伴有中心性肥胖、高脂血症、高血压、冠心病、动脉硬化、糖尿病及甲状腺功能亢进等。继发性痛风是继发于白血病、淋巴瘤、多发性骨髓瘤、溶血性贫血、真性红细胞增多症、恶性肿瘤、慢性肾功能不全，以及某些先天性代谢紊乱性疾病，如糖原累积病Ⅰ型等。呋塞米、乙胺丁醇、水杨酸类（阿司匹林、对氨基水杨酸）及烟酸等药物，也可引起继发性痛风。临床治疗工作中习惯把"原发性"省略，我们通常所说的"痛风"，一般是指原发性痛风。

痛风见于世界各地区、各民族，是男性炎症性关节炎的最常见原因，绝经前女性少发，服用利尿剂或绝经后女性可发生。我国部分地区的流行病学调查显示，近年来我国高尿酸血症及痛风的患病率直线上升，这可能是与我国经济发展、生活方式和饮食结构改变有关。

本病属于中医"痹病"范畴。痹病是由于风、寒、湿、热之邪，经络痹阻，气血运行不畅，导致以肌肉、筋骨、关节酸痛、麻木、重着，或关节肿胀、变形、活动障碍，甚者内舍于五脏为主要表现的疾病。《素问·痹论》指出："风、寒、湿三气杂至，合而为痹。其风气胜者为行痹，寒气胜者为痛痹，湿气胜者为着痹也。"

一、病因病机

中医学认为本病因为内、外湿邪起病，痰瘀留着，气血失荣，骨节变形而骨痹形成。外感湿邪者，因涉水冒察，或汗出当风，或久坐久卧彻湿之地，风寒湿邪侵袭入内；内湿多因脾气受损而痰湿内生，流注经络。内外湿邪相结，留着关节，瘀阻络脉，气血失荣，骨失濡养，骨节肿痛或变形，骨痹形成。

二、康复辨证

1. 辨证要点

（1）辨虚实：痹证反复发作或渐进发展，因病邪逐渐入里，壅阻经络，营卫不和，湿聚为痰，痰留关节，瘀阻络脉，痰瘀互结，乃正虚邪实，常为虚中夹实，或本虚标实之证。病久入深，久病不愈，气血亏耗，肝肾虚损，筋骨失其濡养，乃正虚而邪恋，以正虚为主。新病多实，久病多虚。骨痹病程较长，虽缠延数月数年，但寒湿等邪实为主也不少见。其虚多为肝肾不足、气血亏虚；其实多为寒湿痰瘀。

（2）辨病邪："寒主收引"，寒性凝滞，痛如针刺刀割而有定处；因寒而痛剧，得温则痛减，苔白，脉紧，其发病多在手足。"湿如裹"，湿性黏滞缠绵，湿留关节，酸痛重着，濡肿如裹，苔白腻，脉濡，其发病多在足膝。病久者湿聚成痰，痰留关节，瘀阻络脉，痰瘀互结而加重痹阻，进而气血失荣，筋骨失养，既见疼痛肿胀而感觉麻木，也见骨节变形而活动缺失；其发病缠延数年乃至数十年之久，可痰瘀互结致手足变形。

2. 常见证型

（1）寒湿痹阻：关节疼痛反复发作而时轻时重，活动时或遇阴雨天痛甚，舌苔薄白，脉弦紧或濡缓。

（2）痰瘀痹阻：关节疼痛反复发作而时轻时重，关节肿大、强直或畸形伴屈伸不利，舌苔白或腻或暗紫，脉细涩。

（3）气血亏虚：关节疼痛反复发作而时轻时重，关节周围肌肉萎缩，劳累后痛甚，常伴面色苍白，唇甲无华，神疲倦怠，少气乏力，自汗眩晕，舌苔淡薄，脉细弱。

（4）肝肾不足：关节疼痛，强直或畸形日久而筋骨拘急或弛缓，腰膝酸软或形瘦无力，常伴耳鸣失聪、头晕目眩、齿摇精遗等，舌苔薄白，脉沉细弱。

三、临床表现

类风湿关节炎常起病缓慢，可有几周至几个月的疲倦乏力、胃纳不佳、体重减轻、低热、手指关节刺痛等前驱症状。早期临床表现为游走性、对称性多关节疼痛和功能障碍，中后期临床表现为关节僵硬、畸形、骨骼肌萎缩直至功能丧失。

1. 关节症状

发病初期，一般先为 1~2 个近端指间关节受累，有疼痛和僵硬感；后逐渐出现多个指间关节受累，常呈游走性疼痛和僵硬，并出现关节梭状肿大，周围皮肤温热潮红，主动或被动运动引发关节疼痛。发病中、后期，因受累关节的肿痛和运动受限制，以及关节内纤维组织炎性增生，导致病变关节的周围组织强硬和附近肌肉日渐萎缩，最后发展为关节畸形。部分患者由指间关节发病，逐渐累及掌指、趾、腕、膝、肘、踝、肩等关节。临床上可出现手指在掌指关节处向尺侧偏向畸形，腕、肘和膝都固定在半屈位。

2. 关节以外

表现主要有类风湿性皮下结节、类风湿性血管炎、类风湿性心包炎和心肌炎等。

四、临床治疗

（一）药物治疗

痛风急性发作期和缓解期的药物治疗是不同的，急性期药物治疗主要目的是为了减轻由于尿酸盐结晶沉积引起的炎症，缓解期药物治疗主要目的是为了通过促进尿酸的排泄和抑制尿酸的合成来降低血尿酸浓度，从而预防痛风的复发。

1. 急性发作期治疗

①秋水仙碱：为特效药物，治疗越早效果越好，开始剂量 1mg 口服，随后每小时一次，直至疼痛缓解，总量不宜超过 6mg。待症状控制后，口服维持量 0.5~1mg/d，数天后可停药。②非甾体抗炎药：双氯芬酸、美洛昔康、塞来普布等。③激素：当症状无法控制时，可短期使用波尼松或氢化可的松治疗。

2. 缓解期治疗

选用降低血尿酸类药物，如丙磺舒、磺吡酮、苯溴马隆等；也可选用抑制尿酸合成的药物，如别嘌醇等。

（二）非药物治疗

1. 急性发作期

卧床休息，抬高患肢，休息至关节痛缓解 48~72 小时后始可恢复活动。

2. 饮食控制

急性关节炎发作期忌用高嘌呤食物，应尽量选用低嘌呤食物。高尿酸血症者常伴有肥胖，高脂饮食会减少尿酸排出，患者应合理控制热卡的摄入，尽可能维持理想体重；同时应保证每天总入水量在 2000~3000ml。

3. 物理因子治疗

急性发作期，受累关节局部可采用冰敷和经皮电刺激神经疗法（TENS）来减轻疼痛。缓解期可通过物理因子治疗可促进周围组织炎症吸收。

（1）直流电离子导入：选用醋离子或中药导入，极性随药物而变，衬垫法，电极置于患处，对置或并置，每次 20 分钟，每天 1 次。

（2）超短波：患部对置或并置，微热或温热量，每次 15~20 分钟，每天 1 次。

（3）磁疗：脉冲电磁疗法或旋磁疗法，每次 20 分钟，每天 1 次。

（4）低频调制的中频电疗：患区对置，选用止痛或改善血液循环的处方，每次 15~20 分钟，每天 1 次。

（5）激光：疼痛部位照射，以局部有舒适的热感为度，每次照射 10~20 分钟，每天 1 次。

4. 运动疗法

早期无关节和肌肉功能障碍时可进行有氧运动，如步行、慢跑、游泳、太极拳等。出现关节活动明显障碍者，可进行关节活动度训练有肌肉功能障碍者，可进行肌肉功能训练。

5. 作业治疗

可根据痛风患者的作业能力受限的结果，有针对性地进行一些作业治疗，从而改善受累关节的活动范围和受累关节周围肌肉的肌力，从而提高患者的日常生活能力，使患者早日回归工作岗位。

6. 康复工程

对伴有关节功能障碍的患者，可根据康复工程原理，制作个体化的支具、拐杖、矫形器等辅助器具来减轻受累关节的负担，缓解受累关节的疼痛、肿胀等症状，最终达到改善受累关节功能的目的。

五、康复评定

痛风患者的康复评定主要包括与尿酸代谢相关的生化指标测定、肢体的感觉和运动功能评定、心理的评定、日常生活自理能力评定。

（一）身体结构和功能水平的评定

1. 尿酸代谢相关的生化指标

（1）血尿酸的测定：以尿酸氧化酶法应用最广。男性为 210~416μmol/L（35~70mg/L）；女性为 150~357μmol/L（25~60mg/L），绝经期后接近男性。血清尿酸≥ 416μmol/L（70mg/L）为高尿酸血症。

（2）尿酸的测定：低嘌呤饮食 5 天后，留取 24 小时尿，采用尿酸氧化酶法检测，正常水平为 1.2~2.4μmol/L（200~400mg），＞ 3.6mmol（600mg）为尿酸生成过多型，仅占少数，多数＜ 3.6mmol（600mg），为尿酸生成减少型。实际上不少患者同时存在生成增多和排泄减少两种缺陷。

（3）滑液及痛风石检查：在急性关节炎期，行关节穿刺抽取滑液，在偏振光显微镜下，滑液中或白细胞内有负性双折光针状尿酸盐结晶。此项检查具有确诊意义，应视为痛风诊断的"金标准"。

（4）X 线检查：急性关节炎期可见关节周围软组织肿胀，慢性关节炎期可见关节间隙狭窄、关节面不规则、痛风石沉积，典型者骨质呈虫蚀样或穿凿样缺损、边缘呈尖锐的增生硬化，常见骨皮质翘样突出，严重者出现脱位、骨折。

（5）超声检查：由于大多尿酸性尿路结石 X 线检查不显影，可行肾脏超声检查。

2. 受累关节的关节活动度和周围肌肉肌力评定

痛风早期不影响运动功能，如炎症反复发作使关节发生僵硬畸形时，则应进行关节活动度检查和肌肉功能检查，以了解关节功能和肌肉功能。

（二）活动水平的评定

本病可用巴氏指数（Barthel index，BI）来评定日常生活自理能力。

（三）参与水平的评定

本病可以用世界卫生组织生活质量测定简表和 SF-36 量表进行评定。

六、康复治疗

（一）康复治疗的目标和控制标准

1. 康复目标

迅速控制痛风性关节炎的急性发作；预防急性关节炎的复发；纠正高尿酸血症，以预防尿酸盐沉积造成的关节破坏及肾脏损害；纠正高尿酸血症，预防心血管疾病的发生。研究表明，高尿酸血症是心血管疾病的独立危险因子。应通过多种康复治疗方法减少患者由于痛风性关节炎和肾脏疾病导致的日常生活能力受限，提高生活质量。

2. 控制标准

为了减少痛风性关节炎的发生和使痛风石消退，应将血清尿酸值控制在 357μmol/L（6.0mg/dl）以下。

（二）中医传统康复治疗

1. 中药疗法

（1）中药内服

1）寒湿痹阻：治宜祛寒胜湿为主，方选乌头汤合薏苡仁汤加减。药用乌头、细辛、川椒、甘草、秦艽、附子、官桂、白芍、独活、薏苡仁、当归、麻黄、苍术等。

2）痰瘀痹阻：治宜化痰逐瘀为主，可方选桃仁饮加减。药用桃仁、决明子等。

3）气血亏虚：治宜补益气血为主，方选黄芪桂枝五物汤加减。药用黄芪、桂枝、芍药、生姜、大枣、当归、威灵仙等。

4）肝肾不足：治宜补益肝肾为主，方选独活寄生汤加减，或三痹汤加减。药用独活、桑寄生、杜仲、牛膝、细辛、秦艽、茯苓、肉桂心、防风、川芎、人参、甘草、当归、芍药、干地黄等。

（2）中药外用：用艾叶煎汤，趁热熏洗关节；或用药物制成药膏敷贴患处；或用发热装置配以药物以热熨患处。临床上一般在手、足、膝等关节施以推拿手法及药物按摩后，用浸透中药并绞干的热毛巾数块，折成方形敷于患处，第一块毛巾不太热时，即用第二块热毛巾换上，以及第三块热毛巾换上，可在热毛巾上施以轻拍法，使热量和药料更易透入肌肤和关节。中药热敷为"药熨"，属于中医"熨法"范畴。根据不同病情，配合多种性能的中药，以热敷的形式而产生"透热"作用，以加强推拿疗法的温经通络、活血祛瘀、散寒止痛的功效。热敷操作前应明确热敷方法及其注意事项。常用中药热敷处方为红花10g，钻地风10g，香樟木50g，苏木50g，老紫草15g，伸筋草15g，千年健15g，桂枝15g，路路通15g，宣木瓜10g，乳香10g，没药10g等。

（3）针灸疗法：治则是通痹止痛，具体治法包括针刺、电针、灸法、拔罐、耳针、皮肤针等。

1）针刺：治法以病痛部位穴位为主并结合循经及辨证选穴，以毫针泻法或平补平泻法操作。主穴：主要是阿是穴和局部经穴。手指、掌及腕部位病痛则以阿是穴、八邪、外关、合谷、大陵、阳溪、阳池、阳谷等为主穴；足趾及足踝部病痛则以阿是穴、八风、公孙、束骨、阳辅、商丘、申脉、照海、昆仑、丘墟、解溪、阳交、交信等为主穴；肘部病痛则以阿是穴、曲池、合谷、天井、外关、尺泽等为主穴；膝部病痛则以阿是穴、犊鼻、梁丘、阳陵泉、阴陵泉、膝阳关、鹤顶等为主穴。辨证配穴：关节肿痛遇寒痛甚者加肾俞、关元穴；关节重着或麻木甚者加阴陵泉、足三里、丰隆穴；气血亏虚者加气海、脾俞、胃俞穴；肝肾不足者加太溪、悬钟、三阴交穴。

2）艾灸：毫针针刺时可加艾灸。

3）拔罐：局部经穴可加拔罐法（火罐或抽气罐）。

4）电针：上述针刺得气后，可通电针机，一般先用连续波5分钟，后改为疏密波10~15分钟，通电15~20分钟。

5）耳针：一般用于关节痛甚者。耳的相应区压痛点（交感、神门）强刺激，留针10~20分钟，每天1次。

6）皮肤针：一般用于关节肿胀者。叩刺局部肿胀处，或关节周围叩刺，每隔3天叩刺1次。

（4）推拿疗法：在早期是和营通络、滑利关节；中后期是舒筋通络、活血止痛。具体治法包括经穴推拿、运动关节推拿、药物按摩、自我按摩等。

1）经穴推拿　为循经取穴施以推拿手法的疗法。痛风实施经穴推拿，能舒筋、活血、通络。以病痛局部穴位，尤其是阿是穴为主，配合病变关节上下段肌肉等软组织部位穴位，选用按揉法、推法、捻法、法、拿法等手法。本法常于病变小关节施以拇示二指按法或探法或捻法、拇指推法等手法操作，常于病变大关节等部位施以指按揉或掌按探法、法和拿法等手法操作。本法常用穴位参照针灸。

2）运动关节推拿　摇、拔伸、扳等运动关节类手法能起滑利关节的作用。痛风性关节炎实施运动关节推拿，对保持关节功能、预防和纠正关节畸形产生积极作用。本法常于经穴推拿后实施关节生理活动范围内的被动活动，并以"稳、准、巧、快"的手法要求，施以关节的摇法、拔伸法和扳法操作。病程长者关节僵硬和功能障碍比较明显，应注意手法操作的循序渐进，不能急于求成，切不可用重力和蛮力。

3）药物按摩　用中药等药物制成膏剂或乳剂，再配以按揉、摩、擦等手法，于病痛关节施以推拿操作，发挥中药和手法的双重作用，以利于舒筋活血止痛，如冬青膏按摩等。

4）自我按摩　在实施专业推拿疗法后，在患者手指活动功能已有好转的基础上，由专业推拿医师指导，在专业康复治疗时间之外，患者个人完成自我按摩的手法动作。如以一手拇、示二指对另一手的指间关节施以按揉、捻、屈伸、摇、拔伸等动作。

七、心理干预

由于疼痛、运动功能障碍，以及对饮食的控制，使患者背负沉重的精神负担和压力，由此产生焦虑、抑郁等心理功能障碍。过度身心疲劳和精神紧张、焦虑、抑郁等不良情绪，均可使血尿酸骤然升高而诱发痛风急性发作或加重。对痛风患者在康复治疗全过程中始终要做好心理护理，理解、关心、体贴患者，告知患者诱发痛风的因素有过度疲劳、寒冷、潮湿、紧张、饮酒、饮食、脚扭伤等，通过安慰、支持、劝慰、保证、疏导和调整环境等方法来帮助患者认识疾病的性质等有关因素，调动患者的主动性来战胜疾病，积极配合治疗，早日康复。

八、康复护理

1. 生活护理

起居有常，不可过劳，情绪稳定防止受寒过劳，注意双足的保温，易发部位不要裸露，不可风吹、湿冷等。宽松适度的鞋。痛风发作时，绝对卧床休息，抬高患肢，避免受累关节负重，手腕、肘关节受累时可予以夹板固定、冰敷、25% 硫酸镁湿敷，做好皮肤护理，疼痛缓解 72 小时后恢复运动。

2. 饮食指导

饮食指导对痛风患者尤为重要。在注意平衡膳食的总原则下，行低脂、低盐、低糖、低嘌呤的饮食。正确的饮食方法：痛风患者中肥胖者居多，在科学饮食方面要减少嘌呤摄入。痛风患者不宜食用发酵类面食，如面包、馒头等，避免进食高嘌呤饮食，如动物内脏、鱼虾、肉类、菠菜、蘑菇、黄豆、白扁豆、豌豆等，避免刺激性食物，指导进食碱性食物，如牛奶、鸡蛋、马铃薯、各类蔬菜、柑橘类水果，多饮水。

3. 情志调理

应当协助患者和家属适应其角色与责任，尽量减少对患者康复治疗的不利因素。

九、预后

痛风是一种终身性疾病，慢性期病变可致关节残毁，严重影响患者生活质量；伴发高血压、糖尿病或其他肾病者，肾功能不全的风险增加，并可危及生命。痛风是一种全身性的代谢病，病程长，不易治愈，对患者的生理功能、心理功能、日常生活活动能力及职业能力都有不同程度的影响，尤其是对运动功能和心理功能的影响，严重者可造成肢体残疾的结局。现代的治疗技术，已经遏制了痛风对患者寿命的折损。痛风患者若能及时诊断和适当治疗，不但能使患者如同正常人一样饮食起居、工作生活，亦会明显降低其病残率。30 岁以前出现初发症状的患者，预示病情严重。伴发高血压、糖尿病或其他肾病者，如未经治疗可进一步导致尿酸盐排泄障碍，这不仅能加速关节内的病理进程，同时也使肾功能进一步恶化而危及生命。

十、健康教育

鼓励痛风患者多做有氧运动，如散步、骑自行车、游泳等，步行每天 1~2 次，每次 30 分钟以上，以出微汗为度，痛风的护理要防止剧烈运动，剧烈运动可使代谢产物乳酸增加，同时痛风患者可因大量出汗，机体血中水份减少，导致血流减少影响尿酸排泄，引起一些尿酸血症。如因运动使汗出多时，应鼓励痛风患者适量补液，频饮弱碱性饮料。

（廖桂连　罗云凤　张艳宇）

第二十九章

关节置换术后的康复

人工关节置换术是指用人工关节替代和置换病伤关节。国内外越来越多的患者接受了人工关节置换手术，术后康复不仅可以最大程度的增加患者的日常生活活动能力，而且可以减少术后的并发症，还可使患者回到家庭中过正常人的生活，并最终回归社会，重返工作。

人工关节置换术后常存在疼痛、关节活动障碍等功能障碍。康复主要针对这些障碍采取相应治疗措施，以达到改善关节活动度、缓解疼痛的目的。本病属中医"痹病"范畴。关于痹病的记载早在《素问·痹论》就有说："风、寒、湿三气杂至，合而为痹。其风气胜者为行痹，寒气胜者为痛痹，湿气胜者为着痹也。"

一、病因病机

任何年龄组均可发病，但以老年多见，多发于创伤后、承重失衡及活动负重过度的关节。在中医文献中并无与其相应的病名。但因其属于骨病，主要症状是关节疼痛，故当属于中医"骨痹"的范畴。中医认为疾病发生原因为外因和内因，且内外因相互作用，使人体阴阳失去平衡、气血失恒而生疾，亦称"骨痹"、"骨萎"。

二、康复辨证

1. 气血亏虚

素体气血不足或思虑、饮食损伤脾胃，生化不足，气血亏虚；加之手术出血耗伤气血，或术后久卧，症见头晕目眩、面色无华、心悸气短、神疲、舌淡、脉沉缓。

2. 瘀血阻滞

患处固定刺痛，或见紫斑、肿块、神倦嗜睡、头痛头晕、舌质紫暗或有瘀斑、脉涩。

3. 肝肾亏虚

关节置换后气阴耗伤，或先天禀赋不足，或年迈体弱，头晕目眩，肢体酸软，麻木，倦怠乏力，舌淡，脉细。

三、临床表现

1. 疼痛

接受人工关节置换术的患者术前因长期患有关节疾患，如骨关节炎、风湿性关节炎、外伤后关节炎等，出现关节反复性、进展性慢性疼痛，并在活动后加重，药物和其他保守治疗效果不明显。行人工关节置换术后，由于手术创伤，患者也会感到较为剧烈的术后急性疼痛。

2. 关节活动障碍

术后短期的关节制动和疼痛使关节活动受到限制，并进一步影响患者的日常生活活动，如转移、行走、上下楼梯等。

四、临床治疗

术后早期加压包扎及关节制动可以减轻疼痛、减少术后出血。冰袋也可起到相同效果。无论是否使用持续被动活动器（CPM），术后均应进行关节活动度锻炼。许多研究表明使用持续被动活动器有助于更快恢复膝关节屈曲功能，可以缩短住院时间。鼓励患者卧床时足下放置枕头来练习被动伸膝。同时，指导患者日常生活的基本活动训练。

五、康复评定

（一）术前评定

术前评定应包括对全身整体状况和肢体功能状态的评定。

1. 上下肢肌力

可采用手法肌力检查，以了解上下肢的肌肉力量，手术关节周围肌肉的评定对制定康复训练计划尤为重要。

2. 关节活动度

评定各关节尤其手术关节的关节活动度，确定有无关节挛缩畸形。

3. 观察步态

确定步态类型和有无使用助行器。

4. 测定患肢长度

用卷尺测量患肢的绝对长度。

5.X 线片检查

了解手术关节有无畸形、增生、对线异常等影像学的改变，作为重要的手术参考依据。

（二）术后评定

术后评定住院患者可分别在术后 1~2 天、1 周和 2 周进行。出院患者可在术后 1 个月、3 个月和半年进行。评定内容包括以下几点。

1. 伤口情况

有无局部皮肤红、肿、热等感染体征，伤口有无渗出等。

2. 关节情况

首先了解关节是否有肿胀，由关节腔积液和关节周围软组织肿胀可用不同的检查方法。浮髌试验用于判断关节腔有无积液及其程度，关节周围组织的周径可作为判断软组织肿胀的客观指标。其次了解关节是否有疼痛，术后 2 天内患者主要感觉伤口疼痛，随功能性活动训练的进行出现活动后疼痛。疼痛程度可采用视觉模拟评分法。再次要了解关节的活动情况，可应用量角器评定关节的活动范围，对手术关节应评定被动和主动关节活动度，以了解造成关节活动范围障碍的原因，如疼痛、软组织挛缩等，指导康复训练。最后评定关节的稳定性。

3. 肢体肌力

可采用徒手肌力检查对肌肉力量进行评定，不仅包括手术关节周围肌肉力量，还包括手术关节相邻关节周围肌肉的力量，同时评定肌肉力量是否影响手术关节的稳定性。

4. 活动及转移的能力

根据患者术后的不同阶段，评定患者床上活动及转移的能力，坐位能力包括床边及坐椅的能力，以及站立、行走、上下楼梯、走斜坡等活动能力。在训练患者行走前，要评测患者的一般步态，包括步幅、步频、步宽、步速等，还应仔细观察患者的行走时站立相和摆动相步态，并了解异常步态的病因，如疼痛、肌肉力量降低、感觉尤其本体感觉下降等。

六、康复治疗

（一）术前康复治疗

（1）术前康复教育对患者了解手术、并发症和术后康复具有重要的意义。

（2）进行增加患肢及其他肢体肌力的训练。

（3）让患者学会深呼吸及咳嗽，预防术后卧床引起的肺部感染。

（4）让患者了解术后应用的康复训练方法，如床上及转移活动、各关节的主

动 - 助力活动、助行器的使用等。

（5）指导患者使用必要的辅助器具，如手杖等，能相对缩短术后康复训练的时间。

（二）术后康复治疗

1. 物理治疗

（1）冰疗：人工关节置换术尤其膝关节置换术，常应用骨水泥固定人工关节，骨水泥固定后会释放热量，使周围软组织温度升高，并可持续数周。冰疗不仅能降低软组织的温度，同时可减轻术后关节周围软组织肿胀，并能进一步减轻疼痛。术后第1天即可使用冰袋，置于手术关节的周围，每天1~2次，每次30~60分钟，7~10天为1个疗程，至关节消肿、疼痛减轻。

（2）经皮神经电刺激：人工关节置换术对软组织及骨的创伤相对较大，术后疼痛非常严重，临床常应用静脉或口服止痛药镇痛。经皮神经电刺激可作为药物止痛的辅助治疗，频率为100Hz，将双通路四电极分别置于手术伤口两侧，治疗时间为30~60分钟，强度为2倍感觉阈，每天1~2次，7~10天为1个疗程。

2. 体位的摆放

对于髋关节置换术，有四种危险而应避免的体位。①患髋关节屈曲超过90°；②患肢内收超过身体中线；③患肢伸髋外旋；④患肢屈髋内旋。根据手术入路不同，体位限制有所不同。后外侧入路手术后应避免患髋屈曲超过90°，过度旋转和内收；前外侧入路手术后应避免患肢外旋。用枕头使髋关节外展是为了防止患肢内收、内旋，在患者术后睡觉或休息时使用，通常使用6~12周，12周后，髋关节的假囊形成，此时的肌力也足以维持髋关节稳定。全髋关节置换术后4~6周，患者髋关节能够完全伸直，屈曲80°~90°，轻度内旋（20°~30°）和外旋，并且可以在能忍受的范围内被动外展。

3. 预防并发症的练习

为预防手术后伤口感染、肺部感染、深静脉血栓形成等并发症，患者应在术后尽早开始深呼吸训练、咳嗽练习、踝关节泵式往返练习和床上活动。

4. 增强肌力的训练

肌力训练可作为术前教育的一部分，并持续到手术后的康复训练中。术后1~2天进行手术关节周围肌肉的等长收缩，以及非手术关节下肢和双上肢的主动活动和抗阻训练，以保持肢体的力量和柔韧性。每天1~2次，每次30~60分钟。术后1周的渐进性抗阻训练可逐渐从屈髋、伸膝开始，而后屈髋、屈膝，直到关节无痛时再增加阻力，达到耐受程度。另外，增加上肢的肌肉力量练习以帮助患者自理及转移。

关节置换手术方法的不同也会不同程度地影响各肌群的力量，所以需要了解手术方法，以便有针对性地给予肌肉力量训练。例如，髋关节置换术外侧入路的手术步骤包括分离臀部外展肌群（臀中肌、臀小肌），行转子截骨术，再将臀部外展肌缝合恢复到后面大转子处，故臀部外展肌是力量训练的主要对象。髋关节置换术后方入路的手术步骤包括分离臀大肌和松解较短的外旋肌，再修复这些肌肉，故髋部伸肌和外旋肌是训练的主要对象。全膝关节置换术后股四头肌肌力明显减弱，部分原因是手术切开暴露，止血带加压和局部肌肉长时间缺血，故股四头肌是主要的训练对象，但也要对其他肌肉进行力量训练，如腘绳肌、腓肠肌、胫前肌等。

5. 关节活动范围的训练

（1）持续被动运动：术后第 2 天可开始进行，每天 2 次，每次 1 小时，每天增加 5°~10°。

（2）关节助力 - 主动和主动活动：从术后第 2~3 天开始，患者可先借助外力如毛巾、绳、悬吊装置等，帮助活动膝关节，逐渐过渡到自行完成主动屈伸关节的练习。每天 1~2 次，每次 30~60 分钟。

（3）牵伸练习：以膝关节置换术为例，膝关节屈曲的最大角度在术后 1 周一般要达 90°，2 周达到 120°。如果有膝关节屈曲或伸展挛缩，可以开始对膝关节进行屈曲和伸展的牵伸练习。牵伸练习可以利用患者自身体重、治疗师或外界的力量，牵伸力量的方向应与肌肉或软组织挛缩的方向相反。在关节可动范围内，先主动、后被动活动关节到受限处；伸展时，固定关节近端，牵伸关节远端。牵伸不可使用暴力，不可使关节超过正常活动范围。每次牵伸持续 5~10 秒，5~10 次为 1 组，每天牵伸 1~2 组。

6. 转移能力的训练

髋、膝关节置换术后的康复见表 29-1，具体论述以髋关节为例。

表 29-1　髋、膝关节置换术后的转移能力训练

康复时间	髋关节置换术后的转移能力训练	膝关节置换术康复后的转移能力训练
术后 1~2 天	卧床	卧床
	消肿止痛：电疗、冰疗	消肿止痛：电疗，冰疗
	辅助外展位	踝部、脚趾的主动活动
	辅助髋、膝关节屈曲、伸展	股四头肌、腘绳肌、臀肌的等长收缩
	髋外展肌、伸展肌和股四头肌等长收缩	持续被动运动：术后第 1 天从 0°~45° 开始，关节活动度每天增加，10°
	踝、足和趾的主动活动	
术后 3~6 天	继续第 1 天的训练	膝关节主动活动
	床上活动练习（翻身、坐起、移动、坐到床边）	直腿抬高
		床上活动练习（翻身、坐起、移动、坐到床边）
	尝试从坐到站	桥式运动：每天 3 遍，每遍 10 次
	从高椅或高床沿坐位站立	持续被动运动：关节活动度训练每天增加 10°
		术后第 4 天开始站立练习

康复时间	髋关节置换术后的转移能力训练	膝关节置换术康复后的转移能力训练
术后7~12天	尝试上、下楼梯 尽可能用拐杖行走，达到部分负重（四脚拐→前臂拐→手杖） 髋周围肌肉渐进性肌力训练 发展独立生活能力，能独立起床、转移和行走 日常生活活动能力训练	部分负重行走训练（四脚拐→前臂拐→手杖） 股四头肌、腘绳肌渐进性肌力训练 楼梯、坡度行走（先训练用三向阶梯，后训练日常行走楼梯），髋、膝、踝协同训练 腘绳肌牵伸，防止屈曲挛缩 股四头肌被动牵伸，增加膝关节的弯曲度 日常生活活动能力训练
术后3周	增加肌力、步态练习：行走速度、耐力、楼梯、坡度注意坐、卧时不要交叉双腿 日常生活活动能力训练：洗澡、如厕、乘车等 3个月后，可适当开始散步，游泳等活动 功能训练及达到重归社会 出院宣教 制定随访时间及计划	增加肌力，步态练习：行走速度、耐力、楼梯、坡度 日常生活活动能力训练：洗澡、如厕、乘车等，如需要，进行被动牵伸、水疗等 功能训练及达到重归社会 出院宣教 制订随访时间及计划

（1）卧位 – 起坐转移：鼓励患者借助双臂支撑力量起坐，切忌借助床头系带、双臂用力牵拉起坐。这是因为借助双臂支撑力量起坐便于控制屈髋角度，为借助步行器或双拐行走做准备。当用床头系带、双臂用力牵拉起坐时，因腘绳肌紧张，患者（尤其对长期卧床或年长者）不易控制屈髋角度，屈曲髋关节的范围较大时易伴屈膝和髋关节内旋，易致髋关节脱位。

（2）长腿坐 – 床旁坐位转移：向患侧转位移动（双髋关节置换者，后跟进的一侧下肢不能过中线），便于控制患侧髋关节内收，同时利于提高髋外展肌肌力。

（3）翻身活动：双侧均可。提倡向患侧翻身，因此时患者能在确保安全的情况下独立完成活动。若向健侧翻身，必须在他人的帮助下维持患侧髋关节于外展中立位，以免因外展肌肌力不足及受重力的影响而使髋关节屈曲、内收和内旋，导致脱位。

（4）坐 – 站转移：健侧膝、足在后，患膝、足在前，双手支撑扶手，保持在起立时躯体重心移动过程中患侧髋关节屈曲不超过90°，防止髋关节脱位。坐位时，膝关节高度不能超过髋关节。

7. 负重练习和步态训练

（1）当患者具有一定的肌力和平衡能力时可进行负重练习，一般在术后的3~7天进行。1周之后，可借助平衡杠和助行器从部分负重，逐步过渡到手术后6周完全负重。但如果髋关节置换术6周后关节尚未稳定，可使用单拐或手杖，在平衡杠或步行器的辅助下，进行膝、髋关节开链和闭链训练。

（2）步态训练可分为站立相和摆动相。在站立相，训练患者的髋关节伸展活动，膝关节屈伸控制，髋、膝、踝的协调运动，以及患肢的负重练习。在摆动相，训练患者屈髋屈膝，伸髋屈膝，足跟着地时伸膝和足背屈。除此之外，骨盆的移动和旋转、行走时各关节的配合协调运动和行走姿势均需仔细观察和分析，必要时进行训练和矫正。

（3）获得一定步行能力后，开始对患者进行上、下楼梯的训练。如单侧髋关节置换术的患者，上楼时非手术肢体先上，于术侧肢体使用拐杖跟随；下楼时拄拐的手术肢体先下，非手术侧肢体跟在后面。

8. 功能性独立能力的训练

（1）术后鼓励患者立即进行床上功能性活动，如桥式运动及翻身练习。

（2）患者应尽早从卧位转为坐位，良好的躯干旋转是患者完成床上功能活动的重要基础。

（3）术后1周，鼓励患者自行穿衣、如厕、行走。日常生活活动仍需注意避免特殊体位，以防假体脱位或磨损。

（4）术后5~6周，练习上、下楼梯，骑自行车和乘车等功能性活动。

9. 常见并发症及处理

（1）下肢深静脉血栓形成：多数研究认为，髋关节置换术后深静脉血栓的发生率在50%以上。预防深静脉血栓的方法主要包括穿戴弹力袜、术后尽早进行被动活动和主动活动、尽早下床练习，药物预防包括应用华法林、肝素和阿司匹林。一旦发现患者有不明原因的下肢肿胀，局部疼痛，可立即行下肢B超或静脉血流图检查，及早确诊。

（2）脱位：主要强调术后的预防，尤其是在术后的6周之内。一旦发生，可考虑手术治疗，并立即制动。

（3）异位骨化：发生率为5%~71%，常发生在术后1年内。高发病种有活动期强直性脊柱炎和类风湿关节炎，短期内迅速进展的骨关节炎和特发性骨骼肥厚症。这些患者活动时应尤为注意。

10. 中医传统康复治疗

中医讲究整体，重视内外兼治、筋骨并重。在关节置换术后康复中有其独到的一面。

（1）中药疗法

1）气血亏虚型：治宜补益气血。方用归脾汤加减。药用白术、人参、黄芪、当归、甘草、茯苓、远志、酸枣仁、木香、龙眼肉、生姜、大枣等。

2）瘀血阻滞型：治宜活血祛瘀，通络止痛。方选身痛逐瘀汤。药用秦艽、羌活、桃仁、红花、当归、川芎、没药、灵脂、香附、牛膝、地龙、甘草等。

3）肝肾亏虚型：治宜补益肝肾，强壮筋骨。方选温肾补骨汤加减。药用桑寄生、续断、骨碎补、川芎、赤芍、当归、熟地黄、党参、茯苓、白术、炙甘草等。

（2）推拿干预：早期应用中医推拿干预术后康复，首先是其早期应用对缓解疼痛有良好的效果。研究表明，推拿可以通过其按压按摩加快下肢血液循环，加速新陈代谢，减少引起疼痛的各种介质的局部堆积，从而缓解疼痛。其次，中医推拿有助于关节周围软组织粘连松解，从而增大关节置换术后的活动度。再者，推拿可以促进肌肉血液循环，促进局部积液水肿消退，促进肌肉力量的恢复。

（3）中药外治：中药涂擦消肿止痛，可使用止痛药膜均匀涂擦髋部，每天 2 次。

（4）穴位贴敷：穴位贴敷理气通便，用理气散敷于神阙穴，使药物高于皮肤 1~2cm，敷贴固定，每天更换药物 1 次，以有效预防术后便秘，增加患者舒适度。保持每天大便 1~2 次，如出现泻下及时停药。

（5）提高夜寐质量，"服药千朝，不如独眠一宿"。睡眠不足，易耗伤正气；昼息夜作，阴阳颠倒，削弱患者抵抗力和影响康复进程。指导患者睡前安定神志，平心静气，护士用温热水为患者泡足后，吴茱萸粉调醋贴敷双足涌泉穴，协助患者在梯形垫保护下向健侧翻身、以柔和的力量按摩夹脊穴 20 分钟。

（6）调节情志，促进疾病早愈，全关节置换多为老年人，外伤、手术、子女无暇陪护等因素可导致不良心境而加剧脏腑气血功能的失调，加重病情。应及时评估患者情志，因人因证因时实施情志护理，让患者心静神安、气机条达、气血调和，促使疾病向愈。

七、心理干预

针对患者存在的焦虑进行心理辅导，康复知识教育，促使其心理状态改善，有助于减轻疼痛，增加康复效果。

八、康复护理

1. 生活护理

（1）调摄情志、建立信心，起居有常、不妄作劳，戒烟酒、慎避外邪。

（2）注意安全，防跌倒坠床、防压疮、防烫伤、防走失等意外。

（3）顺应四时气候寒暑变化适时增减衣物，注意防寒保暖，预防感冒。

2. 饮食指导

（1）气血亏虚型：宜进食益气养阴的食品，如莲子、大枣、桂圆等。食疗方：桂圆莲子汤、大枣圆肉煲鸡汤等。

（2）瘀血阻滞型：宜食活血化瘀，理气通络的食品，如莲藕、丝瓜等。

（3）肝肾亏虚型：进食滋养肝肾的食品，如芹菜黄瓜汁、清蒸鱼等。食疗方：百合莲子薏仁粥。

3. 情志调理

要耐心讲述有关疾病和专科知识，介绍同种病例康复期的患者来现身说法，以增加患者对疾病的认识和信心，寻求社会支持系统的帮助，鼓励家属多陪伴患者，并教育家属不要在患者面前展现出不快，避免患者情绪波动，尽早康复。

九、预后

1. 膝关节置换术后预后

对多数患者而言，术后可能要经过 12~24 个月的练习才能使膝关节达到充分的功能性活动范围（充分主动伸展，屈曲至少达 90°）。某些术前就已经存在关节活动受限的患者，术后即使经过强化的康复训练，关节活动度的改善仍不十分明显。术后一般至少要经过 3 个月的练习才能使股四头肌和腘绳肌的肌力恢复到术前水平，术后股四头肌肌力低下的时间一般要长于腘绳肌肌力低下的时间。术后随着患者功能性活动水平的不断提高，力量和耐力的进一步增强需要 1 年多的时间。

2. 髋关节置换术后的预后

多项研究表明，髋臼和股骨假体在体内所发挥的作用可持续 15~20 年，术后大约 1 年之后，患者可以获得其期望达到的功能改善水平的 90%，随后的 1~2 年内随力量不断增强，功能改善可达到一个高峰。为了延长假体的使用寿命，年龄在 50~60 岁以下的患者应该避免参与高强度的体育与休闲活动。如果患者从事的是重体力工作，应进行职能再训练，或者是建议调整与工作有关的活动。

十、健康教育

1. 出院前评定及教育

出院前进行双侧下肢肌力、膝关节关节活动度、行走能力、HSS 评分等评定。教会患者家庭训练方案，强调术后应避免的动作及体位，3 个月内每周返院康复治疗一两次。

2. 进行必要的家居改造

预防跌倒，减少假体脱位和骨折的风险，包括清除家庭走道障碍物，如重新整理家具、看管好宠物、卷起不用的电线和电话线等；把常用的物品放在患者容易拿得到的位置；保持浴室地面及台面干燥；在厨房，走道，浴室放置座椅。

（李盈盈　刘光磊　向效麒）

第三十章

关节炎的康复

骨性关节炎是一种慢性退行性疾病，又称退行性关节疾病，属中医"骨痹"的范畴。它的主要病变是关节软骨退行性变和继发骨质增生，可分为原发性和继发性骨质关节炎，常发生于活动过多的关节和负重关节。本病好发于手的远端指间关节，颈椎、腰椎的小关节髋膝关节，以及足的跖趾关节。随着人口老龄化，该病的发生率逐年增长，60 岁以上发病率显著增加。本病常出现关节痛、活动功能障碍、甚至畸形，影响老年患者的生活质量。

一、病因病机

1. 肝肾亏损
肝主筋，肾主骨，诸筋者，皆属于节，筋能约束骨节。由于中年以后肝肾亏损，肝虚则血不养筋，筋不能维持关节之张弛，关节失去滑利；肾虚而髓减，使筋骨均失所养致本病。

2. 外力损伤
由于关节扭伤、挫伤、撞伤等，或长时间承受超负荷的慢性劳损，日积月累，气血凝滞，筋骨受损，致生本病。原发性骨性关节炎的发生，是随着人的年龄增长，关节软骨变得脆弱，软骨因承受不均匀的压力而出现破坏，加上关节过多的活动，易发生骨性关节炎，以下肢关节和脊柱的腰椎多见。继发性骨性关节炎，可因创伤、畸形等疾病造成软骨磨损，日久致生本病。其病理表现为软骨下骨裸露，呈硬化骨，关节周边可形成骨赘，关节囊产生纤维变性和增厚，限制了关节的活动，最终呈纤维性强直。

二、康复辨证

骨性关节炎属中医"骨痹"的范畴，根据痹证的特点和病因病机，可通过辨证将其分为两大类。

1. 肝肾亏损

若肾阳虚者，可见面色无华、精神倦怠、气短少言、神疲乏力、腰膝酸软、四肢不温、小便频多、舌淡苔薄、脉沉细而弱。若肝肾阴虚者，可见心烦失眠、口燥咽干、面色泛红、五心烦热、耳鸣耳聋、舌红少苔、脉细弱而数。

2. 气血两虚

早期可出现气血虚之证，表现为精神萎靡、神情倦怠、面色苍白、少气懒言，后期可出现肝肾不足之证。

三、临床表现

1. 关节疼痛和压痛

临床主要症状是关节疼痛和压痛，早期为钝性疼痛，以后逐渐加重，可出现典型的"休息痛"，患者会感到静止时疼痛，即关节处于一定的位置过久，或在清晨起床时，感到关节疼痛，稍活动后疼痛减轻，若活动过多，因关节摩擦又产生疼痛。

2. 关节肿胀

早期为关节周围的局限性肿胀，随着病情的进展可有关节弥漫性肿胀、滑膜增厚、关节积液。

3. 晨僵

可出现晨起时关节僵硬及黏着感，经活动后可缓解，一般不超过 30 分钟。

4. 关节摩擦音

主要见于膝、髋关节的骨性关节炎。由于软骨破坏，关节表面粗糙不平，出现关节活动时骨摩擦音（感），或伴有关节局部疼痛。

5. X 线表现

X 线摄片可显示关节间隙变窄，软骨下骨有硬化和囊性变，后期骨端变性，关节面凹凸不平，边缘有骨质增生，有时关节内有游离体，严重者可见关节畸形或半脱位。脊柱发生骨性关节炎时，椎间隙变窄，椎体边缘变尖，可见唇样骨质增生。

四、临床治疗

骨关节炎发生后，随着年龄的增长，其病理学改变不可逆转。其治疗目的是缓解或解除症状，延缓关节退变，最大限度地保持和恢复患者的日常生活。

1. 非药物治疗

对于初次就诊且症状不重的骨关节炎患者，非药物治疗是首选的治疗方式，目的是减轻疼痛、改善功能，使患者能够很好地认识疾病的性质和预后。

（1）患者教育：减少不合理的运动，适量活动，避免不良姿势，避免长时间跑、跳、蹲，减少或避免爬楼梯，可进行自行车、游泳等有氧锻炼，使膝关节在非负重位下屈伸活动，以保持关节最大活动度，同时要进行肌力训练，适当减轻体重。

（2）物理治疗：主要为增加局部血液循环、减轻炎症反应，包括热疗、水疗、超声波、针灸、按摩、牵引、经皮神经电刺激（TENS）等。

（3）行动支持：主要减少受累关节负重，可采用手杖、拐枝、助行器等。

（4）改变负重力线：根据骨关节炎所伴发的内翻或外翻畸形情况，采用相应的矫形支具或矫形鞋以平衡各关节面的负荷。

2. 药物治疗

如非药物治疗无效，可根据关节疼痛情况选择药物治疗。

（1）局部药物治疗：首先可选择非甾体抗炎药（NSAIDs）的乳胶剂、膏剂、贴剂和非甾体抗炎药擦剂等局部外用药，可以有效缓解关节轻中度疼痛，且不良反应轻微。

（2）全身镇痛药物：依据给药途径，分为口服药物、针剂及栓剂。非甾体消炎药物可以缓解疼痛，软骨保护剂在一定程度上可延缓病程、改善患者症状。

（3）关节腔药物注射：①注射透明质酸钠可起到润滑关节，保护关节软骨和缓解疼痛的作用。②糖皮质激素，对非甾体药物治疗4~6周无效的严重骨关节炎或不能耐受非甾体药物治疗、持续疼痛、炎症明显者，可行关节腔内注射糖皮质激素。但若长期使用，可加剧关节软骨损害，加重症状。因此，不主张随意选用关节腔内注射糖皮质激素，更反对多次反复使用，一般每年最多不超过3~4次。

3. 手术疗法

外科治疗的目的为：①进一步协助诊断；②减轻或消除疼痛；③防止或矫正畸形；④防止关节破坏进一步加重；⑤改善关节功能；⑥综合治疗的一部分。外科治疗的方法：①游离体摘除术；②通过关节镜行关节清理术；③截骨术；④关节融合术和关节成形术等。骨关节炎晚期可依年龄、职业及生活习惯等选用人工关节置换术。

五、康复评定

通常根据患者的临床症状、体征和体格检查，通过影像学检查确定病变的具体部位，然后根据骨性关节炎导致的功能障碍，主要对感觉功能、运动功能、平衡功能及日常生活活动进行康复评定。

（一）感觉功能评定

感觉功能评定主要对疼痛进行评定。一般采用视觉模拟评分法（visual analogue scales，VAS）。具体方法是在纸上画一条100mm长的横线，横线的一端为0，表示没有疼痛；另一端为100，表示剧烈的疼痛；中间部分表示不同程度的疼痛。患者根据疼痛的自我感觉，在横线上标记出疼痛程度的具体位置。0表示没有疼痛；30 以下表示有患者有能忍受的轻微疼痛；40~60 表示患者疼痛稍重，但不影响睡眠，尚能忍受；70~100 表示疼痛难以忍受，影响睡眠。

在国内，除了患者对疼痛的主观评定外，还有压痛积分法，根据检查压痛时患者的表现进行评定，具体评分标准如下：0 分，无压痛；1 分，轻压痛；2 分，明显压痛；3 分，重度压痛，按压时有退缩反应。

（二）运动功能评定

1. 关节活动度、肌力及肌耐力评定

疼痛和炎症通常影响关节的运动功能，因此，应当对受累关节的活动度、肌力及肌耐力进行评定。关节活动度评定、肌力评定及肌耐力评定参见康复评定相关章节。

2.15m 步行时间测定

15m 步行时间测定适用于髋、膝及踝关节骨性关节炎，能够综合评估疼痛及炎症对关节功能及步行能力的影响。因此，髋、膝、踝关节骨性关节炎患者通常进行 15m 步行时间评定。

3. 握力测定

对手指和腕关节骨性关节炎患者可以利用握力计来评定其运动功能，还可以测定手和前臂肌肉力量，以及腕和手指关节疼痛的程度。

（三）平衡功能评定

髋、膝、踝关节骨性关节炎患者的疼痛常影响生物力线及负荷平衡，部分关节畸形患者由于异常步态同样影响其生物力线及负荷平衡。髋、膝、踝关节骨性关节炎患者的本体感觉障碍常影响其调节平衡的功能，而平衡功能障碍又可能成为关节损伤、加重骨性关节炎病理改变，甚至是导致患者跌倒的原因。所以，对髋、膝、踝关节骨性关节炎患者进行平衡功能评定非常重要。平衡功能评定可以采用专业的平衡评出设备。

（四）日常生活活动评定

日常生活活动能力评定主要直接测试患者的日常生活活动情况，可以采用 Barthel 指数评定。对于下肢骨性关节炎患者，国外研究（美国、巴西、日本等）及中华医学会骨科学分会均以活动评定为重点，推荐应用西部安大略省和麦克马斯特大学骨性关节炎指数（Western Ontario and McMaster Universities osteoarthritis index，WOMAC）进行评定。WOMAC 评分量表总共有 24 个项目，其中疼痛部分有 5 个项目、僵硬部分有 2 个项目、关节功能部分有 17 个项目，从疼痛、僵硬和关节功能三大方面来评估髋关节和膝关节的结构和功能。

国内对骨性关节炎活动能力评定所使用的测试还有站立行走测试（香港）、Lysholm 膝关节评分标准等。

（五）社会参与能力评定

骨性关节炎导致关节结构异常、功能障碍及活动受限，可影响患者工作、社会交往及休闲娱乐，降低患者的生活质量。因此根据患者的情况对其进行社会参与能力评定十分必要，如职业评定、生存质量评定。

六、康复治疗

骨性关节炎的治疗是以非药物与药物治疗相结合、必要时手术治疗及治疗方案个体化为原则，以减轻或消除疼痛，矫正畸形，改善或恢复关节功能、日常生活能力、社会参与能力，以及提高患者的生活质量为目标。康复治疗是骨性关节炎治疗的一部分，是药物治疗及手术治疗的基础。

（一）适应证

（1）骨性关节炎急性发作，关节局部肿胀、疼痛、活动功能障碍者。

（2）经治疗后骨性关节炎局部炎症得到控制，疼痛减轻，肿胀消退，但关节活动未达到正常范围者。

（3）骨性关节炎急性期后，关节周围肌肉萎缩，关节僵硬，影响功能活动者。

（4）某一关节症状反复发作、迁延不愈，或遇诱因、症状加剧者。

（二）禁忌证

关节局部有发展期骨结核、恶性肿瘤外无特殊禁忌证。

（三）休息疗法

在骨性关节炎的发作期应予以休息，这样可以减轻关节活动时，骨赘对关节软骨面及关节囊等软组织的刺激，以减轻疼痛、消除炎症。在缓解期电必须适当休息，要在病情允许的范围内工作和生活，不可使受累的关节负担过重，尤其是负重的关节，应尽量减少超负荷工作和过长时间的行走。若关节严重肿胀、疼痛，活动后症状加重，不能行走者，必要时可关节外固定两周，待症状缓解后去除外固定，再做功能锻炼。

（四）物理治疗

1. 物理因子治疗

（1）超声波疗法：低强度脉冲超声可通过改善局部应力微环境来促进间充质细

胞增殖，使其定向分化为成纤维细胞、软骨母细胞和软骨细胞，并可刺激蛋白、蛋白多糖的合成及胶原的分泌来促进软骨损伤后的修复。

（2）电疗法：电刺激效应可能与电场直接作用于软骨细胞，促进 RNA 代谢活跃，从而使软骨细胞增殖有关。低频或中频电疗具有促进局部血液循环的作用高频电疗具有镇痛、消炎、缓解肌肉痉挛和改善血液循环的作用。

（3）离子导入疗法：直流电陈醋离子导入，将陈醋电极接阴极，另一极接阳极，对置或并置于病变关节（脊柱部用并置法），电流量 15~30mA，每天 1 次，每次 15~30 分钟，15~20 次为 1 个疗程。

直流电碘离子导入疗法和陈醋法相同、亦有用大面积氯离子导入法，即用 600cm² 的条件电极浸入 3% 的氯化钠溶液，置于脊柱部，接直流电阴极，100cm² 的电极放在两小腿接阳极，亦可放在其他部位，阴极放在病变处，其余同上。

（4）醋疗和泥疗法：醋疗主要用醋垫包敷法，手足部可用浸法，每次 20~30 分钟，每天 1 次；泥疗法每次局部泥敷 3~4 个部位，泥温为 45~48℃，每次 20 分钟，每天 1 次，15~20 次为 1 个疗程。

（5）矿水浴疗法：可用全身矿水浴、盐水浴、淡水浴，温度为 39~40℃，每天 1 次，20 次为 1 个疗程。

（6）中药穴位电离子导入疗法：在经络穴位上进行直流电药物导入，可根据病变关节，循经取穴，也可取阿是穴，在穴位上放置浸药的衬垫，亦可在穴位封闭后行离子导入，衬垫为圆形，直径为 1~1.5cm，每次取穴不超过 4~6 个，对称取穴，电量和通电时间与一般方法相同。药物可选中药复方，亦可选用单味中药，煎成水剂使用。

2. 运动治疗

运动治疗能够有效缓解关节疼痛，增强关节稳定性。运动治疗主要包括有氧运动、肌力训练及关节活动度训练。运动治疗对骨性关节炎患者非常重要，国际骨关节炎研究学会（osteoarthritis-research society international，OARSI）基于循证医学及国际共识所制定的最新的髋与膝骨关节炎治疗指南中对运动治疗的推荐强度为 96%，但是，骨性关节炎患者的运动量应根据病变关节的耐受度来确定。

对于骨性关节炎急性发作期的患者，受累关节宜休息，以减轻疼痛，避免病情加重。非急性发作期的患者应进行自我行为疗法（减少不合理的运动，适量活动，避免不良姿势，避免长时间跑、跳、蹲，减少或避免爬楼梯）、减肥、有氧锻炼（如游泳、骑自行车等）、关节功能训练（如膝关节在非负重位进行屈伸活动，以保持关节的最大活动度）、肌力训练（如髋关节骨性关节炎应注意外展肌群的训练）等。

（五）作业治疗

对骨性关节炎患者的作业治疗主要包括功能性作业、日常生活活动作业、使用合适的辅助装置及家庭环境改造。在对骨性关节炎患者实施作业治疗时，应重视能量节约技术。因为能量节约技术可以让骨性关节炎患者维持足够的肌力，更有效地完成日常生活活动及日常工作，保持良好的姿势。对于病变关节，应当特别重视关节保护技术的应用，要在消除或减轻重力的体位或使用合适的辅具的前提下进行日常生活活动及日常工作。关节保护技术是防止关节进一步损害的主要方法，主要包括：①避免同一姿势长时间负重；②保持正确体位，以减轻某个关节的负重；③保持关节正常的对位对线；④工作或活动的强度不应加重或产生疼痛；⑤更换工作程序，以减轻关节的应激反应。

（六）康复辅具

本病康复辅具主要是辅助器具的应用。辅助装置或适应性支具是康复工程学中重要的治疗手段，对于骨性关节炎患者，适当使用辅助装置或适应性工具，可保护受累关节，并节约能量。支具常用于炎症性关节或不稳定关节，有利于消肿止痛，保护关节功能。手夹板适用于手、腕、肘等上肢关节骨性关节炎的患者，踝、膝等支具适用于下肢关节骨性关节炎的患者，脊柱支具适用于躯干部位骨性关节炎的患者。根据骨性关节炎患者所伴发的内翻或外翻畸形的情况，采用相应的矫形支具或矫形鞋，可以改变负重力线、平衡各关节面的负荷。本病患者可采用手杖、拐杖、助行器可以减少受累关节的负重。

（七）中医传统康复治疗

1. 中药疗法

1）肝肾亏损：肝肾阴虚者，方用左归丸以滋补肝肾。药用熟地黄、菟丝子、牛膝、龟板胶、鹿角胶、山药、山茱萸、枸杞子等。肾阳虚者，方用肾气丸以温补肾阳。药用干地黄、山药、山茱萸、泽泻、茯苓、牡丹皮、桂枝、附子。

2）气血两虚：气血虚弱，治以补益气血，方选八珍汤、十全大补汤。药用人参、茯苓、白术、炙甘草、川芎、当归、白芍、熟地黄、黄芪、肉桂。

2. 中药热敷熏洗疗法

中药水煎热敷熏洗疗法，对于骨性关节炎有明显的消肿、止痛、缓解关节痉挛的作用，同时可以改善关节局部循环，增加关节活动范围。常用艾叶、牛膝、乳香、没药、姜黄、威灵仙、透骨草、红花、莪术、海桐皮、骨碎补、鹿含草，水煎取汁，温热时外洗关节，而后伸屈活动关节，做功能锻炼。每次20~30分钟，每天2次，15次为1个疗程。若疼痛剧烈可加细辛、延胡索、制川草乌；若肿胀明显且皮温增高者，加茯苓皮、车前子、黄柏、薏苡仁；若病程迁延日久、反复发作、遇阴雨天加重者，加徐长卿、海桐皮、秦艽；若关节僵硬，活动不利者，可加伸筋草、透骨草、威灵仙、络石藤。对于关节炎性反应较重、局部肿胀、皮温增高、影响伸屈活动者，可服用消炎镇痛药物，以消除炎症反应。

3. 推拿疗法

对于增生性骨性关节炎使用推拿疗法一般视为禁忌，不主张用强手法刺激，尤其不提倡活动关节的手法。但是对关节炎发作期和缓解期均可使用较轻的手法以缓解关节周围肌肉、韧带及关节囊的痉挛，改善关节周围的血液循环，减轻关节疼痛，可应用抚摩法、揉法、点穴法、分筋法等手法治疗，避免强手法刺激。

4. 针灸疗法

局部可选取犊鼻、内膝眼、阳陵泉、膝阳关、鹤顶、阿是穴，股四头肌群可选取梁丘、血海、伏兔、髀关。行平补平泻手法，针刺股四头肌群穴位时，要求针尖顺着肌肉方向斜刺，留针 20 分钟。

七、心理干预

患者由于病情反复、功能受损重，患者常产生焦虑、无助、绝望等心理障碍。类风湿关节炎和骨性关节炎患者应进行适当的心理治疗。康复医师与治疗师在治疗患者时，应帮助患者树立信心，鼓励患者。

八、康复护理

1. 生活护理

（1）避风寒湿邪入侵，局部注意保暖。

（2）加强对膝部保护，戴护膝保暖。

（3）患肢可垫软枕抬高，避免爬山，以免关节过度负重。

（4）适当控制体重，增加户外活动，日光照射，防止骨质疏松。

（5）有任何部位的感染及时就医。

2. 饮食指导

饮食宜清淡易消化，多吃蔬菜水果，忌生冷、发物及煎炸品。

（1）肝肾亏虚证：宜食补益气血，益肝肾的食品，如山药，枸杞等。忌食发物、肥腻的食品，如鱼、虾、鸡蛋等。

（2）气血两虚：宜食进补益气血的食物，如大枣、桂圆、阿胶，同时多进食动物肝脏、菠菜等富含铁的食品。

3. 情志调理

（1）耐心向患者讲述疾病治疗及康复过程，介绍成功案例，消除紧张顾虑，积极配合治疗和护理。

（2）开展集体健康教育或者患者交流会，创造患者之间沟通机会，让治疗效果好的患者分享经验，提高认识，相互鼓励，增强治疗信心。

（3）指导患者开展读报、听音乐、与人聊天等转移注意力的活动。对于有焦虑抑郁情绪的患者采用暗示疗法以缓解不良情绪。

（4）争取患者的家庭支持，鼓励家属多陪伴患者，给予亲情关怀。

九、预后

类风湿关节炎患者约有 10% 在短暂发作后可以自行缓解，不留后遗症。有约 15% 的患者在极短的 1~2 年内病情进展迅速，发展到关节与骨的明显破坏。而大多数患者表现为发作与缓解交替，最终出现轻重不等的关节畸形与功能受限。康复的早期介入，可以解急性期的症状，延缓关节畸形的发生，改善患者的功能。骨关节炎有一定的致残率。在美国，骨性关节炎是导致 50 岁以上男性工作能力丧失的第二位原因（仅次于缺血性心脏病），也是中年以上人群丧失劳动能力、生活不能自理的主要原因。我国尚无大规模的流行病学调查数据。

十、健康教育

（1）合理指导患者及家属掌握疾病的相关知识，了解康复治疗和训练的重要性，鼓励患者建立同疾病做斗争的信心。患者应在家人协助下，进行适当的运动锻炼，以维持和改善关节的功能和减少并发症的发生。家属应辅助和督导患者进行各种功能训练，以保持患者基本的日常生活活动能力，满足其基本生活需要，并给予鼓励和体贴。根据残疾程度，学会应用轮椅、拐杖等辅助用具。

（2）指导患者在日常生活中应重视保护关节，合理使用关节，这样可以减轻关节疼痛；减轻关节负担，避免劳损；预防关节损害及变形；并能减少体能消耗。

（3）积极预防复发，注意和避免发病诱因，天气变化合理增减衣物，预防感冒。

（李盈盈　刘光磊　林思语）

第三十一章

颈椎病的康复

由于颈椎发生退行性改变而使颈椎的稳定性下降，产生颈椎肩盘变性、颈椎骨质增生等许多病理性改变，直接刺激、压迫或间接影响颈部脊神经根、脊髓、椎动脉及交感神经等组织，引起相应的一系列临床表现，称之为颈椎病。颈椎除支撑头颅重量外，还要适应眼耳五官功能，需要做头部屈、伸、旋转运动，其运动常是幅度大、频率高，极易受物理刺激而产生退行性变。颈椎因退行性变等因素而使其周围这些神经、血管、肌肉等组织受到刺激压迫，就会产生相应的症状和体征，轻者头、颈、臂、手疼痛麻木或者发作性头昏眩晕、眼花耳鸣、视物不清等，重者发作性猝倒、步态失稳，甚至四肢瘫痪及大小便失禁。随着电脑普及应用及工作生活方式改变，颈椎病呈年轻化、高发病率趋势，影响日常生活质量，因此越来越受到重视。本病属于中医"项痹""眩晕"范畴。

一、病因病机

颈椎病主要的发病原因是颈椎的椎间盘等组织发生生理性退变及继发性改变、慢性劳损、急性损伤或陈旧性损伤、颈椎先天性畸形，以及不适当的治疗和锻炼。

中医学认为本病因肝肾、气血、筋骨的本虚和风、寒、湿、痰的标实所致。肝肾不足、气血虚弱、筋骨失养，为本虚，乃致筋骨不坚，骨不坚则椎骨骨刺增生，筋不强则肌肉韧带松弛；外感风寒湿邪、湿痰内生、痰瘀阻滞，为标实，乃致风阳上亢，则挛急痹痛、头晕目眩，甚至猝倒或瘫痪。本病属中医的"痹证""眩晕""痿病"等范畴，为本虚标实之证。

二、康复辨证

1.辨证要点

辨虚实，是本病的辨证要点。本病以虚为本，以实为标。其虚多为肝肾不足，气血亏虚；其实多为风寒湿阻。病程长且每遇疲劳而症状加重者多为虚证；年高体衰者多为虚证；每遇阴雨天而症状加重者，兼有寒湿；刺痛或持续性麻木而有定处，以及位置性头晕头痛者，兼有血瘀，均为虚中夹实之证。

2. 常见证型

（1）风寒湿阻：颈、肩、臂、手重着、疼痛、麻木及颈项转侧不利，以重滞感为主，每遇阴天或雨水天气常症状加重，舌质淡，苔薄白，脉沉细。

（2）肝肾不足：颈、肩、臂、手麻木、疼痛及颈项转侧不利，或头晕目眩，以颈项、后枕、手臂及手指的麻木感为主，每遇劳累而症状加重，或午后颧红潮热，舌质红，苔薄少，脉细数。

（3）肾虚瘀阻：步态不稳或笨拙步态，双下肢无力，似踏棉花样感，或头目昏晕或位置性晕转甚至猝倒，或颈、肩、臂、手的持续性疼痛、麻木，以刺痛感为主，每遇劳累而症状加重，舌质紫暗或有瘀点，苔薄白，脉细。

（4）气血亏虚：颈、肩、臂、手酸痛、麻木，以颈臂的酸麻为主，或头痛头昏，位置性眩晕，神疲乏力，心悸，每遇劳累而症状加重，舌质淡，苔薄，脉细弱。

三、临床表现

颈椎病有不同的临床表现，一般分为颈型颈椎病、神经根型颈椎病、脊髓型颈椎病、椎动脉型颈椎病和交感神经型颈椎病。临床上有脊神经根、椎动脉、脊髓和交感神经的两种以上症状及体征表现者可称为混合型颈椎病。

1. 颈型颈椎病

临床表现为颈项部肌紧张性疼痛或反复"落枕"，颈颊肌、斜方肌等肌张力增高或有压痛；颈部屈伸、旋转幅度减小；没有神经系统明确的定位体征；X线片可见骨质增生等退行性改变征象。

2. 神经根型颈椎病

临床表现为颈、肩和上肢（或向上肢传导）的放射性神经疼痛，往往呈急性发作或慢性疼痛急剧加重的特点；颈椎向患侧的旋转和侧屈活动明显受限，否则可能导致放射性神经痛加重；颈椎屈伸和旋转的活动范围减小；臂丛神经牵拉试验、扣顶试验和椎间孔挤压试验等物理检查呈阳性反应，可见患肢的肱二头肌或肱三头肌反射减弱，受压神经根支配区的皮肤痛觉过敏或减退、肌力减弱（肌肉萎缩少见），提示颈神经病变定位于神经根；X线平片可见椎间孔狭小及与受害神经相对应的活动节段存在退行性改变征象。

3. 脊髓型颈椎病

临床表现为步态不稳或笨拙步态、下肢无力、胸胁有"束带"样感觉、足有"踩棉花"样感觉；下肢肌张力增高、肌力减退和膝踝反射亢进，可见髌阵挛和踝阵挛；巴宾斯基征、霍夫曼征等病理反射呈阳性；两下肢呈波浪裂、进行型的麻木和运动障碍，少数严重者出现不完全性痉挛性截瘫；X线平片可见椎体后缘有明显的骨质增生（明显的骨赘形成）、椎体沿关节突斜面向后下方的滑移等颈椎退行性改变征象；颈椎 CT 或 MRI 检查可提示骨赘和膨出的椎间盘组织压迫脊髓等征象。

4. 椎动脉型颈椎病

临床表现为以慢性持续性眩晕或发作性剧烈眩晕为主要症状，可伴有耳鸣、视力降低等症状和斜角肌肌群紧张、颈椎旋转活动受限等体征；眩晕等椎动脉供血不足症状常与头、颈的位置有关；经颅彩色多普勒（TCD）提示椎动脉有血流减少征象；X 线片可见椎体后外缘和钩椎关节钩突骨质增生等颈椎退行性变征象；椎动脉血管造影检查可提示椎动脉供血不足的直接征象。

5. 交感神经型颈椎病

临床表现以呈持续性的慢性头痛（主要在眼窝和眉棱骨处）为主要症状，可伴有恶心、呕吐、嗳气、咽干或咽喉有异物感等不适症状；部分患者可出现胸前区憋闷、心悸怔忡，心电图提示窦性心律不齐、室性期前收缩、阵发性心动过速等异常心电活动等"类冠心病综合征"；少数患者可引起血压升高（颈源性高血压）；X 线片可见椎体骨质增生或骨赘形成等颈椎退行性改变征象。

6. 混合型颈椎病

具有神经根型、脊髓型、椎动脉型、交感神经型任何两种或两种以上的临床表现。

四、临床治疗

临床上采用药物治疗颈椎病时，应遵循以下原则。对症选药针对颈椎病的发病机制，药物治疗并非治本之法，但能起到缓解症状、减轻患者痛苦，加快局部血液循环，改善新陈代谢的作用。对于颈椎病，临床上主要选用解热镇痛、消炎消肿等药物对症治疗。对颈椎病的慢性期，因组织粘连、血液循环障碍、神经功能受损，患者主要表现为运动、感觉功能障碍，此时应以改善血液循环、维持正常生理功能的药物对症处理，多选用血管扩张剂、维生素和营养神经的药物。需要指出的是，由于不同的药物具有不同的药理作用和不良反应，在临床治疗过程中，医师必须了解每种药物的作用特点、剂量大小、给药途径、配伍禁忌及不良反应。严格掌握用药指征，密切观察药后反应，及时调整所用药物及剂量，才能取得满意的效果。

五、康复评定

1. 身体功能评定

（1）颈椎活动范围的评定。

（2）肌力的评定。

（3）感觉和反射的评定。

（4）疼痛的评定。

具体内容详见相关章节。

2. 日常生活活动能力评定

对进食、洗澡、修饰、穿衣、大小便控制、如厕、床－椅转移、平地行走、上下楼梯等功能的评定，具体内容详见相关章节。

3. 专项评定

（1）颈部功能不良指数（neck disability index，NDI）：是对颈椎病患者功能水平的评测，内容包含 10 个项目，其中 4 项是主观症状，6 项是日常生活活动。具体评测项目为疼痛程度、自理情况、提重物、阅读、头痛、注意力、工作、驾车、睡眠和娱乐，每个项目评分为 0~5 分 6 个等级，总分为 0~50 分，分数越高，功能越差。具体分数与功能的相关性为：① 0~4 分示无功能丧失；② 5~14 分示轻度功能丧失；③ 15~24 分示中度功能丧失；④ 25~34 分示严重功能丧失；⑤ > 34 分示功能完全丧失。颈部功能不良指数有良好的重测信度，与 VAS 疼痛评分和 McGill 疼痛问卷有高度相关性。

（2）日本骨科学会（JOA）评定法：该评定法针对脊髓型颈椎病，共 17 分，分数越低表示功能越差，可用于评定手术治疗前后功能的变化，也可用于评定康复治疗效果。具体评分如下所述。

1）上肢运动功能（最高得分 4 分）：0 分示不能持筷或勺进餐；1 分示能持勺，但不能持筷；2 分示能持筷，但很费力；3 分示能持筷，但笨拙；4 分示正常。

2）下肢运动功能（最高得分 4 分）：0 分示不能行走；1 分示走平地需用拐杖；2 分示仅上下楼梯时需扶拐杖；3 分示行走或上下楼梯不需拐杖，但缓慢；4 分示正常。

3）感觉：上肢、下肢与躯干分别评分（最高得分 6 分）。0 分示有明显感觉障碍；1 分示轻度感觉障碍；2 分示正常。

4）膀胱功能（最高得分 3 分）：0 分示尿潴留；1 分示严重排尿障碍，包括膀胱排空不充分、排尿费力及淋漓不尽；2 分示轻度排尿障碍，包括尿频及排尿踌躇；3 分示正常。

六、康复治疗

（一）适应证

颈椎病通常是进展缓慢的退行性改变，颈椎退变早期，一般仅是颈部肌肉紧张性疼痛、颈椎曲度及活动度减弱，康复治疗将尽快消除颈项疼痛和恢复颈椎生理功能；颈椎退变并出现颈壁痛麻和头晕头痛等症状体征，康复治疗将有利于颈椎病处于相对的稳定期。颈型、神经根型、脊髓型、椎动脉型、交感神经型及混合型的各项颈椎病，均适合康复治疗。康复治疗尤其适宜于兼有颈椎椎骨错缝（颈椎小关节紊乱或颈椎椎节细微错位）的颈椎病患者。

明显存在锥体束障碍的脊髓型颈椎病、颈脊神经根和椎动脉受压明显且病情较重的颈椎病、反复发作而久治无效的颈椎病，则需要考虑手术治疗，术后再选用康复治疗。

（二）禁忌证

脊髓型脊椎病先试行非手术疗法，如无明显疗效应尽早手术治疗。该类型较重者禁用牵引治疗，特别是大重量牵引，手法治疗多视为禁忌证。

（三）康复治疗方案

颈椎病康复治疗包括病因治疗和对症治疗。颈椎病的主要发病原因是颈椎退行性变及其继发性改变，对部分病因明确者，应尽可能消除致病因素；而对多数存在颈臂痛麻等症状体征者，通常需要进行及时和有效的对症治疗。

颈椎病康复治疗的目标是消除症状体征并尽量恢复正常生理功能和工作能力，而不可能是消除颈椎的骨质增生和椎间隙变窄等退变。应加强医患交流，使患者明白骨质增生、椎间隙变窄等退变，是人体随年龄增长而颈椎失稳的一种适应性反应，避免那些不切实际的想法，积极配合康复治疗。

颈椎病康复治疗的原则是针对各型临床特点，采用适当的综合治疗，要求患者积极配合并坚持足够疗程，注意消除工作和生活上可能加重病情的因素，具体选用的疗法应有助于调整和改善颈椎节段与周围各种软组织的相互关系，减轻或消除对各种神经和血管组织的刺激和压迫，解除肌肉痉挛，消除炎性水肿，改善局部血供营养，恢复或改善颈椎的稳定性。

1. 卧床休息

卧床休息适用于症状严重的患者，通过卧床可减轻颈椎负荷，放松局部肌肉，减少由于头部重量和肌肉痉挛对颈椎椎间盘的压力，有利于局部充血、水肿的消退，有利于症状的减轻或消除。睡枕应软硬大小适中，仰卧位时，通常枕高10~15cm为宜，置于颈后；侧卧位时，枕高应与肩宽一致，力求在卧位保持颈椎的生理曲度，使颈部和肩胛带的肌肉放松，缓解肌肉痉挛。

2. 物理因子治疗

（1）治疗作用：物理因子治疗可改善颈部组织的血液循环，消除炎症、水肿，镇痛，减轻粘连，解除痉挛，调节自主神经功能，促进神经肌肉功能恢复。

（2）治疗方法

1）高频电疗：常用超短波、短波、微波等。急性期剂量宜小，多采用无热量慢性期剂量可增加，多用微热量。

2）低频和（或）中频电疗：常用低频、低频调制中频、等幅中频、干扰电等。选取可达到止痛、调节交感神经、促进血液循环、松解粘连、增强肌力等作用的参数，强度多在感觉阈上。

3）直流电离子导入：可选用维生素 B、碘离子、中药等，根据药物极性连接同极性电极作为作用极，利用同极相斥的原理将药物导入体内。

4）磁疗：将环状或板状磁极置于颈部和患肢，多采用低于 50mT 磁场强度。

5）热疗法：一般选用颈和上肢的局部温热方法，如起局部温热作用而对全身影响较小的红外线、高频电疗法等。有条件者选用温泉浴、日光浴、热袋外敷等。一般适宜于颈臂重着、酸痛及麻木者。

6）水疗法：除在矿泉水、盐水等特殊水质中沐浴外，还有水中运动疗法。在水中进行适量的运动，能活动颈椎及上肢，一般适宜于喜水患者。

7）泥疗：可用特殊的泥土涂于颈椎及上肢等。

8）沙疗：可选用沙漠沙和棉布制成细长的沙袋，围巾似的围住颈项部或上肢。

9）其他物理因子治疗：石蜡疗法、超声波疗法等可用于颈椎病的对因对症治疗。

3. 颈椎牵引

（1）治疗作用：通过颈椎牵引调整和恢复椎管内外平衡，消除刺激症状，恢复颈椎正常功能。

1）牵引力可使头颈部肌肉放松，缓解肌肉痉挛。

2）牵引力可使椎间隙增大，缓解椎间盘组织向周缘的压力。

3）牵引力可使椎间孔增大，缓解走行于其间的神经根和血管的受刺激和受压迫程度，松解神经根袖和关节囊之间的粘连。

4）牵引力调整关节突关节，使嵌顿的关节松开，改善颈椎曲度。

5）牵引力可使扭曲的椎动脉伸展，改善脑血液循环。

6）牵引力可使颈椎管纵径延长，缓解脊髓扭曲。

（2）治疗方法

1）牵引方法：一般选择坐位或卧位的领枕吊带牵引法。决定牵引效果的 3 个重要因素为牵引的角度、时间和重量，也可认为是牵引的剂量。牵引角度小时，最大应力位置靠近颈椎上段，牵引角度增大时，最大应力位置下移，因此应根据 X 线片确定的病变部位来选择牵引角度。牵引时间在起始的 10 分钟内，应力随时间上升较快，至 30 分钟左右减缓而达到饱和，时间再延长而应力不再增大。颈椎间隙内压有改变的起始牵引重量为 6kg，一般从 6kg 开始，逐渐增加到 2~15kg。

2）牵引方式：多数使用持续牵引法，有报道使用间歇牵引法。

3）常用的颈椎牵引程序：取患者坐位，下颌和后枕安置好颈枕吊带并松紧适宜，头颈部呈前屈 15°~20° 或垂直位时，则以向上牵拉时患者有比较舒适的感觉或有症状缓解的感觉而作为继续牵引操作的依据，务必使牵引力作用于钩椎关节和椎体后缘。颈椎牵引的力量通常为 4~6kg 开始，在综合参考患者的病情、体质和舒适度以后，或维持牵引力量不变，或逐渐增至 8~12kg，但通常以不超过患者体重 25% 为宜，以缓解症状和患者能耐受为度。颈椎牵引一般每次15~30 分钟，每天 1~2 次；10 天为 1 个疗程；有疗效者应坚持 2~3 个疗程，甚至更长时间。

脊髓型颈椎病和颈椎曲度异常时，建议用 0° 牵引。根据累及节段选择牵引角度可参考以下标准：C_1~C_4 节段选择 0°，C_5~C_6 节段选择 15°，C_6~C_7 节段选择20°，C_7~T_1 节段选择 25°。

4）注意事项：颈椎牵引剂量应按颈椎病病情决定，同时还要考虑患者整体情况，若年轻、身体好则牵引剂量可稍大些，若老年人、体弱则牵引时间要短些、牵引重量也要轻些，牵引过程中要了解患者的反应，如有不适或症状加重者应及时停止牵引，并要寻找原因或更改治疗方案。脊髓压迫严重者、体质很差者和牵引后症状加重者禁忌应用颈椎牵引。脊髓轻度受压或交感神经型颈椎病急性发作期需要谨慎应用颈椎牵引。

4. 手法治疗

（1）治疗作用：以颈椎局部解剖和生物力学为基础，针对个体化病变特点应用中医或西方手法，可改善局部血液循环，减轻疼痛、麻木，缓解肌肉紧张与痉挛，松解软组织，加大椎间隙与椎间孔，整复滑膜嵌顿及小关节半脱位，改善关节活动度等。手法治疗颈椎病对技术要求较高，不同类型的颈椎病手法差异较大，需经专业的技术培训。

（2）治疗方法

1）推拿：可在颈、肩及背部适当施用揉、拿、捏、推、旋转复位等手法，对神经根型颈椎病，实施手法的部位还应包括患侧上肢；对椎动脉型和交感型颈椎病，实施手法的部位应包括头部。常取的腧穴有风池、太阳、印堂、肩井、内关、合谷等穴。

2）关节松动术：对颈椎的棘突、横突或关节突关节实施手法，进行特异部位的分离、滑动、旋转等关节活动，从而改善颈椎活动度，缓解疼痛。

5. 运动疗法

（1）牵伸运动：通过颈部各方向最大活动范围终点的牵伸练习，恢复及增加关节活动范围，牵拉短缩的肌肉，增加颈椎活动的柔韧性。

（2）增强肌力训练：通过颈背部的肌肉锻炼，增强颈背部肌肉力量以保持颈椎的稳定性，包括重点针对颈深屈肌肌群的等长训练和针对肩与上肢肌群的动态训练。

（3）协调性训练：通过针对颈部本体感觉的协调性训练，增强颈椎的静态稳定性和动态稳定性，缓解颈部症状，预防复发。

（4）有氧运动：通过心肺运动功能训练提高颈部局部血液循环，改善症状，预防复发。

6. 矫形支具疗法

应用颈围或颈托固定和保护颈椎，矫正颈椎的异常生物力线，防止颈椎过伸、过屈或过度旋转，减轻局部疼痛等症状，避免脊髓和周围神经的进一步损伤，减轻局部水肿，促进损伤组织修复。适用于颈椎病临床症状明显时，以及外伤后急性期和乘坐高速交通工具时等。

7. 中医传统康复治疗

（1）中药外用

1）药枕法：取当归、羌活、藁本、制川乌、黑附片、川芎、赤芍、红花、广地龙、广血竭、石菖蒲、灯芯草、细辛、桂枝、丹参、防风、莱菔子、威灵仙、乳香、没药、冰片各适量，部分去梗节并粉碎为粗末，共同填入枕袋组成药枕，具有祛风活络、理气活血、消肿定痛、怡神醒脑的功效，供颈椎病患者睡眠时使用。一般每天枕用不少于 6 小时，连用 3~6 个月以上。

2）外敷或熏洗法：选用通痹舒筋活络的中药，可制成药膏外敷，可煮热熏洗或毛巾湿热敷。项背部中药湿热敷能产生"透热"作用，以加强推拿疗法的温经通络、活血祛瘀、散寒止痛的功效。临床一般在推拿手法、药物按摩后，用浸透中药并绞干的热毛巾数块，折成方形敷于项背、肩背处。第一块毛巾不太热时，即用第二块热毛巾换上，或第三块热毛巾换上，可在热毛巾上施以轻拍法，使热量和药料更易透入项背肌肤和颈椎小关节。项背部中药湿热敷操作前应明确热敷方法及其注意事项，热敷的中药处方与类风湿性关节炎的相同。

（2）针灸疗法：治则是疏经通络、活血止痛，具体治法包括针刺、电针、灸法、拔罐、耳针等。

1）针刺：治法以颈夹脊穴，以及手太阳经、足太阳经和足少阳经穴为主，以毫针泻法或平补平泻法操作。

主穴：主要是风池、颈夹脊、天柱、肩井、后溪、合谷、外关、阿是穴。

随症配穴：手指疼痛麻木者，加曲泽、内关、小海、神门穴。眩晕（头晕目眩）者，加百会、血海、足三里、肝俞、肾俞穴（其中气血虚者加气海、脾俞、胃俞穴，肝肾虚者加太溪、三阴交穴）。上肢乏力者，加曲池、手三里、臂臑穴。下肢乏力者，加伏兔、足三里、承山穴。头痛者，加百会、太阳穴。项强者，加阿是穴。耳鸣者，加翳风穴。心悸胸闷者，加膻中穴。

2）艾灸项背：毫针针刺时可加艾灸。

3）拔罐：项背、肩背部经穴可加拔罐法（火罐或抽气罐）。

4）电针：常取风池、颈夹脊、阿是穴针刺得气后通电针机，一般为疏密波脉冲电流 25~30 分钟（或先用连续波 5 分钟，后改为疏密波 20~25 分钟）。

5）耳针：一般选用耳的相应区压痛点（颈、颈椎、神门），毫针中等强刺激，持续行针 10~15 分钟，可配合颈项徐徐的屈伸及旋转活动。

（3）推拿疗法：是应用相当普遍而且比较有效的疗法。推拿疗法的目的是消除肌肉紧张痉挛，改善血液循环，松解局部筋结，恢复生理功能。推拿疗法的治则是舒筋通络、活血止痛。具体治法包括经穴推拿、运动关节推拿、药物按摩、自我按摩等。

1）经穴推拿：临床上颈椎病患者常选择接受循经取穴的经穴推拿疗法，以使颈、肩、臂、指消除疼痛、麻木。颈椎病经穴推拿主要是以颈项部穴位，尤其是阿是穴（疼痛敏感点）为主，配合手太阳、足太阳和足少阳的上肢、肩背及头部的经穴，常于颈项部的风池穴、颈夹脊敏感点，以及颈颊肌、斜方肌高张力处等施以一指禅推法、按揉法、指拨法、拿法等手法操作，常于肩（肩井及斜方肌）、上臂（肱二头肌、肱三头肌）、前臂（腕屈肌、腕伸肌）、手指等部位施以按揉法、拿法、推法、擦法或手指捻法等手法操作。

2）运动关节：推拿颈椎病选用运动关节推拿方法，是临床特色疗法之一。颈椎病实施颈椎拔伸法或旋转扳法等运动关节类手法，能起到拉宽椎间隙，纠正椎骨错缝，扩大椎间孔、椎管及椎管容量等作用。颈椎病运动关节推拿的康复治疗程序如下：①临床专业医师明确诊断，了解适应证和禁忌证；②在颈项部施以按揉法、指拨法和拿法，以充分松解肌肉紧张；③对患者选择合适的体位并确定具体的操作部位，判断运动关节手法符合颈椎小关节的生理功能及正常活动范围；④选用恰当的颈椎拔伸法或旋转扳法等运动关节类手法；⑤操作时掌握好"稳、准、巧、快"的手法要求，切忌暴力强行屈伸扭转，不能强求关节"喀嗒"响声，进行规范的临床操作；⑥对手法效果不明显者，不能反复使用运动关节类手法。

颈椎病推拿治法存在争议，主要原因是颈椎运动关节类手法的选择和操作不当，产生颈椎骨折、脱位、脊髓损伤，甚至瘫痪等推拿意外。从已报道的颈椎病推拿意外的原因分析看，非专业推拿医师违规从业、临床诊断不明确、手法操作不规范是发生推拿意外的主要因素。

3）药物按摩：用药物制成膏剂或乳剂，如冬青膏，再配以按揉、摩、擦等手法，于项背、肩背、上臂、前臂、手及手指施以推拿操作，发挥中药和手法的双重作用，以利于颈及上肢的舒筋活血止痛。

4）自我按摩：颈椎病自我按摩，是目前比较流行的自我康复保健法。在实施专业推拿法后，在患者颈部及上肢等功能已有好转的基础上，由专业推拿医师指导，在专业康复治疗时间之外，患者个人完成自我按摩手法动作。这里介绍两种适合中老年颈椎病自我按摩的功法。

A.颈前自我按摩法：仰卧位并头向右侧侧斜，用右手的手指按揉左侧肩井10次、右手掌擦左侧颈前部10次；反之，仰卧位并头向左侧侧斜，用左手的手指按揉右侧肩井10次，左手掌擦右侧颈前部10次。

B.后颈自我按摩法：左侧侧卧位，用右手上下移动地捏拿后颈10次，用右手的拇指或中指按揉（点按、点压）右侧的风池穴、天柱穴或敏感点，有轻度酸痛即可。反之，右侧侧卧位，用左手上下移动地捏拿后颈 10 次，用左手的拇指或中指按揉（点按、点压）左侧的风池穴、天柱穴或敏感点，有轻度酸痛即可。

（4）中药疗法：以中药内服为主。

1）风寒湿阻：治宜祛风散寒化湿。方选桂枝加葛根汤加减，药用桂枝、芍药、生姜、炙甘草、大枣、葛根等。

2）肝肾不足：治宜补益肝肾。方选三痹汤加减，药用黄芪、续断、人参、茯苓、甘草、当归、川芎、白芍、生地黄、杜仲、川牛膝、肉桂心、细辛、秦艽、川独活、防风、生姜、大枣等。

3）肾虚瘀阻：治宜补肾化瘀。方选骨刺丸加减，药用制川乌、制草乌、制天南星、秦艽、白芷、当归、甘草、薏苡仁（炒）、穿山龙、绵萆薢、红花、徐长卿等。

4）气血亏虚：治宜补益气血。方选八珍汤加减，药用人参、白术、白茯苓、当归、川芎、白芍药、熟地黄、甘草等。

七、心理干预

心理治疗颈椎病迁延反复，患者长期受到折磨，易产生较大的心理压力和各种形式的心理障碍，也给家庭和社会带来经济负担，是影响人们健康的重要因素之一。研究发现，一方面颈椎病的发病与心理紧张、焦虑、应激有关。另一方面心理治疗的介入，不仅或消除颈椎病患者由于病痛或功能障碍所引起的紧张、焦虑或抑郁等不良心理反应，而且能显著提高其康复治疗效果，有助于患者实现身心全面康复，提高生活质量。因此，应适当介入心理疏导、治疗。医护人员应倾听患者主诉，详细询问病史和体检后，结合病情宣传颈椎病知识，给予真诚的安慰和鼓励，告知治疗方案，提高防病意识，增强治疗信心。医护人员通过言语、表情、姿势、态度和行为，来影响或改变患者的感受、认知、情绪和行为等，以减轻或消除患者痛苦的各种情绪和行为，以及由此而产生的各种躯体症状。同时调动患者自我调节能力，保持心理健康。

八、康复护理

1. 生活护理

（1）起居的环境宜安静，有利于保持比较充分的睡眠，平时尤其是冷暖交替季节注意防寒保暖。

（2）保持正确的日常生活姿势，日常生活中的不良姿势可诱发颈椎病或加重颈椎病症状。坐位时要坐直面而不是驼背；不要躺在床上看书报杂志，躺着看很难保持正确姿势而容易头颈疲劳；日常生活或工作中，头颈某个固定的姿势若超过 1 小时，应改变姿势或适量的颈椎活动。

2. 饮食指导

颈椎病患者尤其应多摄取营养价值高的食品，如豆类、瘦肉、海带、紫菜、木耳等，可达到增强体质、抗衰老的作用，尤其是新鲜的蔬菜、水果等富含维生素C的食品，对防止颈椎病进一步发展更加有益。

（1）风寒湿阻：宜进祛风散寒温性食物，如大豆、羊肉、狗肉、胡椒、花椒等。食疗方：鳝鱼汤、当归红枣煲羊肉等。忌食凉性食物及生冷瓜果、冷饮，多温热茶饮。

（2）肝肾不足：①肝肾阴虚者宜进食滋阴填精、滋养肝肾之品，如枸杞子等。药膳方：虫草全鸭汤，忌辛辣香燥之品。②肝肾阳虚者宜进食温壮肾阳、补精髓之品如黑豆、核桃、杏仁、腰果等。食疗方：干姜煲羊肉。忌生冷瓜果及寒凉食物。

（3）气血亏虚：宜进食益气养阴的食品，如莲子、大枣、桂圆等。食疗方：桂圆莲子汤，大枣圆肉煲鸡汤等。

3. 情志调理

（1）向患者介绍本疾病的发生、发展及转归，取得患者理解和配合，多与患者沟通，了解其心理社会状况，及时消除不良情绪。

（2）介绍成功病例，帮助患者树立战胜疾病的信心。

（3）给患者必要的生活协助，鼓励家属参与。

（4）有情绪障碍者，必要时请心理咨询医师治疗。

九、预后

脊髓型颈椎病是临床常见的引起脊髓功能障碍的疾病。手术治疗是脊髓型颈椎病的主要治疗手段，然而患者的术后功能恢复差异较大。近年来，影响脊髓型颈椎病预后的因素受到广泛关注，患者的年龄、神经功能、病程、影像学表现、手术方式等相关因素成为脊髓型颈椎病预后研究的重点。目前认为患者年龄越大，术前神经功能状态越差，病程越长，患者预后越差。多数颈椎病患者一般有从急性发作到缓解到再发作到再缓解的规律。多数颈椎病患者预后良好；神经根型颈椎病预后不一，其中麻木型预后良好，萎缩型较差，根型介于两者之间；椎动脉型颈椎病多发于中年以后，对脑力的影响较严重，对体力无明显影响，有的椎动脉型患者因椎－基底动脉系统供血不足形成偏瘫、交叉瘫，甚至四肢瘫，脊髓型颈椎病对患者的体力损害较为严重，如不积极治疗，多致终生残疾，但对脑力的影响小。

十、健康教育

（1）座椅高度要适中，以端坐时双脚刚能触及地面为宜。

（2）注意颈部保暖，防风寒湿邪侵袭。

（3）及时防治如咽炎、扁桃体炎、淋巴腺炎等咽喉部疾病。

（4）乘车、体育锻炼时做好自我保护，避免头颈部受伤。开车、乘车注意系好安全带或扶好扶手，防止急刹车颈部受伤等，避免头部猛烈扭转。

（范　芸　吴仕林　林思语）

第三十二章

腰椎间盘突出症的康复

腰椎间盘突出症又称"腰椎间盘纤维环破裂症"，是临床常见的腰椎腿疼病之一，是由于腰间盘突的退变于损伤，导致脊柱内外力学平衡失调，使纤维环部分或全部破裂，连同髓核一并向外突出，压迫腰椎神经根而引起腰腿病等一系类神经症状。本病多见于男性体力劳动者，且以 20~41 岁居多。由于下腰部负重大、活动多，腰椎间盘突出症多发于第 4~5 腰椎，以及第 5 腰椎与第 1 骶椎之间的椎间盘。本病是临床常见病、多发病，对健康危害很大，常严重影响患者生活工作，甚至丧失劳动力。

本病属中医"腰痛"范畴。腰痛一证在舌代文献中早有论述。《素问·脉要精微论》载："腰者，肾之府，转摇不能，肾将惫矣"，首先提出了肾与腰部疾病的密切关系。《素问·刺腰痛论》根据经络循行，阐述了足三阴经、足三阳经及奇经八脉为病所出现的腰痛病证，并介绍了相应的针灸治疗。

一、病因病机

1. 内因

30 岁以后，椎间然退变明显开始，其抵抗张力、压力能力减弱，加之负重和脊柱的运动、椎间靠受到来自各方面的挤压、牵拉和扭转应力，因而容易使其发生脱水、纤维化、萎缩、弹力下降，最后在某些诱发因素作用下导致纤维环由内向外破裂，髓核突出，产生腰腿痛等症状。这是本病发生的主要原因。

中医认为素体察赋虚弱，加之劳累太过，或年老体弱，致肾气虚损、肾精亏耗、肝血不足，筋骨无以濡养而发为腰痛。

2. 外因

（1）损伤和劳损：跌扑闪挫、强力负重，或体位不正，腰部用力不当，或者反复多次的腰部慢性劳损，损伤筋骨及经脉气血，气血阻滞不通，瘀血内停于腰部而发病。椎间盘突出易因某种因素而诱发，例如，①腹压增加。临床上约有 1/3 的病例于发病前有明确增加腹压的因素，如剧烈的咳嗽、喷嚏、屏气、大便秘结等，均可诱发此病。②过度负重。腰椎存在生理性前凸，椎间盘前厚后薄，在弯腰搬运重物时，由于受到体重、肌肉和韧带等张力的作用，髓核产生向后的反抗性张力，因此，若腰部屈曲位过度负重或突然加以旋转，则易诱发髓核突出。③腰部外伤。如波及纤维环的椎间盘穿刺有可能引起髓核突出。其他腰部外伤，即便是暴力较轻，也有可能使已退变的髓核突向后方。

（2）寒冷刺激：久居湿冷之地，或冒雨涉水，或劳汗出当风，致风寒湿邪侵入，经脉闭阻，气血运行不畅，使腰部肌肉、筋骨发生酸痛、麻木、重着、活动不利而引发腰痛。

二、康复辨证

1. 气滞血瘀

多数可有明显外伤病史，如跌、扑、闪、挫伤等，发病较急，多见于青壮年。损伤后经脉破损，气血阻滞经络，运行不畅，不通则痛。腰腿疼痛剧烈，痛有定处，拒按，腰部板硬，俯仰活动受限，两手叉腰，步履艰难，舌质紫暗，边有瘀斑，苔薄白或薄黄，脉涩或弦数。

2. 风寒湿痹阻

曾感受风、寒、湿之邪，腰腿部冷痛重者，痛有定处，遇寒痛增，得热则减，或痹痛重着，阴雨天加重，麻木不仁，或痛处游走不定，恶风，并有转侧不利，行动困难，日轻夜重，小便利，大便溏，舌质淡红或暗淡或胖，苔薄白或白腻，脉弦紧、弦缓或沉紧。

3. 肾阳虚衰

腰腿痛缠绵日久，反复发作，腰腿发凉，喜暖怕冷，喜按喜揉，遇劳加重，少气懒言，面白自汗，口淡不漏，小便频数，男子阳痿，女子月经后延量少，舌质淡胖嫩，苔白滑，脉沉弦无力。

4. 肝肾阴虚

腰腿酸痛绵绵，乏力，不耐劳，劳则加重，卧则减轻，形体瘦削，心烦失眠，口干，手足心热，面色潮红，小便黄赤，舌红少津，脉弦细数。

三、临床表现

本病多发生于腰椎前屈位运动及扭伤之后，也可以没有明显的诱因，而有较长时间的慢性腰痛病史。本病症状为腰部反复疼痛，休息减轻，行走活动时疼痛加重。疼痛逐渐向下肢前外侧或后外侧放射，伴有麻木，程度轻重不等，严重者不能久坐久立，翻身转侧困难，咳嗽、喷嚏或大便用力时疼痛加重。患肢感觉发凉怕冷，足趾末梢皮温降低，有时出现蚁行感、烧灼感等异常感觉。腰部各方向活动均受限，尤以后伸和前屈为甚。可出现脊柱侧弯，腰曲变直甚至反张。中央型髓核突出，使马尾神经受压可出现鞍区疼痛、麻痹，严重者可出现排便及排尿障碍。检体在 $L_4 \sim L_5$ 或 $L_5 \sim S_1$ 间隙、棘突旁有明显压痛、叩击痛，并引起下肢放射痛。长期受累的肌肉可有不同程度的肌肉萎缩，肌力下降。受累皮肤区感觉异常，早期多表现为皮肤过敏，渐而出现麻木、感觉减退。跟、膝腱反射异常，直腿抬高及加强试验阳性、屈颈试验阳性。CT 检查对椎间盘突出的诊断准确性较高，可以清楚地显示间盘突出的部位和形态。MRI 检查可获得腰椎的三维影像，能获得较 CT 更清晰、全面的影像。

四、临床治疗

1. 非手术治疗

（1）适应证：①初次发病，病程较短的患者；②休息以后症状可以自行缓解者；③由于全身疾病或有局部皮肤疾病，不能施行手术者；④不同意手术者。

（2）治疗方法：①卧床休息，一般严格卧床 3 周，带腰围逐步下地活动；②非甾体抗炎药物；③牵引疗法，骨盆牵引最常用；④理疗。

2. 手术治疗

（1）适应证：①腰腿痛症状严重，反复发作，经半年以上非手术治疗无效，且病情逐渐加重影响工作和生活者；②中央型突出有马尾神经综合征，括约肌功能障碍者，应按急诊进行手术；③有明显的神经受累表现者。

（2）手术方法

1）全椎板切除髓核摘除术：适合椎间盘突出合并有椎管狭窄、椎间盘向两侧突出、中央型巨大突出及游离椎间盘突出。此术式减压充分，取腰背后正中入路，根据术前及术中定位，切除病变部位两侧椎板和黄韧带，必要时切除关节突的一部分，充分减压神经根；在保护好神经根的情况下，探查切除突出的髓核和纤维环等。

2）半椎板切除髓核摘除术：适合于单纯椎间盘向一侧突出者。术中切除椎间盘突出侧的椎板和黄韧带。髓核摘除时由于术野较小，须谨慎操作。

3）显微外科腰椎间盘摘除术：适合于单纯腰椎间盘突出。椎间盘突出合并椎管狭窄、椎间孔狭窄及后纵韧带骨化者都不适合此项手术。手术操作在手术显微镜和显微外科器械下进行。采用小切口，经椎板间隙摘除椎间盘。此手术损伤较小，但应选择好适应证。

4）经皮腰椎间盘切除术：适用于单纯腰椎间盘突出。术前准确定位，术中经皮穿刺置入工作通道，在显示器影像的监视下切除突出之椎间盘，此术式需要术者经过专门训练，熟悉镜下操作，同时要严格掌握适应证，不可滥用。如果不能安全进入椎管或神经根粘连紧密，应果断放弃镜下操作，改为开放手术。

5）人工椎间盘置换术：是近年来临床开展的术式。人工椎间盘设计基本上分为两类，一类是替代全部或部分纤维环和髓核，另一类仅置换髓核。其手术适应证尚存在争论，选择此手术须谨慎。

五、康复评定

腰椎间盘突出症患者常有不同程度的功能障碍，如腰椎活动受限、腰痛和下肢疼痛影响日常生活活动能力，患侧下肢肌肉萎缩和麻木影响行走能力和工作能力，巨大突出者可影响排便和排尿等。康复评定主要包括疼痛评定、腰椎活动度评定、下肢的肌力和感觉评定、步态分析、日常生活活动能力评定、神经电生理评定等。但临床症状、体征和影像学检查是主要的评定内容。

1. 症状

（1）局部疼痛：腰椎间盘突出症的患者多表现为下背痛，疼痛涉及腰背部及患侧臀部。腰痛是最早的症状，由于腰椎间盘突出是在腰椎间盘退行性变的基础上发展来的，所以在突出以前的椎间盘退行性变即可出现腰腿痛。

（2）坐骨神经痛：是由于神经根受到刺激，放射至患侧下肢引起的，多表现为股后部、小腿外侧、足跟、足背外侧及足趾疼痛。

（3）感觉异常：麻木是突出的椎间盘压迫本体感觉和触觉纤维引起的。有少数患者自觉下肢发凉、无汗或水肿，这与腰部交感神经根受到刺激有关。

中央型巨大突出者，可出现会阴部麻木、刺痛、排便及排尿困难、双下肢疼痛。腰椎间盘突出较重者，常伴有患侧下肢肌肉萎缩，以趾背屈肌肌力减弱为多见。

2. 体征

（1）步态异常：疼痛较重者步态为跛行，又称减痛步态，其特点是尽量缩短患肢的支撑期，重心迅速从患侧下肢移向健侧下肢，并且患肢常以足尖着地，避免足跟着地震动引起疼痛，坐骨神经被拉紧。

（2）局部压痛：椎间盘突出部位的椎体间隙、棘上韧带、棘间韧带及棘突旁有压痛，慢性患者棘上韧带可有指下滚动感，对诊断腰椎间盘突出症有价值。压痛点也可出现在受累神经分支或神经干上，如臀部、坐骨切迹、腘窝正中、小腿后侧等。

（3）脊柱变形：腰椎间盘突出症患者常出现腰椎曲度变直，侧凸和腰骶角的变化，这是机体为避免神经根受压自我调节造成的。患者越年轻，自我调节能力越强，脊柱侧凸、平直或后凸的程度就越重。

（4）感觉障碍：部分腰椎间盘突出症患者有下肢麻木的表现，感觉障碍区域按神经受累区域分布，股外侧和小腿外侧、外踝、足底为常受累的部位。

（5）肌肉萎缩：腰椎间盘突出压迫神经根较重时出现下肢肌肉萎缩，常见胫前肌、腓肠肌、踇长伸肌肌力减弱，引起足下垂。

（6）直腿抬高试验：是诊断腰椎间盘突出症较有价值的试验，其诊断敏感性为76%~97%。直腿抬高试验阳性也可见于急性腰扭伤、强直性脊柱炎、腰骶椎肿瘤，但阳性率很低，此时直腿抬高加强试验是鉴别腰椎间盘突出症与其他疾病的有效方法。L_4~L_5 和 L_5~S_1 椎间盘突出时直腿抬高试验阳性率最高，而 L_1~L_2 和 L_2~L_3 椎间盘突出时阳性率较低。

3.影像学检查

（1）腰椎 X 线片：检查操作简便、价格低廉，患者易于接受。其优点是不仅能为腰椎间盘突出症的诊断提供依据，更重要的是作为腰椎感染、骨肿瘤、强直性脊柱炎、椎弓崩裂及脊椎滑脱等许多能引起腰腿痛的其他疾病的鉴别诊断依据。腰椎间盘突出症的 X 线片征象有以下几点。①脊柱腰段外形的改变：正位片上可见腰椎侧弯，椎体偏歪、旋转，小关节对合不良；侧位片可见腰椎生理前凸明显减小、消失，甚至反常后凸，腰骶角小。②椎体外形的改变：椎体下缘后半部出现浅弧形压迹。③椎间隙的改变：正位片可见椎间隙左右不等宽；侧位片可见椎间隙前后等宽，或前窄后宽。

（2）CT 扫描：由于 CT 分辨率高，能清楚地显示椎管内的软组织结构，所以在诊断腰椎间盘突出症及椎管其他病变中应用普遍。腰椎间盘突出症的 CT 征象为以下几点。①突出物征象：突出的椎间盘超出椎体边缘，或见与椎间盘密度相同或稍低的结节或不规则块。当碎块较小且外面有后缘韧带包裹时，软组织块影与椎间盘影相连续；当突出的块较大时，在椎间盘平面以外的层面上也可显示软组织密度影；当碎块已穿破后纵韧带，与椎间盘失去连续性时，除了在一个层面移动外，还可上下迁移。②压迫征象：硬膜囊和神经根受压变形、移位、消失。③伴发征象：黄韧带肥厚、椎体后缘骨赘、小关节突增生、中央椎管及侧隐窝狭窄。

（3）MRI：椎间盘退行性变后，由于水分的丢失和胶原与非胶原蛋白含量的变化，髓核从一黏性流体静力学结构变成干燥的纤维团块。在 T_2 加权图像上，这种退变表现为髓核与纤维环之间的信号差别消失，而且椎间盘也失去了正常的高强度信号，信号明显降低。在 T_1 和 T_2 图像上都可显示椎间隙变窄，但 T_2 加权图像对椎间盘退变的诊断较佳。椎间盘突出的 MRI 有以下表现：①椎间盘突出物与原髓核在几个相邻矢状层面上都能显示分离影像。②突出物超过椎体后缘重者呈游离状。③突出物的顶端缺乏纤维环形成的线条状信号区，与硬膜及其外方脂肪的界限不清。④突出物脱离原椎间盘移位到椎体后缘的上方或下方。

（4）肌电图与神经电生理检查：脊旁肌和相应节段肢体的肌电图检查发现失神经电位能够确诊该节段神经根受累，胫神经 H 反射异常提示 L_5 神经根受累，趾短伸肌 F 波异常提示 S_1 神经根受累。

六、康复治疗

（一）适应证

腰痛向下肢放射，迁延不愈，时重时轻，行走、坐、卧均有一定的行动障碍者；

或椎间盘突出经手术或麻醉牵引后腰部仍有疼痛感或功能障碍者。

（二）禁忌证

急性发作期，神经根水肿和无菌性炎症明显，理疗时禁用温热疗法。

（三）卧床休息

大多数患者具有腰痛、腿痛的症状，特别是轻中度腰椎间盘突出的患者，卧床休息可使疼痛症状明显缓解或逐步消失。腰椎间盘的压力在坐位时最高，站位居中，平卧位最低。在卧位状态下可去除体重对腰椎间盘的压力。制动可减轻肌肉收缩力与椎间诸韧带紧张力对椎间盘的挤压，使椎间盘处于休息状态，有利于椎间盘的营养供应，使损伤的纤维环得以修复，突出的髓核回纳；有利于椎间盘周围静脉回流，消除水肿，加速炎症消退；避免走路或运动时腰骶神经在椎管内反复移动对神经根的刺激。由此可见，卧床休息是非手术疗法的基础。

观察表明，卧床4天后突出的椎间盘可获得稳定状态，与卧床7天的效果没有明显差异。长期卧床可造成肌肉失用性萎缩、心血管疾病和骨质疏松等，因此，绝对卧床的时间最好不超过1周。限制性的功能活动应在症状略减轻后即开始进行。功能活动有助于防止肌肉萎缩，使肌强度和耐力增加，并有助于纠正小关节紊乱，减少结缔组织粘连，恢复关节的活动度。床铺以足够宽大的硬床上铺褥垫为宜，患者平卧后可使脊柱得到充分放松。过软的床垫不适于腰背痛患者使用，因其使脊柱处于侧弯状态得不到休息。软硬合适的床铺不仅对腰背痛患者是必要的，对所有人都是有益的。

患者卧床休息一段时间后，随着症状改善，应尽可能下床做简单的日常生活活动。下床活动时应小心，避免损伤。下地时用手臂支撑帮助起身，尽量避免弯腰，并戴腰围保护。日常活动量要循序渐进地增加，在不加重腰腿痛症状的情况下，逐渐恢复至正常活动量。

（四）腰椎牵引

牵引的应用原则：①急性期腰痛和患侧下肢疼痛剧烈的患者一般不急于行牵引治疗，可卧床休息，用非甾体抗炎药减轻疼痛，用甘露醇、利尿剂及地塞米松减轻神经根水肿，待疼痛减轻后再行牵引治疗。②对于侧隐窝狭窄明显，下肢直腿抬高度数小于30°的患者，可试行慢速牵引，牵引重量从体重的10%逐渐增加，根据患者的反应调整。慢速牵引1~2次，若患者出现腰痛和患侧下肢疼痛减轻，可行快速牵引。③慢速牵引5~7次或快速牵引2次，疼痛症状无缓解者，建议改用其他方法治疗。

1.慢速牵引

慢速牵引包括很多方法，如骨盆牵引（pelvic traction）、双下肢皮牵引、自体牵引也称重力牵引（gravity traction）等。这些牵引的共同特点是作用时间长，而施加的重量小。关于牵引的重量报道不一，有报道称要使腰椎间隙增宽，牵引重量应不低于体重的25%。目前临床牵引重量多为体重的50%~70%，每次牵引时间20~40分钟。

2.快速牵引

该类牵引的特点是定牵引距离而不定牵引重量，即牵引时设定牵引距离，而牵引重量根据腰部肌肉抵抗力的大小而改变。牵引时间为1~3秒，每遍重复2~3次，多数牵引1遍即可，若需再次牵引，一般间隔5~7天。

（五）物理因子治疗

1.作用

物理因子治疗的作用有镇痛、消炎、促进组织再生、兴奋神经肌肉和松解粘连等，在腰椎间盘突出症的非手术治疗中是不可缺少的治疗手段。临床应用证明，物理因子治疗对减轻因神经根受压而引起的疼痛、改善患部微循环，消除神经根水肿，减轻因神经刺激而引起的痉挛，促进腰部及患肢功能的恢复起着非常重要的作用。

2.方法

（1）直流电药物离子导入疗法：电流强度以衬垫单位面积毫安数计算，一般成人治疗剂量为0.05~0.1mA/cm²，通电时电极下可有轻度针刺感或蚁行感。每次治疗20分钟，每天1次，7~10次为1个疗程。草乌总碱离子导入镇痛作用明显，药液放在正极上导入，镇痛作用持续3~4.5小时。普鲁卡因导入治疗的方法同草乌总碱离子导入。

（2）电脑中频：将2个电极并置于疼痛部位，电流强度以患者能耐受为度，一般为0.1~0.3mA/cm²，每次治疗20分钟，每天1次，7~10次为1个疗程。

（3）超短波：板状电极（14cm×20cm）腰腹对置，对伴有坐骨神经痛的患者采用腰－患肢小腿并置，治疗间隙为2~3cm，急性期治疗剂量常采用无热量或微热量，时间从5~6分钟开始，可增加到10~15分钟，每天1次。慢性期治疗剂量常采用微热量或温热量，时间为15~20分钟，每天1次，7~15次为1个疗程。

（4）红外线：直接照射腰部，以痛区为中心，辐射器垂直于照射野上方，距离为30~60cm，以患者有舒适的温热感为宜。每次照射20~30分钟，每天1次，7~15次为1个疗程。

（5）石蜡：将溶蜡倒入盘中，厚度为2~3cm，待冷却后取出置于腰部，上敷以塑料布，周围以浴巾包裹，后用棉垫或毛毯对局部进行保温。治疗时间为30~40分钟，7~15次为1个疗程。

（六）经皮阻滞疗法

经皮肤将药物注射到疼痛部位，阻断疼痛传导，以减轻或消除疼痛的方法称为经皮阻滞疗法（percutaneous block therapy）。腰椎间盘突出症常用骶裂孔注射阻滞疗法。骶裂孔注射是将药液经骶裂孔注射至硬膜外腔，药液在椎管内上行至患部神经根处发挥治疗作用。所用药液包括维生素 B_1、维生素 B_{12}、利多卡因、地塞米松和生理盐水等，注射用量为 30~50ml，3~5 天为 1 个疗程，共注射 3 次。

（七）西方手法治疗

西方手法治疗是国外物理治疗师治疗下背痛的常用方法，以 Maitland 的脊柱关节松动术和 Mckenzie 脊柱力学治疗法最为常用。Maitland 脊柱松动术的主要手法有脊柱中央后前按压、脊柱中央后前按压并右侧屈、脊柱中央后前按压、横向推压棘突、腰椎旋转、纵向运动、腰椎屈曲、直腿抬高和腰椎牵伸等。Mckenzie 在脊柱力学诊断治疗中将脊柱疾患分为姿势综合征（posture syndrome）、功能不良综合征（dysfunction syndrome）和间盘移位综合征（derangement syndrome）。其治疗原则：①姿势综合征需矫正姿势；②功能不良综合征出现力学变形时需用屈曲或伸展原则；③椎间盘后方移位时，若伸展可使疼痛向心化或减轻，则用伸展原则椎间盘前方移位时，若屈曲使疼痛向心化或减轻，则用屈曲原则；神经根粘连时用屈曲原则。

（八）康复训练

腰椎间盘突出症患者应积极配合运动疗法，以提高腰背肌肉张力，改变和纠正异常力线，增加韧带弹性，活动椎间关节，维持脊柱的正常形态。

1. 早期练习方法

腰背肌练习：①五点支撑法仰卧位，用头、双肘及双足跟着床，使臀部离床，腹部前凸如拱桥，稍倾放下，重复进行。②三点支撑法待腰背稍有力量后，在前法的基础上改用三点支撑法。仰卧位，双手抱头，用头和双足跟支撑身体，抬起臀部。③飞燕式：俯卧位，双手后伸置臀部，以腹部为支撑点，胸部和双下肢同时抬起离床，如飞燕，然后放松。

2. 恢复期练习方法

1）体前屈练习：身体直立双腿分开，两足同肩宽。以髋关节为轴，上身尽量前倾，双手可扶在腰两侧，也可自然下垂，使手向地面接近。做 1~2 分钟后还原，重复 3~5 次。

2）体后伸练习：身体直立双腿分开，两足同肩宽。双手托扶于臀部或腰间，上体尽量伸展后倾，并可轻轻震颤，以加大伸展程度。维持 1~2 分钟后还原，重复 3~5 次。

3）体侧弯练习：身体直立双腿分开，两足同肩宽，双手叉腰。上身以腰为轴，先向左侧弯曲，还原中立，再向右侧弯曲，重复进行并可逐步增大练习幅度，重复6~8次。

4）弓步行走：右脚向前迈一大步，膝关节屈曲，角度大于90°，左腿在后绷直，此动作近似武术中的右弓步。然后迈左腿呈左弓步，左右腿交替向前行走，上身直立，挺胸抬头，自然摆臂。每次练习5~10分钟，每天2次。

5）后伸腿练习：双手扶住床头或桌边，挺胸抬头，双腿伸直交替后伸摆动，要求摆动幅度逐渐增大。每次练习3~5分钟，每天1~2次。

6）提髋练习：身体仰卧，放松。左髋和左腿尽量向身体下方送出，同时右髋和右腿尽量向上牵引，使髋关节做大幅度的上下扭动。左右交替，重复1~8次。

7）蹬足练习：仰卧位，右髋、右膝关节屈曲，膝关节尽量接近胸部，足背勾紧。然后足跟用力向斜上方蹬出，蹬出后收缩大腿和小腿肌肉，维持约5秒，最后放下还原。左右腿交替进行，每侧下肢练习20~30次。

8）伸腰练习：身体直立双腿分开，两足同肩宽。双手上举或扶腰，同时身体做后伸动作，逐渐增加幅度，并使活动主要在腰部而不是髋骶部。还原休息后再做，重复8~10次。动作要缓慢。自然呼吸不要闭气，适应后可逐渐增加练习次数。

9）悬腰练习：两手悬扶在门框或横杠上，高度以足尖刚能触地为宜，身体呈半悬垂状。然后身体用力，使臀部左右绕环交替进行。疲劳时可稍做休息，重复进行3~5次。

（九）中医传统康复治疗

1. 中药疗法

（1）气滞血瘀：治宜行气活血，通络止痛。方选复元活血汤加减，药用大黄（后下）、桃仁、当归、红花、穿山甲、柴胡、天花粉、甘草等。

（2）风寒湿痹：治宜祛风除湿，蠲痹止痛。方选独活寄生汤加减，药用独活、桑寄生、杜仲、牛膝、党参、当归、熟地黄、白芍、川芎、桂枝、茯苓、细辛、防风、秦艽、蜈蚣、乌梢蛇等。

（3）肾阳虚衰：治宜温补肾阳，温阳通痹。方选温肾壮阳方加减，药用熟附子、骨碎补、巴戟天、仙茅、杜仲、黄芪、白术、乌梢蛇、血竭、桂枝等。

（4）肝肾阴虚：治宜滋阴补肾，强筋壮骨。方选养阴通络方加减，药用熟地黄、何首乌、女贞子、白芍、牡丹皮、知母、木瓜、牛膝、蜂房、乌梢蛇、全蝎、五灵脂、地骨皮等。

2. 针灸疗法

针灸不能从根本上解除间盘突出、神经根受压的基本病理改变，但针灸疗法具有通筋、活络、止痛及扶正祛邪的作用，对于缓解症状有较好的效果，可以作为一种重要的辅助疗法。

（1）体针：选穴时，不仅要注意臀、下肢、足部的有关经脉，而且在腰背部选取有关经脉和脏腑腧穴。主穴取肾俞、委中、气海俞、夹脊穴（$L_3 \sim L_5$）、次髎、秩边、环跳穴。风湿型腰痛配阴陵泉、地机、阿是穴；风寒型腰痛配腰阳关、委阳、阿是穴；血瘀型腰痛配肝俞、血海、大椎、支沟、阳陵泉穴；肾阳虚型腰痛配太溪、命门穴；肾阴虚型腰痛配太溪、志室、承山穴。急性期用泻法，慢性期用平补平泻法，或加用灸法。

（2）耳针：取穴以肾、腰椎、皮质下、坐骨、臀为主，疼痛较剧时用强刺激，留针1小时，腰痛较缓时，可用皮内针埋针或用王不留行穴位贴压。

（3）拔罐：有疏通气血，消散瘀滞，温通经络，祛湿祛风，散寒活血，舒筋止痛等作用。

1）留罐：在治疗部位上留置一定时间，一般留罐10~15分钟，大而吸力强的火罐5~10分钟，小而吸力弱的时间宜长些。

2）闪罐：火罐吸住后，立即拔下，反复多次，以皮肤潮红为度。

3）走罐：在治疗部位和火罐口的边缘，薄薄地涂一层凡士林等油类或水，火罐吸住皮肤后，一手扶罐底，一手扶罐体，在皮肤上、下、左、右慢慢移动，到皮肤潮红或出现瘀血时止。

4）针罐：即扎上针后再拔罐，以增强疗效。

3. 推拿疗法

腰椎间盘突出症的推拿治疗，有舒筋通络、活血化瘀、松解粘连、理筋整复的作用。推拿疗法的常规手法，首先运用摩揉法、攘法及推按法等在脊柱两侧膀胱经及臀部和下肢后外侧施术使经络通畅、肌肉松弛，再行牵引按压法、斜扳法等用以调理关节，回纳突出的椎间盘，最后可行牵抖法和攘摇法捋顺放松腰及下肢肌肉。

4. 中药外用

局部使用中药，如熏洗、热熨等可以起到活血祛瘀、疏通经络及热疗作用，以促进局部血液循环和组织水肿充血的消退。

（1）熏洗方：大黄30g，桂枝30g，生草乌30g，生川乌30g，当归尾30g，鸡骨草30g，两面针30g。用水3000ml，煎煮沸15分钟，熏洗腰部，洗完后保留药水药渣，可反复煲煮使用，每天熏洗3~4次，每剂可用1~2天。

（2）热熨方：吴茱萸60g，白芥子60g，莱菔子60g，菟丝子60g，生盐1000g。用上药混合置锅内炒热，至生盐变黄色为止，用布包热熨患部，施治时应注意热度，避免烫伤，若过热可裹上数层布垫，反复使用，每天3~4次。

5. 传统体育疗法

（1）气功：除可练一般的强壮功、松静功、内养功外，还可选练以下放松功。

1）先取仰卧式：仰卧于硬板床上，双手重叠，掌心向下，置于上腹部；双下肢伸直，两足跟相距1拳，全身放松。呼吸采用鼻吸口呼。以第5腰椎棘突定点，吸气时意念脊柱向上伸引，呼气时意念臀部及下肢下沉，反复49次。

2）继练健侧卧式：继仰卧式后向健侧翻身，健侧之手扶头代枕，下肢微屈。患侧之手掭住同侧秩边穴，下肢屈曲，足弓部置于对侧小腿中部，膝部轻贴床面。全身放松，轻闭双唇，以鼻自然呼吸，首先意念健侧坐骨神经通路（即臀部、大腿后侧、足外侧），使健侧坐骨神经部位的通畅舒适感印入脑海，共49息。然后将这种通畅舒适感，输入患侧坐骨神经通路。意念中，在上手掌掭住秩边穴还产生一股暖流（如意念中不能产生，则可用手掌摩擦即可产生）通行于坐骨神经通路，如此共49息。

3）再练仰卧蹬脚式：按前式，缓慢转身，重新改为仰卧位，双手重叠，枕于头下，双下肢同时屈膝上收，然后悬空蹬足，最初7次为宜，以后蹬次逐渐递增，但不可操之过急。

（2）太极拳、八段锦：均可使腰腿的筋骨得到缓和而充分的活动。可练太极拳、八段锦，也可着重练腰背功，如按摩腰眼、风摆荷叶、转腰推碑、掌插华山、双手攀足、白马分鬃、凤凰顺翅等。还可每天坚持做广播操及散步、慢跑，均有助于本病的康复。

6. 其他疗法

矿泉浴有助于疏通筋骨气血，因而有条件者可做矿泉浴。一般以水温为37~42℃的温矿泉浴为宜，每次入浴10~20分钟，每天1次。其他如局部热疗、泥疗、热沙疗法、磁疗等，均可酌情使用。

七、心理干预

心理治疗此病迁延反复，患者长期受到折磨，易产生较大的心理压力和各种形式的心理障碍，也给家庭和社会带来经济负担，是影响人们健康的重要因素之一。研究发现，一方面颈椎病的发病与心理紧张、焦虑、应激有关；另一方面心理治疗的介入，不仅或消除颈椎病患者由于病痛或功能障碍所引起的紧张、焦虑或抑郁等不良心理反应，而且能显著提高其康复治疗效果，有助于患者实现身心全面康复，提高生活质量。因此，应适当介入心理疏导、治疗。医护人员应倾听患者主诉，详细询问病史和体检后，结合病情宣传疾病知识，给予真诚的安慰和鼓励，告知治疗方案，提高防病意识，增强治疗信心。医护人员通过言语、表情、姿势、态度和行为，来影响或改变患者的感受、认知、情绪和行为等，以减轻或消除患者痛苦的各种情绪和行为，以及由此而产生的各种躯体症状。同时调动患者自我调节能力，保持心理健康。

八、康复护理

1. 生活护理

（1）注意保护腰部，减轻腰部负荷，避免腰部过度劳累及长时间固定某一姿势不变；避免动作过大或突然用力，可提前用双手护腰，如在咳嗽、伸腰、打喷嚏、用力排便时应特别注意；尽量不要弯腰提重物，如需拉抬地上的物品、宜双腿下蹲，腰部挺直，动作要缓；应间断性佩戴腰围，以防腰部无力再次扭伤。

（2）建立良好的生活方式，生活要有规律，多卧床休息。受凉是腰椎间盘突出症最重要的诱因，因此要注意保暖，防止受凉。加强腰背肌功能锻炼，要注意持之以恒。女性不宜穿高跟鞋。

2. 饮食指导

根据患者的营养状况和辨证分型的不同，科学合理指导饮食，使患者达到最大程度的康复，在指导患者饮食期间，动态观察患者的胃纳情况和舌苔变化，随时更改饮食计划。

（1）气滞血瘀型：饮食宜进行气活血化瘀之品，如黑木耳、金针菇、桃仁等。

（2）风寒湿痹型：饮食宜进温经散寒、祛湿通络之品，如砂仁、羊肉、蛇酒等，药膳方：肉桂瘦肉汤、鲫鱼汤、当归红枣煲羊肉。忌凉性食物及生冷瓜果、冷饮。

（3）肝肾亏虚型

1）肝肾阴虚者宜进食滋阴填精、滋养肝肾之品，如枸杞子、黑芝麻、黑白木耳等。药膳方：莲子百合煲瘦肉汤。忌辛辣香燥之品。

2）肝肾阳虚者宜进食温壮肾阳、补精髓之品，如黑豆、核桃、杏仁、腰果、黑芝麻等，食疗方：干姜煲羊肉。忌生冷瓜果及寒凉食物。

3. 情志调理

（1）了解患者的情绪，使用言语开导法做好安慰工作，保持情绪平和、神气清净。

（2）用移情疗法，转移或改变患者的情绪和意志，舒畅气机、怡养心神，有益患者的身心健康。

（3）疼痛时出现情绪烦躁，使用安神静志法，要患者闭目静心全身放松，平静呼吸，以达到周身气血流通舒畅。

九、预后

腰椎间盘突出症的转归为 80%~90% 的患者经休息和保守治疗而愈，其中部分患者可不经任何治疗而自愈，部分患者经物理疗法和药物治疗而愈，有的人可保持十几年不发作，也有部分患者常有轻重不等的发作，治疗有一定的难度。约 10% 患者保守治疗无效而需手术处理。腰椎间盘突出的转归主要观察患者的症状和体征的改变。随着生物化学和分子生物学技术的进展，影像学技术 CT 和 MRI 检查普遍的应用，从客观的椎间盘突出的形态学上变化得到了认识。对椎间盘突出后局部组织的细胞学、免疫学的深入研究后发现：纤维环及髓核组织含水 70%~80%，这些组织突出后缺乏营养同时逐渐失去水分而皱缩。皱缩后的椎间盘组织可仅有其原体积的 1/4。突出组织可被肉芽组织吞噬，突出组织的萎缩变小，可减轻或缓解对神经根及硬膜的压迫刺激，从而达到临床治愈。在突出组织表面，有血管包绕侵入，产生炎症反应，最终导致突出组织的纤维化及钙化。纤维化及钙化可延及纤维环甚至椎间盘内部，可使突出物缩小。这种影像学改变在急性发病后约 6 个月才能看到改变。

十、健康教育

应使患者了解并维持正确的坐、立姿势，保持正常的腰椎生理前凸。正确的姿势不但可以提高劳动效率，而且能防止腰部肌肉劳损，延缓椎间盘退变。卧位时屈髋屈膝，两腿分开，大腿下垫枕。仰卧位时在膝、腿下垫枕。俯卧位时在腹部及踝部垫薄枕，使脊柱肌肉放松。行走时抬头、挺胸、收腹，使腹肌有助于支持腰部。坐时使用脚踏，使膝与髋保持同一水平，身体靠向椅背，同时在腰部衬一靠垫，如使用电脑时的姿势。站立时应尽量使腰部平坦伸直，收腹提臀。长时间固定同一姿势或重复同一动作时，应训练患者定时调整姿势和体位，穿插简短的放松运动。

（范　芸　吴仕林　向效麒）

第三十三章

肩周炎的康复

肩关节周围炎简称肩周炎，是指肩关节内外软组织慢性损伤非特异性炎症，引起疼痛和活动障碍的病症。广义肩关节是指由盂肱关节、肩峰下结构、肩锁关节、喙锁链接、肩胛胸壁关节、胸锁关节 6 部分组成的关节复合体。狭义肩关节是指盂肱关节，是由肩胛关节盂和肱骨头组成的杵臼关节。因盂肱关节和肱骨头大、关节盂小、韧带薄弱、关节囊松弛等解剖学特点，故盂肱关节具有运动范围最大、最灵活但也是最不稳定的生理功能特点。肩周炎多见于 50 岁左右的女性，大多起病隐匿，无外伤，少数有肩部或上肢部外伤。

一、病因病机

肩周炎病因目前尚不明确。通常认为肩周炎是在肩关节周围软组织（如肩袖）发生退行性变基础上发病的，疼痛、肌肉痉挛和软组织粘连是引起活动障碍的原因。反复细微损伤等任何慢性损伤累及关节囊及其周围的肌腱、滑囊、肌肉，可造成肩部非特异性炎症反应。肩周炎还有一些诱发因素，如肩部骨折、脱位、挫伤的急性损伤或颈椎病等引起肩部疼痛及肌肉痉挛，均可造成继发性的肩关节囊周围粘连。

中医认为，外感风寒是本病的重要诱因，故称"漏肩风"；因多发于 50 岁左右者，故又称"五十肩"；因患侧肩部畏寒怕冷和呈现固结状，活动明显受限，故也称"肩凝症"、"冻结肩"。五旬者肝肾渐亏，气血虚弱而筋骨失养。肩部的外伤和劳损而使气血凝滞，或因腠理空虚，卫阳失固，汗出当风，睡眠露肩，风寒湿邪乘虚侵袭，致经气闭阻，气血运行不畅，经筋挛缩及功能失常，引起机枢失利。因此，本病主要原因为气血虚弱、外伤、劳损和外感风寒湿邪，属中医的"痹病"范畴，为本虚标实之证。

二、康复辨证

1. 辨证要点

辨虚实，是本病的辨证要点。本病以虚为本，以实为标。其虚多为气血虚弱；

其实多为风寒、血瘀。每遇劳作而症状加重者及病程较长者多为虚证；年高体衰者多为虚证；每遇晨起或阴雨天而症状加重者，兼有寒湿；肩部有定处的刺痛或持续性疼痛，以及肩关节活动到某一位置而痛甚者，兼有血瘀，均为虚中夹实之证。

2. 常见证型

（1）风寒痹阻：肩部疼痛时轻时重，每遇晨起或阴雨天时肩部疼痛为甚，保暖时疼痛缓解，肩关节屈伸旋转欠利，舌苔薄白，脉弦紧。

（2）血瘀痹阻：肩部疼痛如刺，或肩关节活动时有明确的疼痛点，夜间肩部疼痛为甚，肩部僵硬伴有肩关节屈伸旋转困难，舌苔暗紫，脉细涩。

（3）气血虚弱：肩部疼痛时轻时重而反复发作，肩关节的屈伸旋转日趋困难，每遇劳作后症状加重，肩部肌肉萎缩，肩部僵直似"扛肩"畸形，常伴有面色苍白、神疲怠倦、少气乏力、舌苔淡薄、脉细弱。

三、临床表现

肩部疼痛伴有关节活动障碍及肩部肌肉萎缩无力是主要的临床表现。症状和体征在凝结期（疼痛期）、冻结期（僵硬期）和解冻期（恢复期）有不同特点。

1. 凝结期

多为肩内、外侧疼痛和盂肱关节活动不受限。肩部前内侧的肱二头肌肌腱局部疼痛，以及其抗阻力试验时疼痛加重；肩部前外侧的三角肌前束、外束疼痛，可扩致三角肌止点，及其抗阻力试验时疼痛加重。

2. 冻结期

冈上肌、冈下肌和肩胛下肌紧张，将肱骨头抬高，限制其各个方向活动。肩峰下滑囊增厚及腔闭塞，关节囊、肱二头肌肌腱与腱鞘均有粘连。肩部持续性疼痛，夜间加重，影响睡眠；肩痛可扩大至枕部、腕及手指部；有的放射至肩后背、三角肌、肱二头肌或三头肌及前臂伸肌侧。盂肱关节及上臂活动明显受限，如手臂上举和后伸困难而不能梳洗和穿戴等，甚至无活动。肩部肌肉，尤其是三角肌出现失用性萎缩，肩痛和活动受限并不一致。

3. 解冻期

7~12 个月（部分患者约 2 年）后，炎症逐渐消退，疼痛逐渐减轻，肩部粘连缓慢性、进行性松解，肩部活动度也逐渐增加。有少数患者肩关节活动不能恢复到发病前的正常水平。

四、临床治疗

本病临床处理的原则为缓解疼痛，恢复功能，避免肌肉萎缩。

（1）早期给予理疗、针灸、适度的推拿按摩，可改善症状。

（2）痛点局限时，可局部注射醋酸泼尼松龙，能明显缓解疼痛。

（3）疼痛持续、夜间难以入睡时，可短期服用非甾体抗炎药。

（4）无论病程长、短，症状轻、重，均应每天进行肩关节的主动活动，活动以不引起剧痛为限。

（5）对症状持续且重者，以上治疗无效时，在麻醉下采用手法或关节镜下松解粘连，然后再注入类固醇或透明质酸钠，可取得满意疗效。

（6）对肩外因素所致粘连性肩关节囊炎，除局部治疗外，还需对原发病进行治疗。

五、康复评定

肩周炎康复评定包括疼痛、关节活动度、肌力和日常生活能力评定，介绍两种评定方法，见表 33-1 和表 33-2。

表 33-1　Rowe 肩功能评定标准

标准	计分
疼痛	
无疼痛	15
活动时轻微疼痛	12
活动时疼痛增加	6
活动时中度或严重疼痛	3
严重疼痛，需依靠药物	0
稳定性	
肩部在任何位置都坚强而稳定	25
肩部功能基本正常，无半脱位或脱位	20
肩部外展、外旋受限，轻度半脱位	10
复发性半脱位	5
复发性脱位	0
功能	
正常功能可进行所有的日常生活和体育娱乐活动，可提重 12kg 以上，可游泳、打网球、投掷等	25
中等程度受限，可进行一般日常生活活动，可提重 6~8kg，可游泳、打网球，但打垒球受限	20
工作中度受限，提重物轻度受限（≤4kg），田径运动中度受限，不能投掷、打网球，生活自理能力差，有时梳头洗脸需帮助。	10
明显功能受限不能进行通常的工作和提物，不能参加体育活动，没有帮助不能照顾自己的日常生活活动	5
上肢完全残疾移	0

续表

标准	计分
运动	
外展 151°～170°	15
前屈，120°～150°	12
前屈 91°～119°	10
前屈 61°～90°	7
前屈 31°～60°	5
前屈 30°	0
内旋，拇指触及肩胛骨下角	5
拇指可触及骶尾部	3
拇指可触及股骨粗隆	2
拇指可触及股骨粗隆以下	0
外旋 80°	5
外旋 60°	3
外旋 30°	2
外旋＜30°	0
肌力（与对侧肩部对比，可用徒手、拉力器或 Cybex）	
正常	10
良好	6
一般	4
差	0

表 33-2　Constant-Marley 肩功能评定标准

标准	评分
疼痛	
无疼痛	15
轻度痛	10
中度痛	5
严重痛	0
日常生活活动的水平	
全天工作	4
正常的娱乐和体育活动	3
不影响睡眠	2
手的位置，上抬到腰部	2
上抬到剑突	4
上抬到颈部	6
上抬到头颈部	8
举过头顶	10

续表

标准	评分
关节活动度	
前屈、后伸、外展、内收（每项最高 10 分，四项最高 40 分）	
0~30°	0
31°~60°	2
61°~90°	4
91°~120°	6
121°~150°	8
151°~180°	10
外旋（最高 10 分）	
手放在头后肘保持向前	2
手放在头后肘保持向后	2
手放在头顶肘保持向前	2
手放在头顶肘保持向后	2
手放在头顶在充分向上伸直上肢	2
内旋（最高分 10 分）	
手背可达大腿外侧	0
手背可达臀部	2
手背可达腰骶部	4
手背可达腰部	6
手背可达第 12 胸椎椎体水平	8
手背可达肩胛下角水平	10
肌力	
0 级	0
Ⅰ级	5
Ⅱ级	10
Ⅲ级	15
Ⅳ级	20
Ⅴ级	25

六、康复治疗

（一）适应证

　　肩周炎一旦患病，肩部疼痛和活动障碍逐渐显现及加重。早期表现的肱二头肌长头肌腱腱鞘炎、冈上肌肌腱炎、肩峰下滑囊炎等，或病情继续发展成冻结肩，或冻结肩逐渐呈现恢复均适宜康复治疗。

（二）禁忌证

肩关节骨折或脱位、严重骨质疏松患者不适宜康复治疗。

（三）物理因子治疗

1.治疗作用

通过电、光、声、磁，热等物理因子的作用，改善肩部局部血液循环，减轻炎症反应，缓解肌肉痉挛、减轻软组织粘连，缓解疼痛，改善肩部功能。

2.治疗方法

（1）高频电疗：常用超短波、短波、微波等。急性期剂量宜小，多采用无热量；慢性期剂量可增加，多用微热量。电极摆放为患肩对置法。

（2）低频和（或）中频电疗：常用低频、低频调制中频、等幅中频、干扰电等。电极摆放为患肩对置，选取可达到止痛、促进血液循环、松解粘连等作用的参数，强度多在感觉阈上。

（3）磁疗：常选用低磁场强度的脉冲磁场，磁极摆放为患肩对置法。

（4）超声波疗法：常选用中等超声强度移动法。

（5）其他疗法：可采用合适剂量的毫米波、红外线、蜡疗等方法进行患区直接法治疗。

（四）关节松动术

1.治疗作用

通过对肩关节的摆动、滚动、推动、旋转、分离和牵拉等，起到缓解疼痛、促进关节液流动，松解组织粘连和增加本体反馈的作用。在急性期，因疼痛剧烈，应多用Ⅰ级手法，即在肩关节活动的起始端小范围地松动。在缓解期，因肩关节活动受限，应多用Ⅱ、Ⅲ级手法。对于合并肩关节半脱位或严重骨质疏松的患者应慎用或禁用。

2.治疗方法

（1）附属运动：包括长轴牵引、向头侧滑动、向足侧滑动、前后向滑动、侧方滑动、旋转肩胛骨等。

（2）生理运动：包括前屈、后伸、外展、水平内收摆动、旋转摆动等。

（五）运动疗法

1.治疗作用

通过运动改善患肩的灵活性、柔韧性、肌力、稳定性和技巧性。

2. 治疗方法

（1）钟摆运动：患者体前屈站位，患肢完全放松，利用上肢的重力模拟钟摆在无痛范围内前后或左右摆动。若患者可耐受，可手中增持重物。

（2）肱骨下压运动：患者坐位，上肢放松，指导其练习上臂垂直向足侧的活动，可在肘部加轻阻力，作为本体感觉的刺激。

（3）自我牵伸训练：可选用各种体位，以达到受限肩关节被牵张的效果。以不引起损伤但达到塑性延长为目标。牵伸方向多为屈曲、外展和外旋。

（4）助力运动：健侧上肢通过体操棒或滑轮等器械带动患侧肩关节进行屈曲、外展、内收、内旋、外旋等活动。

（5）肌力训练：包括肩胛稳定肌肌力训练、肩外旋肌肌力训练及其他力弱肌肌力训练。方法从等长收缩训练开始、逐渐进展至等张抗阻训练，有条件时可进行等速运动训练。

（6）静态稳定性训练：以上肢闭链运动为主，逐渐增加负荷的力度和角度，从支撑位进展至手膝位，从稳定支撑面进展至不稳定支撑面。

（7）动态稳定性训练：以上肢闭链运动为主，逐渐增加运动的速度和持续时间。

（8）技巧性训练：离心运动和向心运动交替，加速运动和减速运动交替，以实用性运动为主，如接球传球训练、各种体位推起训练等。

（9）有氧训练：可应用上肢功率自行车、常规功率自行车和跑台等设备。

（六）支具

在患者疼痛剧烈的急性期，可用吊带将肩关节保护于休息位，即肩关节屈曲30°、外展60°、肘关节屈曲90°，有利于肩关节的组织修复与炎症消退。

（七）中医传统康复治疗

1. 中药疗法

（1）中药内服：辨证为风寒痹阻，则以祛风散寒为主，方选桂枝汤加姜黄、羌活、独活。辨证为血瘀痹阻，则以活血化瘀为主，方选桃仁饮加姜黄等。辨证为气血虚弱，则以补益气血为主，方选八珍汤加减。

（2）中药外用：主要有外敷或熏洗法。选用温经通络、行气活血的中药，可制成药膏外敷，可煮热熏洗或毛巾湿热敷。如八仙逍遥汤熏洗、狗皮膏外敷等。肩部中药湿热敷能产生"透热"作用，以加强推拿疗法的温经通络、活血祛瘀、散寒止痛的功效。临床一般在推拿手法、药物按摩后，用浸透中药并绞干的热毛巾数块，折成方形敷于肩部。第一块毛巾不太热时，即用第二块热毛巾换上，或第三块热毛巾换上，可在热毛巾上施以轻拍法，使热量和药料更易透入肩部肌肤和肩关节。肩部中药湿热敷操作前，应明确热敷方法和注意事项，如避免患者热敷时露肩着凉等。

（3）针灸疗法：治则是通经活血，祛风止痛。具体治法包括针刺、电针、灸法、拔罐、耳针等。

1）针刺：治法以局部阿是穴、手阳明、手少阳、手太阳经穴为主。主穴：肩髎、肩髃、肩贞、肩前、阿是穴。随症配穴：当肩后部压痛明显时，中医经络辨证为手太阳经证，加后溪穴。当肩前部压痛明显时，中医经络辨证为手阳明经证，加合谷穴。当肩外侧压痛明显时，中医经络辨证为手少阳经证，加外关穴。风寒痹阻者，加合谷、风池穴。血瘀痹阻者，加内关、膈俞穴。气血虚弱者，加足三里、气海穴。针刺操作：主要是毫针泻法，足三里、气海穴用补法。宜先刺远端配穴，做较长时间的针刺手法，行针后鼓励患者运动肩关节。肩部主穴针刺时要求有比较强烈的得气感。

2）艾灸：肩部毫针针刺时可加艾灸。

3）刺络：拔罐肩部压痛点以三棱针点刺或以皮肤针叩刺，使少量出血，或加拔罐法（火罐或抽气罐）。

4）电针：常取远端穴位，如合谷、肩部阿是穴等，针刺得气后通电针机，一般为疏密波脉冲电流 25~30 分钟（或先用连续波 5 分钟，后改为疏密波 20~25 分钟）。

5）耳针：一般选用耳的相应区压痛点（肩、锁骨、肾上腺、神门），每次选 2~4 穴，毫针中等或强的刺激，同时嘱患者适当活动肩关节，留针 10~15 分钟，隔天 1 次。

6）穴位注射：适宜于肩部疼痛明显并存在固定压痛点者。常用醋酸泼尼松龙 0.5~1.0ml，加普鲁卡因 2~5ml，做阿是穴注射治疗，每周 1 次，2~3 次为 1 个疗程。

（4）推拿疗法：是应用相当普遍而且比较有效的疗法。其目的是消除肌肉紧张痉挛，改善血液循环，松解局部粘连，恢复关节功能。推拿疗法的治则是舒筋通络、活血止痛、松解粘连、滑利关节。其具体治法包括经穴推拿、运动关节推拿、药物按摩、自我按摩及功法训练等。

1）经穴推拿：临床上肩周炎患者常选择接受循经取穴的经穴推拿疗法，以达到肩部的舒筋活血和通络，消除疼痛和关节功能障碍。肩周炎经穴推拿主要是以肩部穴位，尤其是阿是穴（疼痛敏感点）为主，配合手阳明经、手少阳经、手太阳经的上肢、肩背及头部的经穴。常于肩部前、外、后侧的敏感点，以及三角肌、肱二头肌、肱三头肌等高张力处施以𠭇法、一指禅推法、按揉法、指拨法、拿法等手法操作；常于合谷、内关、后溪等穴施以按揉法、点按法等手法操作。

2）运动关节：推拿肩周炎选用运动关节推拿方法，是临床特色疗法之一。肩周炎实施肩部摇法和扳法等运动关节类手法，能起到松解粘连、滑利关节作用。肩周炎运动关节推拿的康复治疗程序为：①临床推拿医师明确诊断及判断肩关节活动范围；②在肩部施以按揉法、𢴅法和拿法，以充分松解肌肉的痉挛（紧张）；③选择适宜于患者治疗的坐位或卧位，并判断目前的摇法和扳法是在患者肩关节活动能接受的范围之内；④循序渐进地选用肩关节摇法和扳法操作；⑤操作时掌握好"稳、准、巧"的手法要求，切忌强行肩关节的屈伸旋转等运动，进行推拿临床肩关节摇法和扳法的规范操作。

肩周炎推拿治法尚存在争议，主要原因是运动肩关节的手法选择及其操作不当，产生软组织撕裂性损伤，甚至肩部骨折、脱位等推拿意外。从已报道的肩周炎推拿意外的原因分析看，非专业推拿医师违规从业、摇法或扳法粗暴操作是发生推拿意外的主要因素。

3）药物按摩：用药物制成膏剂或乳剂，如冬青膏，再配以按揉、摩、擦等手法，于肩部及其周围施以推拿操作，发挥中药和手法的双重作用，以利于肩部的舒筋活血止痛。

4）自我按摩及功法训练：肩周炎自我按摩及功法训练，是目前比较流行的自我康复保健法。在实施被动的专业推拿康复法后，患者要积极配合主动的自我按摩及功法训练，以巩固和延伸疗效，进而缩短病程。先由专业推拿医师指导，患者在家中可个人完成自我按摩及功法训练动作。这里介绍3种方法。①自我按摩并爬墙训练法：坐位，以健侧手掌、手指按揉患侧肩部内、外、后侧的疼痛敏感点各10次，并以手掌擦10次。站位，面对墙壁，以双手或患侧单手，沿着墙壁缓慢向上摸高爬动，目的使患侧肩关节尽量上举，然后再缓慢向下回到原处，反复10次。该方法每天训练1~2次，循序渐进，持之以恒，适当提高爬墙高度。②自我按摩并牵拉训练法：坐位，以健侧手掌、手指按揉患侧肩部内、外、后侧的疼痛敏感点各10次，并以手掌擦10次。站位，站在适当高度的单杠下（或固定的把手下），以单手或双手握住单杠（或把手），脚尖不离地，身体下沉而对肩关节进行适当的牵拉，目的是使肩部松解粘连，然后站稳并缓慢放下手臂，反复10次。该方法每天训练1~2次，循序渐进，持之以恒，适当增加牵拉力量。③自我按摩并环转训练法：坐位，以健侧手掌、手指按揉患侧肩部内、外、后侧的疼痛敏感点各10次，并以手掌擦10次。坐位或站位，患侧上肢前屈，健侧手握住患侧手，向上牵拉患侧手腕部举过头顶至后脑部；患侧上肢后伸，健侧手握住患侧手，向上牵拉患侧手腕部上举至腰骶、腰背及下胸背部，然后缓慢放下患侧手臂，反复10次。训练时注意头颈中立位，不要向前屈曲。对肩关节进行适当的上举和后伸牵拉，目的是使肩部粘连松解。该方法每天训练1~2次，循序渐进，持之以恒，适当增加上举头顶或后伸摸背的高度。

（5）情志疗法：肩周炎患者的情志疗法主要是使患者保持情志舒畅和稳定，注重调神与调形统一。在更年期女性中肩周炎发病较多，患者肩痛，尤其是夜间疼痛，往往使患者产生失眠、烦躁、忧虑，甚至易怒等情志变化。注重患者精神康复，常选用知情同意、说理开导、情感温暖等增强医患信任和治病信心的方法。

（6）传统体育疗法：适用于肩周炎恢复期。肩关节被动活动范围逐渐接近正常，可选用传统体育疗法，加强肩关节活动主动训练，以利于早日康复。由专业医师指导，以简单开始，循序渐进地训练。因病情或喜好不同，太极拳、易筋经、气功等练习的动作难易和时间次数等也有所不同。太极拳一般从揽雀尾、单鞭、云手、下式、左右蹬脚等单个动作开始练习。易筋经选用简单的易筋经功法练习，主要有前推八匹马、倒拉九头牛等。

七、心理干预

解除患者思想顾虑，让患者了解病情，加强治疗的信心。

八、康复护理

1. 生活护理

防受寒、防过劳、防外伤。尽量减少使用患侧的手，提举重物或过多活动肩关节，以免造成进一步疲劳性损伤。肩关节劳损或损伤后应及时治疗，以免遗留后遗症。老年人应每天做各种体育锻炼，如体操、扩胸器、哑铃、太极拳等。

2. 饮食指导

（1）风寒痹阻证：宜进祛风散寒、祛湿通络的温性食物，如大豆、羊肉、胡椒、花椒等。

（2）血淤痹阻证：宜进活血祛瘀、通络止痛之品，如山楂、白萝卜、木耳等。

（3）气血虚弱证：宜进补益气血、舒筋活络之品，如莲子、大枣、桂圆等。

3. 情志调理

（1）用语言疏导法加强与患者沟通，解除紧张心理。

（2）用移情易志法稳定患者情绪，可采用看书读报、听音乐等方式。

（3）取得家庭社会支持，鼓励家属陪伴。

九、预后

本病好发于 40 岁以上的中老年，女性多于男性，起病慢、病程长，预后良好，少数患者可自然缓解。

十、健康教育

（1）在医师或康复师的指导下进行功能康复运动。

（2）保守治疗患者，急性期良肢位的摆放。一般取健侧卧位在患者胸前放普通木棉枕将患肢放上面。患侧卧位时在患侧肩下放一薄枕使肩关节呈水平位如此可使肌肉、韧带及关节获得最大限度的放松与休息，避免俯卧位。

（3）指导患者功能锻炼的方法。锻炼时应以持之以恒、循序渐进、量力而行为原则。功能锻炼方法包括下垂摆动练习、蜘蛛爬墙、划圈、拉轮、梳头动作，以及屈肘甩手、展翅站立牵拉、头枕双手、旋肩等。老年人应每天做各种体育锻炼如体操、太极拳等。

（周　进　吴仕林　林思语）

第三十四章

骨折后的康复

骨折是指在外力作用下骨的完整性或连续性遭到破坏，即骨小梁的连续性中段。我国古代医学家对骨折的概念早已认识，甲骨文已有"疾骨"、"疾胫"、"疾肘"等病名，《周礼·天官》记载了"折疡"，骨折这一病名出自唐代王焘的《外台秘要》。随着交通的迅速发展，车祸致骨折的数量逐年上升，并已经成为复合损伤、多处骨折、开放性骨折等严重骨折的首要原因。骨折的诱因是人口的平均寿命延长，人口老龄化，患骨质疏松的老年人逐年增多，骨折的发生率也在增加。因此，肢体功能的残疾率也在上升。除外力引起的骨折外，还可能应为肿瘤、结核、感染等原因造成病理性骨折。

骨折后为了使患者尽快得到治疗和恢复肢体的正常功能，中医学对此累积丰富的经验。早在唐代蔺道人所著的《仙授理伤续断秘方》一书中已完整地总结出骨折应以正确复位、夹板固定、内外用药和功能锻炼为治疗大法，同时对筋骨并重，动静结合的理论也做了进一步阐述。功能锻炼的思想贯穿骨折治疗的全过程。对肢体关节功能恢复和重建起到了积极作用，有效地防止失用性肌萎缩、骨质疏松、关节僵硬等并发症。

骨折康复的首要目的就是使受伤骨骼、关节、组织能过进行活动，无论是骨骼还是软组织都应于愈合进行相配合。所以，骨折愈合越快越好，筋肉的强度和收缩活动度应恢复到正常水平，关节活动的功能应接近正常的关节活动度。

一、病因病机

对于骨疾病的病因病机认识，中医文献论述很多，早在《内经》中就指出："坠堕""击仆""举重用力""五劳所伤"等。汉代张仲景《金匮要略·脏腑经络先后病脉证》提出："千般疢难，不越三条"的主张，即"一者，经络受邪入脏腑，为内所因也；二者，四肢九窍、血脉相传，壅塞不通，为外皮肤所中也；三者，房室、金刃、虫兽所伤"。很长一段时期许多医家将骨疾患的病因视为不内外因。《素问·宣明五气论》中的"久视伤血，久卧伤气，久坐伤肉，久立伤骨，久行伤筋，是谓五劳所伤"。外因指外界作用于人体而致，对骨疾病来说主要系外力，如跌仆、坠堕、撞击、闪挫、扭捩、压轧、负重、劳损所引起的骨疾病都与外力有关，但与外界六淫及邪毒感染等又密切相关。"气为血之帅，血为气之母"，"气滞则血瘀，"气伤痛，形伤肿"，故而局部肿痛；骨断筋伤，血不循经，溢于脉外，留滞局部，积而成瘀，瘀阻脉络，不通则痛；骨折后失去正常对合关系，骨失所立，筋失所束，关节为人体运动之枢机，气血瘀滞于局部，经气运行受阻，而致局部肿胀疼痛，关节活动受限。属中医"骨折病"范畴，病位在骨，病性属实。

二、康复辨证

1.早期——气血瘀阻型

临床证候：伤后1~2周内，患髋疼痛明显，局部肿胀，有瘀血瘀斑，不能站立，患侧髋关节功能丧失，患肢外旋及短缩畸形，舌质紫暗或有瘀斑，脉弦涩。

2.中期——血瘀气滞型

临床证候：伤后3~6周，肿胀逐渐消退，疼痛减轻，功能丧失未恢复，动则有疼痛感，舌质暗淡，脉弦细。

3.后期——肝肾亏虚型

临床证候：伤后7~8周，疼痛已消，或年迈体弱，头晕目眩，腰膝酸软，倦怠乏力，舌淡，脉细。

三、临床表现

1.外伤史

骨折患者都有外伤史，外伤也是引起病理性骨折的重要因素，尽管引起骨折的暴力可能较小。

2.疼痛与压痛

骨折发生后均有不同程度的疼痛与压痛。

3.局部肿胀

骨折时骨组织或周围软组织血管破裂出血，局部肿胀，有些还会出现瘀斑，血肿的部位及大小对判断骨折的部位及严重程度很有帮助。

4.畸形

骨折移位大者可出现肢体畸形，这是由于骨折断端移位较大造成的。如两断端重叠移位可出现短缩畸形；骨折远端由于失去正常的骨连续性在重力和肌肉牵拉的作用下，可出现旋转畸形和成角畸形。

5.功能障碍

骨折后由于疼痛、肌肉反射性痉挛、肌肉失去骨应有的杠杆作用，特别是合并有神经损伤时，会丧失正常功能。

6. 异常活动及骨摩擦音

在检查或移动患肢时会出现异常活动及骨折断端摩擦而产生的骨摩擦音，而且畸形会更加明显，这是骨折的重要表现。

7.X 线检查

是确定骨折部位、程度及骨折类型的可靠方法。

四、临床治疗

1. 一般处理

术后早期加压包扎及制动可以减轻疼痛、术后出血及局部肿胀。冰袋也可起到相同效果。

2. 术后止痛

术后麻醉作用一旦消失，手术部位开始出现疼痛，在术后 48 小时内，可给哌替啶 50~100mg 或吗啡 8~10mg，肌内注射；疼痛持续者，必要时 4~6 小时可重复 1 次。

3. 手术感染的预防和治疗

（1）预防感染的措施：包括术前将原有的感染灶治愈；改善机体营养状况；局部清洁血皮，避免皮肤损伤；手术中要求微创性操作，尽量用锐性操作，缩短暴露时间，不留无效腔，彻底止血，保护组织血运，保证无张力缝合切口；术后切口引流 48~72 小时，注意保持引流管通畅。

（2）抗生素的使用：不提倡任何术前、术后均以常规使用抗生素来预防术后感染，特别是血运丰富的部位。一旦手术部位出现感染迹象，如术后持续发热、伤口疼痛、肿胀、白细胞计数增高等，可考虑应用抗生素。作为治疗，应选用广谱、高效及敏感的抗生素，而且要有足够的剂量；在应用抗生素的同时，应给予全身支持疗法，当发现切口内有脓性液时，应根据不同手术的具体情况，采用切开引流或闭合冲洗的方法，将脓性物排除。

五、康复评定

1. 临床评定

（1）症状：骨折发生后均有不同程度的疼痛，局部肿胀、瘀斑、畸形（成角、旋转、重叠等），肢体活动障碍。

（2）体征：局部压痛和叩击痛，异常活动及骨摩擦音。若骨折合并神经损伤时，往往出现运动功能障碍或感觉功能障碍。

（3）影像学检查：X 线检查是确定骨折部位、程度及骨折类型的常规检查。

2. 骨折愈合评定

判断骨折断端稳定性对于康复治疗是极其重要的，当骨折断端通过内固定或者外固定后达到稳定，在正常负荷下不发生变形和分离，即应尽早开始功能训练，逐渐恢复原有功能。当骨折达到临床愈合后，可考虑拆除固定，进一步加强功能训练。

（1）骨折临床愈合的标准：①局部无压痛及纵向叩击痛；②局部无异常活动；③X线片显示骨折处有连续性骨痂，骨折线已模糊不清；④拆除外固定后，在上肢若能向前平举1kg重物持续达1分钟，在下肢若不扶拐，能在平地连续步行3分钟，并多于30步；连续观察2周骨折处不变形。

（2）评定应注意：①骨折对位对线、骨痂形成情况；②是否存在延迟愈合或未愈合、假关节形成、畸形愈合等愈合不良的情况；③有无感染，以及血管、神经损伤、关节挛缩、骨化性肌炎等并发症。

3. 其他评定

骨折康复评定除了临床评定及愈合评定还需以下评定内容。

（1）关节活动范围评定：包括主动关节活动度的测量和被动关节活动度的测量，根据此检查了解患者关节受限程度。

（2）肌力评定：肌力检查是判定肌肉功能状态的重要指标，常用手法肌力检查法，检查肌力时健侧与患侧应进行对比。

（3）肢体长度及周径评定：进行肢体周径测量时，必须选择两侧肢体相对应的部位进行测量。为了解肌肉萎缩的情况，以测量肌腹部为佳。测量时用皮尺环绕肢体欲测量的部位一周，记取肢体周径的长度。患侧与健侧均应加以测量，以便加以对比，并标记测量日期，以做康复治疗前、后疗效的对比。

（4）步态分析：下肢骨折后，极易影响下肢步行功能，故应对患者施行步态分析检查。

（5）日常生活活动能力评定：上肢骨折时重点评定饮食、写字、更衣等功能障碍。下肢骨折主要评定步行、负重等功能。

六、康复治疗方法

（一）适应证

（1）稳定性骨折经手法闭合整复，夹板或石膏固定者，早期即宜做康复锻炼。

（2）不稳定性骨折经整复和固定治疗后，达到临床愈合标准者，可行康复治疗。

（3）手术切开复位内固定，若内固定较坚强，骨折断端较稳定者，术后即可做邻近关节的屈伸功能锻炼。若内固定不牢固，有移位倾向，需做外固定者，早期宜做轻微的有限的功能锻炼。

（4）骨折后期，外固定拆除后，见关节僵硬、活动度减少、肢体肌肉萎缩、肌力下降者，则需尽早加大康复锻炼的力度。

（二）禁忌证

（1）关节脱位或骨折未愈合。

（2）刚经历肌腱、韧带、肌肉手术后，

（3）骨化性肌炎或异位。

（三）康复目的

（1）促进骨折愈合，防止并发症的发生。

（2）恢复受累关节的功能性关节活动度。

（3）防止肌肉萎缩，恢复肌力。

（4）恢复肢体功能，下肢为负重行走，上肢为功能性活动无受限。

（四）康复原则

（1）肢体固定和功能训练相统一。

（2）训练中保持骨折对位、对线不变。

（3）骨折的康复因人而异，遵循个性化的原则。

（4）具体的康复治疗措施要依据骨折愈合的过程，以及骨关节损伤的部位、程度和内固定强度等来制定，并要适时调整。

（五）治疗方法

根据骨折愈合的过程，康复治疗可分为早期和后期两个阶段。

1. 骨折固定期（早期）

疼痛和肿胀是骨折复位固定后最主要的症状和体征，持续性肿胀是骨折后致残的最主要原因。因此要及早开始康复治疗。

（1）主动运动：是消除水肿的最有效、最可行和花费最少的方法。主动运动有助于静脉和淋巴回流。

1）伤肢近端与远端未被固定的关节，需行全范围关节运动，每天数次，以保持各关节的活动度，防止挛缩，尽可能进行主动运动和抗阻运动，以防止肌肉萎缩，改善患肢血液循环。有困难时可进行助力运动或被动运动。上肢应特别注意肩外展及外旋，掌指关节屈曲及拇外展；下肢则需注意踝背伸运动。中老年人关节挛缩倾向很大，更应特别注意。

2）骨折固定补位进行肌肉有节奏的等长收缩练习，以防止肌肉失用性萎缩，并使骨折端挤压产生应力，有利于骨折愈合。无痛时可逐渐增加用力程度，每次收缩持续5秒钟，每次练习收缩20次，每天进行3~4次。开始时，可嘱患者在健侧肢体试练习，以检验肌肉收缩情况。肌肉的等长收缩可以促进骨折端紧密接触，克服分离趋势，并借助外固定物的三点杠杆作用所产生的反作用，维持骨折复位后的位置，防止侧方移位及成角。

3）关节内骨折，常遗留严重的关节功能障碍，为减轻障碍程度，在固定 2~3 周后，如有可能应每天短时取下外固定装置，在保护下进行受损关节不负重的主动运动，并逐步增加关节活动范围，运动后继续维持固定。这样可促进关节软骨的修复，利用相应关节面的研磨塑形，并减少关节内的粘连，每次运动 6~10 次，每天进行 1~2 次。如有可靠的内固定，术后 1~2 天开始连续关节被动治疗仪治疗，可获良好的效果。

4）对健肢和躯干应尽可能维持其正常活动，可能时应早起床。必须卧床的患者，尤其是年老体弱者，应每天在床上保健操，以改善全身情况，防止压疮、呼吸系统疾患等并发症。

（2）患肢抬高：有助于肿胀消退，为了使肢体抬高收效，肢体的远端必须高于近端，近端要高于心脏平面。

（3）物理因子治疗：能改善肢体血液循环，消炎、消肿，减轻疼痛，减少粘连，防止肌肉萎缩，促进骨折愈合。

1）温热疗法：传导热疗（如蜡疗）、辐射热疗（如红外线、光浴）均可应用。

2）超短波疗法或低频磁疗：可使成骨再生区代谢过程加强，纤维细胞和成骨细胞提早出现。对软组织较薄部位的骨折（如手、足部骨折）更适合用低频磁场治疗，而深部骨折适合超短波治疗。此法可在石膏外进行，但有金属钢板内固定时禁用。

3）音频电或超声波治疗：可减少瘢痕与粘连，促进骨痂生长。

4）水疗和水中运动：利用水的温度作用和机械作用（静水压作用、浮力作用、水流冲击作用）患肢通过被动、主动的活动，以增加关节活动度、减轻挛缩，并增强肌力。每天 1 次，每次 20 分钟。

5）冲击波疗法用：动物试验和临床研究均证实其促进骨折愈合的作用。

6）电磁刺激：目前电磁刺激骨愈合的方式多种多样，主要有恒定直流电、脉冲直流电、脉冲电磁场及干扰电疗法等。

7）直流电刺激：直流电使骨折间隙之氧压下降，因电消耗氧，产生氢氧基，而导致 pH 升高，使新骨生成。本法因属于植入式方法，有发生感染和引起异物反应的可能，在用于新鲜骨折的治疗时需慎重。

8）脉冲电流刺激：将一微型脉冲电流刺激器置入人体，脉冲直流电的刺激可使局部血管增生和扩张，成骨细胞增生活跃，软骨内化骨过程加速。本方法使用方便，封闭在体内，治疗期间不受外界污染；缺点是需要切开皮肤，日后尚需取出刺激器。

9）脉冲电磁场：在治疗延期愈合和不愈合的骨折上取得了很大成功。其基本原理在于脉冲电磁场能诱发导体中的电压和电流。治疗时将两个线圈置于骨折部位皮肤或石膏上，线圈间诱发微电流。由于线圈放在皮外，所以是一种非侵入法治疗，它无损伤、无痛苦、不感染，这是手术及半置入法所不及的，而且疗效好。

10）干扰电疗法：干扰电流可以促进骨折愈合。通过4只电极在骨损周围的配置，使之产生两种中频电流并在组织深部互相交叉，产生一个频率介于80~120Hz的刺激电流，作用于骨折缝，从而影响骨折部位的修复，达到促进骨折愈合的目的。此外，干扰电流还可促进局部的血液循环，加快了骨折端血肿的吸收机化，有止痛、消肿作用。

11）低强度脉冲超声波：促进骨折愈合的作用已得到了广泛的认同，1994年获美国FDA批准应用于新鲜骨折的治疗，2002年又获准应用于延迟愈合和骨不连。由于大量声波被反射并集中于骨折间隙，可在骨痂形成和改建过程中形成复杂的应力梯度，这种不同于一般的机械应力刺激可促进骨膜骨形成。此外，超声的空化效应在细胞膜表面产生微流，形成一种类似"微细按摩"的作用，影响细胞膜的通透性，加速骨折愈合。

12）应力刺激：骨折愈合需要适当的生物力学环境或最佳应力水平。骨折愈合早期纵向压应力可促进成骨细胞和成纤维细胞分化，有利于骨折愈合；在愈合中后期，各种应力的介入对骨痂都有改建作用，均可促进骨质沉淀并使骨矿化。循环应力可以使骨折断端产生交变的微电流，刺激骨膜等部位的细胞分化、增殖、成熟。在此过程中产生胶原纤维，分泌骨基质，胶原定向排列，无机盐沉积增加，骨折的愈合加速。

（4）作业疗法：骨折愈合进入修复期后，患者可逐步开始作业治疗，主要是进行适度的日常生活活动能力训练，上肢以训练手功能为主，如训练患手抓握杯子、患手拿笔写字等；下肢以训练站立和肢体负重为主，如站立位时左右摆动身体、前后迈步、单腿站立等活动。每天1次，每次30分钟。针对骨折患者具体的功能障碍，从日常生活活动、手工操作劳动和文体活动中，选出一些有助于患肢功能和技能恢复的作业进行治疗，以改善动作技能技巧，增强体能，从而恢复患者伤前的日常生活能力及工作能力，尽早使患者回归社会。

2. 骨折愈合期（后期）

康复目标主要是消除残存的肿胀，软化和牵伸挛缩的纤维组织，增加关节活动范围和肌力，重新训练肌肉的协调性和灵巧性。治疗方法主要是通过运动疗法，促进肢体运动功能的恢复。若基本运动功能恢复不全，影响日常生活活动能力时需进行日常生活活动能力训练和步行功能训练，以适当的物理因子疗法做辅助，装配矫形器、拐杖、手杖、轮椅等作为必要的功能替代工具。

（1）恢复关节活动度：①主动运动，受累关节进行各运动轴方向的主动运动，轻柔牵伸挛缩、粘连的组织。运动时应遵守循序渐进的原则，运动幅度逐渐增大。每个动作重复多遍，每天数次。②助力运动和被动运动，刚去除外固定的患者可先采用主动助力运动。以后随着关节活动范围的增加而相应减少助力。对组织挛缩、粘连严重者，可应用被动运动，但被动运动方向与范围应符合解剖及生理功能。动作应平稳、缓和、有节奏，以不引起明显疼痛为宜。③关节松动技术，对僵硬的关节，可配合热疗进行手法松动。治疗师一手固定关节近端，另一手握住关节远端。在轻度牵引下，按其远端需要的方向（前或后、内或外、外展或内收、旋前或旋后）松动，使组成关节的骨端能在关节囊和韧带等软组织的弹性范围内发生移动，如手的掌指关节可有被动的前后滑动、侧向滑动，外展内收和旋前旋后滑动。对于中度或重度关节挛缩者可在运动与牵引的间歇期，配合使用夹板，以减少纤维组织的回缩，维持治疗效果随着关节活动范围的逐渐增加，夹板的形状和角度也做相应的调整。④关节功能牵引，轻度的关节活动度障碍经过主动、助力及被动运动练习，可以逐步消除。存在较牢固的关节挛缩粘连时，做关节功能牵引，特别是加热牵引，可能是目前最有效的方法。

（2）关节活动度练习前做适当的热疗也可增强练习的效果。治疗中宜经常进行关节活动度检查，以观察疗效，进步不明显时需考虑改进治疗方法。最后若关节活动度停止进步，应根据实际功能恢复程度采取相应的对象，如对日常生活及工作无明显妨碍时，可结束康复治疗。

（六）中医传统康复治疗

1. 中药疗法

（1）早期：气血瘀阻型治宜活血化瘀，消肿止痛。方选桃红四物汤加减。药用桃仁、红花、三七、当归尾、赤芍、生地黄、川芎、泽兰、甘草、丹参、穿山甲等。

（2）中期：血瘀气滞型治宜健脾消肿，续筋接骨。方选健脾消肿汤加减。药用桃仁、赤芍、牛膝、党参、当归尾、川芎、茯苓、薏苡仁、白术、甘草、补骨碎、续断等。

（3）后期：肝肾亏虚型治宜补益肝肾，强壮筋骨。方选温肾补骨汤加减。药用桑寄生、续断、补骨碎、川芎、赤芍、当归、熟地黄、党参、茯苓、白术、炙甘草等。

2. 推拿疗法

推拿疗法是骨折后期功能恢复的一种重要的康复措施，主要用于骨折后期及外固定已拆除后出现关节僵硬、肌肉萎缩等。任何一种手法都能不同程度地影响肌肉，并能反射性调节和改善中枢神经系统的功能，且能使肌肉毛细血管开放增多，局部血液循环加速，从而改善组织营养，促进关节滑液的分泌和关节周围血液、淋巴液循环，使局部温度升高。因而，推拿按摩具有活血化瘀、消肿止痛、舒筋活络、缓解痉挛、松解粘连、祛风散寒、蠲痹除湿的作用。推拿按摩手法按其主要作用部位、功用及操作的不同可分为舒筋通络法和活络关节法两大类。

（1）舒筋通络法：是术者施用一定的手法作用于肢体，从而达到疏通气血、舒筋活络、消肿止痛的目的。常用手法有以下几种。

1）按摩法：①轻度按摩法，具有消瘀退肿、镇静止痛、缓解肌肉痉挛的功能，适用于全身各部；②深度按摩法，包括一指禅推法，具有舒筋活血、祛瘀生新的作用，对消肿和减轻患部的疼痛很有效；还可以解除痉挛，使粘连的肌腱、韧带及瘢痕组织软化、分离和松解。本法常由轻度按摩法转入，或在点穴法前后，或结合点穴法进行，是骨折后期康复最基本的手法之一。

2）揉擦法：具有活血化瘀、消肿止痛、温经通络、缓解痉挛、松解粘连、软化瘢痕的作用，常用于四肢骨折后期肌肉、肌腱强硬者。

3）拿捏法：包括弹筋法和捻法，具有缓解肌肉痉挛、松解粘连、活血消肿、祛瘀止痛等作用，常用于关节筋腱部的治疗。

4）点穴法：点穴按摩与针刺疗法有类似的作用。通过点穴按摩可以疏通经络、调和气血和增进脏腑功能，是骨折后期脏腑气血功能失调而采取的主要治疗手法之一。

5）抖法和搓法：常用于手法的结束阶段，整理收功时使用，具有进一步放松肢体、舒筋活血、理顺经络的作用，同时还可以缓解强手法的刺激，能很好地调节关节功能。

（2）活络关节法：是术者运用手法作用于关节处，从而促使关节功能改善的一种方法。本法常在舒筋通络手法施用的基础上进行，常用的方法有以下几种。

1）屈伸关节法：包括内收外展法，本法对各种骨折后期造成的关节屈伸收展功能障碍者均可应用。屈伸关节法对筋络挛缩、韧带及肌腱粘连、关节强直均有松解作用，多用于膝、踝、肩、肘等关节。若能在熏洗疗法之后应用此法疗效更佳。但使用屈伸关节法时，要遵循"循序渐进"的原则，切忌暴力屈伸，以防再骨折。

2）旋转摇晃法：具有松解关节滑膜、韧带及关节囊粘连的作用。本法尤其适用于关节僵硬、功能障碍尚未完全定型及关节错缝者，对骨折尚未愈合者忌用。本法和关节屈伸法是治疗关节粘连的主要手法，常配合应用。使用旋转摇晃法动作要协调，力度要适中，对有明显骨质疏松的关节要慎重，防止骨折的发生。

3）拔伸牵引法：具有松解挛缩的肌腱和关节囊的作用，从而达到疏松筋脉、行气活血的目的。本法常用于骨折后期关节、肌腱、筋膜挛缩，关节粘连而导致功能障碍的治疗。

3. 针灸疗法

针灸对骨折早期所产生的疼痛、肿胀有一定的消肿止痛作用，多采用骨折部位循经或局部取穴。循经取穴主要以四肢远端的穴位为主，如上肢骨折多取内关、外关、鱼际等穴；下肢骨折多取足三里、阳陵泉、三阴交、太溪等穴；胸腰椎骨折多取承山、委中等穴。局部取穴多选用骨折附近的穴位，每与循经选穴配合使用。骨折数周或数月之后，针灸治疗的目的是促进局部气血流通，针法以平补平泻为主。若骨折处有关节僵硬或肌肉萎缩者，多局部取穴为主，多用泻法，也可配合灸法。若见肝肾亏虚，加用肾俞、命门、三阴交、太冲等穴；气血不足者，加脾俞、足三里、气海、心俞等穴，针法以泻为主。

4. 中药外治

中药外用常以中药水煎取汁，局部熏洗，称为热敷熏洗法，古称"淋拓"、"淋洗"、"淋渫"。先用热气熏蒸患处，待水温稍减后用药水浸洗患处，每天 2 次，每次 15~30 分钟。本法具有活血止痛、舒筋活络、滑利关节、增加关节活动度的作用，适用于骨折后期、骨痂形成、外固定拆除后、关节僵硬及屈伸活动不利者。如四肢损伤洗方，或艾叶、细辛、制川草乌、伸筋草、透骨草、海桐皮、山柰等，水煎取汁局部熏洗。热敷熏洗后，配合运动疗法和推拿疗法，可大大增加疗效，对骨折周围邻近关节僵硬，活动范围减少者效果显著；也可用中药、乙醇、醋浸泡，取汁外擦患处关节和肌肉，具有活血止痛、舒筋活络、追风祛寒的作用。

5. 传统体育疗法

传统体育疗法能促进骨折的愈合和肢体功能的康复，具有良好的效果。

（1）四肢骨折小夹板固定后的康复练功：四肢的康复练功以恢复原有的生理功能为主，上肢的康复练功以增强手的握力为主，下肢以增强负重步行能力为主，在练功中要注意循序渐进。由于小夹板的应用，在骨折后 1~2 周即可开始练功，但应按照骨折部位的稳定程度，逐步增加活动量和活动范围。同时必须严格避免对骨折愈合不利的各种活动。具体的练功方法按骨折愈合的不同阶段进行，注意以健肢带动患肢，使动作协调，相称自如。

1）第 1 阶段（骨折后 1~2 周）：此时骨折处仍有疼痛、肿胀。练功的目的是促进血脉流通，使肿胀消退，防止肌肉萎缩和关节粘连僵硬。练功的主要方式为：①上肢以练握拳、吊臂、提肩和一定范围的关节伸屈活动为主，如桡骨、尺骨骨折后的关节屈伸活动，可做小云手、大云手、反转手等；②下肢可做踝关节的背屈、股四头肌的等长收缩活动，带动整个下肢用力，而后再放松，如胫骨、腓骨骨干骨折后的练功以抬腿、屈膝为主。

2）第 2 阶段（骨折后 3~4 周）：骨折处肿胀、疼痛已消失，上肢伤者可用力握拳，进行关节屈伸活动，下肢伤者可下床扶拐缓缓步行。

3）第 3 阶段（骨折后 5~10 周）：骨折已逐渐愈合，可逐步加大关节活动量，到 7 周后进行正常的体操活动。

（2）太极拳：如上肢骨折后，在骨折 6 周后可选练简化太极拳，可反复多练上肢的招式，如云手、倒卷肱等。如下肢骨折者，一般在 8 周后脱拐行走时可开始练习，运动量和活动范围由小到大，同时结合散步等活动。下肢的功能基本恢复后可做上楼梯、登山等锻炼。

七、心理干预

针对患者存在的焦虑进行心理辅导，教授康复知识教育，促使其心理状态改善，有助于减轻疼痛、增加康复效果。

八、康复护理

1. 生活护理

（1）调摄情志、建立信心，起居有常、不妄作劳，戒烟酒、慎避外邪。

（2）注意安全，防跌倒坠床、防压疮、防烫伤、防走失等意外。

（3）顺应四时气候寒暑变化，适时增减衣物，注意防寒保暖，预防感冒。

2. 饮食指导

（1）气血瘀阻型：饮食宜进行疏通气血之品，如蜂蜜、桃仁、桑椹、枸杞等。

（2）血瘀气滞型：饮食宜进行气活血化瘀之品，如黑木耳、金针菇、桃仁等。

（3）肝肾亏虚型：进食滋养肝肾之品，如芹菜黄瓜汁、清蒸鱼等。食疗方：百合莲子薏仁粥。

3. 情志调理

（1）了解患者的情绪，使用言语开导法做好安慰工作，保持情绪平和、神气清净。

（2）用移情疗法，转移或改变患者的情绪和意志，舒畅气机、怡养心神，有益患者的身心健康。

（3）疼痛时出现情绪烦躁，使用安神静志法，要患者闭目静心全身放松，平静呼吸，以达到周身气血流通舒畅。

九、预后

影响骨折愈合的原因很多，可归纳为两大方面。

1. 病情方面

（1）年龄伤员年龄越小，骨质生长越活跃，骨折愈合也就越快；而年老者修复能力低，骨折愈合

（2）体质患者的健康状况很重要，如果患者身体健康，营养充足，骨折愈合相对要快些；体弱多病，长期患有慢性消耗性疾病者不易愈合。

（3）骨折部位血循环不良的部位，如股骨颈、腕舟骨及距骨，愈合比较困难。

（4）骨折情况严重的粉碎性骨折、骨折部位骨质缺损、周围软组织有严重破坏的骨折，愈合比较困难。

（5）血肿对骨折既有有利的一面，又有不利的一面。血肿机化后有连接、桥梁和支架作用，使骨折两端新形成的骨痂顺利通过骨折线相会合。但如果血肿过大，可影响局部血循环，则会延迟骨折的愈合。

（6）骨折间隙软组织：骨折周围软组织损伤的程度越严重，局部的血液循环越差，骨折愈合就慢，如果骨折断端之间嵌夹有软组织，骨折就不能愈合。

（7）感染开放性骨折如果发生感染，不利于愈合。

2.技术方面

（1）复位不良：骨折端未接触或接触太少，牵引过度造成骨折两端分离或成角畸形未能得到矫正。

（2）固定不良：未能限制不利于骨折愈合的活动。

（3）金属内固定物的质量差，发生变形或折断，或钢板、螺丝钉的成分结构不同，置入体内后发生电触，影响骨折愈合。

（4）功能锻炼实践证明骨折复位固定后，经过适当的功能锻炼，给骨折线以垂直的生理性压力，可以促进骨组织的增生，加速骨折愈合。

十、健康教育

（1）全身和局部情况兼顾。

（2）以恢复患者的功能为主。

（3）循序渐进，不能操之过急，一切遵医嘱。

（廖桂连　徐发绍　陈　西）

第三十五章

气管切开后的康复

随着康复医学的逐渐发展，临床医学对健康医学的了解更加深入，越来越多的危重患者一旦生命体征平稳就介入康复治疗，康复治疗的平台迅速前移。如脑卒中患者，生命体征平稳 24 小时后就介入康复治疗。还有的患者处于昏迷状态或植物状态，气管切开术后尚未拔管直接转入康复病区。有些患者的气管导管持续一年以上仍未拔除。如何预防和控制气管切开所带来的一系列问题，如何进行个堵管和呼吸训练，如何选择拔管的时机及时顺利拔管，使患者早日离床进行下一步的康复治疗是一个新课题。

气管切开术又称为气管造口术，是为保证呼吸道通畅，将患者颈部正中气管上段前壁 3~5 气管环切开，并插入合适的金属气管套管或硅胶气管套管，以开放呼吸道，改善呼吸的手术。中医对该病无相关记载。

一、临床处理

气管切开术后的临床处理是进行全面康复的前提和关键，重在对各种并发症的预防及处理。处理原则及具体措施如下所述。

1. 预防呼吸系统感染

（1）病房环境的管理：管理好病房环境是防止肺部感染的有效措施之一，包括空气消毒，保持病室湿度 50%~60%，温度 20~22℃。

（2）防止医源性交叉感染：做好各种医疗器械的清洗消毒，及时更换各种管道如吸痰管、吸氧管、湿化瓶等。

（3）规范吸痰：①动作做到轻、准、稳、快；②吸引时负压成人控制在 20~40kPa，避免引起气管黏膜的损伤；③每次吸痰时间不超过 15 秒；④忌在同一部位长时间反复提插式吸痰。

（4）口腔护理：保持口腔的清洁，防止口腔内细菌下移到气管，是预防肺部感染的有效措施之一。

（5）预防胃内容物反流及误吸：①合理安排鼻饲的时间，在给予患者鼻饲前，应先给予翻身拍背，彻底吸净气管切开套管、口腔及鼻腔内痰液和分泌物；②在鼻饲后 1 小时内应尽量不吸痰，吸痰时尽量减少对患者的刺激，以免引起反流；③患者鼻饲期间，应注意观察患者痰液的性状、颜色及量的变化；④有反流或误吸时，应吸净反流物、暂停鼻饲，必要时给予胃肠减压；⑤采用喂食泵的患者，应恒速、恒温，摇高床头 30°~45°，能有效防止胃内容物的反流。

（6）体位：经常改变体位，翻身拍背：一般取仰卧或侧卧，头偏向一侧，以利口腔及呼吸道分泌物引流，防止误吸。每 2 小时翻身拍背可促进小支气管分泌物排出，减少下呼吸道分泌物潴留。

（7）气管切口的护理：气管切口护理的好坏会直接影响到气管有无感染或炎症加重。应每天予以清洁换药，无菌敷料覆盖。

（8）合理使用抗生素：应根据药敏试验的结果选择有效的抗生素，慎用广谱抗生素，以减少菌群失调、病原菌移位定植所致肺部感染的发生。

2. 排痰

（1）吸痰：操作中严格按无菌操作进行；一次性吸痰管需每次更换；遵循先气管后口腔的原则；吸痰频率也不宜过高，以免损伤呼吸道黏膜；应在患者有吸痰必要时再进行吸引；最好在雾化及翻身拍背后及时吸痰。

（2）体位引流：主要利用重力促进各个肺段内积聚的分泌物排出，不同的病变部位采用不同的引流体位，目的是使此病变部位的肺段向主支气管垂直引流。引流频率视分泌物多少而定，分泌物少者，每天上下午各引流一次，痰量多者宜每天引流 3~4 次，餐前进行为宜，每次引流一个部位，时间 5~10 分钟，如有数个部位，则总时间应不超过 30~45 分钟，以免疲劳。

（3）胸部叩击、震颤：有助于黏稠浓痰脱离支气管壁。其方法为治疗者手指并拢，掌心呈杯状，运用腕动力量在引流部位胸壁上双手轮流叩击拍打 30~45 秒，患者可自由呼吸。叩击拍打后手按住胸壁部加压，治疗者整个上肢用力，此时嘱患者做深呼吸，在深呼气时做颤摩振动，连续做 3~5 次，再做叩击，如此重复 2~3 次，再嘱患者咳嗽以排痰。

（4）直接咳嗽训练：第一步先进行深吸气，以达到必要吸气容量；第二步吸气后要有短暂闭气，以使气体在肺内得到最大分布，同时气管到肺泡的驱动压尽可能保持持久；第三步关闭声门，当气体分布达到最大范围后再紧闭声门，以进一步增强气管中的压力；第四步通过增加腹内压来增加胸膜腔内压，使呼气时产生高速气流；第五步声门开放，当肺泡内压力明显增高时，突然将声门打开，即可形成由肺内冲出的高速气流，促使分泌物移动，随咳嗽排出体外。

3. 氧疗

氧疗是气管切开术后常用的治疗或支持重要举措之一。患者由于呼吸道的改路，丧失了上呼吸道温度调节和湿润的生理功能，如果长时间吸入未经加温、湿化的氧气，可导致支气管分泌物黏稠，痰液不易咳出，造成肺部感染。而吸入充分湿化加温的氧气，可增加氧分子的弥散能力及氧分压，提高氧疗效果，同时可保持呼吸道黏膜湿化、湿润，有利于痰液的排出。

4. 湿化

包括持续和间断气管湿化两种。

（1）持续气管湿化法：①微量注射泵持续气管湿化。将配制好的湿化液用 50ml 注射器抽吸，再将 50ml 注射器延长管连接静脉头皮针（剪去针头），然后将头皮针软管直接连接插入气管套管管内 5~8cm，并将胶布固定于气管切开套管外周，再将注射器载于注射泵，调整速度为 5~8ml/h，可根据室内温湿度、患者呼吸道分泌物的黏稠度及量随时调整速度，一般速度不超过 8ml/h。套管口覆盖湿纱布，严格无菌操作，及时更换湿化液，合理调节流速，避免引起呛咳、误吸。②输液器持续滴入气管湿化。取一副可调节输液器，操作同静脉输液，将湿化液瓶挂于输液架上排气，将一次性头皮针连接于输液器末端并剪去针头部分，然后将头皮静脉软管插入气管套管 5~7cm，将余管盘曲并固定，调节输液器滴注速度，以 8~10ml/h 为宜，一般 24 小时湿化量以 200~240ml 为宜。可根据痰液黏稠度适当调节湿化液滴速。

（2）传统间断气管湿化：用注射器向气管套管内间断滴入配制好的湿化液。每30 分钟或 1 小时一次，每次 3~5ml，缓慢滴入。每次吸痰前后再滴入 2ml 湿化液，并根据痰液的黏稠程度增加或减少湿化液。

5. 雾化吸入

是利用气流或超声波的声能为动力将湿化液撞击成微细颗粒悬浮于气流中进入气管，以稀释痰液，促进排痰的有效方法。

（1）超声雾化吸入器：是超声波发生器通电后输出高频电能，使水槽底部晶体换能器发生超声波声能，声能透过雾化罐底部的透声膜作用于罐内的液体，使药液表面的张力和惯性受到破坏，形成雾滴喷出，雾滴分子量较大，直径 > 5μm，随着深而慢的吸气可被吸到终末支气管及肺泡。

（2）氧气驱动雾化吸入：是以氧气作为驱动力，利用高速氧流造成的负压直接将液滴撞击成微小颗粒，使药液雾化并推动雾化颗粒进入呼吸道，雾粒直径 < 5μm，能确保患者吸入药雾有效沉着，使雾化药物直达小气管及肺泡。

6. 堵管

气管导管拔除前，观察堵管后的反应，以及进行堵管的适应性训练。

（1）指征：①患者病情稳定、呼吸平稳；②无呼吸系统感染；③可自行咳嗽排痰。满足以上指征可实行堵管。

（2）方法：①间断堵管。先堵内套管 1/2，观察 24 小时无呼吸困难时可全堵，继续观察 24~48 小时呼吸平稳无不适可拔管。此方法可增加患者耐受性，减少胸闷、紧张等不适症状。②直接连续堵管，即第一天即完全堵管。对病情稳定、可主动配合的中青年患者可直接采用连续堵管，堵管期间务必采用脉氧监测，掌握堵管期间患者血氧饱和度的变化，以决定堵管方式及是否应继续堵管等。

7. 拔管

（1）指征：①患者能自行咳嗽、排痰；②试行堵管 48 小时无呼吸困难，血氧饱和度 > 95%；③不存在舌后坠及肺部严重疾患；④无咽喉部机械阻塞；⑤咳嗽、吞咽反射正常。

（2）拔管后处理：用蝶形胶布拉合颈部伤口，2~3 天伤口可自行愈合；拔管后几天床旁备急救药品，以备必要时急用。鼓励患者主动咳嗽，增强呼吸肌训练，逐步床边坐起，加强床边训练。

二、康复评定

1. 昏迷量表（GCS）评定

GCS 评定包括睁眼、语言、运动反应。正常人的昏迷指数是满分 15 分，昏迷程度越重者的昏迷指数越低分。轻度昏迷：13 分到 14 分。中度昏迷：3 分到 8 分。重度昏迷：低于 3 分。将睁眼、语言、运动反应三项得分相加即得到 GCS 评分。只有患者 GCS 评分达到 15 分时才有可能配合检查者进行认知功能评定。

2. 简易认知评定量表（MMSE）

评定患者是否有配合性。MMSE 包括时间、空间、定向、语言能力复述、理解指令及表达力、短时记忆力、计算力、结构模仿能力。满分为 30 分，总分标准：文盲 ≥ 17 分，小学文化程度 ≥ 20 分，中学文化程度以上 ≥ 24 分。在标准分数以下者考虑存在认知功能障碍，需做进一步检查。

3. 呼吸肌肌力及四肢肌力评定

临床上常用徒手肌力评定（MMT）和等速肌力评定。

4. 吞咽功能评定

吞咽功能评定包括饮水有无呛咳，有无鼻饲管。临床上常用洼田饮水实验。

5. 言语功能评定

言语功能评定包括声音异常、构音异常、语言异常、流畅度异常。

6. 步行能力评定

临床上常用 6 分钟步行试验，起立行走实验进行评定。

7. 日常生活能力（ADL）评定

如 FIM 量表，Barthel 指数评定。

三、康复治疗

（一）适应证

肺部感染、气管廓清障碍、呼吸模式异常、呼吸肌功能障碍、肺容量不足、语言障碍、吞咽障碍。

（二）禁忌证

高热、生命体征不稳定、昏迷患者不宜进行康复治疗。

（三）治疗目标

促进痰液排出，改善肺部感染；调整呼吸模式，恢复正常或接近正常呼吸模式；使塌陷的肺组织复张；增强呼吸肌力量，提高气管廓清能力；自主吞咽，说话，最终拔管。

（四）治疗方法

1. 物理治疗

包括超短波、超声雾化。超短波能在提高机体免疫功能、加速组织修复、减轻炎症的同时，加快肺功能的康复。超声雾化是利用超声波空化作用，使药物分子通过气管进入毛细血管或肺泡，达到治疗作用。

2. 翻身、拍背、体位引流

在体位引流时，可结合使用胸部叩拍其目的是移出肺内浓痰、黏液，促进呼吸道分泌物排出，减少支气管和肺部的感染。

3. 振动排痰、气管廓清技术

胸廓扩张运动旨在潮气量的基础上主动增加肺容量，以实现松动、移动分泌物；塌陷组织再次膨胀；改善胸廓顺应性，并增加呼吸肌肌力、耐力和效力。

4. 站立床训练

从仰卧位到直立，能增加潮气量，改善肺顺应性，有利于膈肌运动及分泌物移除。

5. 调整呼吸模式、增强呼吸肌力量

患者按照自身的速度和深度进行呼吸，并鼓励其放松上胸部和肩部，尽可能地利用下胸部，即膈肌运动来完成呼吸，它能使肺部和胸壁回复至其静息位置，调整呼吸节律。

6. 吞咽功能训练，言语训练

7. 四肢肌力及核心肌力训练

如有氧运动，功率自行车训练，搭桥训练。

8. 日常生活能力训练

如穿衣、洗漱、吃饭、如厕等。

9. 中医传统康复治疗

（1）气虚夹寒证：治宜补益肺气，疏风散寒。方可选理中丸与麻黄汤合方。药

用人参、干姜、白术、甘草、麻黄、桂枝、杏仁等。

（2）气虚夹热证：治宜补益肺气，清热理肺。方选方可选四君子汤麻杏石甘汤与泻白散合方。药用人参、白术、茯苓、甘草、桑白皮、地骨皮、粳米、麻黄、石膏、杏仁等。

（3）心肺水气证：治宜温阳利水，补益心肺。方可选真武汤、四君子汤与麻黄汤合方。药用茯苓、芍药、生姜、附子、白术、甘草、麻黄、桂枝、杏仁、人参等。

（4）心肺痰闭证：治宜清热化痰，芳香开窍。方可选安宫牛黄丸。药用牛黄、水牛角浓缩粉、人工麝香、珍珠、朱砂、雄黄、黄连、黄芩、栀子、郁金、冰片等。

（5）肺肾亏虚证：治宜滋补阴阳，调理肺肾。方可选百合知母汤与肾气丸合方。药用百合、知母、干地黄、山药、山茱萸、泽泻、茯苓、牡丹皮、桂枝、附子等。

四、心理干预

患者身心的影响极其深刻，特别是气管切开早期患者身心痛苦，紧张、恐惧的心理不能用语言表达，监护室中陌生的环境和与家人的分离极易使患者产生绝望的心理和不配合的行为。此时在不同时段的心理治疗使患者明白自己疾病的原因，目前应该怎样做，使患者意识到随时被关注，关心他（她）并使患者从被动到主动配合治疗，为顺利康复创造有利条件。

五、康复护理

1. 生活护理

（1）患者安置于安静、清洁、空气新鲜的居室内。室内定时空气消毒，减少人员探视，降低交叉感染的概率。

（2）气管切开患者应取半卧位，颈下略垫高使颈伸展保持呼吸道通畅，患者的头部位置不宜过高或过低，一般在15°~30°，昏迷患者容易引起坠积性肺炎，应平卧位与侧卧位交替更换。

（3）在患者翻身时应使其头颈躯体处于同一轴线，防止套管因旋转角度太大而影响通气而致窒息。

（4）气管切开术后患者要及时清除痰液，保障呼吸道通畅。

（5）气管内套管按时更换消毒。

2. 饮食指导

饮食宜以高热量、高蛋白、高维生素为主，应予流食，分次鼻饲。

（1）气虚夹寒宜进食补益肺气、疏风散寒之品，如紫苏粥、白果煲鸡等。

（2）气虚夹热宜进食补益肺气、清热理肺之品，如金银花茶。

（3）心肺水气宜进食温阳利水、补益心肺之品，如牛鞭、海参、羊肉、冬瓜等。

（4）心肺痰闭宜进食清热化痰、芳香开窍之品，如雪梨银耳百合汤等。

（5）肺肾亏虚宜进食滋补阴阳、调理肾肺之品，如蜂蜜、核桃、百合、银耳、秋梨、葡萄、萝卜、莲子、芝麻等。食疗方：核桃雪梨汤。

3.情志调理

（1）关心尊重患者，多与患者情感沟通，了解其心理状态，及时予以心理疏导。

（2）鼓励家属多陪伴患者，亲朋好友给予情感支持。

（3）向患者介绍本疾病的发生、发展及转归，取得患者理解和配合。

（4）指导患者平淡静志，避免七情过激和外界不良刺激。消除患者的紧张心理，树立战胜疾病的信心和勇气。

六、预后

接受气管切开术的患者预后大多取决于原发疾病的康复与否。一般来说，因气管异物阻塞、急性颈部外伤等而接受气管切开的患者待原发病解除后会很快拔除气管套管，预后良好。如因脑血管意外、重症脊髓损伤等疾病并发肺部感染或呼吸困难而接受气管切开的患者，如果符合上文介绍的拔管标准并成功拔管者，预后通常较好，而昏迷或需依靠气管切开接受呼吸支持的患者通常原发疾病较重，需要长期保持气管切开状态，总体预后较差。

七、健康教育

（1）将气管切开管道的重要性告诉患者及家属，保护好管道。

（2）保持伤口清洁、干燥，加强口腔清洁卫生。

（3）意识清醒的患者，教会其正确咳嗽的方法，取坐位或半坐卧位，先进行几次深呼吸，再深吸气后保持张口，用力进行两次短促的咳嗽，将痰从深部咳出。

（4）为患者准备写字板，方便患者以文字的方式表达意愿。若患者不识字，可进行肢体表达。

（5）长期插管患者指导加强自我呼吸锻炼，争取早日拔管。

（谭叔明　浦丽娟　杨春丽）

第三十六章

常见临床并发症的康复

第一节 痉挛

一、概述

痉挛是由于上运动神经元受损后下行抑制减弱或消失，脊髓和脑干的反射亢进，牵张反射兴奋性升高，使肢体局部对被动运动的阻力增大的一种状态。痉挛是中枢神经系统疾病或受损后的常见并发症。

皮质、脑干、脊髓等部位的损害均可引起痉挛。临床上常见于脑卒中、脊髓损伤、脊髓病、脑瘫、多发性硬化和侧索硬化症等疾患中。痉挛的表现在不同患者之间差异很大，严重痉挛时由于选择性运动控制的丧失，患者可出现行走、转移困难，异常坐姿与平衡障碍，且吃饭、穿衣等日常生活活动不能完成。但一般程度的痉挛也可产生有益的作用，在痉挛状态下，肌肉不易发生萎缩，可预防深静脉血栓、肢体水肿等。对截瘫患者而言，一定程度的痉挛可维持坐姿、转移、站立甚至行走，对预防压疮也有帮助。

二、临床特点

根据病理生理学特点，痉挛可分为相位性牵张反射亢进、紧张性牵张反射亢进及皮肌反射亢进。但并非所有的肌张力增高均可称为痉挛。

三、康复评定

痉挛评定的方法有仪器类及非仪器类。仪器类可使用肌电图、等速运动仪及应用电子测角仪进行钟摆试验。但仪器昂贵，实用性差，临床评价的指标还不够成熟，临床经验也不十分丰富。其优点是较为客观，在科学研究和治疗前后疗效观察中可参考选用。非仪器的评定方法，简单实用，临床实践中应首先考虑此类方法，有必要时再辅以仪器评定。

四、康复治疗

在痉挛治疗开始前首先应确定治疗目标并做出决策。痉挛对于上运动神经元瘫痪的患者来说，虽然有它不利的方面，即严重痉挛可妨碍患者的活动和功能，但痉挛的存在也有其有利的方面：痉挛可减慢肌肉萎缩的速度；由于痉挛使得肌肉萎缩不明显，因而骨突出不明显，从而减少了压疮的发生；由于阵发性肌肉痉挛的存在，达到了肌肉收缩促进血液循环的目的，可防止发生深静脉血栓形成；部分患者的痉挛有利于进行站立、转移，甚至步行等动作。所以，对痉挛是否要采取治疗措施，要做具体分析。如果痉挛并不引起疼痛也不妨碍生活照顾和体位摆放，在肌张力降低后其功能不会有任何改善时，不需要处理。假如患者的下肢只有极少的随意运动控制能力，而其伸肌肌张力显著增高，那么它可以利用它的痉挛来帮助完成站立，特别是站立轴的转移，这种情况下处理痉挛对其功能则适得其反。反之，患者具有良好的选择性运动控制能力，而伴随的痉挛又影响其运动时，减轻痉挛可能会显著改善肢体的活动，应给予积极有效地处理。总之，只有严重痉挛影响患者日常生活活动时才予以处理。

1. 运动疗法及物理治疗

（1）手法治疗：此法是由治疗师对患者痉挛的肌肉进行的轻柔的按摩、被动运动及持续牵伸治疗。

（2）器械牵伸：对踝跖屈肌痉挛者行楔形板站立或站立架站立，是十分有效的缓解痉挛的方法，也可使用悬吊及滑轮系统进行持续牵伸。

（3）冷疗和水疗：肌肉在温度降低时，对肌梭有镇静作用，可使肌张力和肌肉痉挛降低。

（4）电刺激疗法：直肠电刺激，具有安全、操作简单、便携、有效的优点，但仪器需要特殊制造。

（5）痉挛肌电刺激疗法：肌肉或神经的外周电刺激，对缓解速度敏感性高张力和阵挛的疗效可持续数小时，甚至有报道某些脊髓损伤患者中经皮神经电刺激也可降低痉挛。

2. 药物治疗

药物是治疗痉挛的首选方法，因为它使用方便，除部分患者有副作用外，对患者不会有其他伤害。

（1）巴氯芬：是一种肌肉松弛剂。应用时从每次5mg，一天用3次起，每隔1周每次服药量增加2mg，直到痉挛缓解达到目的为止。每天最大剂量可达120mg。不良反应有恶心、头晕、呕吐、嗜睡、无力等。如不能耐受，应减量或停药，但应逐步递减。

（2）替扎尼定：是相对选择性的肾上腺素能受体激动剂，有脊髓及脊髓上的降低张力和抑痛作用，疗效类似于巴氯芬和地西泮，但较少有镇静作用。应用时从每次 1mg，一天 3 次起，每一周增加 1mg，通常（12~24）mg/d（分 3~4 次服）的用量已可获得良好的疗效，每天的总量不能超过 36mg。

3. 运动点或肌肉神经阻滞术

动点或肌肉神经阻滞最大的优点是可根据每个患者功能障碍的情况，通过控制阻滞点或注射量来去除不需要的非自主痉挛，而同时恢复特定肌肉适当的功能。阻滞后痉挛的松弛时间为 6+7 个月，对于去除踝阵挛、髋关节内收、手和腕屈肌痉挛非常有效。注射后可立即进行日常生活活动和步行。运动点或肌内神经阻滞对于伴有踝阵挛或速度敏感性痉挛的患者效果较佳。非速度敏感性痉挛、屈肌痉挛对神经阻滞效果略差。最常进行阻滞的神经和肌肉是闭孔神经、胫神经、肌皮神经；小腿三头肌、胫后肌、腘绳肌、肱二头肌、旋前圆肌、腕屈肌。常用的神经阻滞方法：①苯酚神经阻滞；②肉毒毒素神经肌肉阻滞。

4. 手术治疗

当痉挛不能用其他方法缓解时，可考虑用手术解除。手术应准确针对异常升高的肌张力，而不应损伤残留的运动和感觉功能，因此手术治疗应慎重选择，常用手术包括周围神经、神经根和肌腱切断松解、移位等。手术治疗目的是降低过高的肌张力，促进被动和主动运动；抑制张力反射的释放和保留残留的运动功能，纠正异常姿势；矫正畸形，防止肌腱挛缩、关节僵硬、脱位及骨变形等；平衡主动肌和拮抗肌，提高残留的自主运动功能；提高生活自理能力。常见手术方式：①周围神经切断术；②选择性脊神经后根切断术；③肌腱切断松解术。

（赵永康　马仲柏　向效麒）

第二节　挛缩

一、概述

各种原因导致的关节周围的软组织、韧带和关节囊的病理变化，使关节活动范围受限称为挛缩。导致挛缩的常见的原因有关节创伤、关节炎症、关节制动、痉挛、关节周围的软组织的创伤及病变。

二、挛缩的病理生理机制及临床特点

1. 病理生理机制

挛缩由软组织、韧带、关节囊病变引起。主要原因可能是胶原纤维的结构和组合方式发生变化，造成结缔组织的性质改变所致。

2. 挛缩的临床分类及特点

（1）皮肤组织挛缩：好发于手部，多见于烧伤。

（2）结缔组织挛缩：皮下组织、韧带、肌腱的挛缩，如掌腱膜挛缩。

（3）肌性挛缩：其主要病理变化是肌肉的延展性的丧失。肌肉长期不活动，维持某一使其短缩的体位（如截瘫患者长期卧床，由于被子的压力瘫痪侧易成垂足而使腓肠肌短缩），会导致肌膜的胶原纤维发生改变，使肌膜弹性下降、硬化。这样由于肌膜的限制，尽管收缩成分仍然正常，整块肌肉的延展性丧失，造成肌性挛缩。

（4）神经性挛缩：①反射性挛缩，如疼痛引起的保护性反应；②痉挛性挛缩，好发于小儿大脑发育不全及脑外伤及脑中风患者；③弛缓性挛缩，好发于小儿麻痹。

（5）据有否动力因素，挛缩还可分为：①动力性挛缩，是由于主动肌和拮抗肌之间力的不均衡所致，如小儿麻痹所导致的挛缩。②静力性挛缩，是由习惯性的姿势所致，如长期卧床所导致的足下垂。

三、康复评定

被动关节活动范围检查是评定挛缩的最常用的方法，检查中如发现关节活动范围减少末端阻力大，应注意鉴别是挛缩还是痉挛，或者两者兼而有之。还可用神经干阻滞法进行鉴别。

四、康复治疗

1. 被动运动

被动运动是治疗挛缩的最基本最简单的手段。它具有预防作用，也有治疗作用。被动运动的方法：①连续被动运动；②间歇性被动运动；③夹板；④系列塑型；⑤牵引。

2. 主动运动

主动运动的方法：①徒手训练；②阻力训练；③机械用力训练。

3. 体位保持

有的情况下挛缩难以避免或者在一定的疾病发展阶段难以避免，如严重烧伤的增殖性瘢痕形成早期或者侵及关节面的骨折。为了减轻挛缩，或者减轻挛缩的后果，

必须使关节保持在"功能位"。

4. 热疗

通常在主动或被动运动之前进行热疗，目的在于镇痛、松弛肌肉、减少胶原的黏弹性。几乎各种热疗法均可被采用，包括传导热的水疗、蜡疗、泥疗，辐射热的红外线与热空气浴，内生热的高频电疗与超声。用分米波凹槽型辐射器的加热最深，宜于大关节。

5. 药物治疗

挛缩的实质是新生胶原的异常，近年对胶原代谢的研究较多。研究了许多药物干预胶原的合成，加速胶原的降解以防治挛缩，这些药物多属试验阶段，尚无公认的可以广泛使用者。

6. 手术治疗

对于严重的挛缩不得不手术治疗，正确的手术治疗的效果快而可靠。但手术治疗前后应使用一切康复手段，以减小手术的规模，增加手术的效果。常用的手术有瘢痕切除与植皮术、粘连松解术、肌腱延长术等。

（苏玉杰　徐发绍　李　娟）

第三节　压疮

一、概述

压疮是指在施加于皮肤及皮下组织一定强度、持续一定时间的压力、摩擦力或剪切力单独或联合作用下，由于皮肤血管与淋巴系统受损所致以细胞和组织坏死为特征的破溃性损伤。各种导致运动与感觉障碍的疾患均可合并此症，如脑卒中、脊髓损伤、多发性硬化症等。

1. 好发部位

压疮可发生于身体受压的任何部位，通常情况下多发生于机体的骨性突起部位表面的皮肤，如坐骨结节、骶尾部、后枕部等。以坐骨结节、骶部、股骨大转子及足跟部最为常见。另外，对于使用矫形器等的患者，也可因这些器具的压迫造成压疮。

2. 并发症

压疮往往经久难愈，可发生多种并发症，包括骨髓炎、菌血症、进行性蜂窝织炎、心内膜炎、脑膜炎、脓毒性关节炎、窦道或脓肿形成、异位骨化、瘘管形成、假性动脉瘤及鳞状细胞癌等。严重影响患者的健康与功能，甚至危及生命。因此，积极预防和有效治疗压疮，具有重要意义。

二、压疮的病因与发病机制

1.病因

（1）压力：是指在考虑压疮的形成时，垂直作用于皮肤表面的机械外力。

（2）剪切力与摩擦：剪切力是指平行于皮肤表面的作用力。而摩擦则指身体的支撑面同与其相接触的皮肤表面之间产生的相对移动的现象。

2.发病机制

关于压疮形成的机制已有很多研究，但尚未完全明了。根据已有的资料，上述病因可能通过下列途径导致皮肤组织受损而形成压疮：外力导致皮肤的微循环受损；外力导致组织间液体流受损。

三、诱发压疮的危险因素

（1）生理和疾病因素的影响：许多因素可导致皮肤组织生物力学特性的改变，使之在受到外力作用时更易于受损。

（2）护理方面的因素：如不良的搬运与转移、床或椅垫衬不当、衣物不当等。

（3）其他因素：吸烟是压疮的危险因素之一，因为烟草中含有可使血管收缩的尼古丁，因而可增加皮肤缺血的危险性。患者心理调节能力、情绪状况、受教育程度等与压疮的发生也有关。

四、压疮的评定

压疮的评定是制定和实施所有治疗措施的根本所在。从康复角度而言，不仅仅要评定压疮本身，更要对患者整体进行评定。压疮的分级：评定的目的在于描述伤口及其周围组织、对损伤进行分级及测量伤口大小。通常对于压疮的评定是根据皮肤的红斑或创面深度进行的。常用美国压疮咨询委员会分级。

五、压疮的预防

对于压疮，预防胜于治疗。压疮的预防首先在于减小或去除机械外力对皮肤的损害作用，消除与压疮发生有关的各种危险因素。

1.一般预防措施

（1）皮肤检查与护理：是预防压疮的基础。每天都要定期检查全身皮肤，特别是各骨性突起部位的皮肤，注意有否组织受损征象，如发红、水疱、擦伤、肿胀等，并及时给予处理。同时，要随时保持皮肤清洁、干燥。对于受压部位的皮肤，应避免按摩，以免加重局部毛细血管的损伤和微循环障碍。

（2）教育：教给患者及其家人有关压疮的预防知识，提高患者对各项预防与治疗措施的依从性。

2. 病因预防

（1）减小作用于皮肤及皮下组织的压力。

（2）定期除压：缩短局部持续受压时间。

3. 消除危险因素

（1）治疗原发疾病：对于各种导致患者运动感觉功能障碍的疾病，要积极予以处理和治疗，改善其功能。

（2）营养：了解患者营养状况，及时通过饮食或其他途径补充维生素、蛋白质、微量元素等营养成分。

六、压疮的康复治疗

压疮的治疗应从整体上进行处理，而不是仅仅着眼于压疮创面。因为患者总的身体情况、营养状态、社会心理状况等均对压疮的愈合及预防复发具有重要意义。有人提出压疮治疗的三大要素：一般治疗（消除危险因素）、病因治疗（消除局部压力作用）、压疮创面治疗。

1. 全身综合性治疗

（1）改善营养状况，纠正贫血或低蛋白血症。给予高蛋白、高热量、高维生素的饮食，适时、适量地应用丙酸睾酮能使损伤组织蛋白合成加速。必要时还可少量输血或输人体蛋白。

（2）改善心、肺、肾的功能。

（3）积极治疗原发疾病，如控制糖尿病和消除水肿等。

（4）用敏感的抗生素控制感染。当患者出现高热及严重全身感染状况的败血症、骨髓炎、脓肿等时，需全身运用抗生素治疗。

（5）停用一些不利于伤口恢复的药物，如类固醇、镇静剂等。

2. 消除局部压力影响

定期翻身、转移和改换体位，避免身体局部长时间受压。

3. 压疮创面治疗

（1）清创和换药：清创是压疮治疗的第一步，其目的是去除坏死组织，促进健康组织生长。对溃疡已经形成的创面坏死组织，可通过创口彻底清洗和使用机械性方法、激光、酶解法等来达到彻底清除。对合并感染的压疮要加强局部换药，创面须以敷料覆盖，以便保护创面，维持其内环境的稳定和生理完整性，加快创口愈合。

（2）创口的物理治疗：在促进创口愈合中具有独特的作用。可供选用的物理疗法包括漩涡浴、光疗、超声和电刺激等。

（3）外科治疗：对于严重压疮，可选择手术治疗，早期闭合创口可减少液体和营养物质的流失，改善患者的全身健康状况，使患者尽早活动并重返工作、家庭和学校，而不需长期卧床休息并受制的并发症的威胁。手术修补后压疮有再发可能，使用感觉性皮瓣可降低再发率。更重要的是对压疮的预防，重点是对患者的宣传教育和预防治疗措施的持之以恒。

（周　进　包永萍　吕朴仙）

第四节　骨质疏松症

一、概述

骨质疏松症是以骨量减少，骨组织显微结构改变，骨的力学性能下降和骨折危险频度增加为特征的疾病。其发生率随年龄的增长而增多。

在康复工作中，主要针对长期卧床或因各种原因的瘫痪所致运动功能长期减弱和丧失而引起的继发性骨质疏松。但也常遇到原发性骨质疏松所导致的慢性腰腿痛的患者。

二、原发疾病特点

1.绝经后骨质疏松症

绝经后骨质疏松症是发生于绝经后因雌激素减少所致的骨质疏松症，为原发性骨质疏松症Ⅰ型，一般发生于12~42岁绝经后妇女，患者常有腰、背、四肢及关节疼痛，轻微外伤即发生骨折，常见脊柱压缩性骨折、桡骨远端骨折和髋部骨折。绝经后骨质疏松是康复科门诊女性颈、肩、腰腿痛患者最常见的致病原因。严重影响了绝经后妇女的生活质量。激素替代疗法是最重要的治疗手段。

2.老年性骨质疏松症

老年性骨质疏松症为原发性骨质疏松症型，一般发生于42岁以上的老人，是骨骼的退行性改变，不但影响松质骨，也影响皮质骨，故髋部骨折较多见。老年性骨质疏松症最常见的症状是腰背痛，最重要的体征是驼背和身高变矮，最严重的并发症是骨折。

3.反射性交感神经营养不良

反射性交感神经营养不良是多种原因所致肢体灼性疼痛伴感觉过敏、多汗和皮肤、骨骼营养障碍综合征。本病常见于各种组织创伤及中枢性损害后，X线片表现为进行性骨质脱钙及关节强直。早期诊断、早期治疗十分重要，否则将发展为严重的关节强直。

4.瘫痪及制动后骨质疏松症

（1）截瘫与骨质疏松：截瘫后可通过骨密度仪测量出腰椎及下肢骨密度降低，卧床时间越长，骨质疏松越严重。如果伤后患者已乘坐轮椅，并进行运动训练，尤其是进行站立训练后，骨密度值可有所增加。对不完全性截瘫，当下肢重新恢复站立行走后，骨质疏松会有明显好转。对截瘫骨质疏松患者危害最大的就是股骨干骨折，如当下肢进行被动训练或从床上移乘到轮椅的运动中，不小心跌伤，或比较轻微的外力即可造成股骨干骨折，这对瘫痪肢体功能及整个康复过程将造成严重影响。为了便于患者翻身，预防压疮和有利于护理，对骨折的处理要求牢固的内固定，故需要手术治疗。这又延长了患者卧床时间，使骨质疏松更加严重。因此对截瘫患者进行早期康复训练，尽早离床活动。

（2）偏瘫后骨质疏松：由于偏瘫侧肢体肌肉麻痹，肢体运动受到极大地限制，肌肉收缩对骨骼刺激应力的消失，再加上卧床的免负荷，以及瘫痪后内分泌的改变，骨质疏松是不可避免的。但是随着肢体运动功能的逐渐恢复，运动量的增加，骨量会逐渐增加，骨质疏松减轻。偏瘫侧肢体的骨质疏松要比健侧肢体严重，病理骨折也多发生在偏瘫侧，因此在进行运动训练时一定要避免暴力。

（3）脊髓灰质炎后遗症麻痹肢体的骨质疏松：当一侧下肢肌肉麻痹时，只要是患肢能负重，骨质疏松并不严重；假如患肢不能负重行走，则有明显骨质疏松的表现。

（4）截肢患者残肢的骨质疏松：如小腿截肢残肢骨密度减少，大腿截肢残肢骨密度减少。预防残肢骨密度降低，要从两个方面着手，其一是加强残肢的运动锻炼，其二是要求截肢手术的改进，行残端肌肉固定和肌肉成形术，使之获得良好的截肢残端，以便能装配上全面接触、全面承重的义肢，使残端能增加负重的承载能力。

（5）各种疾病长期卧床引起的骨质疏松：不论何种疾病，只要是迫使患者长期卧床就会造成骨矿物质丢失，引起骨质疏松。卧床时间越长，肢体运动功能越差，引起骨质疏松的程度就越重。因此对长期卧床患者一定要重视早期康复问题，患者应加强上下肢的主动和被动运动训练，以减少骨矿物质的丢失。

三、康复评定

（1）病史审查和评估个人的身体状况、日常生活习惯与方式、既往病史以帮助诊断致病的原因。

（2）临床表现：骨质疏松症主要为疼痛、身长缩短、畸形、骨折等。

（3）实验室检查：①骨形成的指标：血清骨源性碱性磷酸酶（AKP）、骨钙素

（BGP）、原胶原伸展肽。②骨吸收的指标：空腹尿钙／肌酐比值、空腹尿羟脯氨酸／肌酐比值、尿吡啶啉和脱氧吡啶啉、血抗酒石酸酸性磷酸酶（TRAP）。③血钙、血磷。④血雌二醇、降钙素和甲状旁腺素。⑤影像学检查：X线检查和双能X线吸收技术（DEXA）。

四、康复治疗

（一）治疗目标

1.近期目标

缓解因疼痛所致功能障碍，改善患者的生活质量。①抑制过快的骨吸收，减少骨量丢失；②降低骨折率。

2.远期目标

改善骨质量，增加骨小梁的联结性以生成新的骨小梁。增加骨的修复力。

（二）治疗方法

1.饮食疗法

进食足够富含钙质的食物，如乳品、豆制品、海产品、蔬菜、坚果及其他添加钙食品。

2.药物治疗

骨质疏松症的治疗药物从治疗机制上可分为抑制骨吸收的药物、增加骨量的药物和改善骨质量的药物三类。应根据发病机制的不同合理用药。

3.物理疗法

（1）运动疗法：原则和注意事项如下所述。对于长期卧床的患者，只要病情允许就要尽早进行运动疗法训练；运动疗法应循序渐进，运动量应逐渐增加，运动范围应从小到大；根据病情安排运动项目；不需要固定的肢体和关节要尽早活动训练；只要病情允许应尽早在床上坐起活动，有条件离床时应练习负重站立和行走；对截瘫患者，只要条件允许也要在辅具的帮助下或在特制的斜床上练习站立负重，最少每天2小时；运动疗法以主动运动为主，被动运动为辅，对瘫痪的肢体应进行被动运动训练。运动训练的方法：①主动运动训练；②等长肌肉收缩训练；③等张肌肉收缩训练；④腰背肌训练；⑤关节活动度的训练；⑥作业疗法；⑦坐立训练；⑧站立负重训练。

（2）紫外线照射：钙的顺利吸收和正常代谢与骨的形成有密切关系，而钙的吸收又与维生素D有密切关系。紫外线照射对于形成维生素D有重要作用，因此治疗骨质疏松症时配合应用人工紫外线照射，常可收到更好的效果。

（罗　云　罗中云　代巧巧）

第五节　排便功能障碍

一、概述

正常近侧结肠有蠕动、逆蠕动、摆动等运动，以促进肠内容物的混合和流动。远侧结肠通过吸收水分，使肠内容物变为固体。排便时指令由皮质经过脊髓下达到位于 $S_2 \sim S_4$ 的排便中枢，使整个大肠产生集团运动，将肠内容物推送至乙状结肠，再至直肠产生便意。刺激信号传入脊髓骶段的排便中枢，在大脑皮质指令下通过乙状结肠和直肠收缩及增加腹压，同时肛提肌收缩和肛门内、外括约肌松弛而产生排便。

与排便有关节神经损伤后，由于排便中枢与高级中枢的联系中断，缺乏胃结肠反射，肠蠕动减慢，肠内容物水分吸收过多，最后导致排便障碍，为神经源性大肠功能障碍，这种情况在单侧性神经损伤较少见，多见于双侧性损伤，故在脊髓损伤时较多见。

二、临床分类及特点

1. 反射性大肠

$S_2 \sim S_4$ 以上的脊髓损伤，即排便反射弧及中枢未受损伤的患者，因其排便反射存在，可通过反射自动排便，但缺乏主动控制能力，这种大肠功能状态称为反射性大肠，表现为便秘、腹胀，局部刺激（如手指刺激、甘油栓剂等）能排出大便，但不能控制。大便间隔相对固定，大便失禁较少。

2. 弛缓性大肠

$S_2 \sim S_4$ 以下的脊髓损伤及马尾损伤，破坏了排便反射弧，无排便反射，这种大肠功能状态称为弛缓性大肠，表现为局部刺激（如手指刺激、甘油栓剂等）不能排出大便，常需要用手抠出大便，由于括约肌张力降低，且括约肌张力对腹内压的增高无应答使大便间隔不固定，常失禁。

三、康复评定

（1）每次大便耗时多少及大便情况（正常时每次大便通常应在半小时内完成，且量适中，稠度也合适）。

（2）大便间隔时间是否固定，两次排便间歇是否有失禁。

（3）用局部刺激（如手指刺激、甘油栓剂等）能否排出大便。

（4）直肠肛门测压：用压力感受器对肛管直肠的压力变化进行探测和记录，通过图形识别进行定量的分析。肛门直肠测压适应证：便秘，大便失禁，药物、手术、生物反馈治疗的评价，术前、术后评价。目前主要用在病情评定、选择治疗方法及治疗效果的辅助评价上。

四、康复治疗

1.大肠功能训练

（1）训练前资料收集：在进行排便训练之前，应了解以下几个因素。①伤前排便习惯及规律；②饮食结构是否合适，营养能否满足；③液体摄入情况，应摄入适量的水以防止便秘；④损伤平面；⑤损伤时间。

（2）训练原则：急性期过后，一旦肠鸣恢复，预示着麻痹性肠梗阻的消失，不论损伤平面如何，都应鼓励患者进行排便训练。

2.训练方法

（1）反射性大肠：排便的基础是应用排便反射。在确认直肠内有大便后，应进行刺激。坚硬的大便应该用手抠出；若为软便，即戴上手套，抹上润滑剂，手指轻柔地插入直肠做环形运动，顺时针刺激肠壁30~60s，以刺激直肠排空。一般情况下，患者隔天一次大便，先施用栓剂（如开塞露），施用栓剂时应越过括约肌，贴到肠壁上，注意勿损伤肠壁。然后做10~15分钟的手指刺激以辅助排便。如果患者能坐直到90°，应让患者在坐便器或便椅上让重力协助排便。开始训练排便时应做记录：大便1次需要多少时间，大便的量和组成，大便失禁的情况。做这些工作有助于决定排便方式，如一次耗时长达数小时，即应考虑灌肠。

（2）弛缓性大肠：因为排便反射的丧失，其训练更加困难。又因为其内、外括约肌功能均丧失，经常可发生大便失禁，患者很担心这个问题永远得不到解决。开始时，患者每天应使用栓剂，坚硬的大便用手抠出。手指刺激在这种患者中无任何作用，因而也没必要。施用栓剂时顶住肠壁进行，施用后20分钟检查直肠，如果直肠里有大便，患者即应转移到坐便器上，让大便排出。有的患者在大便后第2天应检查直肠，以确保下段直肠无大便，这种检查在患者能很好地管理大便时才可取消。

（谭叔明 浦丽娟 张艳宇）

第六节 神经源性膀胱功能障碍

一、概述

神经源性膀胱是指控制膀胱的中枢或周围神经损伤而导致的排尿功能障碍。本病常见于脑疾患、脊髓病变、周围神经病变。根据损伤部位的不同临床表现多种多样，临床常表现为不同程度的尿潴留及尿失禁，由于残余尿增多常伴有尿路感染及肾盂积水。

二、神经源性膀胱的分类

1. 神经源性膀胱的分类

（1）上运动神经元不完全性损伤：无抑制性膀胱，高级中枢病变，如脑血管意外，急迫性尿失禁。

（2）上运动神经元完全性损伤：反射性膀胱，脊髓圆锥以上病变反射，可隔一定时间做反射性排尿不能自控，如反射性尿失禁。

（3）下运动神经元完全性损伤：自律性膀胱，脊髓圆锥以下病变反射，需用力及下腹部加压排尿，如压力弧中断性尿失禁。

（4）下运动神经元损伤：以感觉为主，感觉麻痹性膀胱，膀胱过度膨胀而无感觉，如充溢性尿失禁。

（5）下运动神经元损伤：以运动为主，运动麻痹性膀胱，有尿急、尿胀感但不能排尿。

2. 尿流动力学分类

（1）逼尿肌反射亢进：括约肌协调正常；外括约肌协同失调；内括约肌协同失调。

（2）尿肌无反射：括约肌协调正常；外括约肌痉挛；内括约肌痉挛；外括约肌失神经。

（3）失禁：由膀胱引起：无抑制性收缩，容量减少，顺应性低；由流出道引起：膀胱颈压下降，外括约肌压下降。

（4）潴留：由膀胱引起：逼尿肌反射消失，容量大，顺应性高；由流出道引起：高排出压伴尿流率低，内括约肌协调不良，外括约肌协调不良，括约肌过度活跃（括约肌或假性括约肌协调不良）。

三、康复评定

1. 膀胱压力容积测定

通过测定膀胱内压力与容积间的关系反映膀胱的功能，包括膀胱压、直肠压（代表腹压）及逼尿肌压（膀胱压减去直肠压）。根据检查结果对神经源性膀胱功能障碍做出诊断及分类。

2. 尿道压力分布测定

沿尿道连续测定及记录其压力，用以了解尿道功能，根据检查结果可反映出贮尿期尿道控制排尿的能力和排尿期尿道压力发生的变化。

3.括约肌肌电图

常与前述检查联合，用来了解尿道外括约肌功能，主要用于诊断逼尿肌及括约肌协同失调。正常排尿周期中，膀胱充盈期尿道括约肌呈现持续性肌电活动，排尿时，肌电活动突然停止，排尿完毕，肌电活动重新恢复。

四、康复治疗

（一）治疗目标

保持或改进上尿路情况；控制或消除尿路感染；膀胱在贮尿期保持低压；膀胱在低压下能适当排空；适当控尿能力；无导尿管或造瘘；能适应社会生活；能满足职业需要。

（二）治疗方法

排尿障碍型相当于传统分类的感觉及运动麻痹性膀胱、自律性膀胱及部分反射性膀胱；尿流动力学分类的逼尿肌无反射合并内外括约肌痉挛，逼尿肌亢进合并内或外括约肌协同失调。神经源性膀胱功能障碍的主要治疗原则在于促进膀胱排空功能。

1.增加膀胱内压

（1）用手挤压下腹部或用进气法可使压力达到 4.9kPa 以上。

（2）促进或引发反射性逼尿肌收缩，寻找触发点，如通过牵拉耻骨上、会阴部、大腿内侧毛发，挤压阴茎，刺激肛门，轻叩下腹部等诱发排尿。

（3）药物治疗：胆碱能制剂增强膀胱逼尿肌张力，增高膀胱内压，可选用氨基甲酰甲基胆碱口服；也可排尿前 30 分钟皮下注射 5~10mg。适应证：手术后及各种逼尿肌无张力起的尿潴留。禁忌证：妊娠、消化性溃疡、哮喘、甲状腺功能亢进、冠心病、下尿路或胃肠道机械性梗阻。

（4）电刺激：将微电极埋入膀胱壁或直接刺激骶髓、骶神经运动支引起逼尿肌收缩，产生排尿。

2.减低膀胱出口部阻力

（1）解除梗阻：前列腺切除；尿道狭窄修复或扩张术；尿道网状记忆合金支架植入术。

（2）尿道内括约肌处理，经尿道膀胱颈电刀切开术；经膀胱 Y-V 膀胱颈成形术；α 肾上腺素能阻滞剂的作用是松弛尿道内括约肌，降低尿道阻力，可选用酚苄明分次口服。不良反应：直立性低血压及胃肠道反应而使患者不能耐受，使用时宜从小剂量开始，逐渐加量。特拉唑嗪，睡前服用可减少直立性低血压的发生。盐酸

坦索罗辛 α1 肾上腺素受体阻断剂，对内括约肌的选择性高于血管因而可减少直立性低血压的发生。

（3）尿道外括约肌处理。

（4）间歇性导尿。

（5）持续性导尿（留置导尿管）。

（李兴安　刘光磊　陈　西）

第七节　慢性疼痛

一、概述

1.定义

慢性疼痛界定意见不一，大多数学者将其定义为持续 1 个月以上的疼痛，也有学者以 2 个月为界。还有的学者将持续时间长于预计中的机体受累组织痊愈时间的疼痛称为慢性疼痛，但这一定义的前提，是知道受累的机体组织所在，而且认为在受累组织痊愈后，其产生的所有伤害性刺激感受应该都停止了，因此需要寻找导致疼痛仍然存在的其他源头。

慢性疼痛可以分为两大类，一种是进行性机体组织破坏所致，如癌症性疼痛，而另一类虽有持续的疼痛，但却并没有进行性机体组织破坏，因此又有人称为慢性良性疼痛综合征，康复实践中多见后类。

慢性疼痛女性多于男性。慢性疼痛可对患者生活的多方面产生影响，主要包括情绪抑郁、疲劳、活动减少、性欲下降、大量使用药物和乙醇、对他人产生依赖及与损伤不相称的功能障碍等。

2.慢性疼痛的病理生理学及其影响

慢性疼痛综合征的病理生理是多因素的，十分复杂。迄今尚未完全明了。到目前为止，尚没有一种能被广泛认可的关于疼痛的病因和病理学模型。一些人认为是中枢神经系统功能失调，如疼痛调节系统和神经活性肽与神经递质功能失调所致；另一些人提出与周围机制有关，如持续的局部组织病理改变、周围神经功能失调和生物力学方面的异常等，然而另一些人则强调社会心理因素的作用。由于疼痛感觉的长久存在，还会伴发有躯体、心理、社交及环境等各方面的表现，如活动减少、抑郁等。

3.慢性疼痛的特点

急性发生的疼痛是机体对有害刺激所做出的一种正常的警告性反应，因此是一种有用的生物效应，可以促使个体寻求帮助和对受损的机体部分进行保护。

二、康复评定

对于每一位慢性疼痛患者，由于病因复杂且常有相关疾患，因此应对其进行全面的开放式的评定，应包含医学及社会心理学方面的内容。

（一）病史

病史询问具有重要意义。应对患者神经肌肉及骨骼系统、胃肠道、泌尿生殖系统及神经心理学方面的情况进行全面的回顾。必要时，应根据其有关的疾病情况进行针对性的提问。

1.病史询问

应着重了解患者疼痛的特征，这有助于建立合理的诊断和制定治疗计划。需了解的项目主要包括以下内容。

（1）疼痛的部位：此为病史的一个重要部分，可要求患者在人体线图上描述疼痛的类型和疼痛的具体部位。

（2）疼痛的性质：要求患者对疼痛性质进行描述。可供描述疼痛的词语有很多，如跳痛、击打样痛、射击痛、刺痛、锐痛、钝痛、烧灼痛、撕裂痛、挤压痛等。

（3）疼痛的程度或严重性：可使用一些具有一定客观性和重复性的评定方法。其中数字类评分法比较有用和可信。

2.加重因素

有哪些因素可引发或加重疼痛，这可能提供病因或疾病诊断线索。

3.缓解因素

休息可减轻肌肉骨骼痛。

4.疼痛的放射

询问患者有否放射痛，此为神经性疼痛的特点。

（二）体格检查

良好、全面而系统的检查有助于对患者疾病做出正确诊断和进行有效治疗。检查中应该注意的是，慢性疼痛患者常有与机体组织受损不相符合的体征，其功能障碍也常与机体组织受损和客观检查结果不成比例。

在体格检查中，尤其应详尽进行神经肌肉及肌肉骨骼系统的检查。同时还应根据疼痛的部位所在，对其他相关系统进行全面检查。例如，对于胸痛患者，常需对心脏进行有关检查。

（三）疼痛及其影响

与急性疼痛不同，慢性疼痛的测定比较复杂。由于疼痛感觉的主观性，不可能对其进行直接测量。因此，我们实际上测定的是慢性疼痛的影响。为此，需从不同方面综合评定，方可获得足够的有关慢性疼痛患者的病情资料。一般而言，需要测量的方面有患者对自身疼痛的主观评定、生物力学检查、生理学指标、心理行为学评估、功能评估、家庭与社交情况、医疗情况等。

（四）疼痛评定

内容与方法在临床上对于疼痛进行评定，主要就是要了解疼痛的部位、强度、性质、疼痛的发作情况和时间进程，以及诱发原因与伴随症状等，协助对疼痛的病因进行诊断，以便确定最有效的疼痛控制方法。根据已有的资料，目前临床上对于疼痛的评定主要还是依靠患者自身的主观评定为主。

1. 目测类比评分法

在白纸上画一条水平粗直线，在线的两端分别附注表示不同疼痛强度的词语，如一端为"无痛"，另一端为"最剧烈的疼痛"，患者根据自己所感受的疼痛程度，在直线上的某一点做一记号，以表示疼痛的强度及心理上的冲击，从起点至记号处的距离长度也就是疼痛的评分值。虽然此评分法较多地用于衡量疼痛强度，但也可做多方位的疼痛评估。例如，可要求患者自评疼痛体验的不快程度，用于衡量疼痛对患者情感的影响，此时在直线两端可分别标注上"没有不快感"或"没有比这更不愉快的感觉了"。

应用目测类比评分法的关键，是医师或检查人员在使用前需要对受检者进行详细的解释工作，让患者理解该方法的概念，以及此法测痛与真正疼痛的关系，然后让患者在直线上相应的部位标出自己疼痛的强度。目测类比评分法用于疼痛的评估具有以下优点：能有效测定疼痛强度，其与言语及数字评分法之间具有高度相关性；方法简单，易于为患者所理解和使用，甚至少儿亦能够使用；评分分布均匀；可随时重复对疼痛强度进行评分；与疼痛口述评分法相比，采用目测类比评分法评估疼痛治疗效果更为客观和易于进行前后比较。

目测类比评分法也有其缺点。最主要的一点，是其为一单项目评定方法，将疼痛看做是一种单一的体验，仅从强度这一方面对疼痛进行测量，未能反映疼痛的其他特性。

2. 数字评分法

此方法要求患者用 0 到 10 这 11 个数字表示自身疼痛程度。0 表示无痛，10 表示最痛。被测者根据个人疼痛感觉在其中一个数做记号，是临床上最简单最常使用的测量主观疼痛的方法之一，容易被患者理解和接受，可以口述也可以记录，结果较为可靠。

注意事项：应用数字评分法测定治疗过程中的疼痛强度时，最好以小时为单位进行间歇评估，不宜过度频繁使用。与单次疼痛强度总评分相比较，周期性评分能为疼痛随时间变化的规律提供详细的资料。但值得注意的是，过度频繁的疼痛评估不仅需要患者的耐心，而且可导致患者发生过度焦虑和丧失自控能力，甚至出现无助的感觉，因此可使其自述的疼痛评分出现不准确甚至夸张。另外，自控丧失和焦虑加重也能加重疼痛感觉。

总之，目前临床上所使用的各种关于疼痛的评定方法，都只是分别从不同的角度对疼痛的强度和性质进行主观的或间接的估量。因此，为了对疼痛做出较准确和客观的评价，应采用两种或多种方法进行综合评价。此外，由于疼痛受社会文化因素的影响，所以我们在借鉴国外疼痛评定方法的同时，还要深入探讨适合我国国情的疼痛评定方法。

三、康复治疗

在慢性疼痛的治疗中，康复医师首要的职责就是要确实证明患者的疼痛是良性的，没有进行性的破坏性疾病存在。然后才是基于全面评估的结果为患者制定和实施合理的治疗方案。前面已经提到，慢性疼痛是一个复杂的问题，牵涉到患者身体、心理和社会交往等多个方面，因此其治疗应该是从多方面入手，采用综合的、多学科的措施。慢性疼痛患者康复治疗的目的，应该是消除疼痛行为的强化因素，缓解或控制疼痛反应，恢复功能，提高生活质量，减少药物使用，防止慢性症状的复发。

（一）物理治疗

在慢性疼痛患者功能恢复中具有重要作用，其作用是协助缓解疼痛、增强肌力与柔韧性。所用技术包括热疗、冷疗、体位摆放、治疗性锻炼（包括被动运动、助力运动、主动运动、牵伸运动和放松训练）、牵引、按摩、超声、经皮神经电刺激、激光及手法等，可根据患者的具体情况选择其中的一种至数种方法。

在各种物理治疗方法中，热疗、冷疗、按摩和牵伸可用于减轻过度的肌肉收缩。因为起源于肌肉骨骼系统的疼痛常由肌肉痉挛引起，各种疼痛也可因导致肌肉痉挛而加重疼痛症状。因此冷疗、热疗和手法治疗可以直接缓解肌肉痉挛，避免其缩短，从而有助于缓解疼痛。当然，综合使用其他措施有助于加强其作用。另外，在使用某种方法或方法组合后，若患者较长时间进步不大时，也应该考虑使用另外的方法。

（二）作业治疗

对于慢性患者，可通过设计一些有目的性的活动，训练和提高患者的活动能力，提高患者对于治疗活动的参与性，改善其功能。

（三）文娱治疗

通过文娱治疗，可帮助患者参与娱乐性活动、减轻疼痛，同时也可提高患者的情绪，使之变得较为积极主动。

（四）针刺治疗

有人认为，针刺治疗是神经调节的一种形式。对其在治疗疼痛中的应用，现有两种理论解释，如同疼痛闸门控制理论所述的那样，针刺治疗能刺激粗的感觉神经纤维，抑制痛觉；针的插入可作为一种有害刺激，诱导内源性阿片样物质的产生，影响机体对疼痛的控制。

（五）心理行为治疗

对于慢性疼痛患者，其重要的一个治疗目标，是控制病态行为（如减少用药量和就诊次数），强化健康行为（如增加体能锻炼及日常活动，逐步恢复工作等）。为此，必须阻断伤害性刺激的输入，缓解紧张和压抑，引导患者重新安排和强化新的健康行为。可采用的行为治疗方法有生物反馈、认知行为矫正、催眠疗法和放松训练等。

典型的生物反馈是通过肌电反馈使肌肉放松，帮助患者学会对疼痛的自我调节。经过训练，有些患者可以达到无须肌电图仪就可自行放松肌肉和对疼痛进行调控的效果。认知行为矫正的机制是通过改变疼痛的认知结构和与疼痛经历有关的认知过程（如自主思考、想象、内心对白等）来帮助患者学习自我控制和自我处理疼痛的能力。临床上常采用的方法有转移注意力、疼痛想象、移除意念集中、意念分离等。放松训练主要用于缓解慢性疼痛患者的紧张情绪，可采用的方法包括完全放松肌肉、深呼吸、意念、气功等。

（六）药物治疗

1. 全身用药

可用于慢性疼痛治疗的药物包括非甾体类抗炎药、麻醉剂和辅助性镇痛剂三大类，可通过注射或口服给药。

（1）非甾体类抗炎药：包括阿司匹林、布洛芬、吲哚美辛等，有镇痛、退热、抗炎和抗凝血的作用。该类药物口服易于吸收，但可致胃肠不适，有消化性溃疡病与肾功能低下者不宜使用。

（2）麻醉类镇痛剂：包括吗啡、哌替啶（杜冷丁）等，镇痛作用强，但具有成瘾性。应尽量避免用于慢性疼痛患者，因为长期使用可产生比原发疼痛性疾病更难治疗的后果，如耐受性紊乱、躯体依赖和心理依赖等。

（3）辅助性镇痛剂：包括抗抑郁药（三环类抗抑郁药，如丙咪嗪、阿咪替林；选择性五羟色胺再吸收抑制剂，如百忧解和抗癫痫药（苯妥英钠、卡马西平等）。

2. 局部用药

可选用麻醉剂、激素、维生素等注于疼痛点或在腱鞘内或脊柱小关节、骶管内等处行局部注射，也可用局部麻醉剂如利多卡因等注射于周围神经干、神经根或神经节，以阻断疼痛向中枢传导，阻断恶性循环，改善局部循环与消除炎症，缓解疼痛。最近，有报道采用肉毒毒素局部注射治疗下背部疼痛、颈源性头痛等慢性疼痛性疾患，获得了明显疗效。据推测，其机制可能与肉毒毒素使肌肉松弛和抑制机体的伤害感受效应有关，但确切机制尚需进一步研究。

（许敏燕　刘丛林　林思语）

参考文献

窦祖林，2017. 吞咽障碍评估与治疗 [M]. 北京：人民卫生出版社 .

何成奇，2013. 内外科疾病康复学（第 2 版）[M]. 北京：人民卫生出版社 .

励建安，2002. 康复医学 [M]. 北京：科学出版社 .

刘昭纯，郭海英，2009. 中医康复学 [M]. 北京：中国中医药出版社 .

南登崑，2008. 康复医学（第 4 版）[M]. 北京：人民卫生出版社 .

南登崑，黄晓琳，2009. 实用康复医学（第 1 版）[M]. 北京：人民卫生出版社 .

王永炎，鲁兆麟，2011. 中医内科学（第 2 版）[M]. 北京：人民卫生出版社 .

王玉龙，2013. 康复功能评定学（第 2 版）[M]. 北京：人民卫生出版社 .

王正珍译，2010.ACSM 运动测试与运动处方指南 [M]. 北京：人民卫生出版社 .

燕铁斌，2012. 内脏病康复学 [M]. 北京：人民卫生出版社 .

燕铁斌，2013. 物理治疗学 [M]. 北京：人民卫生出版社 .

燕铁斌，梁维松，冉春风，2012. 现代康复治疗学（第 2 版）[M]. 广州：广东科技出版社 .

于长隆，2010. 骨科康复学 [M]. 北京：人民卫生出版社 .